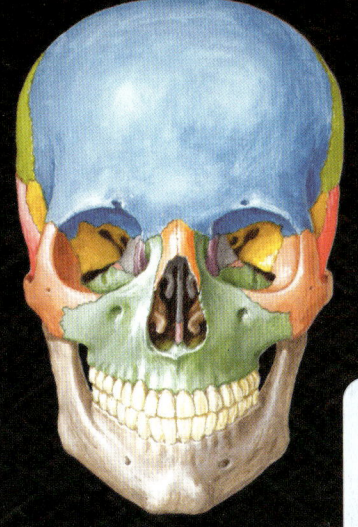

NETTER
ANATOMIA RADIOLÓGICA CONCISA

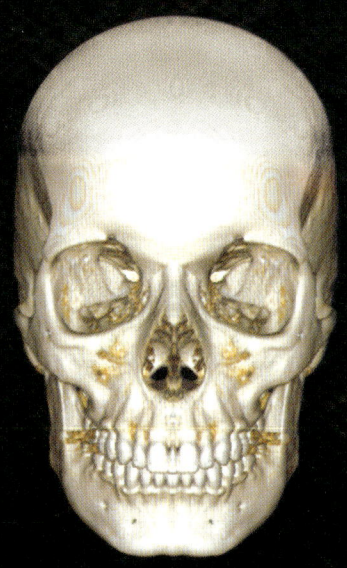

Nota: A medicina é uma ciência em constante evolução. À medida que novas pesquisas e experiências ampliam os nossos conhecimentos, são necessárias mudanças no tratamento clínico e medicamentoso. Os autores e o editor fizeram verificações junto a fontes que se acredita sejam confiáveis, em seus esforços para proporcionar informações acuradas e, em geral, de acordo com os padrões aceitos no momento da publicação. No entanto, em vista da possibilidade de erro humano ou mudanças nas ciências médicas, nem os autores e o editor nem qualquer outra parte envolvida na preparação ou publicação deste livro garantem que as instruções aqui contidas são, em todos os aspectos, precisas ou completas, e rejeitam toda a responsabilidade por qualquer erro ou omissão ou pelos resultados obtidos com o uso das prescrições aqui expressas. Incentivamos os leitores a confirmar as nossas indicações com outras fontes. Por exemplo e em particular, recomendamos que verifiquem as bulas em cada medicamento que planejam administrar para terem a certeza de que as informações contidas nesta obra são precisas e de que não tenham sido feitas mudanças na dose recomendada ou nas contraindicações à administração. Esta recomendação é de particular importância em conjunto com medicações novas ou usadas com pouca frequência.

NETTER ANATOMIA RADIOLÓGICA CONCISA

Edward C. Weber, DO
Radiologist, The Imaging Center
Fort Wayne, Indiana
Consultant, Medical Clinic of Big Sky
Big Sky, Montana
Adjunct Professor of Anatomy
and Cell Biology
Volunteer Clinical Professor of Radiology
and Imaging Sciences
Indiana University School of Medicine
Fort Wayne, Indiana

Joel A. Vilensky, PhD
Professor of Anatomy and Cell Biology
Indiana University School of Medicine
Fort Wayne, Indiana

Stephen W. Carmichael, PhD, DSc
Editor Emeritus, Clinical Anatomy
Professor Emeritus of Anatomy
Professor Emeritus of Orthopedic Surgery
Mayo Clinic
Rochester, Minnesota

Kenneth S. Lee, MD
Associate Professor of Radiology
Director, Musculoskeletal Ultrasound
Medical Director, Translational Imaging
University of Wisconsin School of
Medicine and Public Health
Madison, Wisconsin

Ilustrações
Frank H. Netter, MD

Com a colaboração de
Carlos A.G. Machado, MD

Segunda Edição

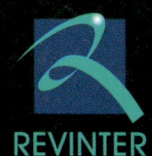

REVINTER

Netter – Anatomia Radiológica Concisa, Segunda Edição
Copyright © 2016 by Livraria e Editora Revinter Ltda.

ISBN 978-85-372-0516-7

Todos os direitos reservados.
É expressamente proibida a reprodução
deste livro, no seu todo ou em parte,
por quaisquer meios, sem o consentimento,
por escrito, da Editora.

Tradução:
NELSON GOMES DE OLIVEIRA
Médico, Tradutor, RJ

Revisão Técnica:
FLÁVIA DJAHJAH
Graduada em Medicina pela UFRJ
Residência Médica em Radiologia pela UERJ
Médica-Radiologista da Rede Labs D´Or – Rio de Janeiro, RJ

CIP-BRASIL. CATALOGAÇÃO NA PUBLICAÇÃO
SINDICATO NACIONAL DOS EDITORES DE LIVROS, RJ

A552
2. ed.

    Netter – Anatomia radiológica concisa / Edward C. Weber ... [et al.]; tradução Nelson Gomes de Oliveira, Flávia Djahjah – 2. ed. Rio de Janeiro: Revinter, 2016.
    il.

    Tradução de: Netter's concise radiologic anatomy
    Inclui índice
    ISBN 978-85-372-0516-7

    1. Anatomia. I. Weber, Edward C. II. Oliveira, Nelson Gomes de. III. Djahjah, Flávia. IV. Título

15-26646   CDD: 611
                                                       CDU: 611.01

Título original:
Netter's Concise Radiologic Anatomy, Second Edition   ISBN: 978-1-4557-5323-9
Copyright © 2014, 2009 by Saunders, an imprint of Elsevier Inc.

Esta edição de ANATOMIA RADIOLÓGICA CONCISA DE NETTER,
2ª Edição por Edward C. Weber, DO, Joel A. Vilensky, PhD, Stephen W. Carmichael, PhD, DSc,
Kenneth S. Lee, MD, foi publicada conforme acordo com a Elsevier Inc.

This edition of NETTER'S CONCISE RADIOLOGIC ANATOMY,
2nd Edition by Edward C. Weber, DO, Joel A. Vilensky, PhD, Stephen W. Carmichael, PhD, DSc,
Kenneth S. Lee, MD, is published by arragement with Elsevier Inc.

Livraria e Editora REVINTER Ltda.
Rua do Matoso, 170 – Tijuca
20270-135 – Rio de Janeiro – RJ
Tel.: (21) 2563-9700 – Fax: (21) 2563-9701
livraria@revinter.com.br – www.revinter.com.br

Dedicatória

Este livro não teria sido possível sem o amor e o apoio das nossas maravilhosas esposas, Ellen S. Weber, Deborah K. Meyer-Vilensky, Susan L. Stoddard e Helen S. Lee, que, bondosamente, nos permitiram gastar incontáveis fins de semana examinando imagens radiográficas em vez de passar tempo com elas. Agradecemos profundamente tudo o que elas fazem por nós e sua tolerância às nossas muitas excentricidades.

Agradecimentos

Somos muito gratos a várias pessoas por nos ajudarem no desenvolvimento deste atlas. Agradecemos à Elsevier por aceitar nossa proposta de livro e a Madelene Hyde, Elyse O'Grady e Marybeth Thiel por patrocinarem e ajudarem em cada fase do desenvolvimento do livro. Entre estas três pessoas, tivemos interações quase diárias com Ms. Thiel e ficamos constantemente impressionados, espantados e agradecidos por sua diligência e esforços para tornar este atlas o melhor possível. Grande parte do crédito pela aparência final de ambas as edições pertence a ela.

Também agradecemos aos estudantes de primeiro e segundo anos de 2007 da Escola de Medicina da Universidade de Indiana – Fort Wayne por suas sugestões para aperfeiçoar este livro.

Estendemos nossa apreciação a Robert Conner, MD, que estabeleceu *The Imaging Center* em Fort Wayne, Indiana, onde tanto trabalho para este livro foi completado, e que trouxe muito suporte a este esforço. O *Imaging Center* tem equipe técnica de medicina nuclear, mamografia, radiologia geral, ultrassonografia, CT e MR que não somente realiza procedimentos diagnósticos com excelente qualidade técnica, mas também (igualmente importante) o faz com grande cuidado às necessidades pessoais dos nossos pacientes.

Como nota final, queremos agradecer aos pacientes cujas imagens aparecem neste livro e aos Drs. Frank Netter e Carlos Machado por suas percepções artísticas da anatomia humana.

Prefácio

Imagens médicas diagnósticas são agora um componente que integra os cursos contemporâneos de anatomia macroscópica médica. Isto reflete, principalmente, o ensino, que está aumentando firmemente, das correlações clínicas dentro destes cursos. Por conseguinte, imagens radiográficas são incluídas em todos os atlas e livros-textos de anatomia macroscópica. Estas imagens são tipicamente radiografias simples, imagens de CT/MRI (tomografia computadorizada/ressonância magnética) axial, e angiografias de várias partes do sistema vascular.

Embora essas imagens reflitam as capacidades da tecnologia de imageamento diagnóstico por imagem de, talvez, 25 anos atrás, elas não refletem a integração plena das capacidades gráficas computadorizadas com a radiologia. Esta integração resultou em uma imensa expansão na capacidade de representar a anatomia humana. O processo ativo de reformatar os dados de imagem para planos e tipos otimizados de reconstrução que melhor ilustrem os aspectos anatômicos/patológicos não é limitado aos centros acadêmicos. Pelo contrário, a estação de trabalho gráfico constitui, agora, uma ferramenta comumente usada na prática da radiologia diagnóstica. Planos e reconstruções de imagem especiais fazem parte, atualmente, do processo de diagnóstico e são, geralmente, disponibilizadas a todos aqueles que participam no tratamento dos pacientes, juntamente com uma interpretação pelo radiologista que descreve a patologia e a anatomia relevantes.

Esta situação nos conduziu à percepção de que qualquer estudante de anatomia se beneficiaria da exposição precoce à maneira como aparecem as estruturas-chave anatômicas nas imagens diagnósticas, especialmente CTs e MRIs avançadas. Assim, em 2007, nós (um radiologista e dois anatomistas) escolhemos desenvolver um atlas que ilustre como a radiologia moderna retrata a anatomia humana. Para dar cumprimento a esta tarefa, decidimos combinar imagens diagnósticas modernas com um subconjunto dos desenhos anatômicos do *Atlas de Anatomia Humana* do Dr. Frank H. Netter. O atlas de Netter se tornou o padrão ouro dos atlas de anatomia humana. Suas imagens são muito familiares à vasta maioria dos estudantes que completam um curso de anatomia macroscópica humana. Ao construir uma ponte entre a maneira pela qual as características anatômicas aparecem no atlas de Netter e sua aparência em imagens radiográficas, este livro possibilita a aquisição de uma confortável familiaridade com a anatomia humana, tal como é vista na prática clínica.

Nesta segunda edição do nosso atlas, damos boas-vindas à nossa equipe autoral em nome do Dr. Kenneth S. Lee, do Departamento de Radiologia da Escola de Medicina e Saúde Pública do Wisconsin. A área de especialidade do Dr. Lee é ultrassonografia musculoesquelética diagnóstica e terapêutica. Convidamos o Dr. Lee a se tornar coautor da *Anatomia Radiológica Concisa de Netter* porque incluímos nesta edição aproximadamente 10 novas ilustrações radiológicas que combinam pranchas de Netter com imagens de ultrassom. Relutamos em incluir imagens de ultrassom na primeira edição deste livro porque ultrassom, em relação a radiografias, CT e MRI, muitas vezes não fornece uma perspectiva visual da anatomia que seja comparável aos desenhos de Netter. Entretanto, anatomia ultrassonográfica está sendo incorporada em um número cada vez maior de cursos de anatomia macroscópica médica, e a utilização de ultrassom faz parte, agora, inerentemente de muitas especialidades médicas. Por essas razões, com a ajuda do Dr. Lee, encontramos exemplos de imagens de ultrassom que puderam ser combinadas com os desenhos de Netter.

Além da incorporação das imagens de ultrassom, nesta segunda edição melhoramos as combinações de CT/MRI de outras pranchas, acrescentamos algumas combinações novas e fizemos correções de erros que encontramos na primeira edição pelos quais pedimos desculpas a qualquer leitor que se tenha achado confundido pelos nossos erros. Também eliminamos algumas ilustrações que achamos que não ilustravam tão bem uma combinação como pensáramos inicialmente, e esperamos ter aprimorado algumas das notas clínicas e anatômicas que incluímos com cada prancha.

Ao selecionar e criar imagens para este atlas, frequentemente tivemos que escolher entre imagens diagnósticas que estão em uso muito comum (cortes axiais, coronais e sagitais) e imagens que resultam de técnicas mais avançadas de reconstrução, isto é, imagens que não são encontradas comumente na prática clínica, mas que apresentam mais claramente estruturas e relações anatômicas. Quando foi encontrada uma imagem "de rotina" que se combinava bem com o *Atlas de Netter* e ilustrava pontos-chave anatômicos, ela foi selecionada. Entretanto, decidimos incluir muitas reconstruções de imagem avançadas, como projeção de intensidade máxima e reconstruções volumétricas ("3-D").

Compreendemos que aprender a interpretar imagens radiográficas exige referência à anatomia normal. Por conseguinte, acreditamos que o nosso atlas facilitará este processo, fechando um espaço mental comum entre como uma característica anatômica aparece em um atlas anatômico e sua aparência em imageamento clínico.

**Edward C. Weber, Joel A. Vilensky,
Stephen W. Carmichael, Kenneth S. Lee**

Sobre os Autores

Dr. Edward C. Weber nasceu e foi educado em Philadelphia. Ele tem um BA da Temple University e um DO do Philadelphia College of Osteopathic Medicine. Dr. Weber passou 4 anos no Albert Einstein Medical Center em Philadelphia em um internato cirúrgico de 1 ano e uma residência de 3 anos em radiologia diagnóstica. Em 1980, o *Journal of the American Medical Association* publicou um artigo que ele escreveu descrevendo um novo procedimento intervencionista biliar percutâneo. Depois de obter certificação pelo *American Board of Radiology*, ele começou a atender em clínica particular em 1980, e em 1981 tornou-se membro fundador de um grupo de radiologia baseado em Fort Wayne, Indiana. Depois de 15 anos de prática de radiologia hospitalar, o Dr. Weber uniu-se ao *The Imaging Center*, uma instituição particular para pacientes externos. No *campus* de Fort Wayne, da Escola de Medicina da Universidade de Indiana, o Dr. Weber apresenta palestras de radiologia dentro do curso de anatomia macroscópica médica e é diretor de curso de introdução à medicina clínica. Ele e sua mulher, Ellen, têm um filho que se graduou na Brown University e obteve diploma de graduação na *City University of New York*, e uma filha que se graduou no Wellesley College e recebeu mestrado em Interação Humana-Computador na Carnegie Mellon University. Ellen e ele celebraram seu 50º aniversário no pico do Monte Kilimanjaro, e passam, tanto tempo quanto possível, em sua casa em Big Sky, Montana, onde ele é Consultor de Radiologia na The Medical Clinic of Big Sky.

Dr. Joel A. Vilensky é, originalmente, de Bayside, New York, mas está há mais de 30 anos ensinando anatomia macroscópica médica no *campus* de Fort Wayne, da Escola de Medicina da Universidade de Indiana. Graduou-se na Universidade do Estado de Michigan em 1972 e recebeu um MA da Universidade de Chicago em 1972 e um PhD da Universidade de Wisconsin em 1979. É autor de quase 100 trabalhos de pesquisa sobre muitos tópicos, mais recentemente sobre a epidemia mundial de encefalite letárgica em 1920, que também resultou em um livro: *Encephalitis Lethargica: During and After the Epidemic.* Em 2005 ele publicou um livro com a Indiana University Press: *Dew of Death: The Story of Lewisite, America's World War I Weapon of Mass Destruction.* O Dr. Vilensky é coeditor de *Clinical Anatomy* para a qual ele edita o *Compendium of Anatomical Variants*. O Dr. Vilensky e sua esposa, Deborah, têm duas filhas, uma administradora escolar e a outra uma advogada em Indianápolis. O Dr. Vilensky é um satisfeito *workaholic*, mas também gosta de assistir televisão com sua mulher, viajar e exercitar-se.

Dr. Stephen W. Carmichael é, originalmente, de Modesto, Califórnia (apresentada no filme *American Graffiti*) e esteve na equipe da Mayo Clinic por 25 anos, servindo com o Diretor do Departamento de Anatomia por 14 anos. Ele se graduou no Kenyon College, que lhe deu a honra de um grau de DSc em 1989. Recebeu PhD em anatomia na Tulane University em 1971. É autor ou coautor de mais de 140 publicações em periódicos revistos pelos pares e 7 livros, a maioria relacionada com a medula suprarrenal. É editor consultor das quarta e quinta edições do *Atlas of Human Anatomy* e foi Editor-Chefe de *Clinical Anatomy* de 2000–2012. O Dr. Carmichael é casado com a Dra. Susan Stoddard e tem um filho que trabalha para um jornal em Boulder, Colorado. O Dr. Carmichael é um mergulhador autônomo certificado em nível profissional e sente-se desafiado pela fotografia submarina.

Dr. Kenneth S. Lee é, originalmente, de Ann Arbor, Michigan. Ele é graduado da Universidade do Michigan, em Ann Arbor, com um grau de microbiologia. A seguir se matriculou no Tufts University School of Medicine Dual-Degree Program, graduando-se em 2002 com um MD e um MBA em Administração em Saúde. Durante sua residência no Henry Ford Hospital em Detroit, Michigan, recebeu o Howard P. Doub, MD Distinguished First Year Resident Award, o RSNA Introduction to Research Scholarship, o RSNA Roentgen Resident/Fellow Research Award, o William R. Eyler, MD Distinguished Senior Resident Award, foi designado para o Henry Ford Hospital-Wide Outstanding Resident Award, e foi Residente-Chefe de 2006–2007. Ele credita aos seus mentores no Henry Ford Hospital, Dr. Marnix van Holsbeeck e Joseph Craig, tê-lo inspirado a seguir medicina acadêmica no campo do ultrassom musculoesquelético (MSK). O Dr. Lee juntou-se à Escola de Medicina e Saúde Pública do Wisconsin como MSK Fellow em Radiologia em 2007, e juntou-se ao corpo docente em 2008 como Diretor de Ultrassom Musculoesquelético. Nesta capacidade ele dirigiu a iniciação da nova MSK Ultrasound Clinic, que teve um crescimento de 600% no serviço, fornecendo tratamento voltado para a qualidade, centrado no paciente, em um ambiente exclusivo.

Os interesses do Dr. Lee incluem ciência básica e pesquisa clínica. Ele formou uma equipe de pesquisa de ultrassom MSK multidisciplinar para desenvolver e estudar técnicas de elastografia baseada em ultrassom para avaliar quantitativamente a elasticidade de tendões danificados. Ele serve como PI e co-PI (investigador principal e co-PI) em múltiplas experiências controladas randomizadas prospectivas investigando os resultados de tratamento de terapias dirigidas com ultrassom, como plasma rico em plaquetas, para lesões esportivas. O Dr. Lee fez apresentações nacionais e internacionais da sua pesquisa e serve em vários comitês na Radiological Society of North America (RNSA) e American Institute of Ultrasound in Medicine (AIUM).

Os Drs. Vilensky, Weber e Carmichael (com o Dr. Thomas Sarosi) também são coautores de *Medical Imaging of Normal and Pathological Anatomy,* e os Drs. Weber e Vilensky (com Alysa Fog) publicaram *Practical Radiology: A Symptom-Based Approach.*

Sobre os Artistas

Frank H. Netter, MD
Frank H. Netter nasceu em 1906 em Nova York. Estudou arte na Art Students' League e na National Academy of Design antes de entrar na escola de medicina da New York University, onde recebeu grau em 1931. Durante seus anos de estudante, os desenhos dos cadernos do Dr. Netter atraíram a atenção dos professores e outros médicos, permitindo-lhe aumentar sua renda ilustrando artigos e livros. Ele continuou ilustrando como uma atividade paralela depois de estabelecer uma clínica cirúrgica em 1933, mas, afinal, optou por abandonar a clínica em favor de uma dedicação integral à arte. Depois de servir no Exército dos Estados Unidos durante a II Guerra Mundial, o Dr. Netter começou sua longa colaboração com a CIBA Pharmaceutical Company (agora Novartis Pharmaceuticals). Esta parceria de 45 anos resultou na produção da extraordinária coleção de arte médica tão familiar aos médicos e outros profissionais médicos em todo o mundo.

Em 2005, Elsevier, Inc., adquiriu a Netter Collection e todas as publicações da Icon Learning Systems. Mais de 50 publicações apresentando a arte do Dr. Netter estão disponíveis através da Elsevier, Inc. (nos US: www.us.elsevierhealth.com/Netter e fora dos US: www.elsevierhealth.com).

Os trabalhos do Dr. Netter estão entre os melhores exemplos do uso da ilustração no ensino de conceitos médicos. O 13º livro da *Netter Collection of Medical Illustrations*, que inclui grande parte das mais de 20.000 pinturas criadas pelo Dr. Netter, tornou-se e ainda permanece um dos trabalhos médicos mais famosos já publicados. O *Netter Atlas of Human Anatomy*, primeiramente publicado em 1989, apresenta as pinturas anatômicas da Netter Collection. Agora traduzido em 16 línguas, ele é o atlas de anatomia de escolha entre os estudantes de medicina e profissionais de saúde de todo o mundo.

As ilustrações Netter são apreciadas não apenas pelas suas qualidades estéticas, mas, ainda mais importante, pelo seu conteúdo intelectual. Como o Dr. Netter escreveu em 1949, "...esclarecimento de um assunto é a meta e objetivo da ilustração. Não importa quão belamente pintado, quão delicada e sutilmente apresentado um assunto possa ser, ele é de pouco valor como uma *ilustração médica* se não servir para tornar claro algum ponto médico." O planejamento, concepção, ponto de vista e *approach* (do Dr. Netter) são o que informam suas pinturas e o que as torna tão valiosas intelectualmente.

Frank H. Netter, MD, médico e artista, morreu em 1991.

Saiba mais sobre o médico-artista cujo trabalho inspirou a Netter Reference Collection: http://www.netterimages.com/artist/netter.htm

Carlos Machado, MD
Carlos Machado foi escolhido pela Novartis para ser o sucessor do Dr. Netter. Ele continua a ser o artista principal que contribui para a coleção Netter de ilustrações médicas.

Autodidata em ilustração médica, o cardiologista Carlos Machado tem contribuído com meticulosas atualizações para algumas das pranchas originais do Dr. Netter e criou muitas pinturas novas no estilo de Netter como uma extensão da coleção Netter. A *expertise* fotorrealística do Dr. Machado e sua aguda percepção da relação médico/paciente informam seu estilo visual vívido e inesquecível. Sua dedicação em pesquisar cada tópico e assunto que ele pinta coloca-o entre os principais ilustradores médicos em ação hoje.

Saiba mais sobre sua formação e veja mais da sua arte em: http://www.netterimages.com/artist/machado.htm.

Sumário

Introdução — xxiii

Seção 1   Cabeça e Pescoço

Crânio, Vista Basal	2
Crânio, Vista Interior	4
Osteologia do Pescoço Superior, Cabeça Inferior	6
Áxis (C2)	8
Coluna Cervical, Vista Posterior	10
Espondilose Cervical	12
Artéria Vertebral, Pescoço	14
Artéria Vertebral, Atlas	16
Ligamentos Craniovertebrais	18
Músculos do Pescoço, Vista Lateral	20
Músculos do Pescoço, Vista Anterior	22
Músculos Escalenos e Pré-Vertebrais	24
Artéria Subclávia Direita, Origem	26
Sistema da Artéria Carótida	28
Glândula Tireoide	30
Pescoço, Corte Axial na Glândula Tireoide	32
Conchas Nasais	34
Septo Nasal, Componentes	36
Septo Nasal, Palato Duro e Mole	38
Fossa Pterigopalatina	40
Nariz e Seios Paranasais	42
Bulbos Olfatórios	44
Células Aéreas Etmoidais e Seio Esfenoidal	46
Seio Maxilar	48
Soalho da Boca	50
Soalho da Boca (Continuação)	52

Músculos Faciais	54
Articulação Temporomandibular	56
Músculos Pterigóideos	58
Língua e Cavidade Oral	60
Língua, Corte Coronal	62
Glândulas Salivares Parótida e Submandibular	64
Glândulas Salivares Submandibular e Sublingual	66
Faringe, Corte Sagital Mediano	68
Artérias Carótidas no Pescoço	70
Glândula Tireoide e Principais Vasos do Pescoço	72
Laringe	74
Ducto Nasolacrimal	76
Órbita, Corte Coronal	78
Órbita, Vista Lateral	80
Órbita, Músculo e Tendão Oblíquo Superior	82
Órbita, Vista Superior	84
Bulbo do Olho	86
Orelha Interna	88
Nervo Facial no Canal	90
Cavidade Timpânica (Orelha Média)	92
Labirinto Ósseo	94
Seio Sagital Superior	96
Seios Venosos Cerebrais	98
Seio Cavernoso	100
Sistema Venoso Cerebral	102
Córtex Cerebral e Núcleos da Base, Corte Axial	104
Nervos Cranianos IX, X, XI	106
Tronco Cerebral, Vista Mediossagital	108
Via Óptica	110
Nervo Vestibulococlear (VIII)	112
Nervo e Canal Hipoglosso (XII)	114
Cérebro, Suprimento Arterial	116
Artérias Basilar e Vertebrais	118
Artérias do Cérebro	120
Hipófise	122

Seção 2 — Dorso e Medula Espinal

Coluna Vertebral Torácica	126
Vértebras Lombares	128
Estrutura das Vértebras Lombares	130
Coluna Vertebral Lombar	132
Sacro	134
Ligamentos Vertebrais	136
Ligamento Amarelo	138
Nervos Espinais Lombares	140
Medula Espinal, Raízes Nervosas	142
Cone Medular e Cauda Equina	144
Vasos e Nervos Intercostais Posteriores	146
Plexos Venosos Vertebrais	148
Dorso, Músculos Paraespinais Inferiores	150
Músculos Profundos do Dorso	152
Semiespinal da Cabeça	154
Triângulo Suboccipital	156
Região Lombar, Corte Transversal	158

Seção 3 — Tórax

Mama, Vista Lateral	162
Linfonodos da Axila	164
Linfonodos da Axila (Continuação)	166
Parede Anterior do Tórax	168
Musculatura da Parede Torácica	170
Articulações Costovertebrais e Costotransversárias	172
Artéria Torácica Interna, Parede Anterior do Tórax	174
Diafragma	176
Pulmão Esquerdo, Vista Medial	178
Pulmão Direito, Vista Lateral	180
Pulmão, Brônquios Segmentares	182
Mediastino	184
Pulmão, Drenagem Linfática	186

Ducto Torácico	188
Câmaras Cardíacas	190
Ramos do Arco da Aorta	192
Coração, Vista Posterior	194
Vasos Coronários, Vista Anterior	196
Lado Esquerdo do Coração	198
Valva Aórtica	200
Cordão Umbilical	202
Ducto Arterial e Ligamento Arterial	204
Mediastino Posterior	206
Mediastino, Vista Lateral Direita	208
Mediastino, Vista Lateral Esquerda com Aneurisma	210
Esôfago Torácico	212
Junção Esofagogástrica	214
Veias Ázigo e Hemiázigo	216
Pericárdio, Parte do Mediastino	218

Seção 4   Abdome

Reto do Abdome	222
Músculos da Parede Anterior do Abdome	224
Parede Abdominal, Vista Superficial	226
Região Inguinal	228
Quadrado do Lombo	230
Psoas Maior	232
Rins, Normal e Transplantado	234
Regiões do Abdome	236
Apêndice	238
Vísceras do Abdome Superior	240
Bolsa Omental, Corte Oblíquo	242
Estômago *in situ*	244
Estômago, Mucosa	246
Duodeno e Pâncreas	248
Fígado, Sistema Vascular	250
Ductos Biliares e Pancreáticos	252

Baço *in situ*	254
Artérias Gastroepiploicas	256
Porta do Fígado	258
Tronco Celíaco, Normal e Variante	260
Artérias do Intestino Delgado	262
Artéria Marginal (de Drummond)	264
Veias do Intestino Delgado	266
Cisterna do Quilo	268
Linfonodos Mesentéricos	270
Plexo Celíaco	272
Glândula Suprarrenal	274
Glândulas Suprarrenais e Rins	276
Rins e Aorta Abdominal	278
Artérias Renais, Variação (Múltiplas)	280
Pelve Renal	282
Ureter, Aspecto Pélvico	284
Rins e Ureteres	286
Rins e Vasos Associados	288
Rim, Corte Sagital Oblíquo	290
Vasculatura Renal Direita	292
Vísceras Abdominais, Corte Parassagital	294

Seção 5 — Pelve e Períneo

Pelve	298
Pelve Feminina, Ligamento Redondo e Ovário	300
Vísceras Pélvicas Femininas, Vista Sagital	302
Tubas Uterinas (de Falópio)	304
Bulbo do Pênis, Corte Coronal	306
Útero e Tuba Uterina	308
Útero e Anexos	310
Períneo Feminino	312
Períneo e Períneo Profundo Femininos	314
Pênis, Corte Transversal	316
Vesículas Seminais	318

Próstata, Vista Coronal	320
Testículo e Epidídimo	322
Fossa Isquioanal	324
Esfíncteres Anais	326
Musculatura Anal	328
Períneo Masculino	330
Ureteres	332
Artérias Ilíacas Comum, Interna e Externa	334
Linfonodos Inguinais	336
Linfonodos Pré-Aórticos, Ilíacos e Inguinais	338

Seção 6 — Membro Superior

Vista Anterior da Cintura Escapular	342
Articulação do Ombro, Cavidade Glenoidal	344
Articulação Esternoclavicular	346
Articulação do Ombro, Músculo Supraespinal	348
Articulação do Ombro, Músculo Supraespinal (Continuação)	350
Articulação do Ombro, Tendão do Bíceps	352
Articulação do Ombro, Vistas Anterior e Sagital	354
Espaços Quadrangular e Triangular	356
Músculo Subescapular	358
Artéria Axilar	360
Região Axilar	362
Peitoral Maior	364
Plexo Braquial	366
Inserções do Bíceps e Braquial	368
Cotovelo, Perspectiva Anterior	370
Cotovelo, Vista Lateral	372
Cotovelo, Nervo Ulnar	374
Cotovelo, Túnel Ulnar	376
Ossos do Antebraço	378
Rádio e Ulna	380
Antebraço, Musculatura Lateral	382
Antebraço, Musculatura Medial	384

Músculos Extensores do Punho	386
Músculos Flexores do Punho	388
Ossos Carpais	390
Punho, Osteologia e Articulação	392
Punho, Ligamentos Palmares	394
Punho, Ligamentos Dorsais	396
Punho, Túnel do Carpo	398
Punho, Túnel do Carpo (Continuação)	400
Punho, Nervo Ulnar	402
Ossos da Mão e Punho	404
Articulações Metacarpofalangeanas	406
Mão, Corte Axial	408
Articulações Interfalangeanas	410
Articulações Interfalangeanas (Continuação)	412

Seção 7 — Membro Inferior

Veias Safenas	416
Artérias do Membro Inferior	418
Articulação do Quadril	420
Vasculatura da Cabeça Femoral	422
Bursa Iliopectínea	424
Grupo Muscular Quadríceps Femoral	426
Região Anterior Profunda da Coxa	428
Músculos Profundos do Quadril	430
Nervo Isquiático	432
Nervo Isquiático, Região Glútea	434
Região Glútea	436
Coxa, Cortes Axiais	438
Articulação do Joelho, Vista Superior	440
Articulação do Joelho, Vista Anterior	442
Articulação do Joelho, Vista Lateral	444
Ligamentos Cruzados	446
Tendão Calcâneo (de Aquiles)	448
Nervo Fibular (Peroneal) Comum	450

sensíveis aos raios X que criam uma radiografia digital. As características dos receptores que capturam o feixe de raios X depois que ele passou através de um paciente são os principais responsáveis pela resolução espacial de uma imagem.

Ao representar características anatômicas, esta técnica de projeção pode ser limitada pela superposição de estruturas ao longo do trajeto de um feixe de raios X. Isto raramente é um problema se a anatomia necessária para diagnóstico for simples, e o contraste intrínseco do tecido for alto, como na maioria do imageamento em ortopedia. Uma radiografia simples de um antebraço, por exemplo, para demonstrar uma fratura suspeitada ou conhecida, fornece boa visualização das estruturas anatômicas em questão. Projeções elaboradas, elegantes mesmo, e técnicas de posicionamento do paciente foram desenvolvidas para exibir claramente as estruturas anatômicas. A radiografia fornece uma resolução espacial muito alta e ainda é uma parte crítica da aquisição de imagem quando essa resolução é necessária. As imagens projecionais da radiografia podem fornecer uma imagem compreensível de uma forma complexa que é difícil de visualizar ao ver imagens de corte transversal.

Se necessário, a resolução de contraste das radiografias pode ser aumentada pela ingestão de uma substância radiopaca e pela injeção de meios de contraste iodados. A videofluoroscopia, a versão "em tempo real" da radiografia, possibilita a observação de processos fisiológicos muitas vezes inatingível por CT ou MRI. Por exemplo, um estudo de deglutição, feito enquanto um paciente ingere uma suspensão de sulfato de bário sob observação por videofluoroscopia, pode fornecer a resolução temporal necessária para visualizar o movimento surpreendentemente rápido da deglutição. Similarmente, a injeção do meio de contraste iodado diretamente no interior de um vaso que está sendo estudado pode fornecer alto contraste espacial e resolução temporal. Esta técnica é capaz de representar belamente a anatomia vascular, mas é considerada um procedimento invasivo por causa da necessidade de punção arterial e injeção dentro da luz de um vaso situado na profundidade. Um estudo de imageamento que exija apenas injeção em uma linha intravenosa periférica é considerado um estudo não invasivo.

Para algumas estruturas anatômicas, imagens radiográficas projecionais, quer sejam filmes simples, estudos com bário, ou exames angiográficos, podem revelar a anatomia da maneira que é a que melhor se correlaciona com os desenhos no Atlas Netter.

Ultrassonografia

Pulsos de som de alta frequência emergem de um transdutor colocado sobre a superfície da pele de um paciente ou uma superfície mucosa endoluminal, e os ecos que retornam se tornam *pixels* brilhantes em uma imagem de vídeo. A frequência de quadros da criação de imagem em ultrassonografia é rápida o suficiente para ser "em tempo real". Com transdutores de frequência muito alta, resolução espacial muito alta pode ser obtida com ultrassonografia. Quase exclusivamente, as imagens de ultrassom diagnóstico são adquiridas por técnicas à mão livre não restringidas a planos axiais ou sagitais somente. A quase infinita angulação e posição de uma imagem de ultrassom nas mãos de um ultrassonografista experiente podem, frequentemente, apresentar lindamente os aspectos anatômi-

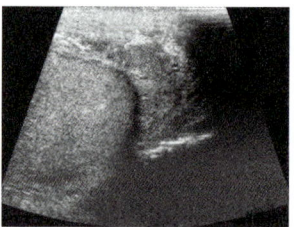
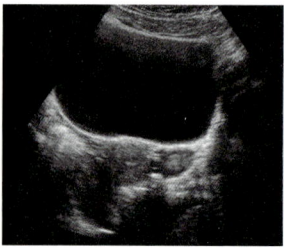

cos. Durante exames com ultrassom em tempo real, estruturas anatômicas curvas podem ser "acompanhadas" e estruturas superpostas podem ser separadas. Imagens de ultrassom geralmente não revelam frequentemente as estruturas anatômicas de maneira que elas sejam visualmente comparáveis à perspectiva da anatomia humana fornecida pelo Atlas Netter, embora este Atlas possa ser usado para ensinar a anatomia necessária para realizar ultrassonografia. Aplicações mais recentes de tecnologia de computação gráfica podem avançar a perspectiva visual oferecida pela ultrassonografia em futuro próximo.

Entretanto, apresentamos aqui exemplos de regiões anatômicas nas quais varreduras com ultrassom podem, agora, ser usadas para visualizar estruturas-chave ou relações mostradas nas ilustrações de Netter. Estas pranchas constituíram a base de uma parte importante desta segunda edição revisada.

Medicina Nuclear

A medicina nuclear usa radioisótopos instáveis, emissores de radiação ionizante, que são usados para "etiquetar" fármacos que afetam sua distribuição biológica. O padrão de distribuição da radiação gama emitida é detectado, tipicamente, por uma gamacâmera. Em geral, as imagens de medicina nuclear provêm informação funcional, mas não provêm alta resolução espacial. Na detecção e avaliação de doenças, o imageamento de medicina nuclear fornece informação bioquímica e fisiológica que é um componente crítico do diagnóstico moderno. Por exemplo, uma cintigrafia óssea radionuclídica pode demonstrar a extensão da doença metastática com alta sensibilidade para a detecção de tumor que permanece radiograficamente oculto. Há uma importância crescente do imageamento molecular que pode, muitas vezes, transcender os dados morfológicos macroscópicos simples adquiridos por imageamento tradicional. Um exemplo de extrema importância é o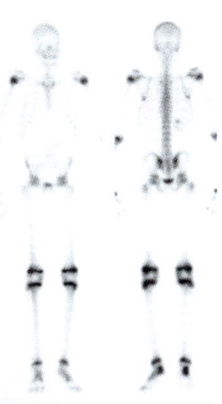
PET-*scan* (tomografia de emissão positrônica), que é capaz de identificar tumores não perceptíveis nem mesmo com CT ou MRI avançadas. Além disto, PET-*scans* podem fornecer informação metabólica criticamente importante sobre um tumor, que não é fornecida simplesmente ao ver o tamanho e forma de um tumor. A ausência de imagens de medicina nuclear, como cintigrafias ósseas radionuclídicas deste atlas não significa qualquer falta de importância desta tecnologia para a prática da medicina; em vez disto, reflete que estas imagens não podem ser combinadas com os desenhos no Atlas Netter.

Tomografia Computadorizada

Escaneamento com CT usa tubos de raios X e arranjos de detectores rotando em torno do paciente. Medições da absorção de raios X em grande número de posições e ângulos são tratadas matematicamente por uma transformada de Fourier, que calcula as imagens de corte transversal. Escaneamento

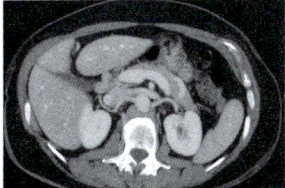
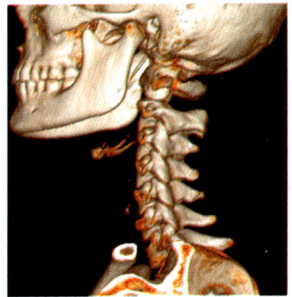

com CT não apenas fornece as vantagens de imagens de corte transversal, em comparação com as imagens de projeção da radiografia, mas também melhora vastamente a resolução de contraste. Uma variedade de agentes de contraste orais e iodados intravenosos são administrados frequentemente para aumentar o contraste entre diferentes estruturas.

À medida que novas gerações de tomógrafos se tornaram disponíveis, elas muitas vezes saltaram longe, além das típicas "mudanças do ano do modelo" para alterações quânticas na capacidade de aquisição de imagem. Durante as últimas décadas, a tomografia computadorizada progrediu, deixando de exigir mais de 2 minutos para a aquisição de um único corte axial de 1 cm de espessura, para os tomógrafos comumente usados, que são capazes de adquirir 64 imagens simultâneas de corte transversal de espessura submilimétrica dentro de cada terço de segundo. Este imenso aperfeiçoamento na resolução temporal torna possível a CT por angiografia, porque o material de contraste injetado não permanece intravascular por muito tempo. A cronologia do contraste ideal dos diferentes tecidos do corpo após injeção de material de contraste varia com as características teciduais, como composição e vascularidade. Escaneamentos de CT rápidos possibilitam cronologia precisa das aquisições adaptadas ao órgão-alvo. Por exemplo, o tempo ideal para adquirir imagem do fígado é, muitas vezes, aproximadamente 65 segundos após o início da injeção intravenosa de material de contraste.

O processamento dos dados de imagem de CT após o escaneamento e depois da criação das imagens de corte transversal pode ser tão crucial quanto o próprio escaneamento. A faixa de densidades de tecidos capturadas por um tomógrafo excede muitíssimo a capacidade do sistema visual humano de perceber aproximadamente 16 tonalidades de cinza. A seleção da largura do espectro de densidade de CT que é apresentada em uma faixa de densidades visuais perceptíveis pelo observador humano é chamada "janela", e a densidade média de CT apresentada como uma tonalidade média de cinza é o "nível". Um conjunto de dados de CT visto com uma janela (e nível) para osso pode não fornecer nenhuma representação útil de estruturas de tecidos moles. Estes ajustes de janela e nível são o primeiro estádio de interatividade com os dados de imagem, que ultrapassa muitíssimo a antiga "interatividade" com imagens médicas que consistia em colocar as radiografias em um negatoscópio.

Talvez mais relevante para este atlas seja que os dados de imagem de CT atuais são adquiridos sob a forma de um conjunto de dados volumétricos no qual cada *voxel* – um volume específico dentro do espaço tridimensional – de informação de imageamento é isotrópico, essencialmente cúbico (este não era o caso com os tomógrafos mais antigos). Uma variedade de técnicas de reconstrução de imagem pode, agora, mapear os dados de CT de cada *voxel* aos *pixels* correspondentes no monitor da estação de trabalho em um número cada vez maior de maneiras sem distorção geométrica. Estas técnicas são discutidas no glossário de terminologia e técnicas de imageamento, mas o ponto importante é que a apresentação de imagem foi alargada bem além das fatias de CT axial de rotina, para representar anatomia em planos axiais, coronais e sagitais, planos oblíquos e curvos, técnicas projecionais e apresentações em 3D. Até mesmo exibições holográficas tornaram-se realidade.

A estação de trabalho gráfico, em que os *scans* de CT são interpretados, tornou-se um instrumento médico. Este livro demonstra que com a geração atual de tomógrafos tornou-se comum para os médicos verem estruturas anatômicas de maneiras que correspondem, ou se combinam mesmo, com as maravilhosas ilustrações anatômicas no Atlas Netter.

Imagem de Ressonância Magnética

Dentro de campos magnéticos estáticos e gradientes, uma série complexa de pulsos rápidos de radiofrequência (RF – ondas de rádio) é aplicada ao paciente e resulta em ecos de pulsos de RF detectados por uma bobina receptora (essencialmente uma antena de rádio). Em MRI clínica, é a propriedade 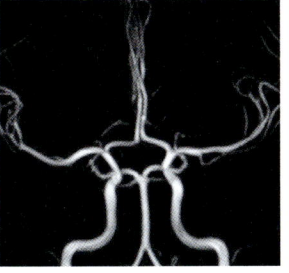 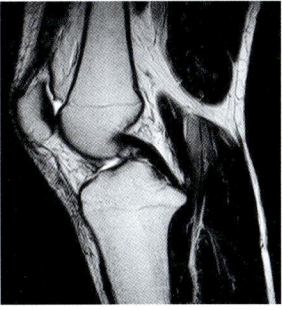 eletromagnética do *spin* dos prótons da água que é afetada pelos campos magnéticos e pulsos de RF. Simplificando, depois que um pulso de RF inclina um próton para fora de alinhamento com o campo magnético principal, ele emite um pulso de RF quando retorna ao seu estado de antes do pulso aplicado. A frequência e a amplitude do sinal emitido dependem do ambiente físico-químico daquele próton, da força do campo magnético, da cronologia dos intervalos entre os pulsos de RF aplicados, e do intervalo de tempo entre um pulso aplicado e a medição do eco de RF retornando. Diversos agentes de contraste intravenosos contendo gadolínio, que tem fortes propriedades paramagnéticas, são usados para intensificar o contraste de MR do tecido.

    Uma variedade de bobinas está disponível para imageamento de diferentes partes do corpo. A cronologia e o caráter das sequências de pulsos de MR afetam o contraste tecidual. Sinal alto de MR em um eco de RF retornando é exibido como brilhante na reconstrução da imagem. Uma grande variedade de sequências de pulsos de MR está disponível. Algumas destas sequências resultam em sinal alto de líquido. Algumas sequências suprimem especificamente o sinal de MR da gordura. A maioria dos protocolos de MRI não somente inclui imageamento em vários planos anatômicos, mas também uma variedade de sequências de pulsos de MR específicas que são capazes, idealmente, de revelar características dos tecidos. Estes protocolos são prescritos com base na parte do corpo que está sendo estudada e na patologia suspeitada.

    Quando as imagens de CT ainda estavam, em grande parte, limitadas ao plano axial, a MRI foi a maneira revolucionária de visualizar as estruturas anatômicas em todos os três planos ortogonais – axial, sagital e coronal. Em algumas aplicações de MRI, são adquiridos conjuntos de dados volumétricos, permitindo a reformatação de imagens de maneiras comparáveis à CT. Embora a capacidade multiplanar e volumétrica da MRI seja agora equiparada pela CT, MRI ainda é inigualada na sua extraordinária resolução de contraste de tecidos moles. Isto, frequentemente, possibilita a detecção de patologia não revelada por outras tecnologias de imageamento diagnóstico. Tecidos doentes frequentemente têm conteúdo de água aumentado e muitas sequências de pulsos de MRI são capazes de mostrar isto claramente. Muitas imagens de MRI neste atlas mostrarão, claramente, como a MRI pode possibilitar a vista de anatomia que não muito tempo atrás só podia ser vista em um atlas anatômico, em cadáver no laboratório ou durante cirurgia aberta. MRI agora também é capaz de fornecer espantosa resolução espacial, às vezes mostrando anatomia fina que, *in vivo*, só é facilmente vista com uma amplificação. Muitos dos desenhos no Atlas Netter similarmente mostram detalhes anatômicos muito finos, para os quais nossas imagens selecionadas de MR compreendem excelentes pareamentos.

Seleção das Imagens para Este Atlas

Ao selecionar e criar imagens para este atlas, os autores frequentemente tiveram que escolher entre imagens diagnósticas que estão em uso muito comum (cortes axiais, coronais e sagitais) ou imagens que resultam de técnicas mais avançadas de reconstrução – imagens que não são encontradas comumente na prática clínica, mas que apresentam mais claramente as estruturas e relações anatômicas. Quando encontramos uma imagem "de rotina" que combinava bem com o Atlas Netter e ilustrava pontos-chave anatômicos, ela foi selecionada. Entretanto, decidimos incluir muitas reconstruções de imagem avançadas como projeção de intensidade máxima e reconstruções volumétricas ("3-D").

Outra questão em seleção de imagens tem a ver com "o ideal". A anatomia idealizada apresentada nas pranchas Netter é maravilhosa para ensinar relações anatômicas; entretanto, elas podem levar um estudante a não reconhecer estruturas "na vida real". Um exemplo perfeito é a glândula suprarrenal. Quando um radiologista olha uma prancha Netter mostrando a glândula suprarrenal, ele provavelmente pensará, "Nunca vi uma suprarrenal que pareça com isso". Achamos importante selecionar imagens que mostrem essas diferenças.

Quando imagens previamente publicadas e anotadas eram ideais para uma prancha Netter particular, decidimos usá-las por questão de eficiência, bem como para reconhecimento do trabalho feito por outros. As imagens neste atlas que não estão creditadas a uma fonte externa vieram, todas, do *The Imaging Center*, Fort Wayne, Indiana, e de instituições radiológicas da Universidade de Wisconsin, Madison, Wisconsin.

O material de imagem original usado neste livro foi obtido de tomografia clínica de rotina em uma pequena clínica independente de radiologia diagnóstica. Em virtude da preocupação com exposição à radiação, nenhum protocolo padrão de CT jamais foi modificado para fins de se produzir uma imagem. Os dados de imagem de CT para o livro foram processados depois que os pacientes foram submetidos à tomografia de rotina apropriada para as razões médicas pelas quais as tomografias foram pedidas. Nenhuma destas imagens veio de um laboratório de imagem de universidade ou corporação. Elas vieram de equipamento comercialmente disponível em uso comum na prática clínica de radiologia diagnóstica. O aparelho de MRI do *Imaging Center* é um escâner Infinion da Philips Corporation. O aparelho de CT é um Brilliance 40, e estação de trabalho é o *Extended Brilliance Workspace* (EBW), ambos também fabricados pela Philips.

As imagens ultrassonográficas do sistema musculoesquelético apresentadas neste atlas foram obtidas de exames ultrassonográficos musculoesqueléticos clínicos de rotina que foram efetuados no *University of Wisconsin Sports and Spine Imaging Center*.

Muitas vezes, a descoberta de imagens úteis para este atlas ocorreu enquanto fazíamos trabalho de rotina de radiologia diagnóstica. O processo de interpretar uma CT, por exemplo, é agora de dissecção digital clínica, expondo as vistas da anatomia de um paciente com um mouse de computador em vez de um bisturi. Dificilmente é coincidência quando uma vista ideal para diagnóstico é semelhante a uma perspectiva de estruturas anatômicas mostrada no Atlas Netter.

Finalmente, nossas escolhas para "combinar" uma prancha Netter foram motivadas, principalmente, por um interesse em ensinar anatomia. Na prática clínica, no entanto, essas decisões – este paciente deve fazer uma CT ou MR? – geralmente são dirigidas por uma motivação para revelar a patologia que é suspeitada clinicamente. À medida que as capacidades de imageamento avançam rapidamente, muitas vezes é difícil selecionar o melhor procedimento de imageamento diagnóstico para cada problema clínico. Ao tomar essas decisões, o tratamento do paciente frequentemente se beneficia da consulta a uma especialista em imagem. Como um excelente exemplo deste processo de tomada de decisão, recomendamos os "ACR Appropriateness Criteria" produzidos pelo *The American College of Radiology.*

Seção 1   Cabeça e Pescoço

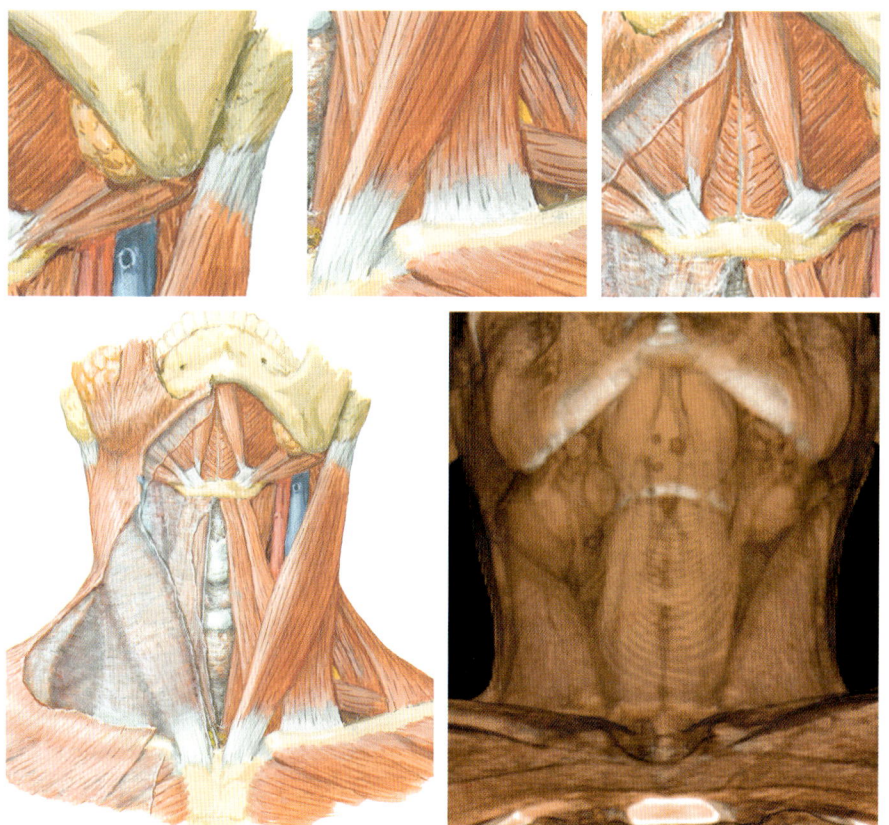

1 Crânio, Vista Basal

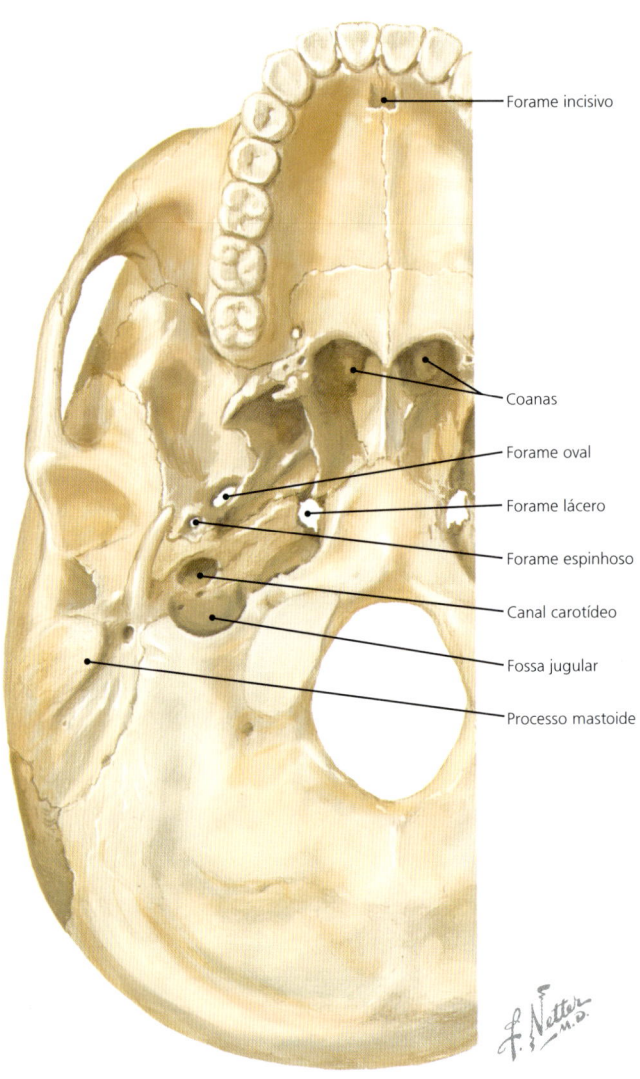

Vista inferior do crânio mostrando os forames *(Atlas of Human Anatomy, 6th edition, Plate 12)*

Nota Clínica Apresentações tridimensionais (3-D) maxilofaciais são muito úteis em planejamento pré-operatório para corrigir deformidades causadas por trauma, tumor ou malformações congênitas.

Crânio, Vista Basal

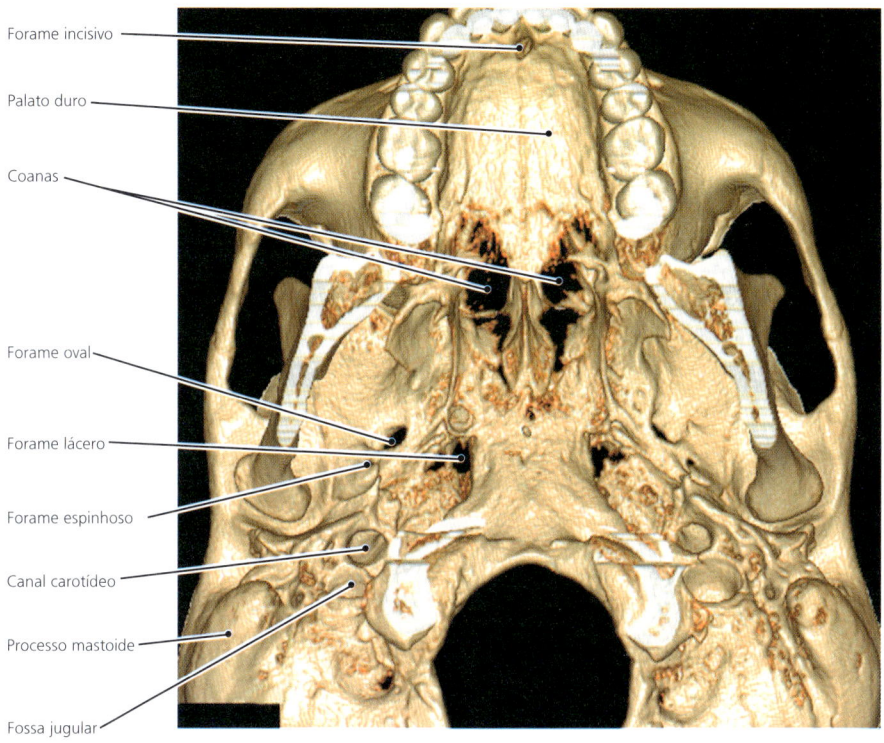

- Forame incisivo
- Palato duro
- Coanas
- Forame oval
- Forame lácero
- Forame espinhoso
- Canal carotídeo
- Processo mastoide
- Fossa jugular

Reconstruções volumétricas, tomografia computadorizada (CT) maxilofacial

- Reconstruções 3-D para volume foram comprovadamente úteis para detectar a extensão e a natureza exata de fraturas da base do crânio.
- O nervo nasopalatino é sensitivo do palato duro anterior e pode ser anestesiado por injeção dentro do forame incisivo.
- O ramo mandibular do nervo trigêmeo (V_3) passa através do forame oval para inervar os músculos da mastigação.

Cabeça e Pescoço

1 Crânio, Vista Interior

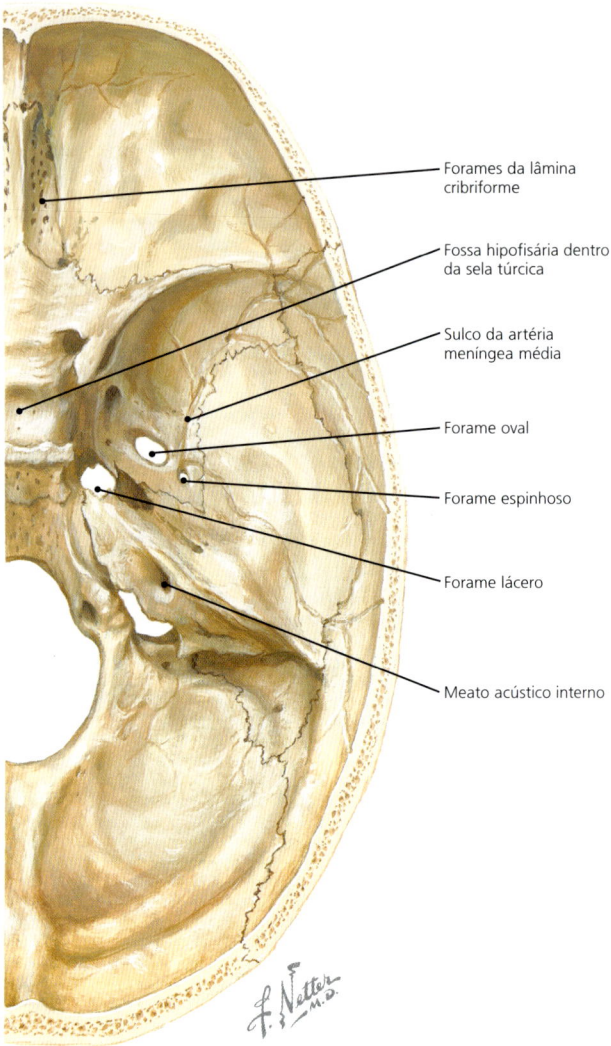

Interior do crânio mostrando os forames *(Atlas of Human Anatomy, 6th edition, Plate 13)*

Nota Clínica O sulco da artéria meníngea média corre ao longo da margem interna da parte mais fina do crânio lateral conhecida como o ptérion; por conseguinte, uma fratura desta região pode resultar em hematoma extradural.

Crânio, Vista Interior

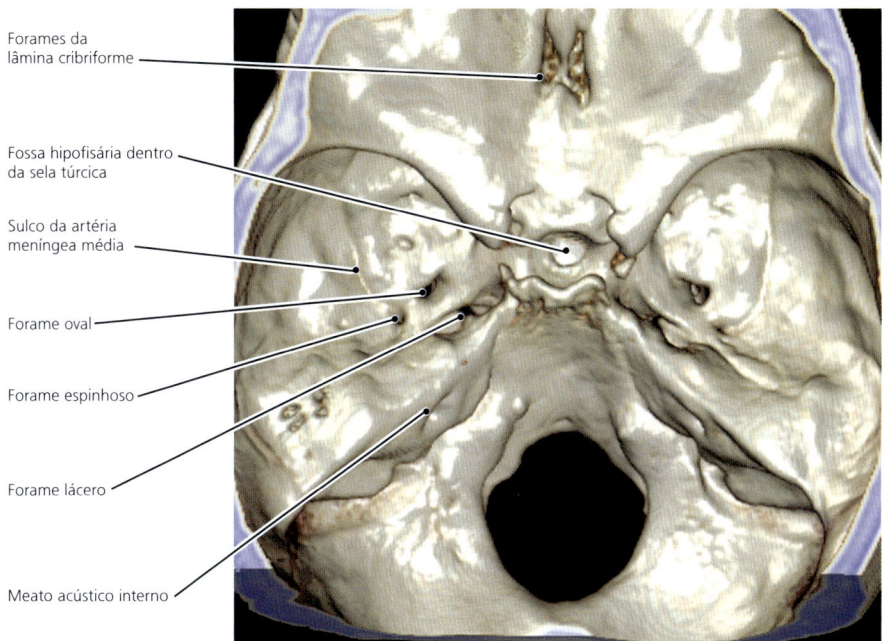

Forames da lâmina cribriforme
Fossa hipofisária dentro da sela túrcica
Sulco da artéria meníngea média
Forame oval
Forame espinhoso
Forame lácero
Meato acústico interno

Reconstrução volumétrica, CT da base do crânio

- A artéria meníngea média, um ramo da artéria maxilar, entra no crânio através do forame espinhoso.

- Os forames tendem a ser menos aparentes nas imagens radiográficas do que em ilustrações anatômicas por causa de sua obliquidade.

- Uma reconstrução volumétrica pode ser útil para demonstrar erosão tumoral de osso na base do crânio porque a base do crânio consiste em muitos contornos curvos complexos que são apenas parcialmente mostrados em qualquer imagem de corte transversal isolada. Rolar através de uma série dessas imagens pode possibilitar que criemos uma representação mental do comprometimento ósseo pelo tumor. Uma reconstrução tridimensional, no entanto, oferece uma representação acurada que é compreendida imediatamente.

Osteologia do Pescoço Superior, Cabeça Inferior

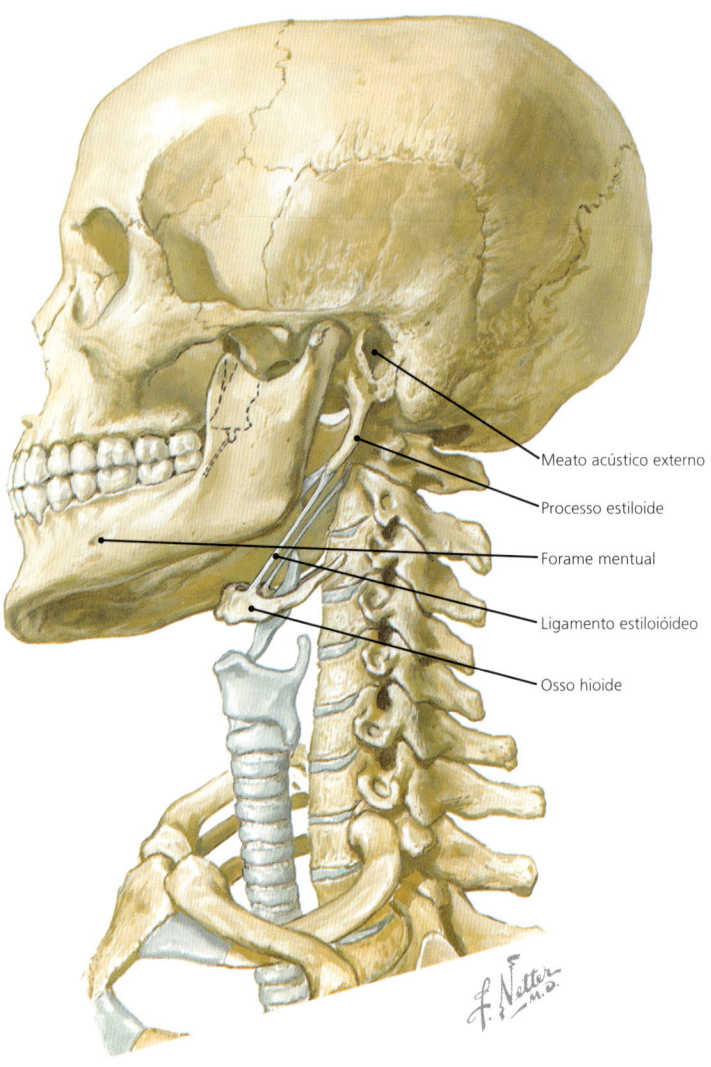

Vista lateral dos elementos esqueléticos da cabeça e pescoço *(Atlas of Human Anatomy, 6th edition, Plate 15)*

Nota Clínica Em investigações criminais, o achado de um osso hioide fraturado é considerado forte evidência de estrangulamento.

Osteologia do Pescoço Superior, Cabeça Inferior

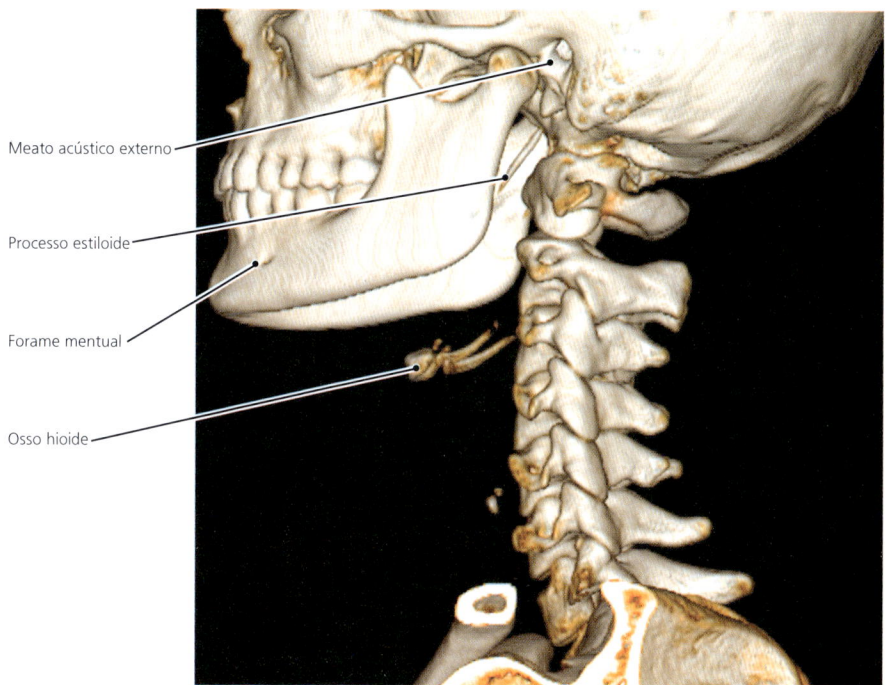

- Meato acústico externo
- Processo estiloide
- Forame mental
- Osso hioide

Reconstrução volumétrica, CT maxilofacial

- O corno menor do osso hioide é conectado ao ligamento estiloióideo, que, às vezes, se ossifica. Um processo estiloide alongado em associação a esse ligamento ossificado (ou mesmo sem essa ossificação) pode produzir dor cervical/à deglutição e é conhecido como síndrome de Eagle.

- Em pacientes idosos que são desdentados, a reabsorção do processo alveolar da mandíbula expõe o nervo mental à pressão durante a mastigação quando ele sai do forame. A mastigação, então, se torna um processo doloroso para estes pacientes.

Áxis (C2)

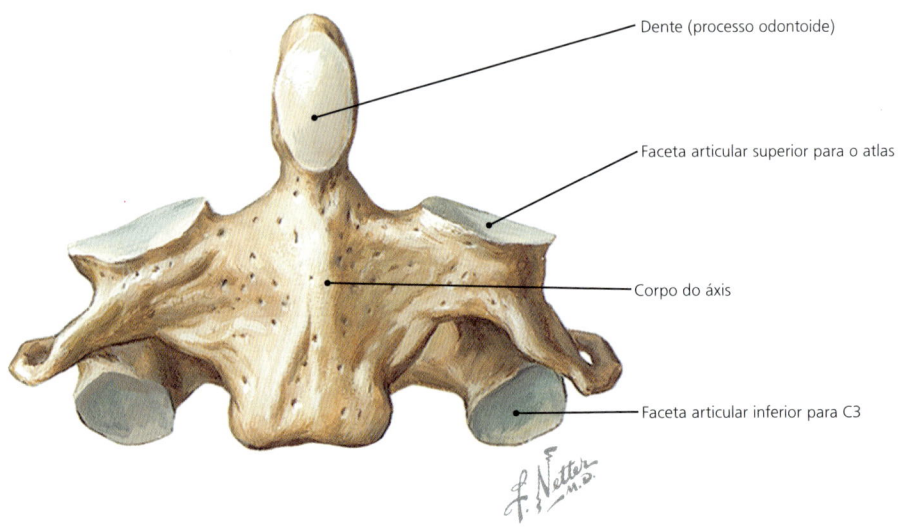

Vista anterior do áxis (C2) *(Atlas of Human Anatomy, 6th edition, Plate 19)*

> **Nota Clínica** O dente é suscetível à fratura que é classificada pelo nível do local da fratura. A fratura mais comum ocorre na base do dente (fratura tipo II).

Áxis (C2)

Dente (processo odontoide)

Faceta articular superior para o atlas

Corpo do áxis

Faceta articular inferior para C3

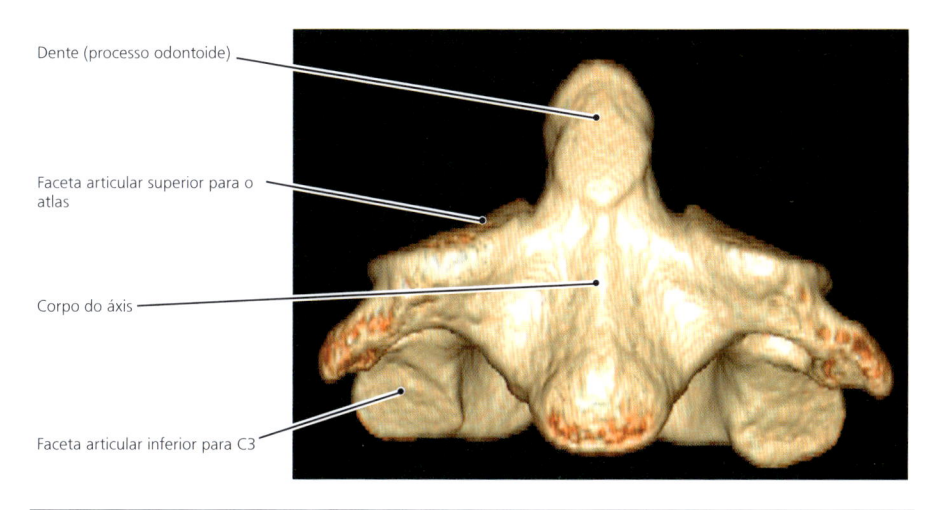

Imagem de CT da reconstrução volumétrica, áxis

- O dente é, embriologicamente, o corpo vertebral do atlas (C1).
- A faceta articular no dente se articula com a face no arco anterior do atlas.
- Em casos raros o dente não parece, em radiografias, ser fundido com o resto da vértebra. Esta condição, conhecida como *os odontoideum*, pode resultar em instabilidade atlantoaxial.

Coluna Cervical, Vista Posterior

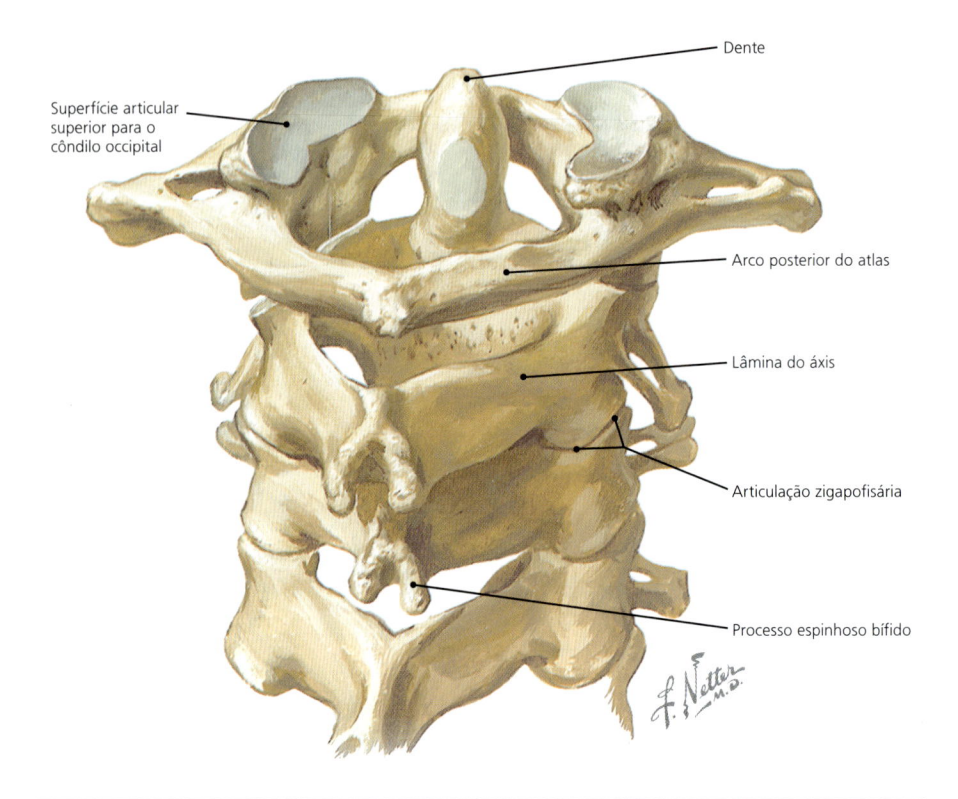

Vista posterior das vértebras C1–C4 articuladas *(Atlas of Human Anatomy, 6th edition, Plate 19)*

> **Nota Clínica** A fratura do carrasco consiste em fraturas bilaterais de pedículos ou das *pars interarticularis*. Associada a esta fratura há subluxação ou luxação anterior do corpo vertebral C2. Ela resulta de uma lesão grave por extensão, tal como ocorre no enforcamento.

Coluna Cervical, Vista Posterior

Dente

Arco posterior do atlas

Lâmina do áxis

Articulação zigapofisária

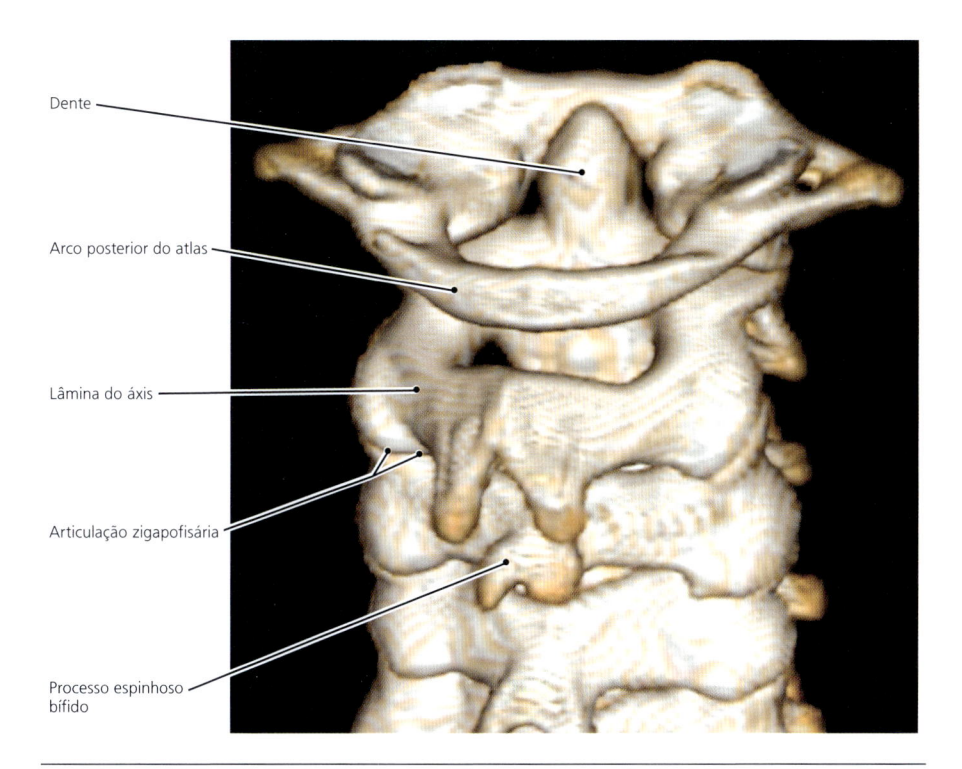

Processo espinhoso bífido

Reconstrução volumétrica, CT da coluna cervical

- Na região cervical as facetas articulares das articulações zigapofisárias são orientadas superior e inferiormente; assim, esta é a única região da coluna vertebral em que é possível vértebras adjacentes se luxarem (de modo rotatório) sem fratura.
- As articulações zigapofisárias são bem inervadas por ramúsculos mediais dos ramos dorsais com ambos os níveis vertebrais participando na articulação. Para desnervar uma articulação artrítica dolorosa, é necessário efetuar ablação dos ramúsculos mediais de ambos os níveis.

Cabeça e Pescoço

1 Espondilose Cervical

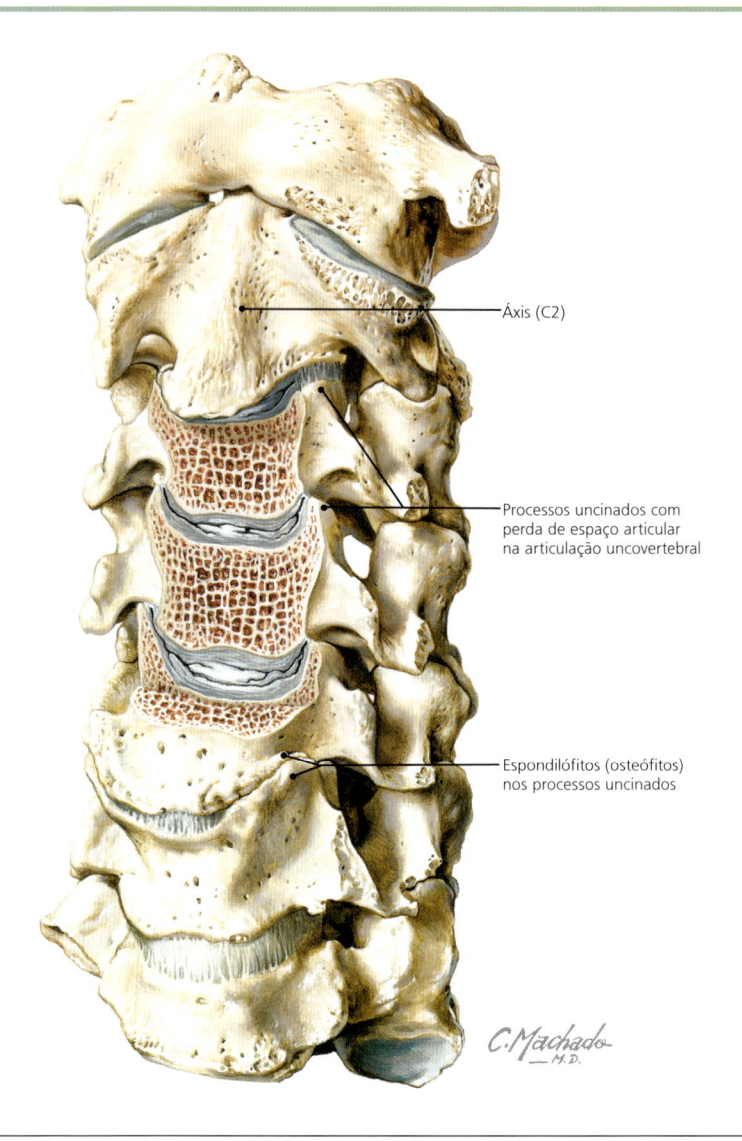

Alterações degenerativas nas vértebras cervicais

> **Nota Clínica** Alterações degenerativas das articulações uncovertebrais (de Luschka) ocorrem, tipicamente, com outras alterações degenerativas como o desenvolvimento de espondilófitos e a perda de espaço discal intervertebral. Estas alterações reduzem o tamanho dos forames intervertebrais (neuroforames), resultando em radiculopatia e dor associada, parestesia e entorpecimento nos dermátomos correspondentes.

Espondilose Cervical

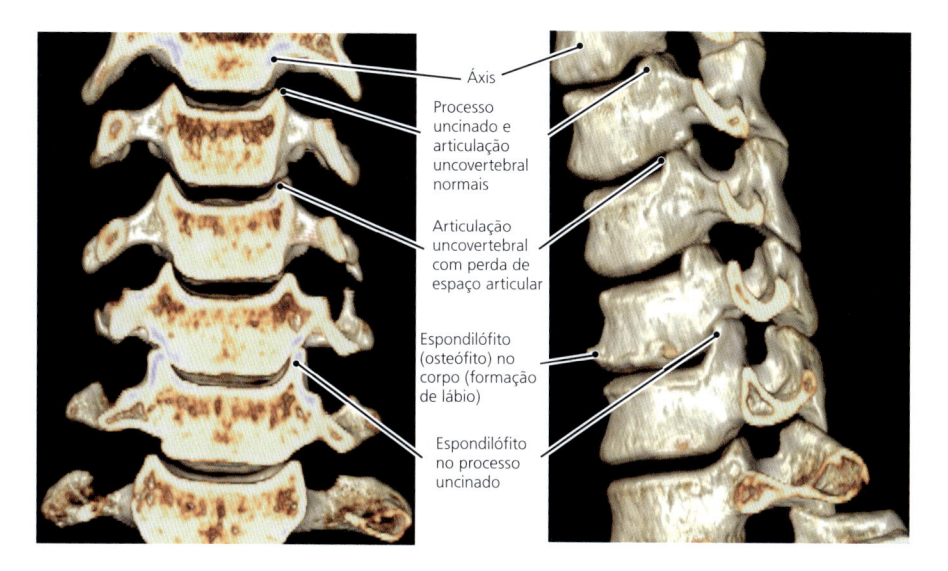

Reconstrução volumétrica, CT da coluna cervical

Legendas da imagem:
- Áxis
- Processo uncinado e articulação uncovertebral normais
- Articulação uncovertebral com perda de espaço articular
- Espondilófito (osteófito) no corpo (formação de lábio)
- Espondilófito no processo uncinado

- Os cirurgiões podem usar uma via de acesso anterior ou posterior para operar espondilose cervical. Um enxerto ósseo é inserido no espaço discal para restaurar o espaçamento vertical entre os segmentos, e uma placa de metal é fixada à margem anterior da coluna para fornecer estabilidade durante o processo da fusão óssea intervertebral.

- As articulações uncovertebrais contribuem para a estabilidade da coluna cervical e ajudam a limitar a extensão e a flexão lateral.

Artéria Vertebral, Pescoço

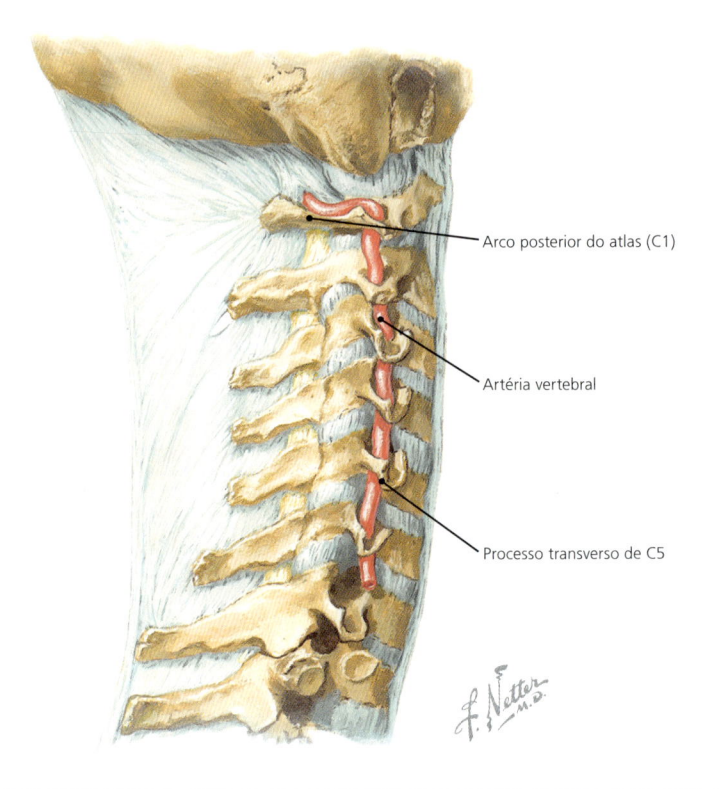

Vista lateral da coluna cervical e artéria vertebral *(Atlas of Human Anatomy, 6th edition, Plate 22)*

> **Nota Clínica** Dissecção da artéria vertebral, um hematoma subintimal, pode causar infarto cerebelar ou cerebral; a ocorrência pode ser idiopática ou secundária a trauma.

Artéria Vertebral, Pescoço

Arco posterior do atlas (C1)

Artéria vertebral

Processo transverso de C5

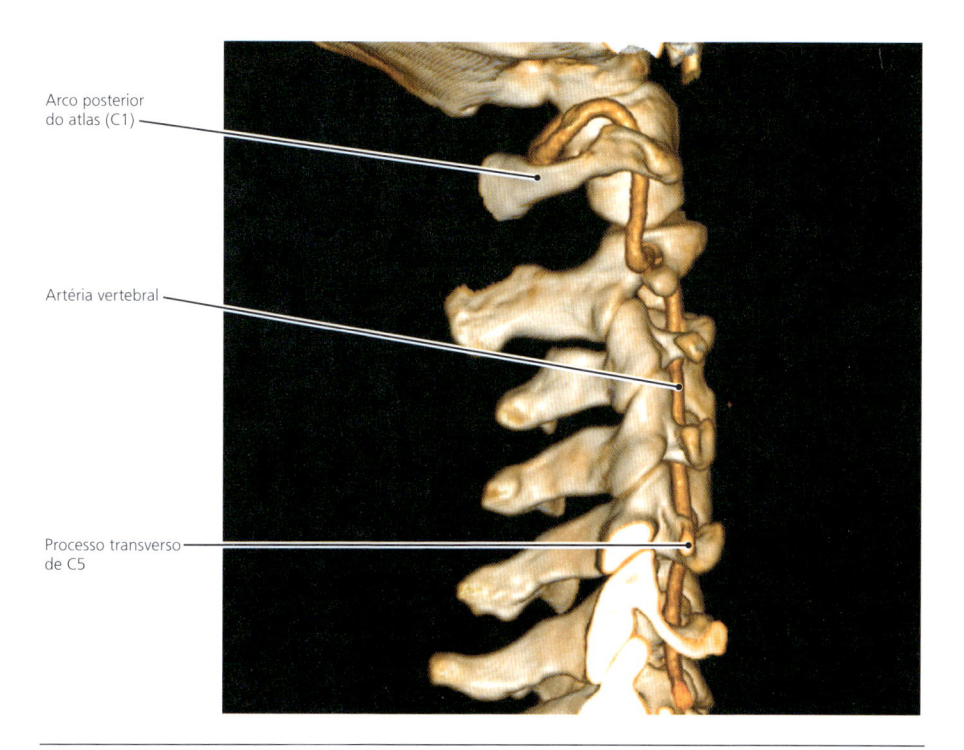

Reconstrução volumétrica, angio-CT do pescoço

- A associação íntima da artéria cervical à coluna vertebral cervical a torna suscetível à lesão durante trauma da coluna cervical.
- A artéria vertebral é, geralmente, o primeiro ramo da artéria subclávia, embora ela possa se originar diretamente do arco da aorta.
- Mais comumente, a artéria vertebral entra nos forames dos processos transversos das vértebras cervicais em C6.

Artéria Vertebral, Atlas

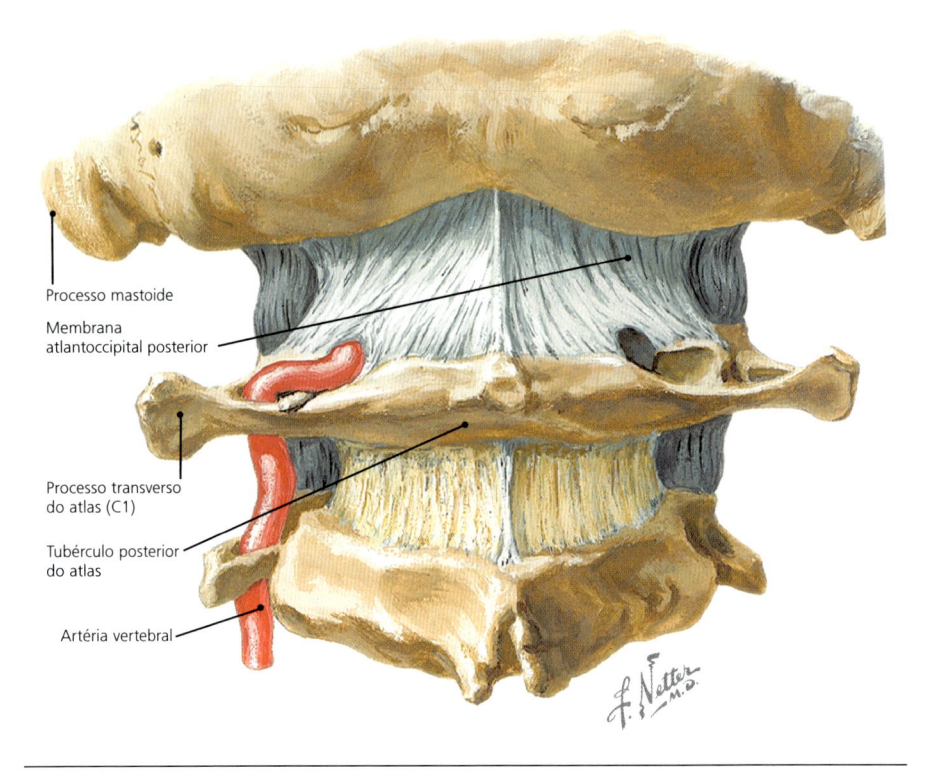

Artéria vertebral no arco posterior do atlas *(Atlas of Human Anatomy, 6th edition, Plate 22)*

Nota Clínica Este é o segmento mais tortuoso da artéria vertebral; aumentos na tortuosidade são associados a alterações ateroscleróticas.

Artéria Vertebral, Atlas

Processo mastoide

Processo transverso do atlas (C1)

Tubérculo posterior do atlas

Artéria vertebral

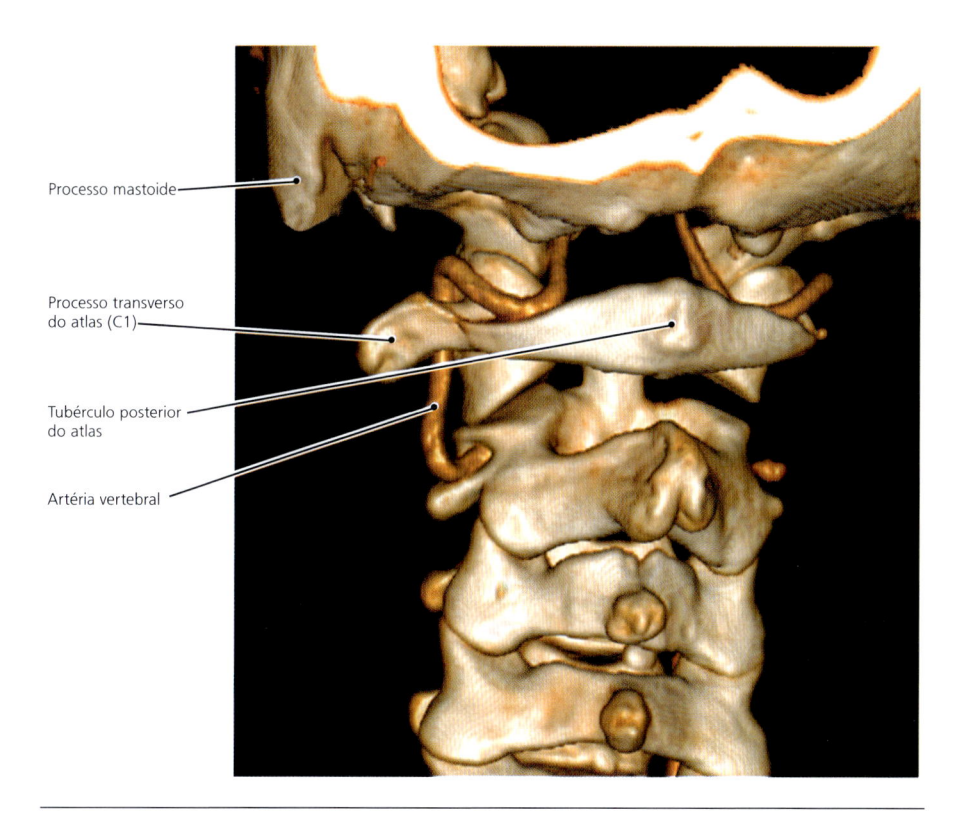

Reconstrução volumétrica, angio-CT do pescoço

- A artéria vertebral perfura a dura e a aracnoide-máter e ascende anterior ao bulbo para se unir ao vaso contralateral para formar a artéria basilar.
- A artéria vertebral supre os músculos do triângulo suboccipital antes de entrar na cavidade craniana.

Ligamentos Craniovertebrais

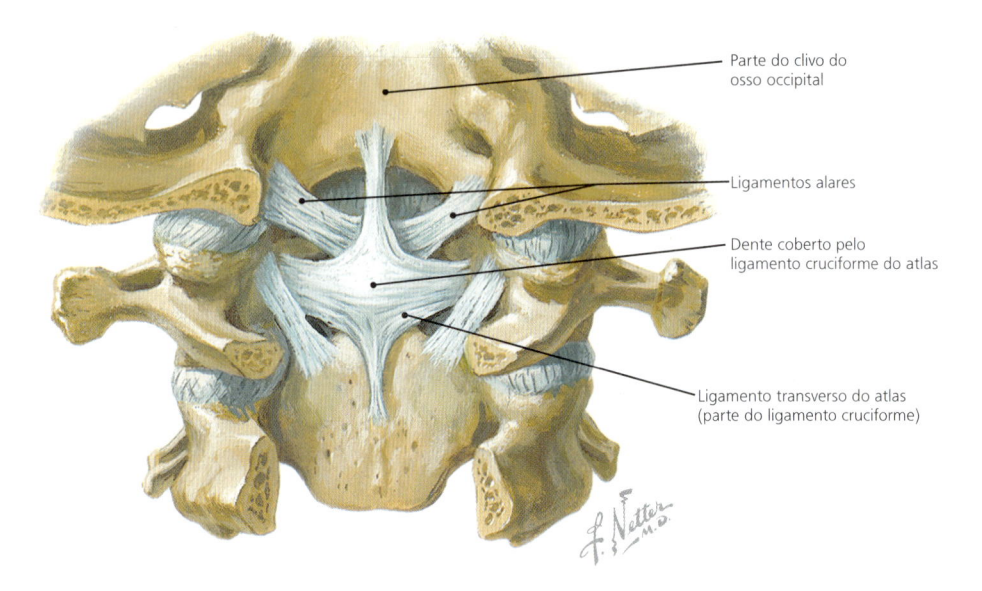

Vista posterior dos ligamentos craniovertebrais após remoção da membrana tectória
(Atlas of Human Anatomy, 6th edition, Plate 23)

> **Nota Clínica** Luxação atlantoccipital é uma lesão traumática rara que é difícil de diagnosticar e frequentemente é despercebida em radiografias cervicais laterais iniciais. Pacientes que sobrevivem têm, tipicamente, comprometimento neurológico como neuropatias cranianas inferiores, fraqueza uni ou bilateral, ou tetraplegia. Edema de tecido mole pré-vertebral em uma radiografia cervical lateral e hemorragia subaracnóidea craniocervical em CT axial foram associados a esta lesão e, assim, podem ajudar no diagnóstico.

Ligamentos Craniovertebrais

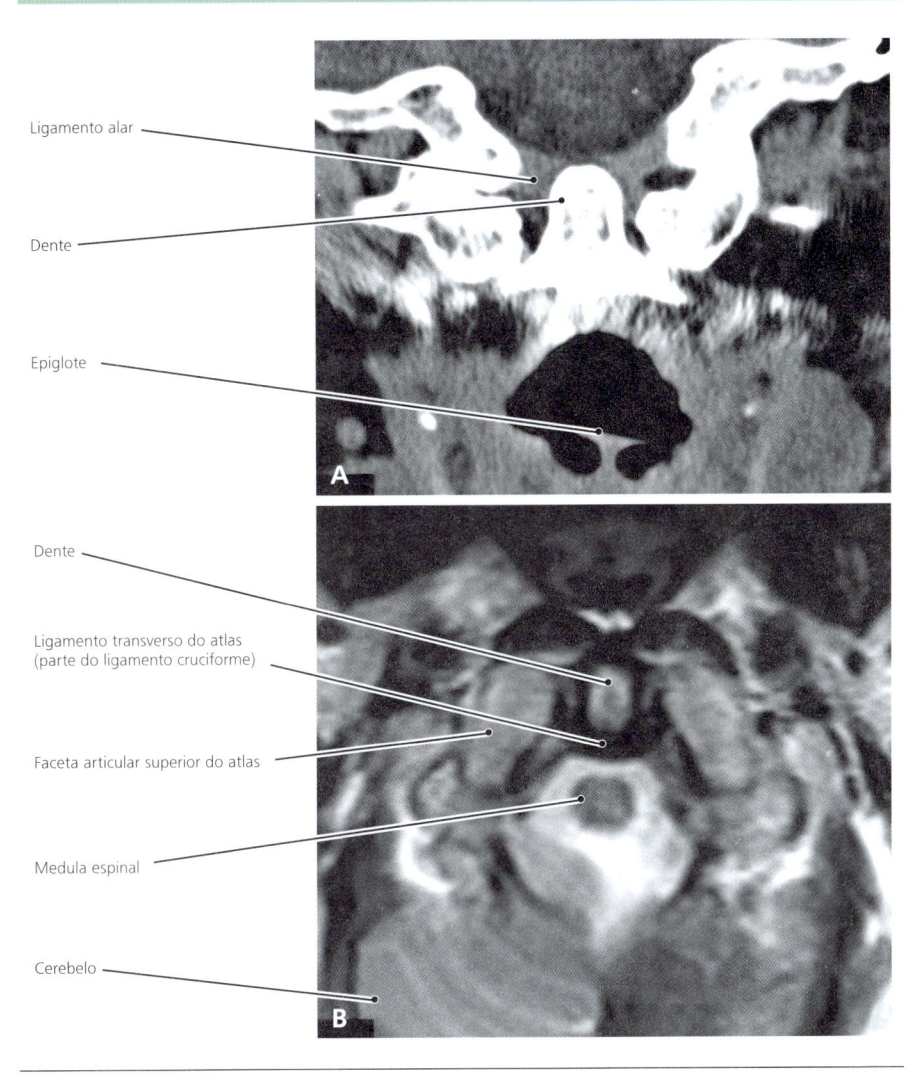

A, CT coronal oblíqua, coluna cervical; *B*, imagem de ressonância magnética (MR) T2 axial, coluna cervical

- Os ligamentos alares são ligamentos da grossura de um lápis que conectam o dente à margem do forame magno, estabilizando a relação atlantoccipital.
- O ligamento transverso mantém o dente de encontro ao arco anterior do atlas.
- Bandas superior e inferior originam-se do ligamento transverso, formando com ele o ligamento cruciforme.

Músculos do Pescoço, Vista Lateral

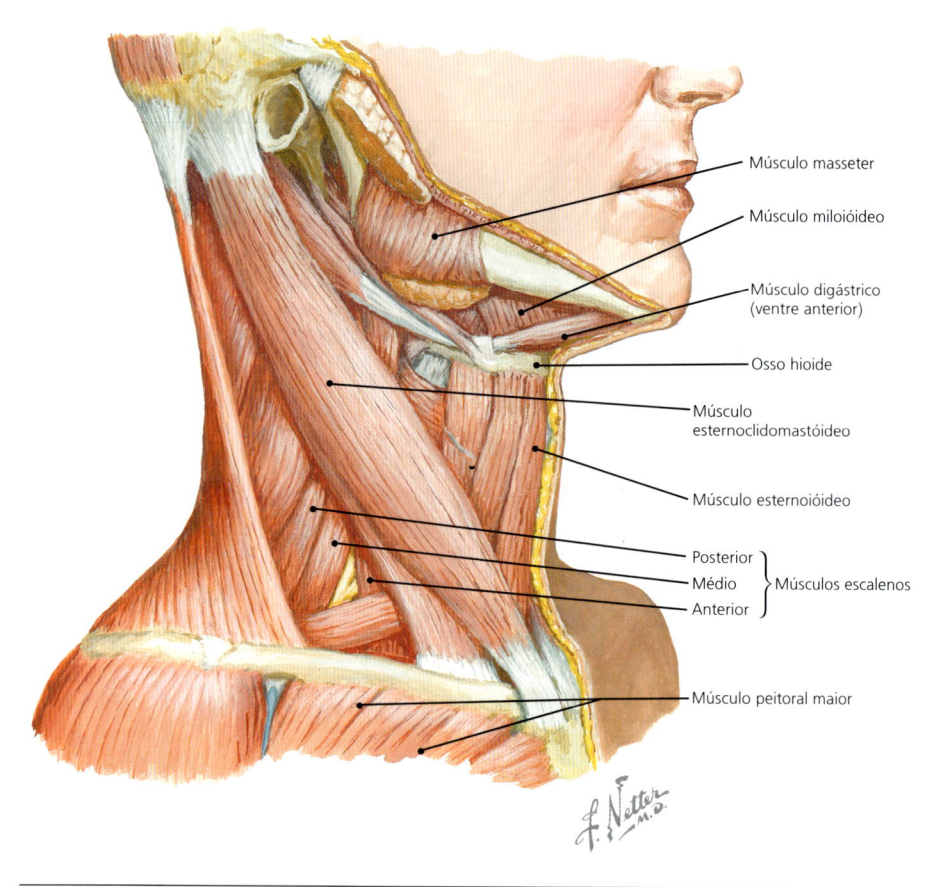

Vista lateral dos músculos superficiais do pescoço *(Atlas of Human Anatomy, 6th edition, Plate 29)*

Nota Clínica Torcicolo congênito geralmente está associado a traumatismo de parto do músculo esternoclidomastóideo que resulta em um encurtamento unilateral do músculo, e na posição rotada e inclinada associada da cabeça.

Músculos do Pescoço, Vista Lateral

Músculo masseter

Músculo miloióideo

Músculo digástrico (ventre anterior)

Osso hioide

Músculo esternoclidomastóideo

Músculos escalenos

Músculo esternoióideo

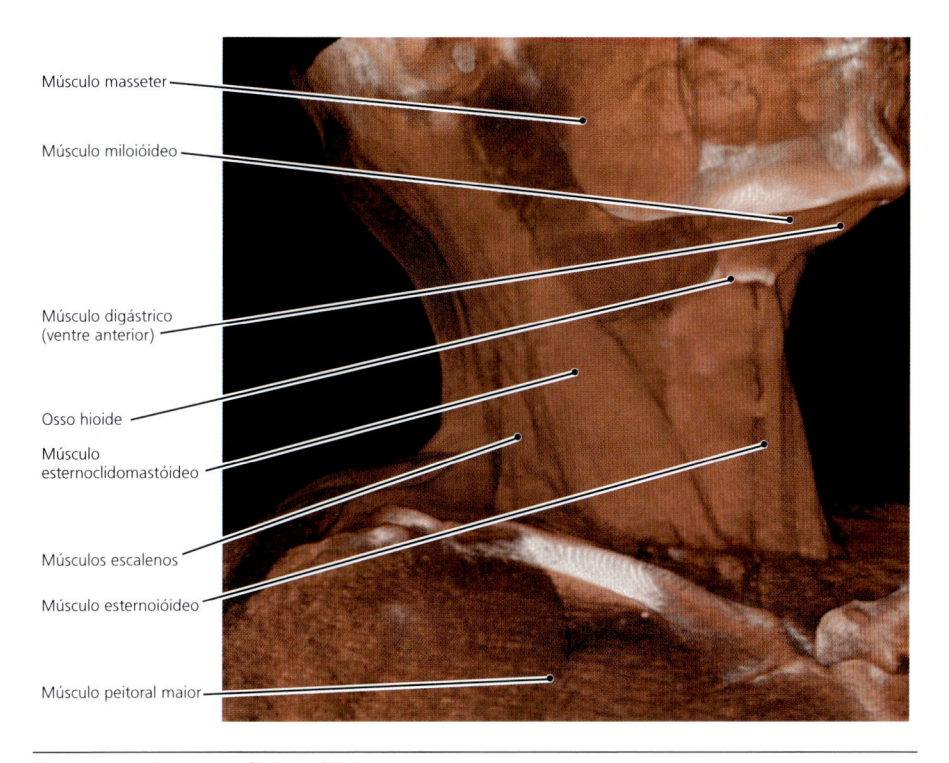

Músculo peitoral maior

Reconstrução volumétrica, CT do pescoço

- O esternoclidomastóideo é uma estrutura anatômica grande e constante que é facilmente identificável e é usado para dividir o pescoço em triângulos anterior e posterior.

- O osso hioide fornece uma âncora para muitos músculos do pescoço e é suspenso, unicamente, por estes músculos (não tem articulação óssea).

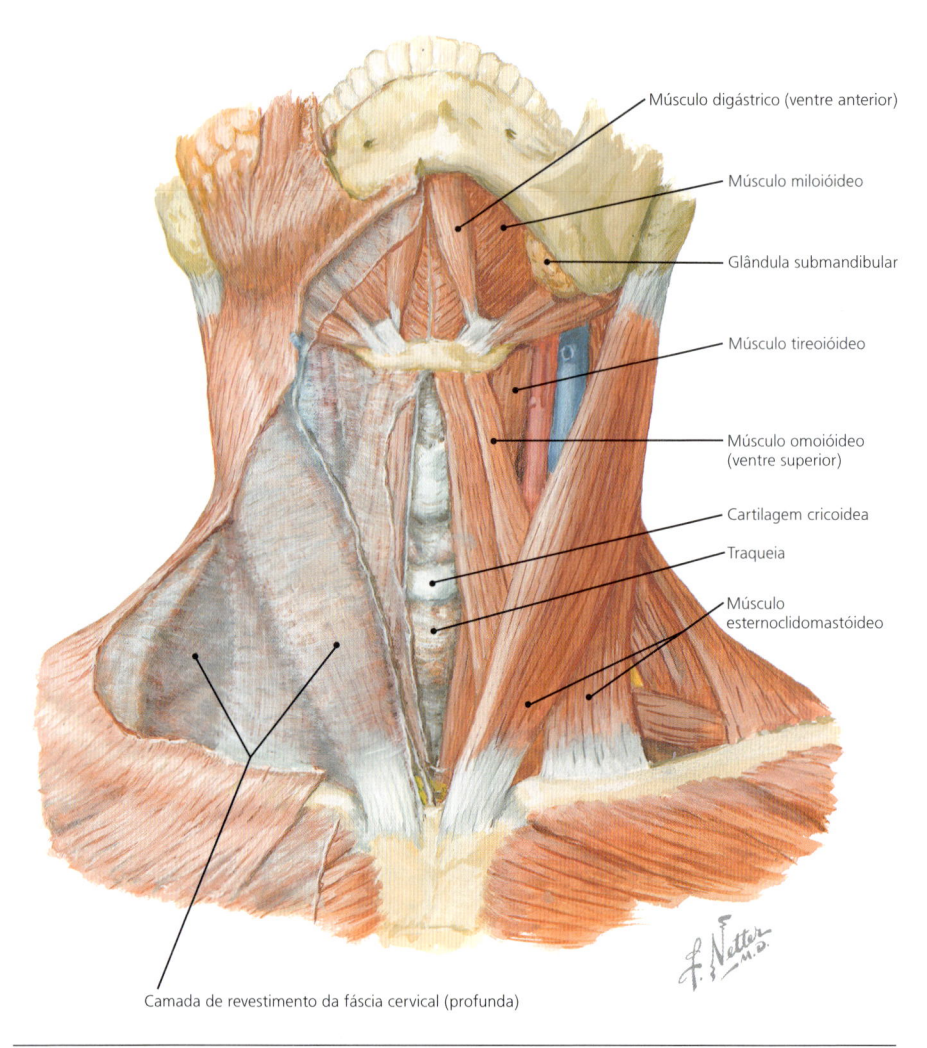

Músculos do Pescoço, Vista Anterior

- Músculo digástrico (ventre anterior)
- Músculo miloióideo
- Glândula submandibular
- Músculo tireoióideo
- Músculo omoióideo (ventre superior)
- Cartilagem cricoidea
- Traqueia
- Músculo esternoclidomastóideo
- Camada de revestimento da fáscia cervical (profunda)

Vista anterior dos músculos superficiais do pescoço *(Atlas of Human Anatomy, 6th edition, Plate 27)*

Nota Clínica Quando se realiza uma traqueostomia, a traqueia é penetrada inferiormente à cartilagem cricóidea na linha mediana, entre os grupos direito e esquerdo dos músculos em fita (infra-hióideos).

Músculos do Pescoço, Vista Anterior

Músculo digástrico (ventre anterior)

Músculo miloióideo

Glândula submandibular

Músculo esternoióideo

Músculo omoióideo (ventre superior)

Músculo esternoclidomastóideo

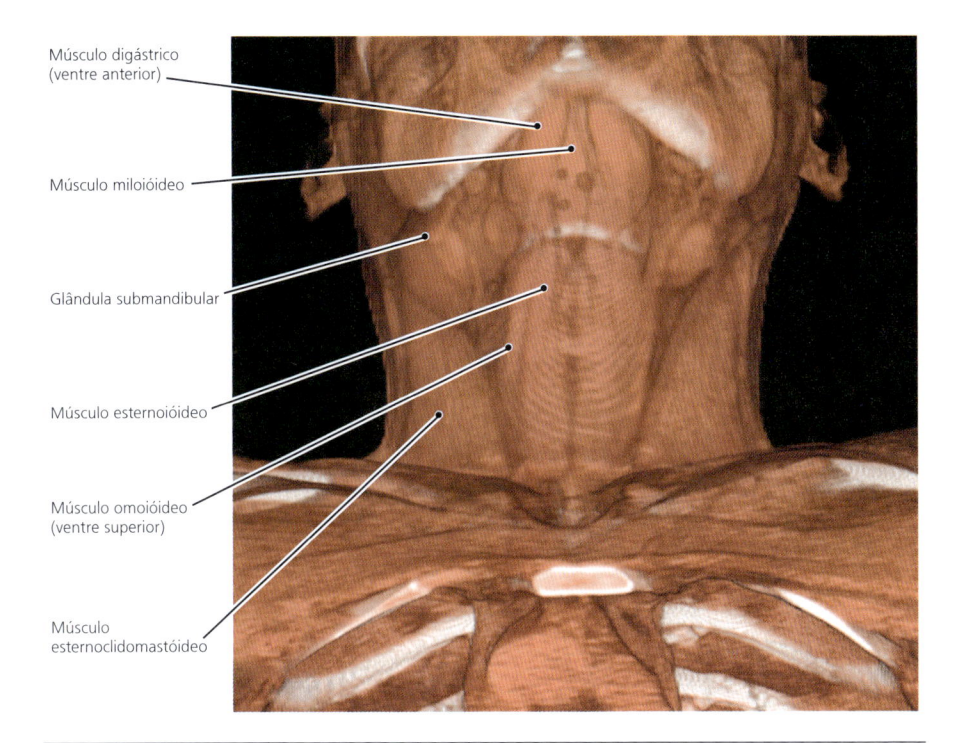

Reconstrução volumétrica, CT do pescoço

- Todos os músculos em fita (esternoióideo, esternotireoióideo, tireoióideo e omoióideo) são inervados pela alça cervical, que é constituída de fibras dos ramos ventrais de C1–C3.
- Os músculos em fita são cobertos pela camada de revestimento da fáscia cervical profunda.

Cabeça e Pescoço

Músculos Escalenos e Pré-Vertebrais

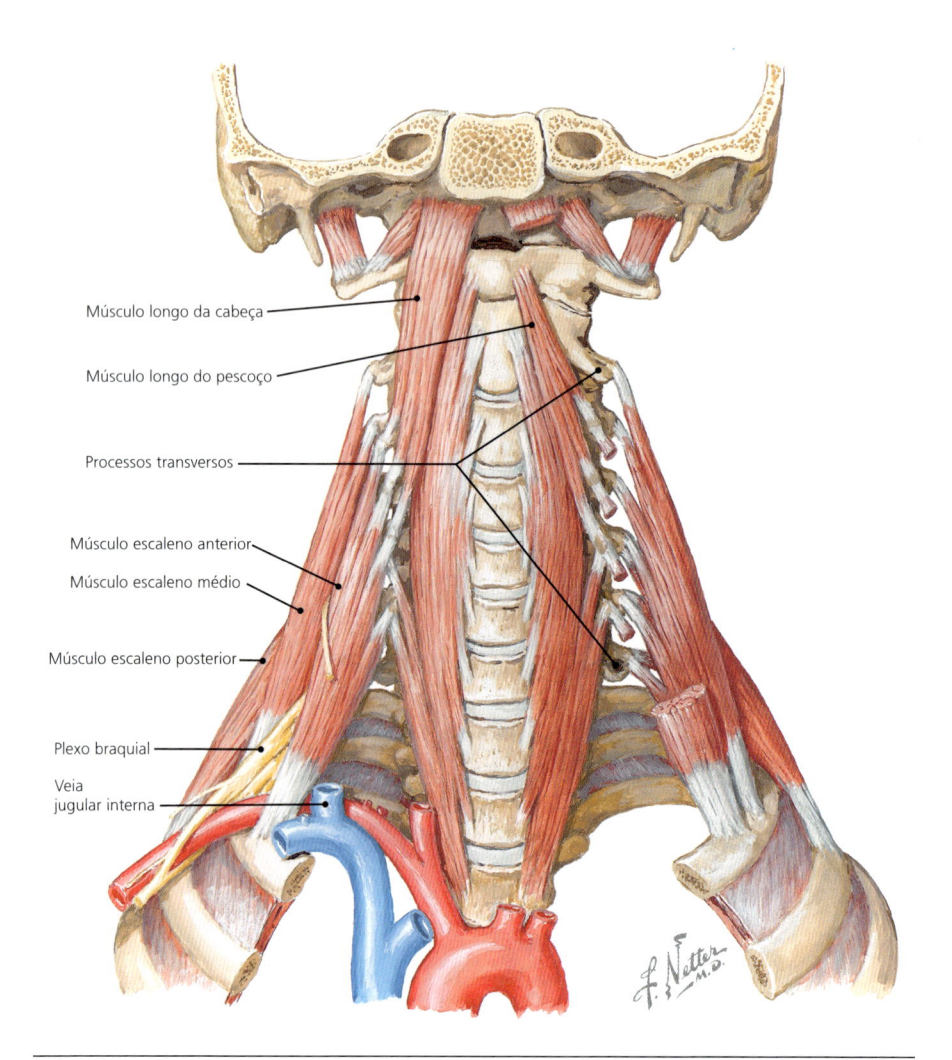

Músculos pré-vertebrais e os três músculos escalenos *(Atlas of Human Anatomy, 6th edition, Plate 30)*

Labels: Músculo longo da cabeça; Músculo longo do pescoço; Processos transversos; Músculo escaleno anterior; Músculo escaleno médio; Músculo escaleno posterior; Plexo braquial; Veia jugular interna.

> **Nota Clínica** Compressão das estruturas dentro do triângulo dos escalenos (limitado pelos músculos escalenos anterior e médio, e a primeira costela) pode produzir um complexo de sinais e sintomas vasculares e neurológicos comumente conhecido como síndrome da saída (*outlet*) torácica.

Músculos Escalenos e Pré-Vertebrais

Labels on image:
- Músculo longo do pescoço
- Veia jugular interna
- Músculo esternoclidomastóideo
- Músculo escaleno posterior
- Músculos escaleno anterior e escaleno médio
- Artéria subclávia

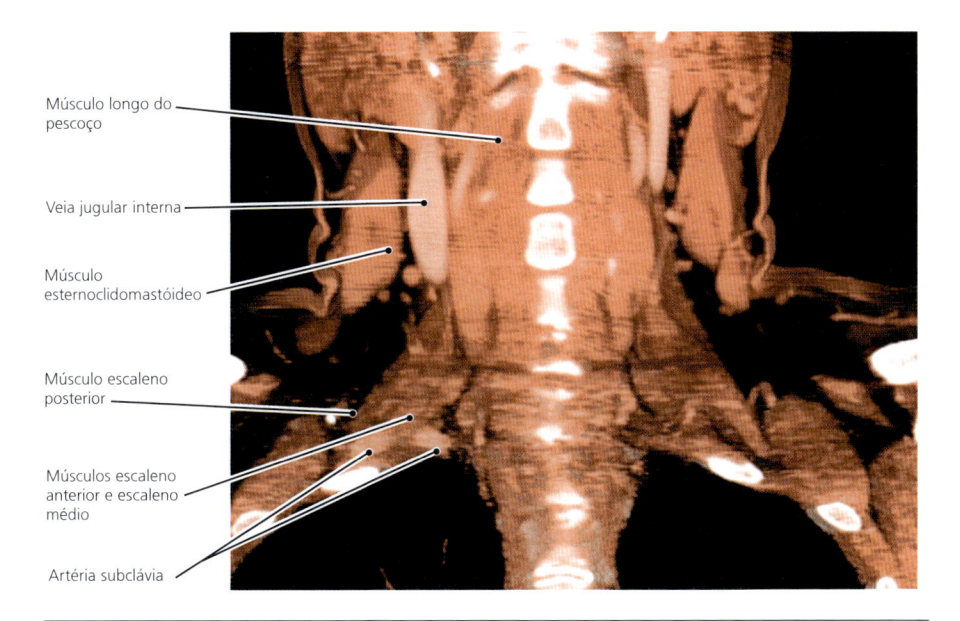

CT com contraste do pescoço, corte fino coronal, reconstrução volumétrica

- Os músculos longo do pescoço e da cabeça flexionam a cabeça e o pescoço.
- Os músculos escalenos originam-se dos processos transversos cervicais; os escalenos anterior e médio se inserem na primeira costela, enquanto o escaleno posterior se insere na segunda costela.
- Uma vez que o plexo braquial emerge posterior ao músculo escaleno anterior, esse músculo constitui um bom marco anatômico para achar o plexo braquial em imagens de MR coronais.

Cabeça e Pescoço

1 Artéria Subclávia Direita, Origem

Tronco tireocervical e artéria subclávia

Artéria subclávia

Origem da artéria torácica interna

Clavícula

Primeira costela

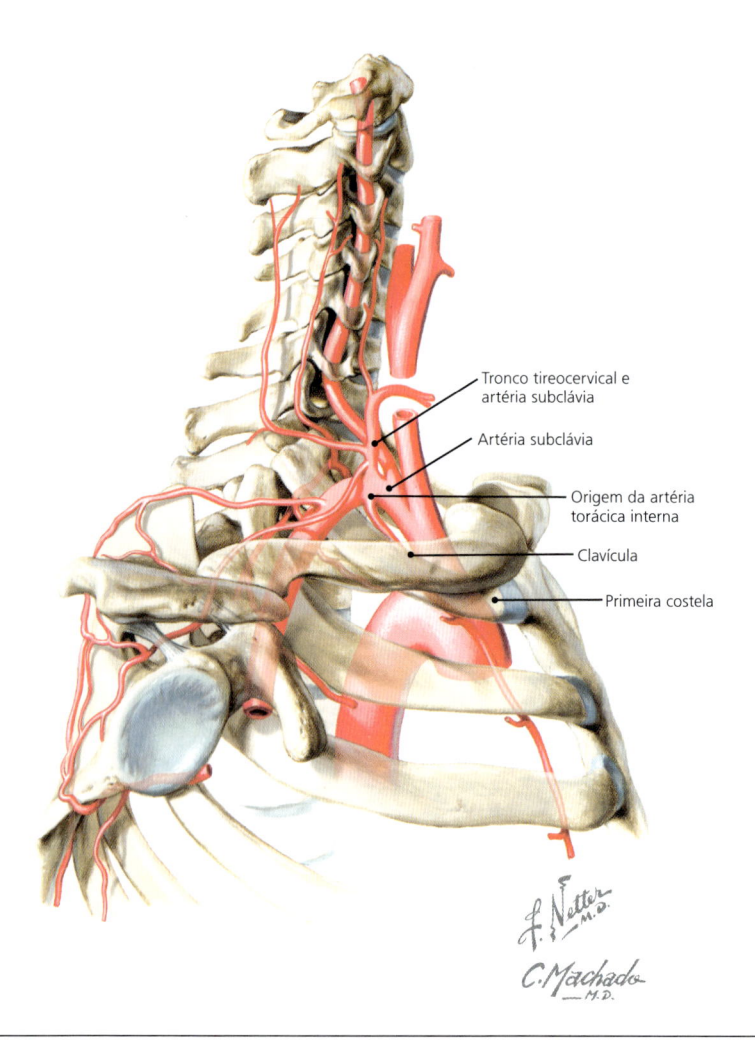

Vista lateral da origem, trajeto e ramos da artéria subclávia direita

Nota Clínica A artéria torácica interna (mamária) (usualmente à esquerda) é, frequentemente, usada na operação de enxerto de pontes nas artérias coronárias. As artérias torácica lateral e intercostais laterais, então, suprem as estruturas da parede torácica normalmente supridas pela artéria torácica interna.

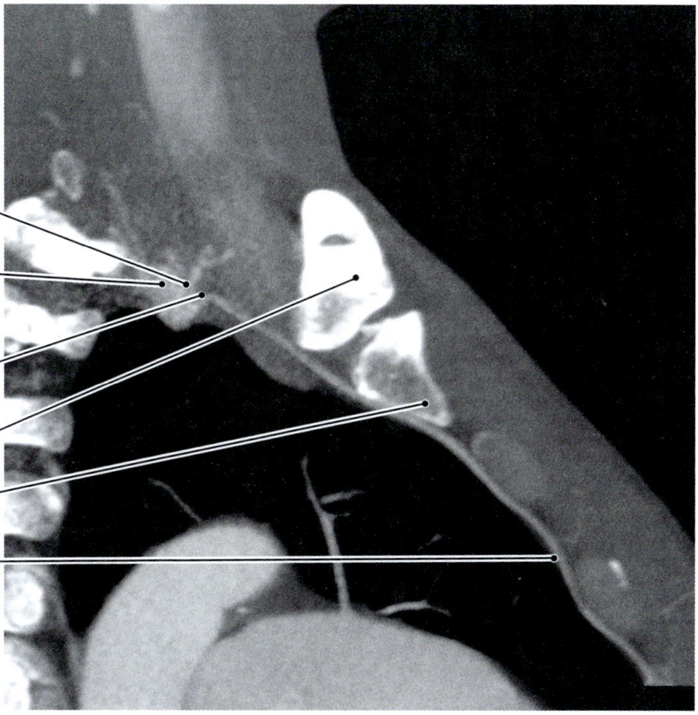
Tronco tireocervical da artéria subclávia
Artéria subclávia
Origem da artéria torácica interna
Clavícula
Primeira costela
Artéria torácica interna

Projeção de intensidade máxima (MIP) sagital oblíqua, CE angio-CT do pescoço inferior e tórax superior

- A artéria torácica interna (mamária) origina-se da artéria subclávia próxima ao tronco tireocervical.
- Os ramos do tronco tireocervical são as artérias supraescapular, cervical transversa (cervical superficial) e tireóidea inferior.
- Este tipo de imagem pode ser usado para documentar a patência de um enxerto de ponte em artéria coronária.

Sistema da Artéria Carótida

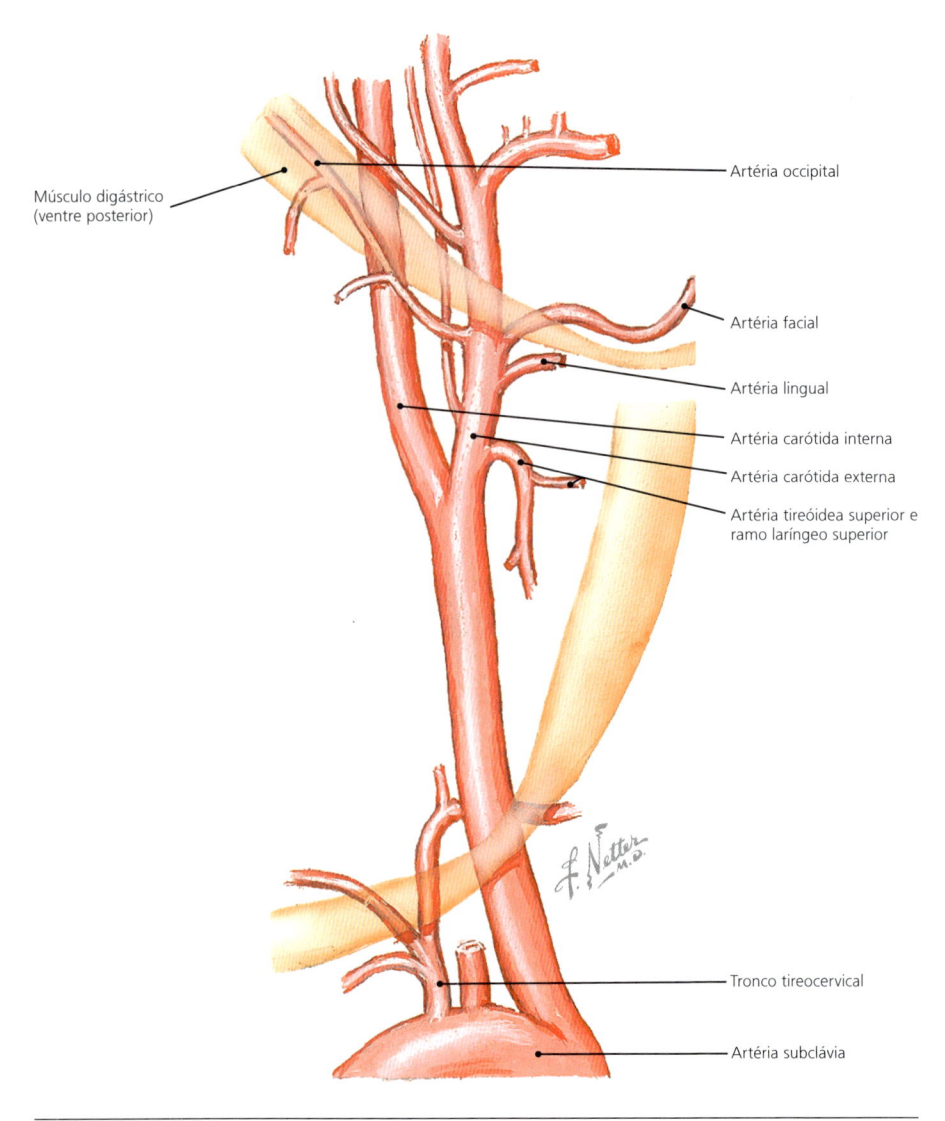

Sistema da artéria carótida salientando ramos da carótida externa *(Atlas of Human Anatomy, 6th edition, Plate 34)*

Nota Clínica Ligadura da artéria carótida externa é, às vezes, necessária para controlar hemorragia de um dos seus ramos (p. ex., em casos de epistaxe incontrolável de outro modo). Algum sangue continua a atingir as estruturas servidas pelo vaso ligado, através da circulação colateral a partir da artéria carótida externa contralateral.

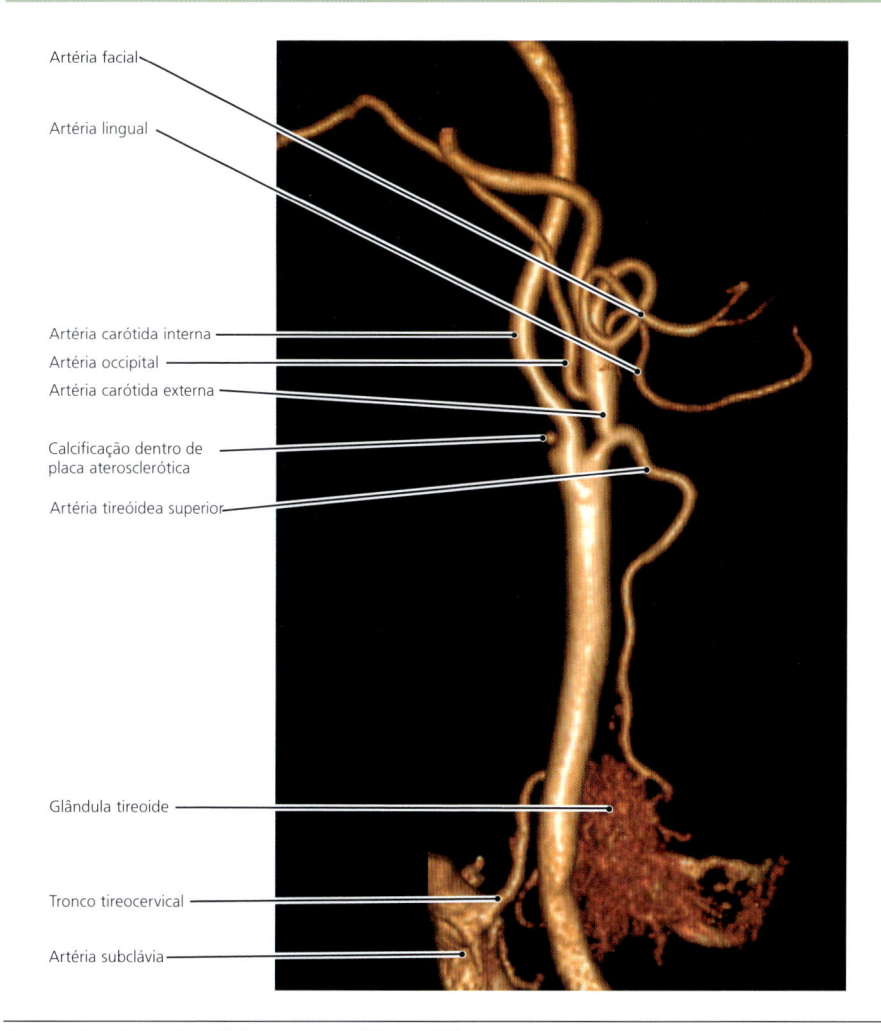

Sistema da Artéria Carótida

Artéria facial
Artéria lingual
Artéria carótida interna
Artéria occipital
Artéria carótida externa
Calcificação dentro de placa aterosclerótica
Artéria tireóidea superior
Glândula tireoide
Tronco tireocervical
Artéria subclávia

Reconstrução volumétrica, angio-CT carotídea

- A glândula tireoide teria a mesma densidade aqui mostrada em uma CT feita sem contraste intravenoso (IV), em razão de seu alto conteúdo de iodo, um agente de contraste "natural".
- É visível um "ponto" de calcificação dentro de placa aterosclerótica na parte mais caudal da artéria carótida interna (diretamente superior à bifurcação).
- Muitas vezes, as artérias lingual e facial se originam de um tronco comum, conhecido como tronco linguofacial.
- A artéria occipital viaja com o nervo occipital maior para suprir o aspecto posterior do couro cabeludo.

Cabeça e Pescoço

1 Glândula Tireoide

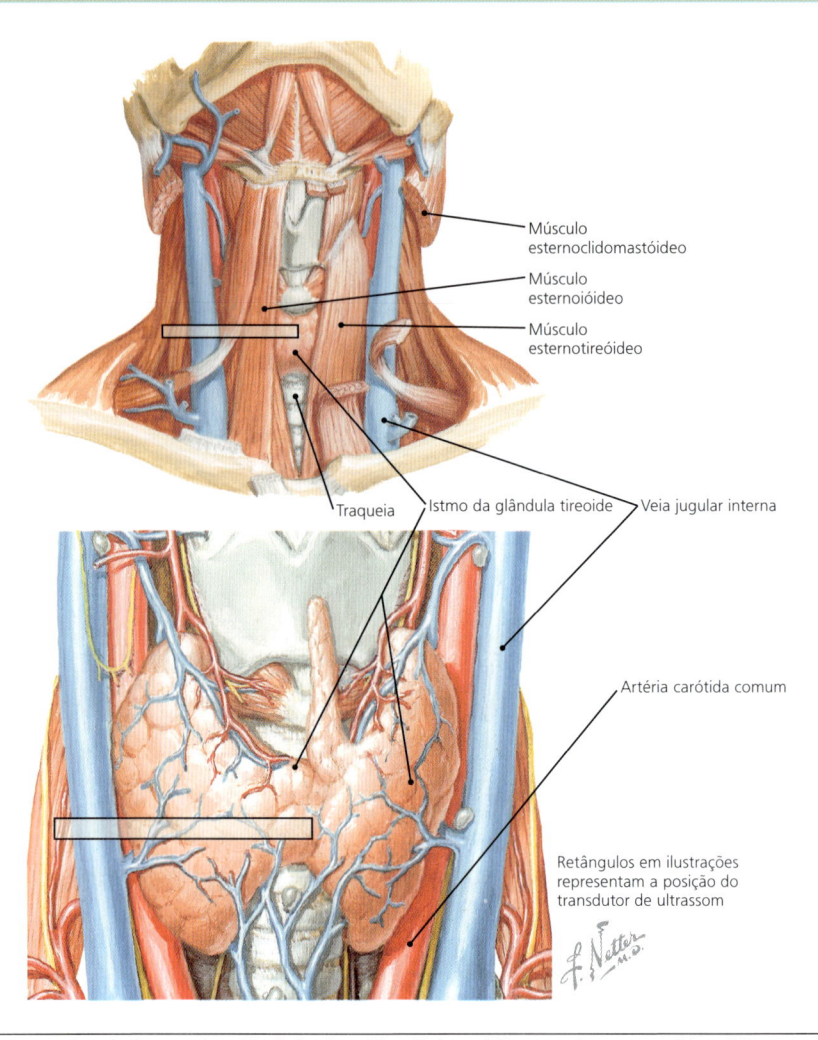

Vista anterior do istmo da glândula tireoide *(Atlas of Human Anatomy, 6th edition, Plates 28, 76)*

Estruturas identificadas:
- Músculo esternoclidomastóideo
- Músculo esternoióideo
- Músculo esternotireóideo
- Traqueia
- Istmo da glândula tireoide
- Veia jugular interna
- Artéria carótida comum
- Retângulos em ilustrações representam a posição do transdutor de ultrassom

Nota Clínica Ultrassonografia (US) é a principal modalidade de imagem para examinar anormalidades morfológicas da glândula tireoide. Em decorrência da íntima relação entre a artéria carótida comum e a glândula tireoide, a ultrassonografia carotídea muitas vezes revela nódulos tireóideos incidentais insuspeitados. Um procedimento padrão para avaliar nódulos tireóideos que são suspeitos de câncer é a aspiração com agulha fina guiada por US. Uma cintigrafia radionuclídica e medição da captação de iodo radioativo, juntamente com bioquímica sérica, são usadas para avaliar a função tireóidea.

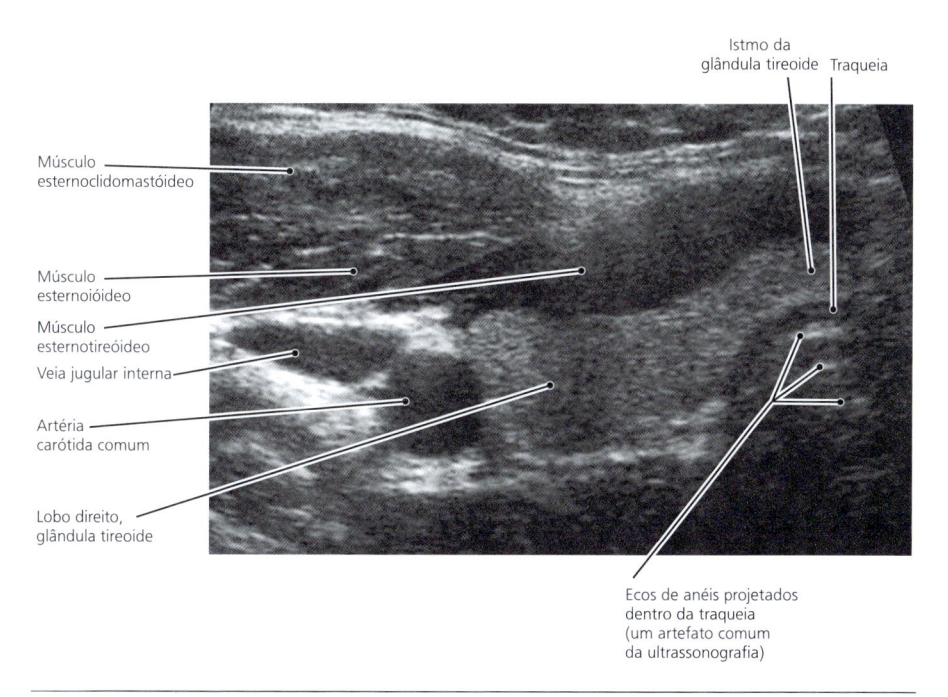

Glândula Tireoide

Músculo esternoclidomastóideo
Músculo esternoióideo
Músculo esternotireóideo
Veia jugular interna
Artéria carótida comum
Lobo direito, glândula tireoide

Istmo da glândula tireoide
Traqueia
Ecos de anéis projetados dentro da traqueia (um artefato comum da ultrassonografia)

US axial ao nível do istmo tireóideo

- Aproximadamente metade das pessoas têm um lobo piramidal da glândula tireoide que pode atingir o osso hioide por meio de tecido conjuntivo.

- Uma glândula paratireoide normal é vista, ocasionalmente, em imagens de US tireóidea sob a forma de um pequeno nódulo hipoecoico na parte posterior da tireoide, mas isto não é aparente com frequência. O número e o tamanho das glândulas paratireoides são extremamente variáveis.

- A forma da veia jugular interna com paredes finas depende da pressão intraluminal, pode variar com o estado de hidratação e a condição cardíaca (distendida com pressões cardíacas direitas elevadas), e pode ser observada variando, também, com a respiração.

Cabeça e Pescoço

Pescoço, Corte Axial na Glândula Tireoide

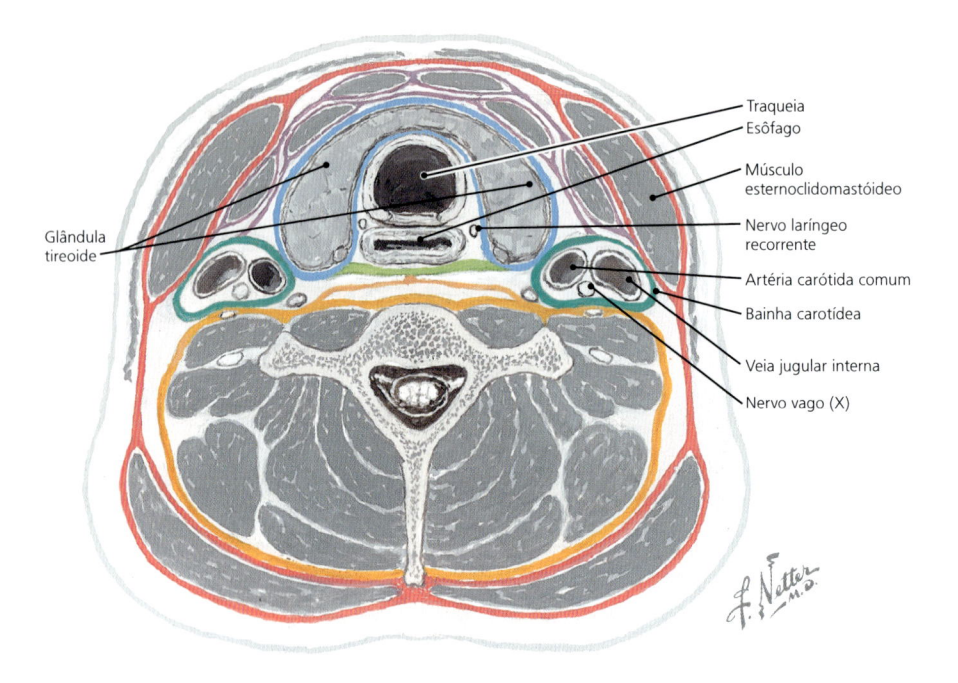

Corte axial do pescoço em C7 mostrando camadas fasciais *(Atlas of Human Anatomy, Plate 26)*

> **Nota Clínica** A localização do nervo vago dentro da bainha carotídea torna-o suscetível à lesão durante endarterectomia carotídea. Por outro lado, o nervo laríngeo recorrente inerva a maioria dos músculos da laringe e pode ser lesionado durante cirurgia da glândula tireoide.

Pescoço, Corte Axial na Glândula Tireoide

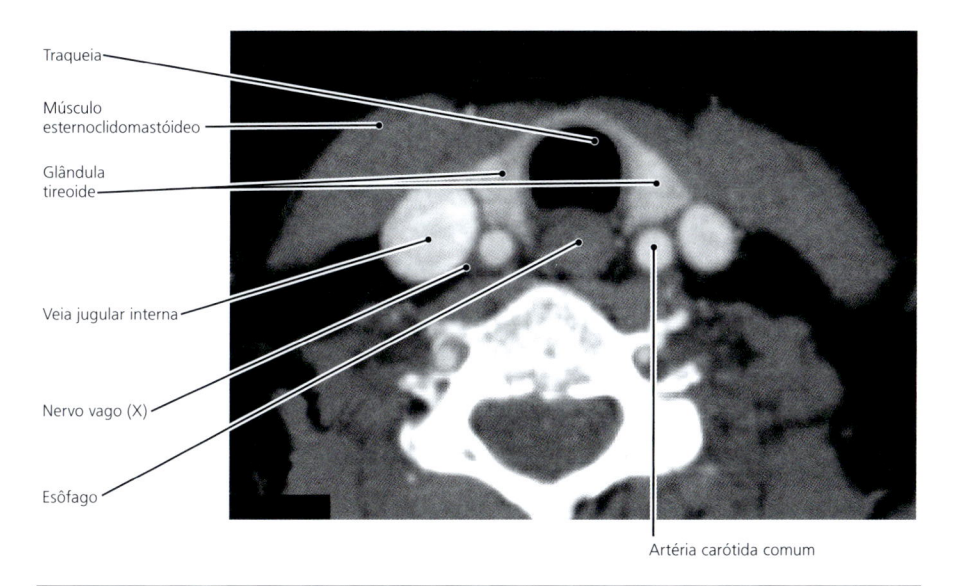

Traqueia
Músculo esternoclidomastóideo
Glândula tireoide
Veia jugular interna
Nervo vago (X)
Esôfago
Artéria carótida comum

CT com contraste axial do pescoço

- A assimetria dos diâmetros das veias jugulares internas esquerda e direita, mostrada aqui, é típica.
- O esôfago normalmente está colapsado de modo que sua luz, tipicamente, não é aparente em imagens de CT. Ocasionalmente, ar acabado de ser engolido pelo paciente pode expandir a luz de modo que ela se torna evidente.

Cabeça e Pescoço

Conchas Nasais

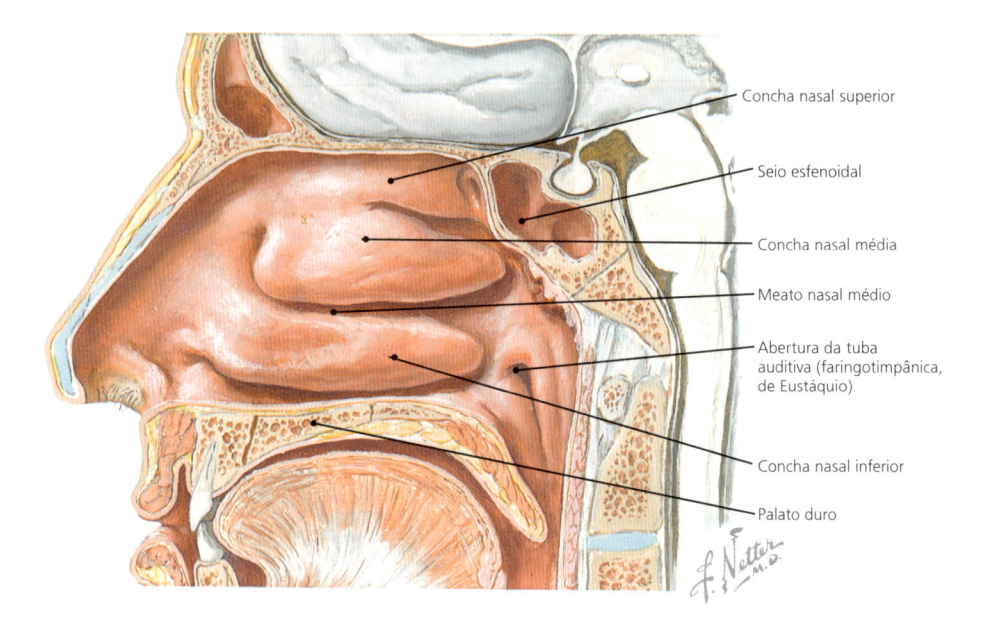

Parede lateral da cavidade nasal salientando as conchas *(Atlas of Human Anatomy, Plate 36)*

Nota Clínica Aumento da concha inferior associado à rinite crônica ou desvio do septo nasal pode comprometer a função respiratória (respiração nasal) em alguns pacientes. Redução ou remoção cirúrgica da concha frequentemente proporciona alívio nestes casos.

Conchas Nasais

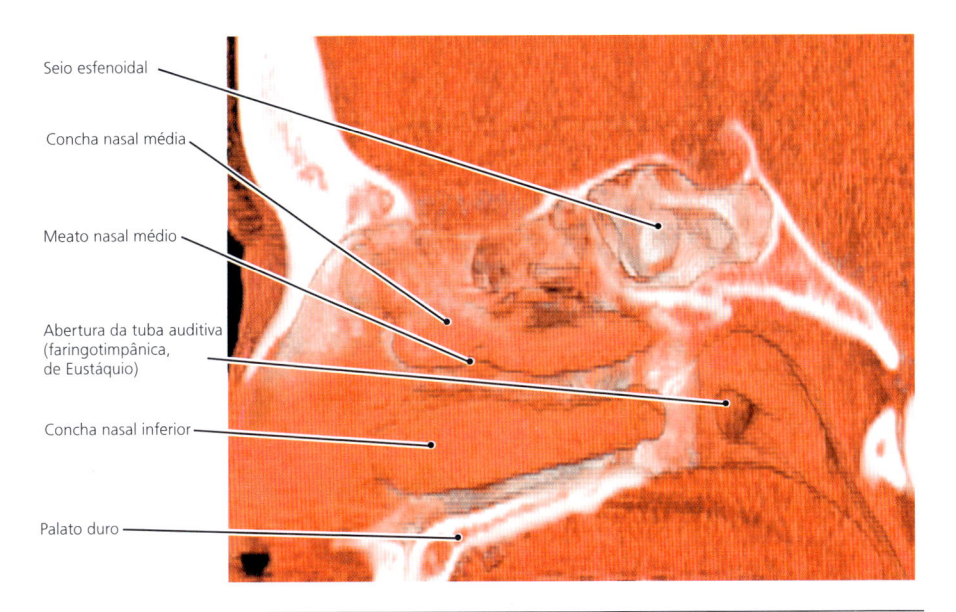

Seio esfenoidal
Concha nasal média
Meato nasal médio
Abertura da tuba auditiva (faringotimpânica, de Eustáquio)
Concha nasal inferior
Palato duro

Reconstrução volumétrica, CT dos seios paranasais

- As conchas nasais fornecem área de superfície aumentada na via aérea para aquecer e umidificar o ar inspirado e filtrar material particulado.
- Cada concha tem um espaço inferior e lateral a ela (meatos). O ducto nasolacrimal drena para o meato inferior, e os seios paranasais drenam para os meatos superior e médio.
- A localização da abertura da tuba auditiva diretamente posterior à concha inferior explica como a congestão nasal grave pode ocluir a abertura e, assim, reduzir a eficiência auditiva.

Septo Nasal, Componentes

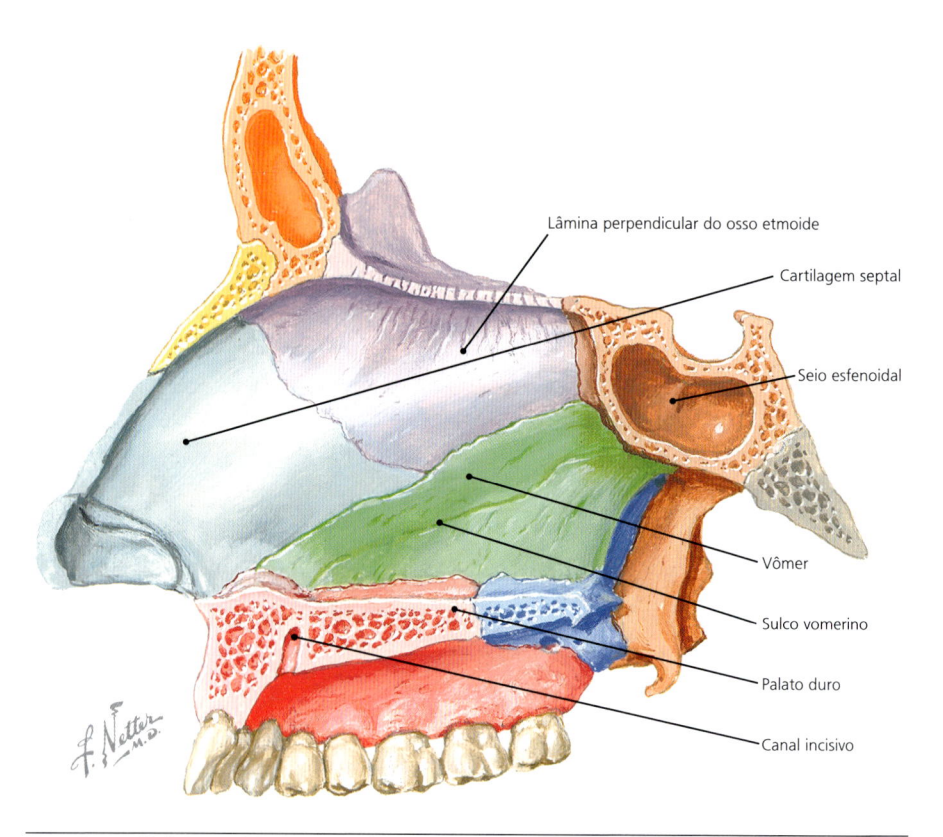

Parede medial da cavidade nasal (septo nasal) *(Atlas of Human Anatomy, 6th edition, Plate 38)*

Lâmina perpendicular do osso etmoide
Cartilagem septal
Seio esfenoidal
Vômer
Sulco vomerino
Palato duro
Canal incisivo

Nota Clínica Aproximadamente 80% de todos os septos nasais são descentrados, uma condição que, geralmente, é assintomática. Um "desvio do septo" ocorre quando o septo é gravemente desviado para fora da linha mediana. O sintoma mais comum associado a um septo altamente desviado é a dificuldade com respiração nasal. Os sintomas são, usualmente, piores em um lado. Em alguns casos, o septo nasal torto pode interferir com a drenagem sinusal, resultando em infecções nasais crônicas. Septoplastia é o tratamento cirúrgico preferido para corrigir um septo desviado.

Septo Nasal, Componentes

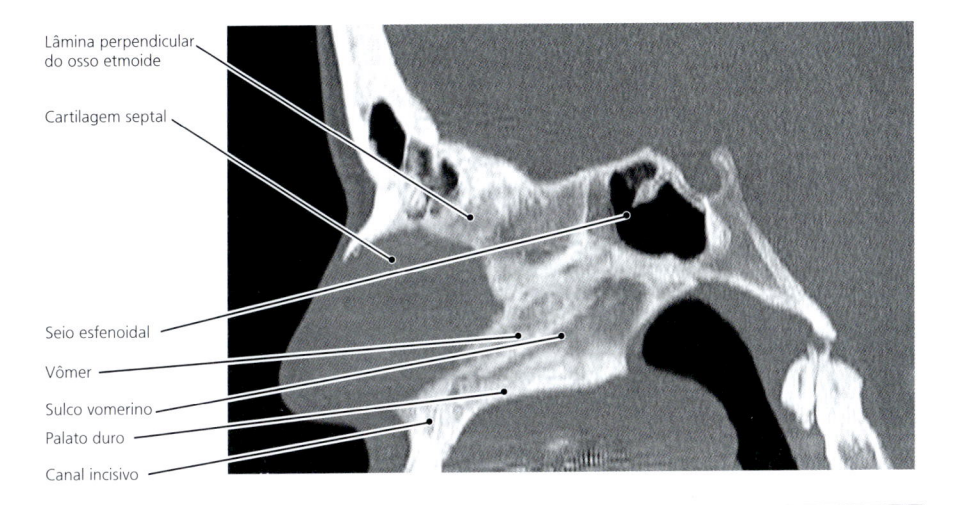

Lâmina perpendicular do osso etmoide
Cartilagem septal
Seio esfenoidal
Vômer
Sulco vomerino
Palato duro
Canal incisivo

CT dos seios paranasais, MIP corte fino sagital

- O sulco vomerino serve para o nervo e vasos nasopalatinos, que são ramos do nervo maxilar (V_2) e artéria. Estas estruturas passam através do forame incisivo para suprir a parte mais anterior do palato duro.
- O palato duro é formado pelo processo palatino da maxila e a lâmina horizontal do osso palatino.
- Pequenas partes dos ossos maxilar e palatino também contribuem para a formação do septo nasal.

Septo Nasal, Palato Duro e Mole

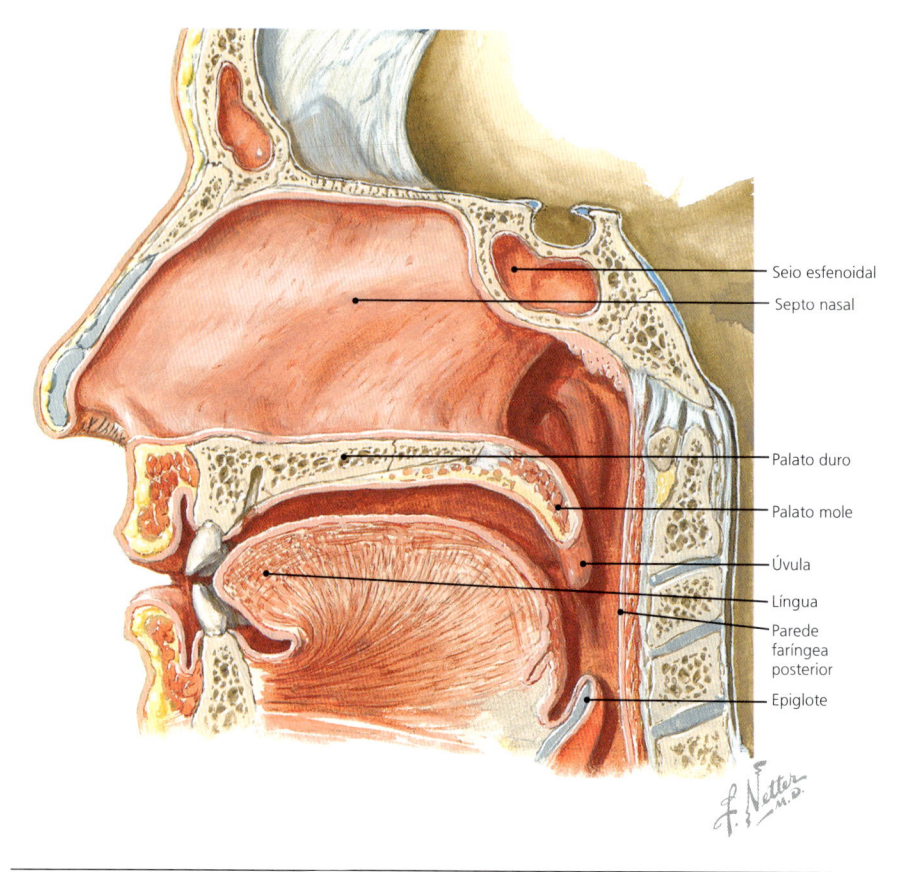

- Seio esfenoidal
- Septo nasal
- Palato duro
- Palato mole
- Úvula
- Língua
- Parede faríngea posterior
- Epiglote

Vista medial do septo nasal e corte sagital através da cavidade oral e faringe
(Atlas of Human Anatomy, 6th edition, Plate 38)

Nota Clínica Uvuloplastia é um procedimento cirúrgico que reforma o palato mole e a úvula a fim de reduzir a resistência ao fluxo de ar e, desse modo, reduzir apneia de sono e ronco.

Septo Nasal, Palato Duro e Mole

Seio esfenoidal

Parte óssea do septo nasal

Parte cartilaginosa do septo nasal

Palato mole

Palato duro

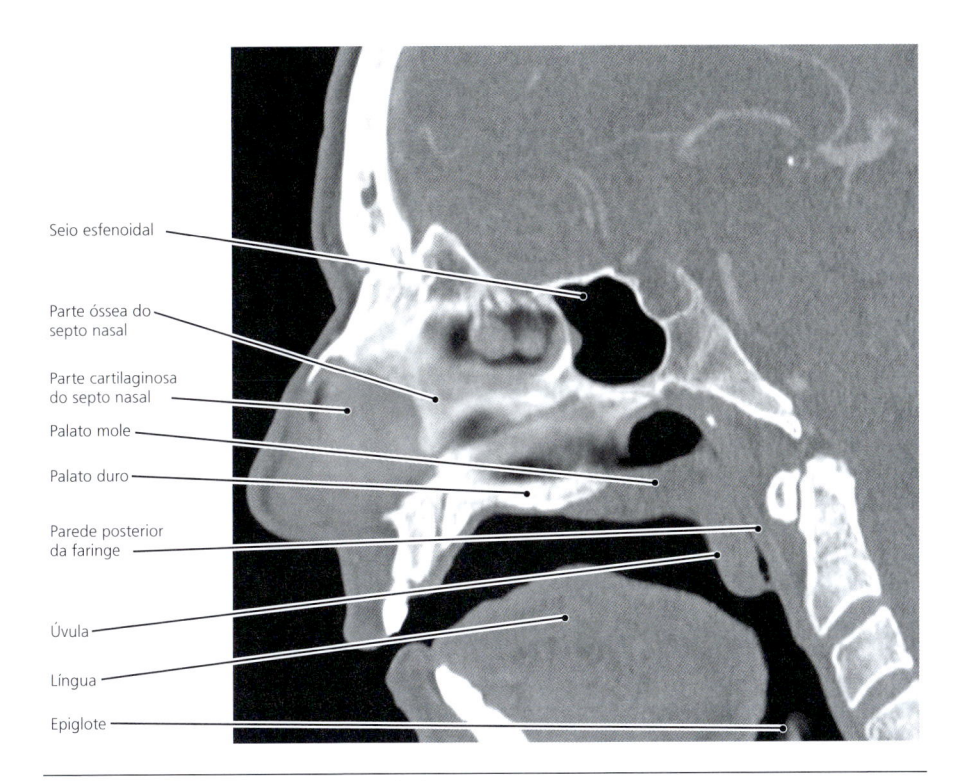

Parede posterior da faringe

Úvula

Língua

Epiglote

CT maxilofacial, reconstrução sagital

- Durante a deglutição e a produção de certos sons (p. ex., assobiar), o palato mole é aproximado da parede faríngea posterior.
- A língua é composta de músculos intrínsecos e extrínsecos, todos menos um dos quais são inervados pelo nervo hipoglosso (XII).

Fossa Pterigopalatina

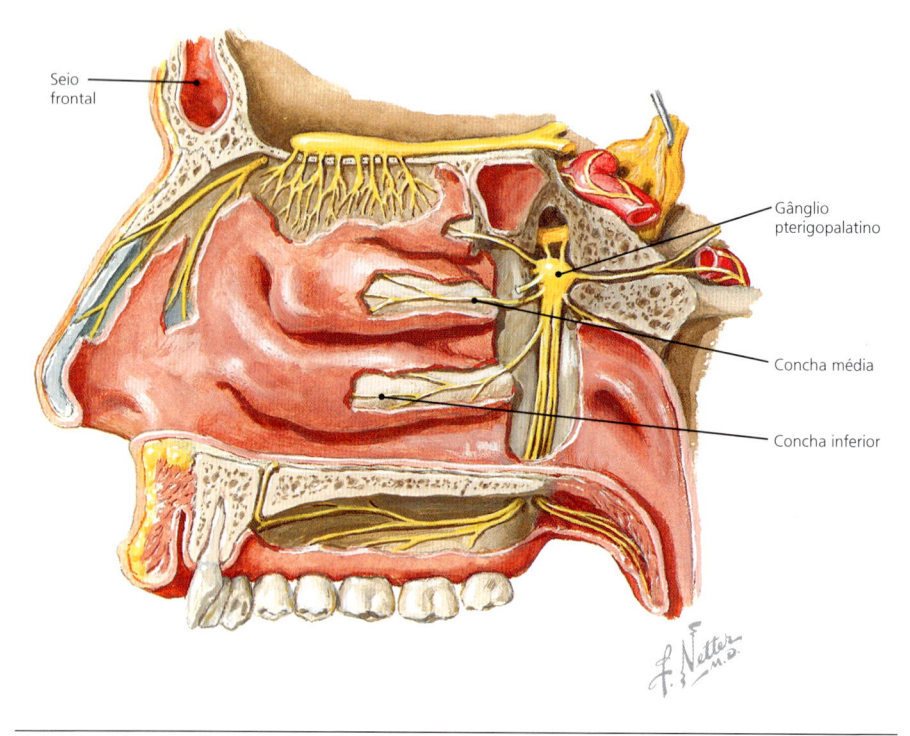

Fossa pterigopalatina mostrando gânglio e nervo maxilar (V_2) *(Atlas of Human Anatomy, 6th edition, Plate 39)*

Nota Clínica Cefaleia em salvas (*cluster*), uma cefaleia unilateral com a dor ocorrendo, geralmente, em torno dos olhos, têmpora e testa pode estar relacionada com o gânglio pterigopalatino ipsilateral.

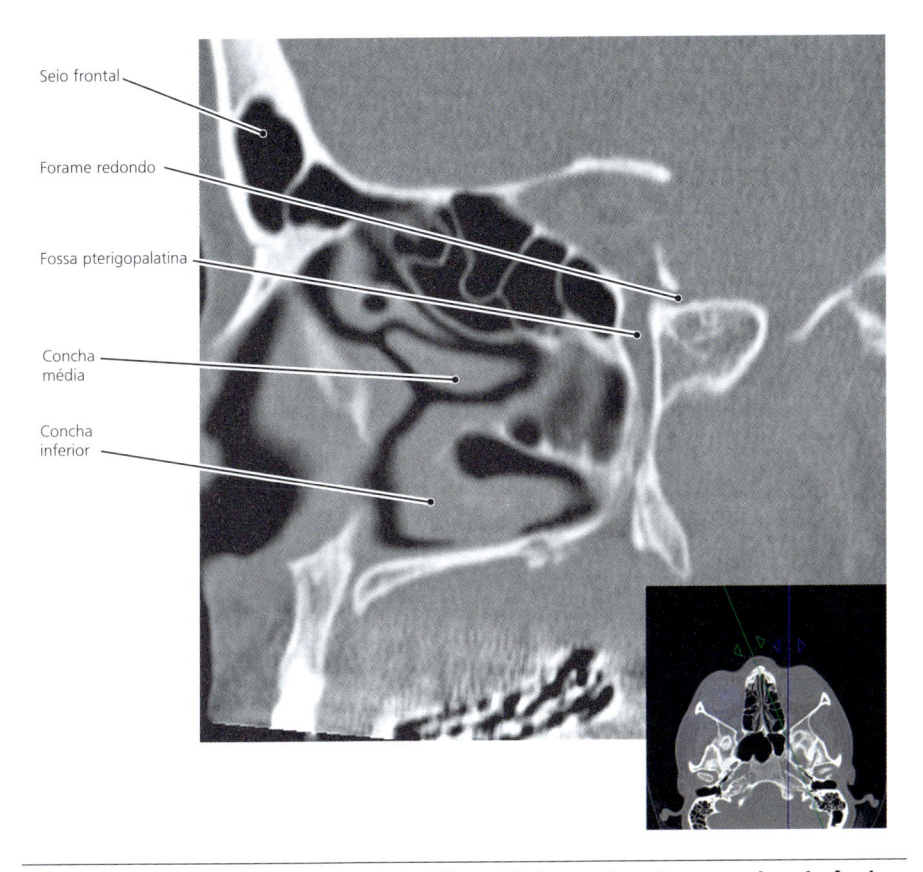

Fossa Pterigopalatina

Seio frontal
Forame redondo
Fossa pterigopalatina
Concha média
Concha inferior

CT maxilofacial, reconstrução sagital oblíqua (*linha verde* na imagem de referência indica posição e orientação da imagem principal)

- Para obter uma imagem através do forame redondo, o plano de corte teve que ser rotado afastando-se de um plano sagital médio (ver *linha verde* na imagem de referência).
- O gânglio pterigopalatino recebe fibras parassimpáticas pré-ganglionares do nervo facial pelo nervo do canal pterigóideo (nervo vidiano).
- Ramos nasais laterais superiores posteriores do nervo maxilar (V_2) inervam a mucosa da concha média.
- Ramo nasal lateral inferior posterior do nervo maxilar (V_2) inerva a mucosa da concha inferior.

Cabeça e Pescoço

Nariz e Seios Paranasais

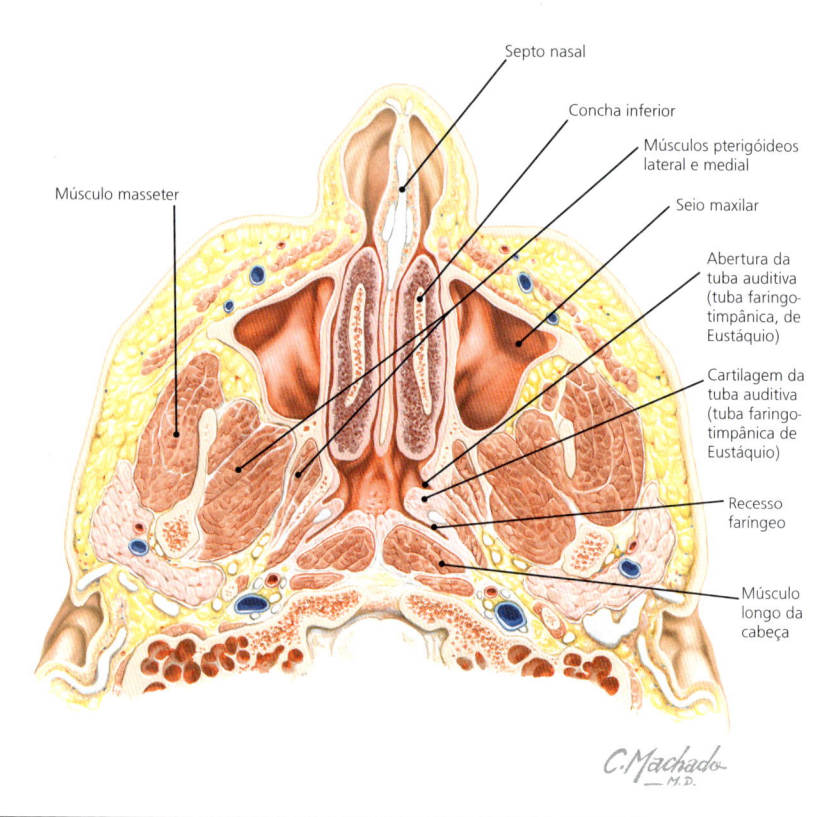

Vista axial do nariz e seios paranasais *(Atlas of Human Anatomy, 6th edition, Plate 42)*

Nota Clínica Crianças estão mais suscetíveis a infecções da orelha média do que adultos porque a tuba auditiva é mais curta e mais reta, possibilitando, assim, invasão mais fácil da nasofaringe por bactérias.

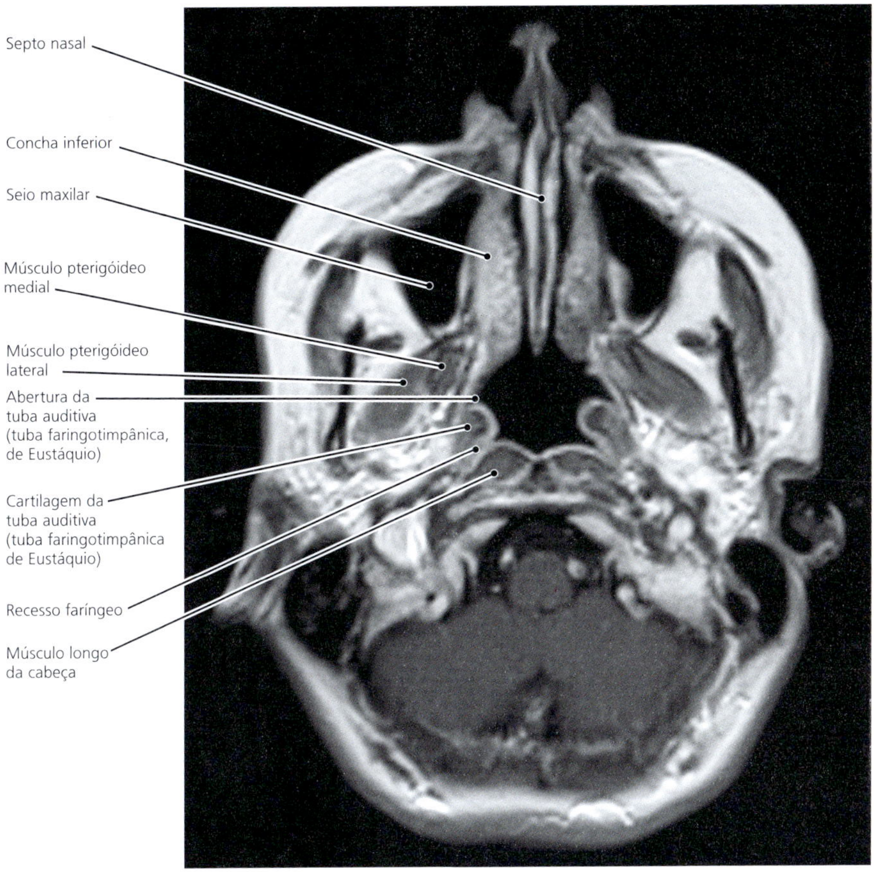
Septo nasal
Concha inferior
Seio maxilar
Músculo pterigóideo medial
Músculo pterigóideo lateral
Abertura da tuba auditiva (tuba faringotimpânica, de Eustáquio)
Cartilagem da tuba auditiva (tuba faringotimpânica de Eustáquio)
Recesso faríngeo
Músculo longo da cabeça

Imagem de MR CE T1 (ponderada em T1, pós-contraste) da nasofaringe

- A imagem de MR ilustra como o sinal alto de MR (brilho) da gordura em imagens T1 pode delinear claramente e separar estruturas não gordurosas.
- A mucosa da nasofaringe mostra sinal alto (escala mais clara de cinzas na imagem) nesta imagem de MR ponderada em T1 contrastada com gadolínio. Isto é normal e pode ser útil ao exibir tumores da mucosa que podem interromper a mucosa contrastada lisa.

1 Bulbos Olfatórios

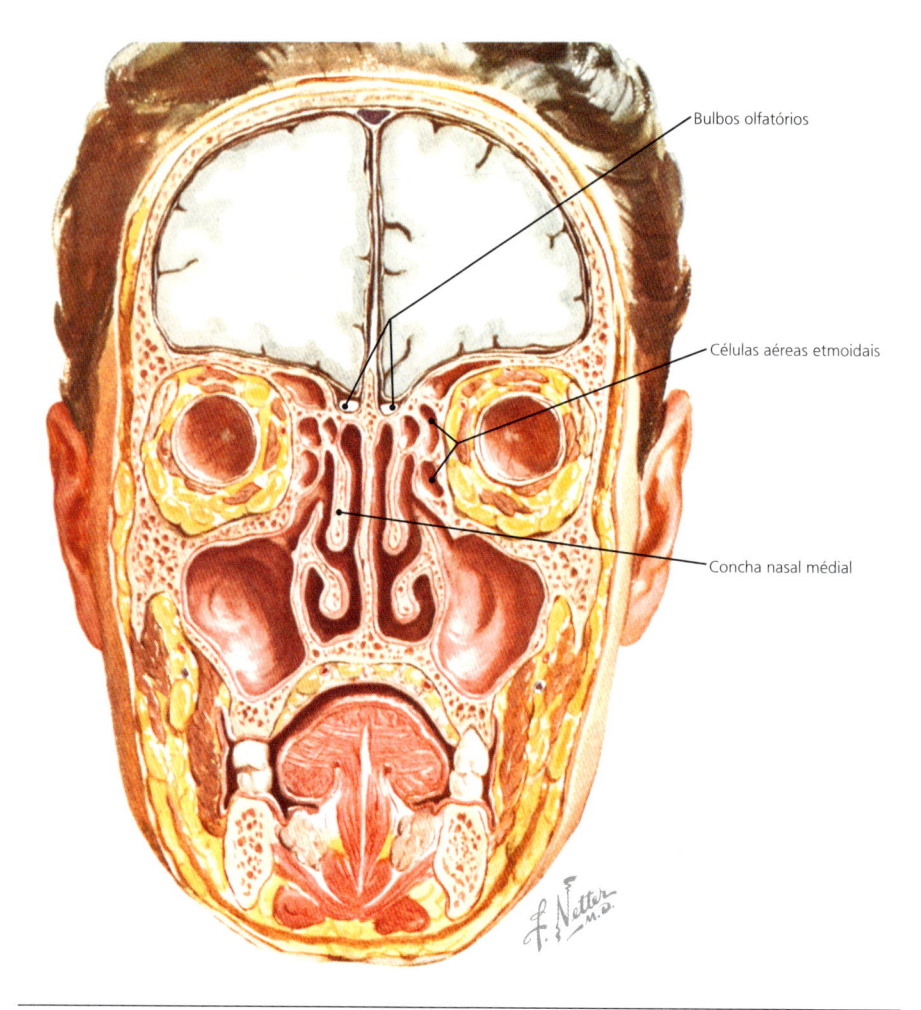

Corte coronal através da cabeça anterior *(Atlas of Human Anatomy, 6th edition, Plate 43)*

> **Nota Clínica**   Anosmia pode resultar de traumatismo craniencefálico porque os nervos olfatórios são delicados e facilmente lacerados ao longo do seu trajeto para o bulbo olfatório; anosmia pode ser o sintoma de apresentação de um tumor de tecido olfatório (estesioneuroblastoma).

Bulbos Olfatórios

Bulbos olfatórios

Células aéreas etmoidais

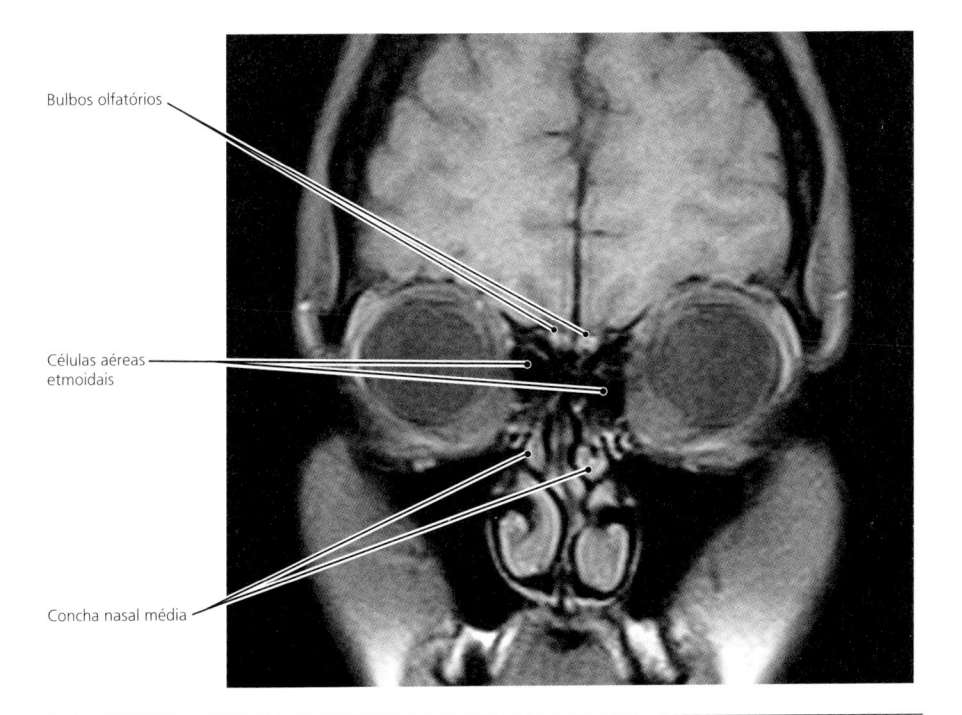

Concha nasal média

Imagem de MR coronal maxilofacial, sequência T1 com supressão da gordura (FS)

- Os bulbos olfatórios recebem os nervos olfatórios bipolares que são estimulados pelos odores detectados na cavidade nasal. Estes nervos passam através dos forames na lâmina cribriforme do osso etmoide.
- Dos bulbos olfatórios, os impulsos olfatórios são conduzidos via trato olfatório para o lobo temporal do cérebro.
- Osso compacto e ar não têm sinal nesta ou em qualquer imagem de MR.

Cabeça e Pescoço

1 Células Aéreas Etmoidais e Seio Esfenoidal

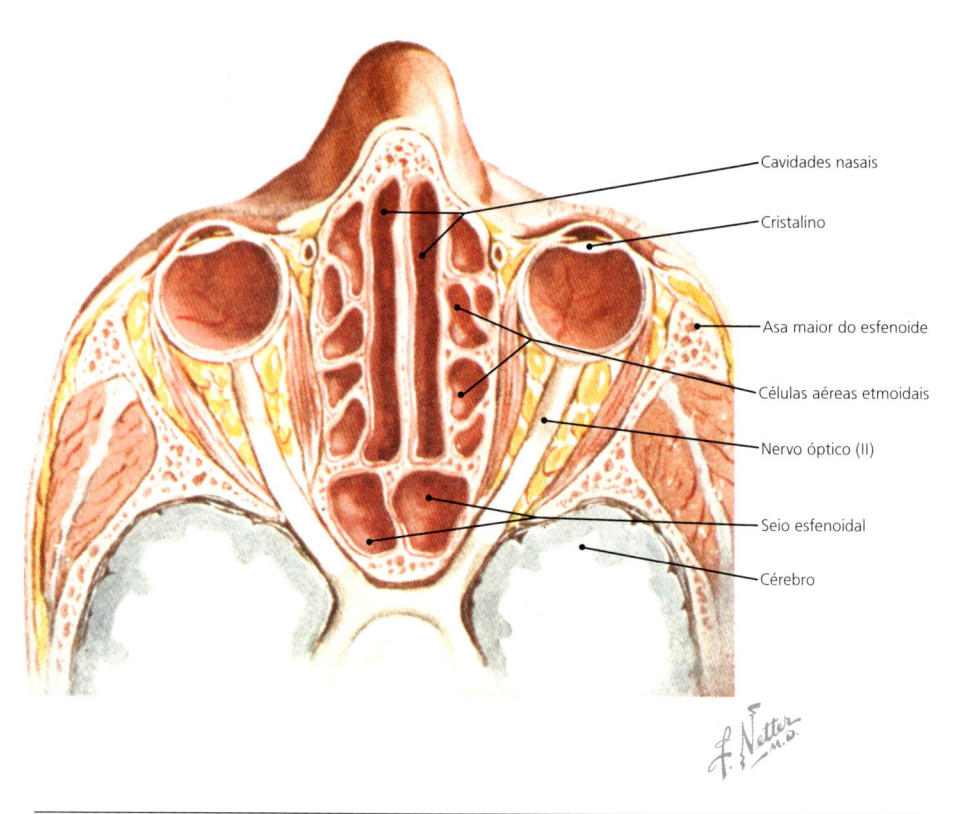

- Cavidades nasais
- Cristalino
- Asa maior do esfenoide
- Células aéreas etmoidais
- Nervo óptico (II)
- Seio esfenoidal
- Cérebro

Vista axial da cavidade nasal e seios paranasais *(Atlas of Human Anatomy, 6th edition, Plate 43)*

Nota Clínica Infecções podem-se alastrar das células aéreas etmoidais (labirinto), causando inflamação do nervo óptico (neurite óptica).

Células Aéreas Etmoidais e Seio Esfenoidal

Cavidades nasais
Cristalino
Asa maior do esfenoide
Células aéreas etmoidais
Nervo óptico (II)
Seio esfenoidal

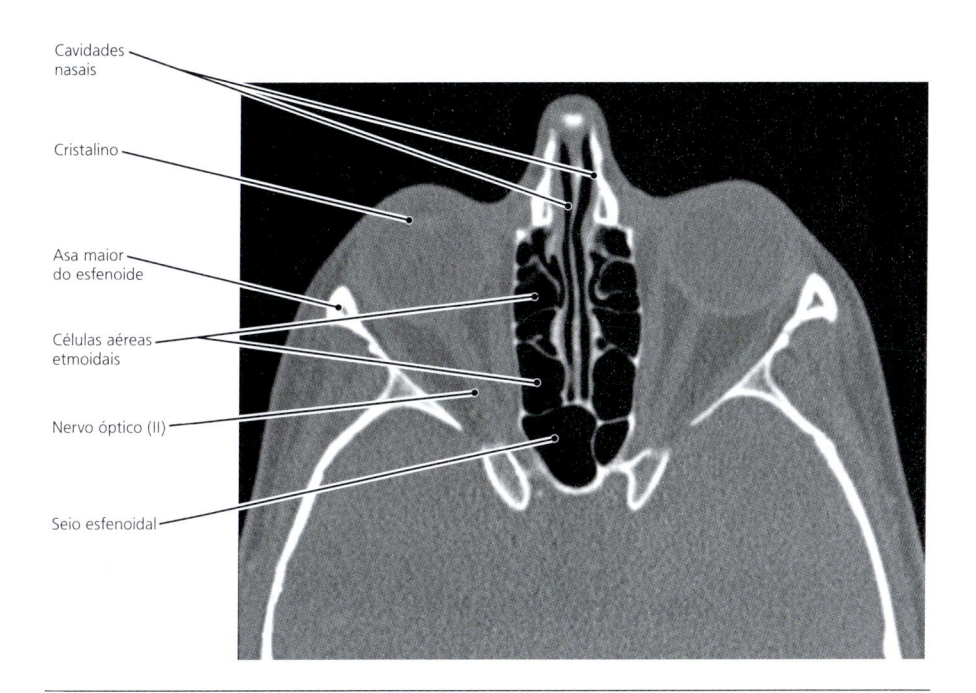

CT axial, seios paranasais

- Variações anatômicas nas vias de drenagem das células aéreas etmoidais e do seio esfenoidal podem levar à sinusite.
- As células etmoidais drenam para os meatos médio e superior, enquanto o seio esfenoidal drena para o recesso esfenoetmoidal.

1 Seio Maxilar

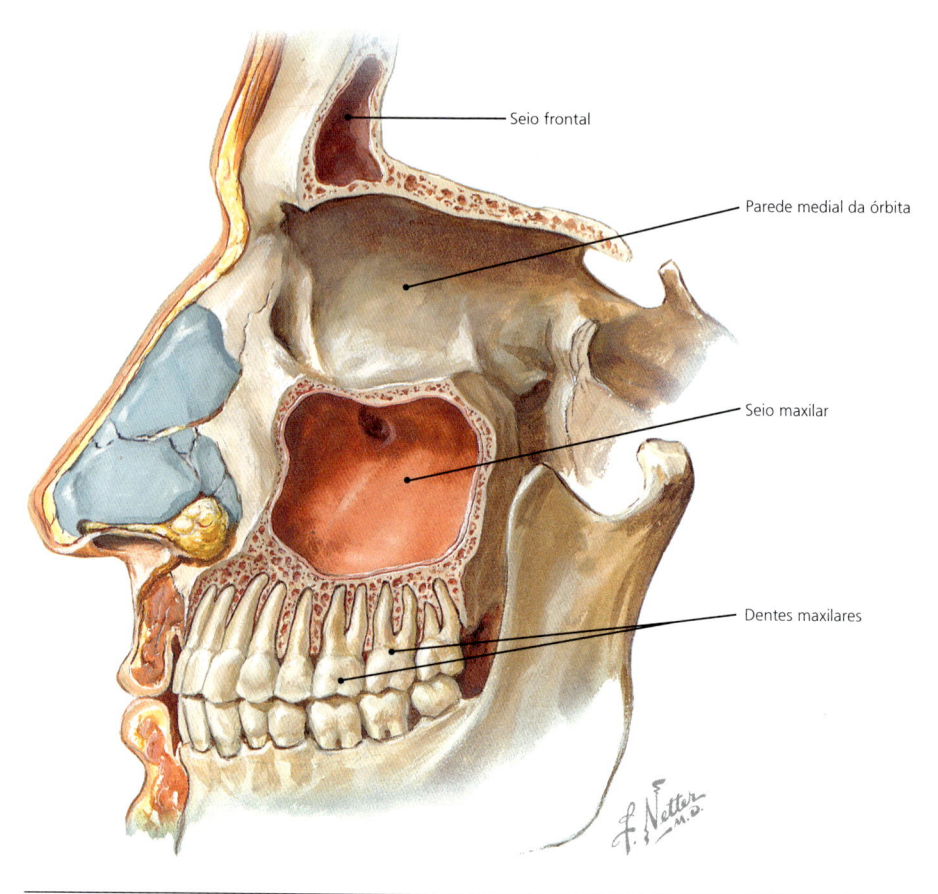

Dissecção lateral do seio maxilar *(Atlas of Human Anatomy, 6th edition, Plate 44)*

Nota Clínica Durante a extração de um dente maxilar, um dentista pode, inadvertidamente, forçar uma raiz para dentro do seio maxilar, formando uma luz entre a cavidade oral e o seio. Isto pode levar à inflamação crônica no seio.

Seio Maxilar

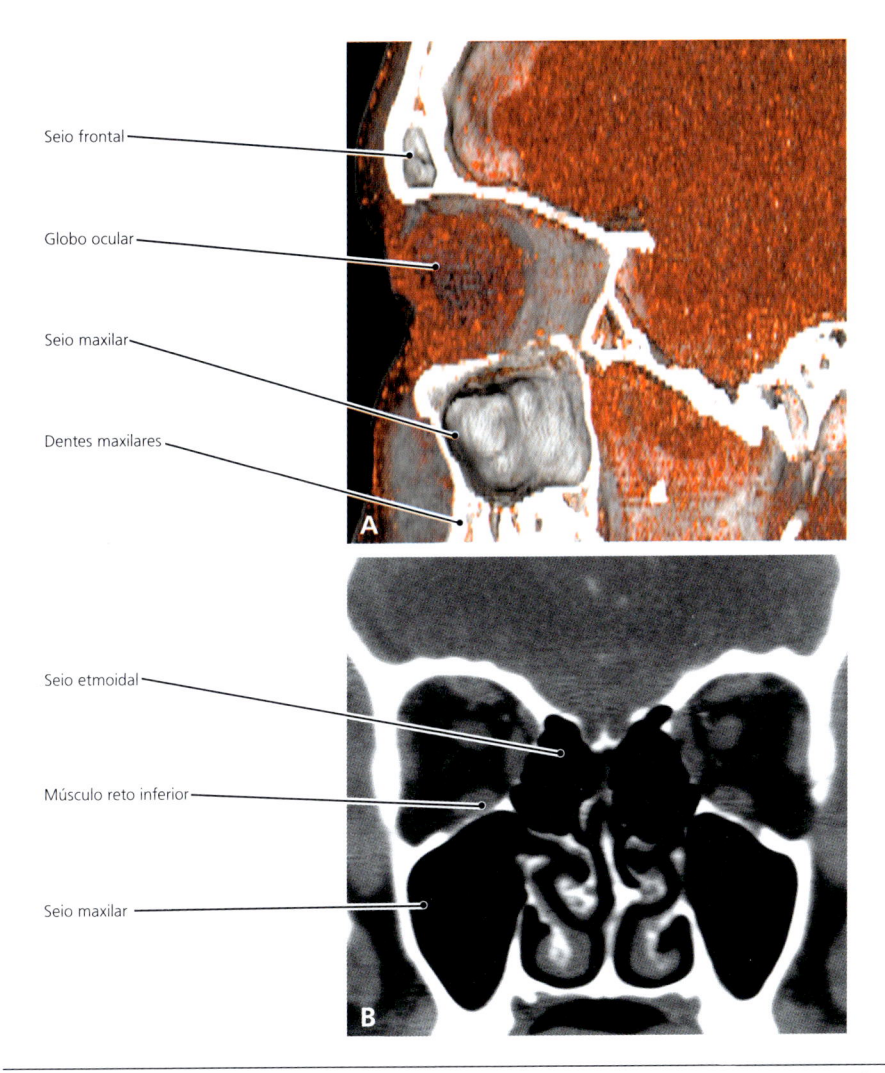

Seio frontal
Globo ocular
Seio maxilar
Dentes maxilares

Seio etmoidal
Músculo reto inferior
Seio maxilar

A, CT dos seios paranasais, reconstrução volumétrica; *B*, CT coronal, seios paranasais

- Uma fratura "em explosão" da órbita pode resultar na herniação de conteúdo orbitário (p. ex., músculo reto inferior) para dentro do seio maxilar, através do soalho muito fino da órbita.
- Os nervos alveolar superior posterior, médio e anterior (ramos de V_2) passam através e ao longo das paredes do seio maxilar para inervar os dentes maxilares.

Cabeça e Pescoço

1 Soalho da Boca

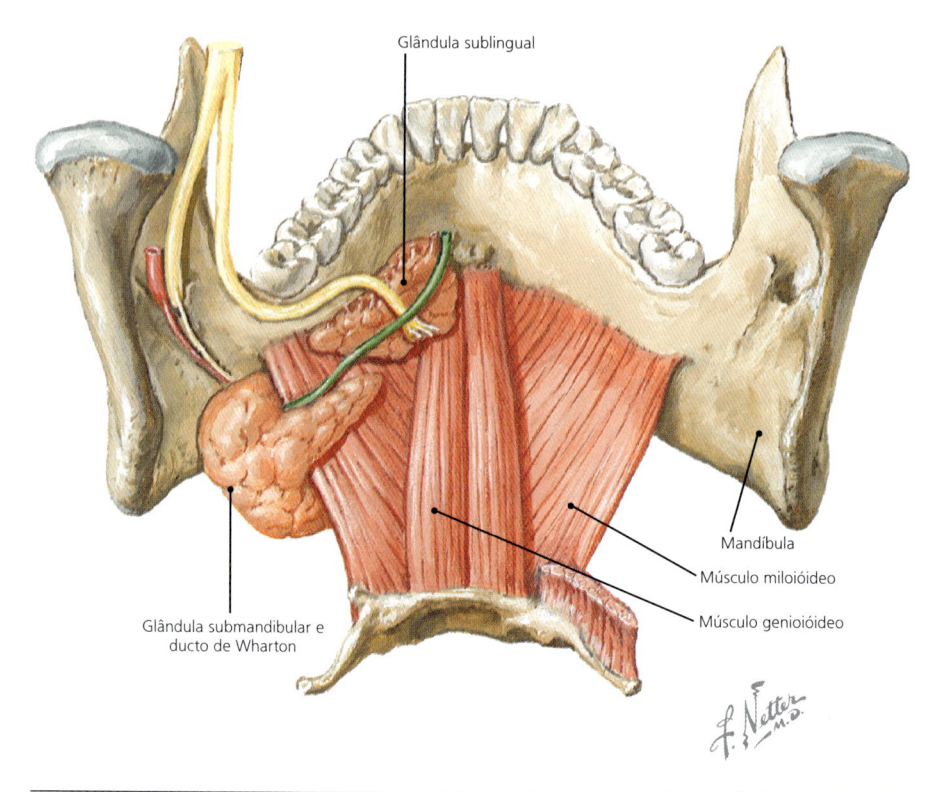

Vista superior do soalho da boca *(Atlas of Human Anatomy, 6th edition, Plate 58)*

> **Nota Clínica** Angina de Ludwig pode envolver edema (celulite) da parte da glândula submandibular superior ao miloióideo, resultando em uma obstrução potencialmente fatal da via aérea. Edema da glândula inferior ao miloióideo se apresenta como uma tumoração no pescoço.

Soalho da Boca

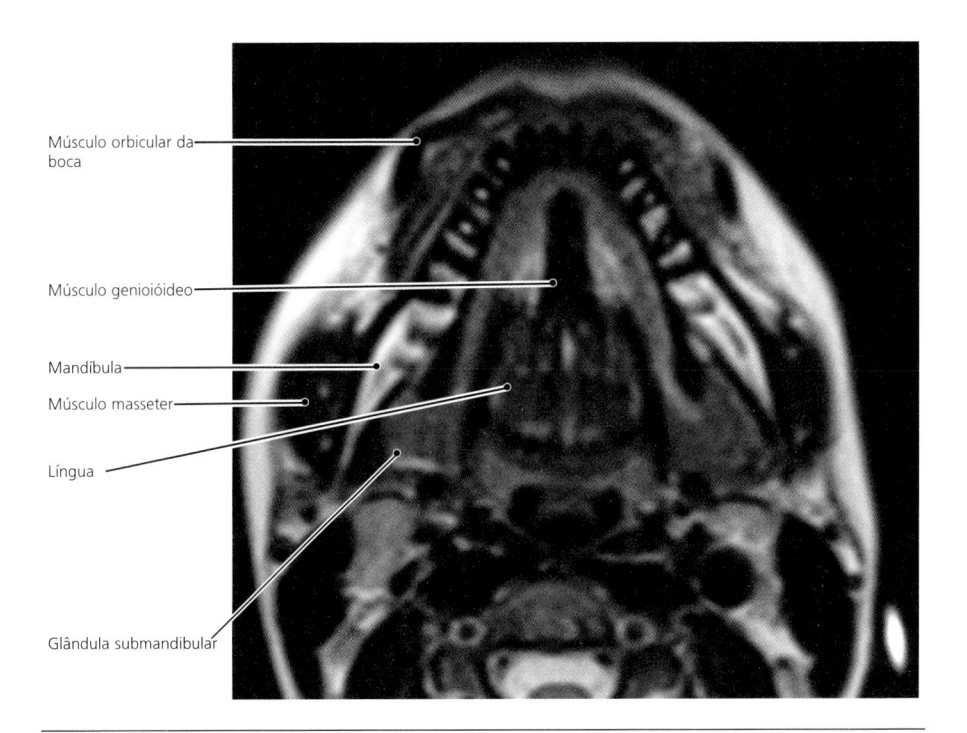

Imagem de MR, sequência T2 axial do soalho da boca

- O músculo genioióideo é inervado por um ramo do ramo ventral de C1.
- O orbicular da boca é um músculo da expressão facial que causa protrusão e coaptação dos lábios.
- O sinal alto da medula gordurosa dentro das trabéculas (brilhantes) da mandíbula pode ser contrastado com o osso cortical hipodenso marcadamente espesso adjacente (escuro).

Soalho da Boca

Digástrico (ventre anterior)

Miloióideo

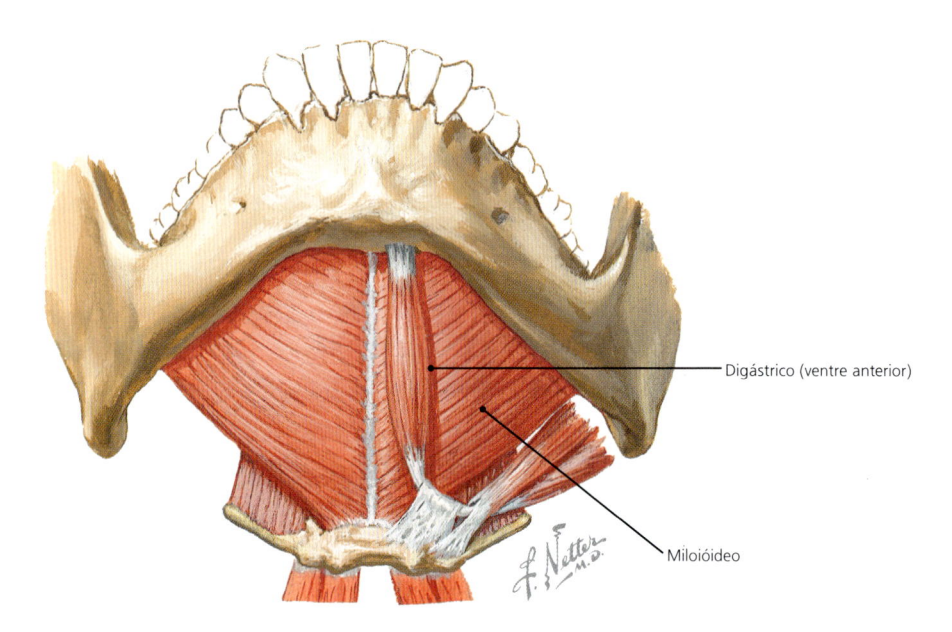

Vista anteroinferior do soalho da boca *(Atlas de Anatomia Humana, 6th edition, Plate 58)*

Nota Clínica US submentual é usada para avaliar o pescoço envelhecido a fim de estimar a contribuição relativa dos vários componentes desta região para a ptose relacionada com a idade antes de cirurgia cosmética. US submentual também é usada para avaliar dificuldades de amamentação em bebês.

Soalho da Boca

Platisma

Digástrico (ventre anterior)

Miloióideo

Genioióideo e genioglosso

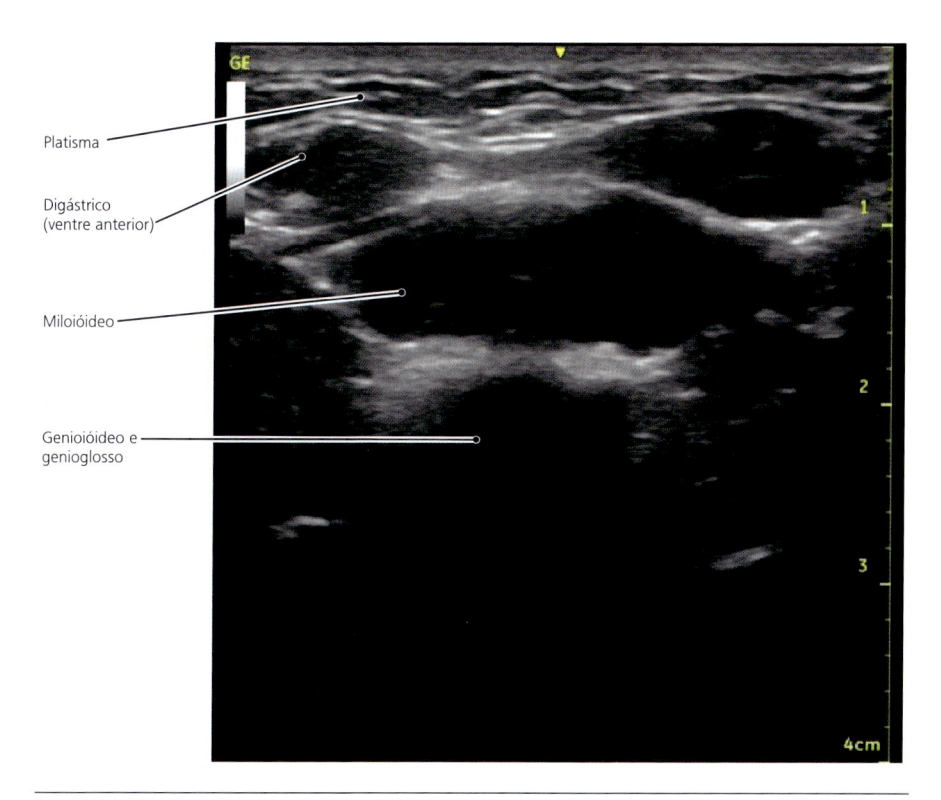

US axial da região submentual

- O transdutor de US para avaliação da região submentual é colocado embaixo do mento de modo que o músculo digástrico aparece "acima" do músculo miloióideo nesta imagem, embora o digástrico seja, na realidade, inferior ao miloióideo, como mostrado na ilustração.

- O ventre anterior do músculo digástrico é inervado pelo nervo miloióideo, um ramo do nervo mandibular, enquanto o ventre posterior é inervado pelo nervo facial, que também inerva o músculo platisma.

Cabeça e Pescoço

1 Músculos Faciais

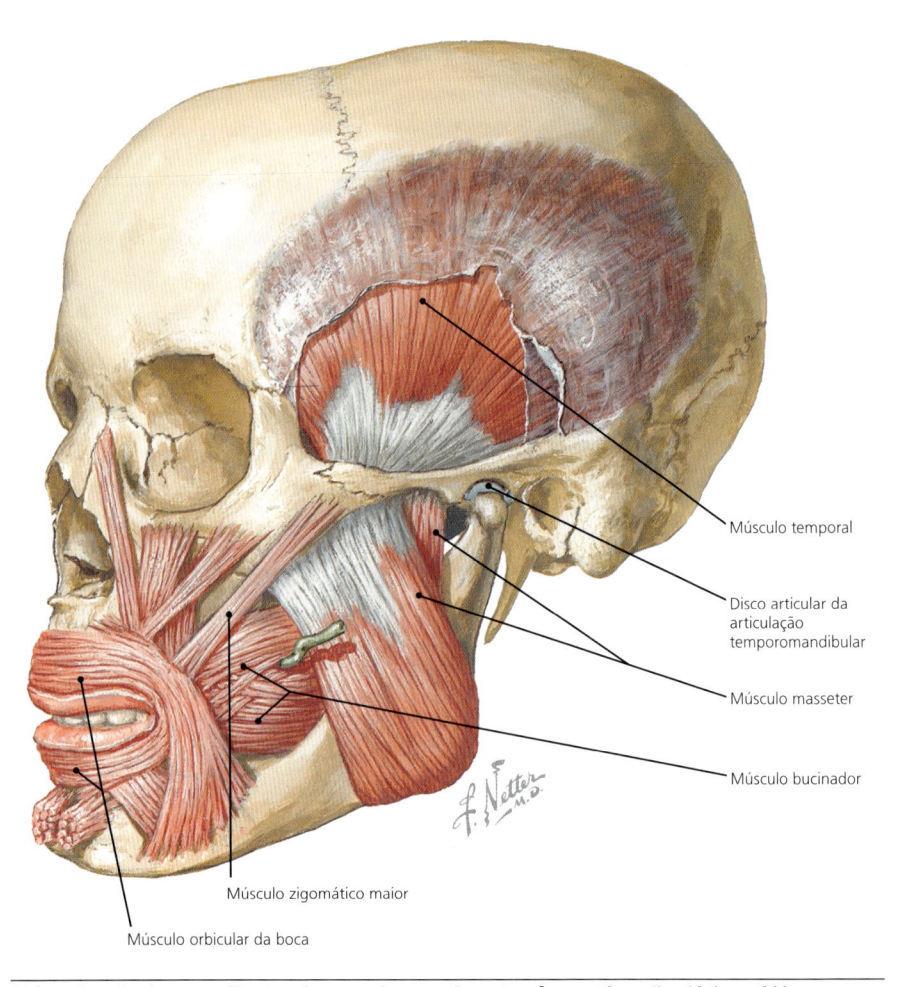

Músculo temporal

Disco articular da articulação temporomandibular

Músculo masseter

Músculo bucinador

Músculo zigomático maior

Músculo orbicular da boca

Músculos da face, salientando aqueles pertinentes à mastigação *(Atlas of Human Anatomy, 6th edition, Plate 48)*

Nota Clínica Um desequilíbrio nas forças dos músculos da mastigação pode perturbar a articulação temporomandibular (TMJ). Rilhar excessivo dos dentes, especialmente durante o sono, é conhecido como bruxismo. Ambas as condições podem causar dor nas TMJ.

Músculos Faciais

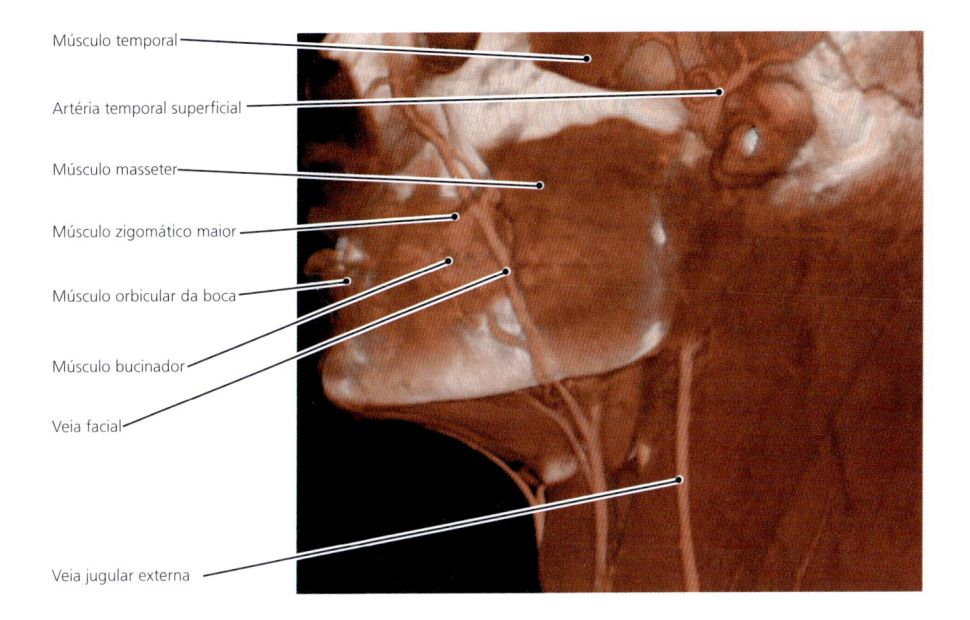

Músculo temporal
Artéria temporal superficial
Músculo masseter
Músculo zigomático maior
Músculo orbicular da boca
Músculo bucinador
Veia facial
Veia jugular externa

CT maxilofacial com contraste, reconstrução volumétrica

- O músculo bucinador é situado dentro da bochecha e, durante a mastigação, atua para manter alimento fora do vestíbulo. Ele, similarmente a todos os músculos da expressão facial, é inervado pelo nervo facial (VII).
- A artéria facial (adjacente à veia facial, mas não visível nesta apresentação de CT) cruza o corpo da mandíbula na margem anterior do masseter, onde ela pode ser palpada e usada para registrar um pulso.

Cabeça e Pescoço

Articulação Temporomandibular

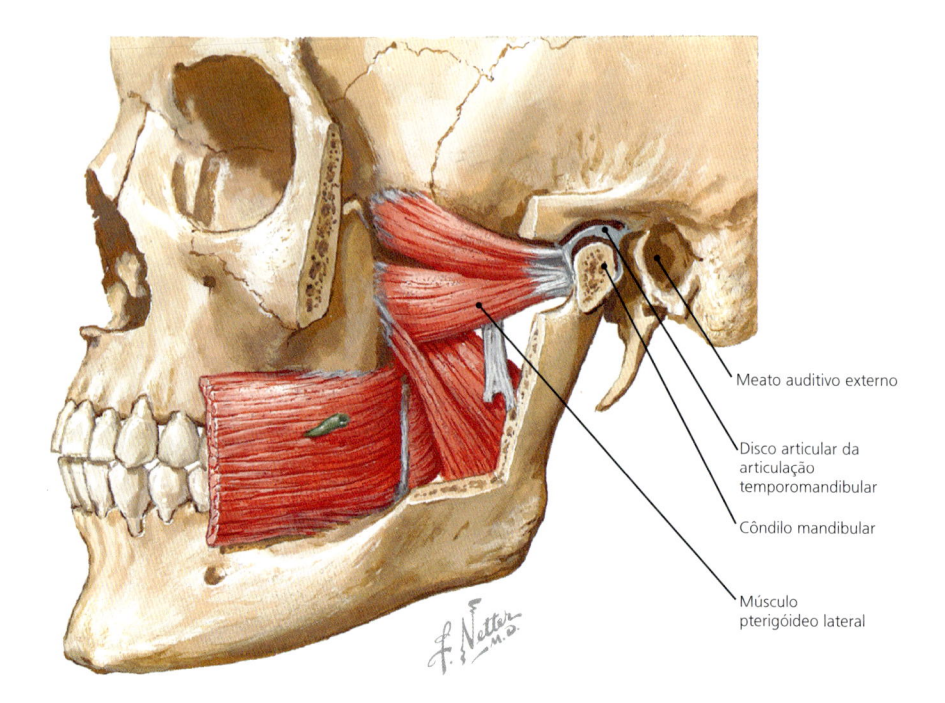

Articulação temporomandibular e músculos da mastigação *(Atlas of Human Anatomy, 6th edition, Plate 49)*

> **Nota Clínica** Disfunção da articulação temporomandibular (TMJ) é comum após lesões tipo chicotada. Os sintomas de apresentação são dor e estalidos durante a mastigação.

Articulação Temporomandibular

Meato auditivo externo

Disco articular da articulação temporomandibular

Côndilo mandibular

Seio maxilar

Músculo pterigóideo lateral

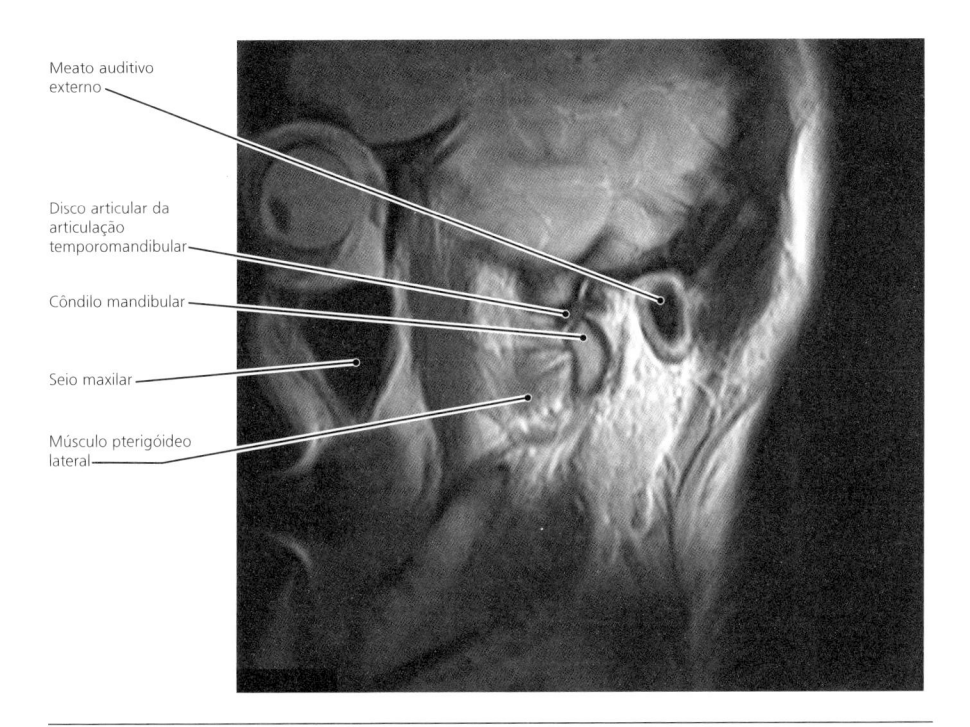

Imagem de MR T1 sagital da articulação temporomandibular

- O disco articular divide a TMJ em dois compartimentos. Protrusão e retrusão da mandíbula ocorrem no compartimento superior; elevação e depressão ocorrem no compartimento inferior.
- O músculo pterigóideo lateral é o único músculo principal da mastigação capaz de ajudar a gravidade para abertura da boca (deprimindo a mandíbula).

Cabeça e Pescoço

Músculos Pterigóideos

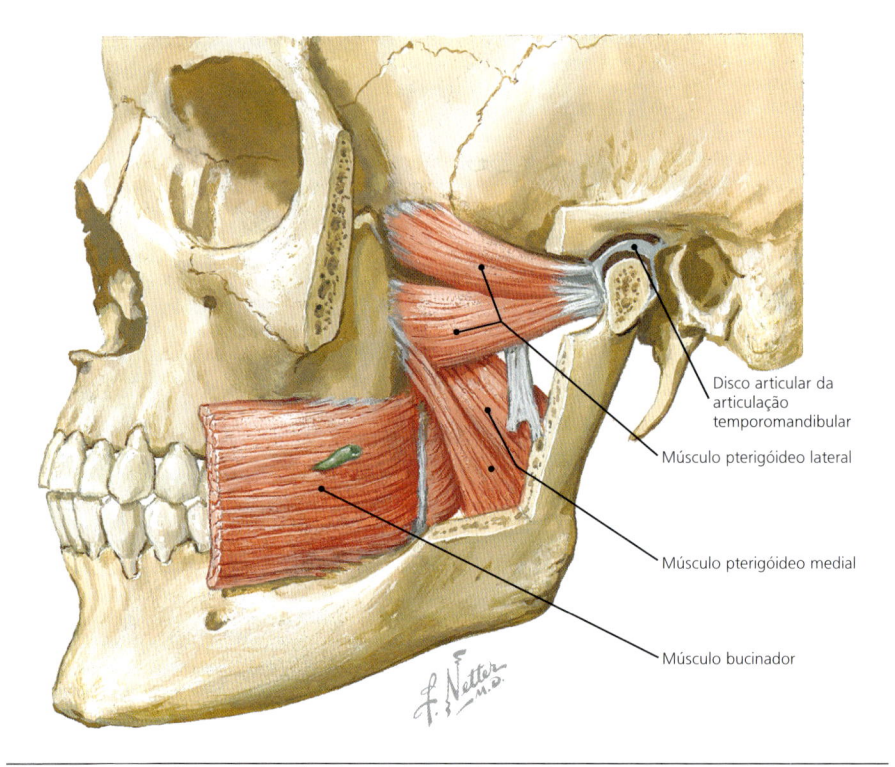

Músculos pterigóideos e bucinador *(Atlas of Human Anatomy, 6th edition, Table 49)*

Nota Clínica Por causa de sua inserção no disco dentro da TMJ, atividade anormal do músculo pterigóideo lateral foi implicada em desarranjos da TMJ. Entretanto, não há evidência firme suportando esta implicação.

Músculos Pterigóideos

- Disco articular da articulação temporomandibular
- Palato duro
- Músculo pterigóideo lateral
- Músculo pterigóideo medial
- Língua

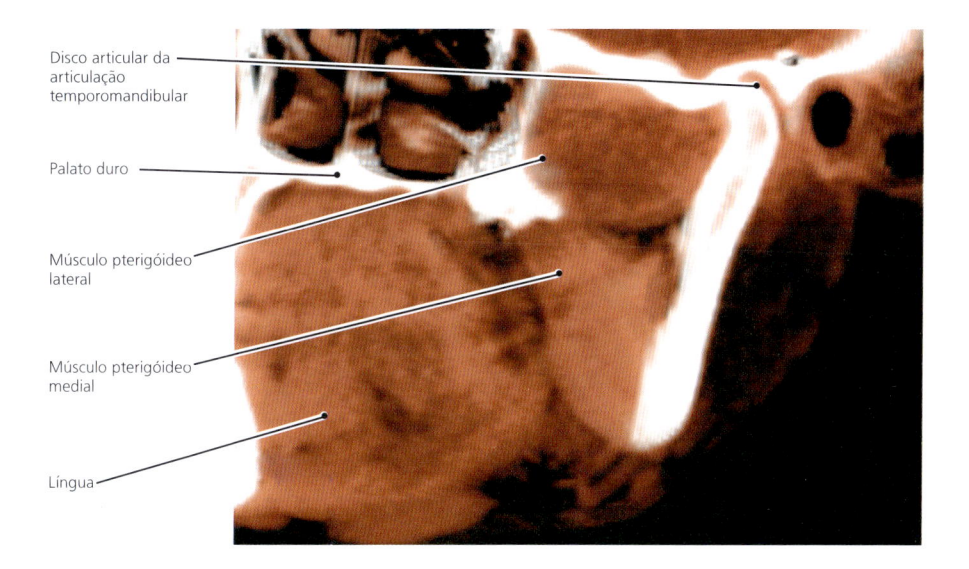

Reconstrução volumétrica, CT maxilofacial

- Ambos os músculos pterigóideos se originam, principalmente, da lâmina pterigóidea lateral do osso esfenoide, o lateral da sua superfície lateral e o medial da sua superfície medial.

- Ação alternada dos pterigóideos de cada lado produz movimento rotatório (de moer) da mandíbula que é importante para mastigação eficaz.

- Ambos os músculos pterigóideos são inervados pela divisão mandibular do nervo trigêmeo (V_3).

1 Língua e Cavidade Oral

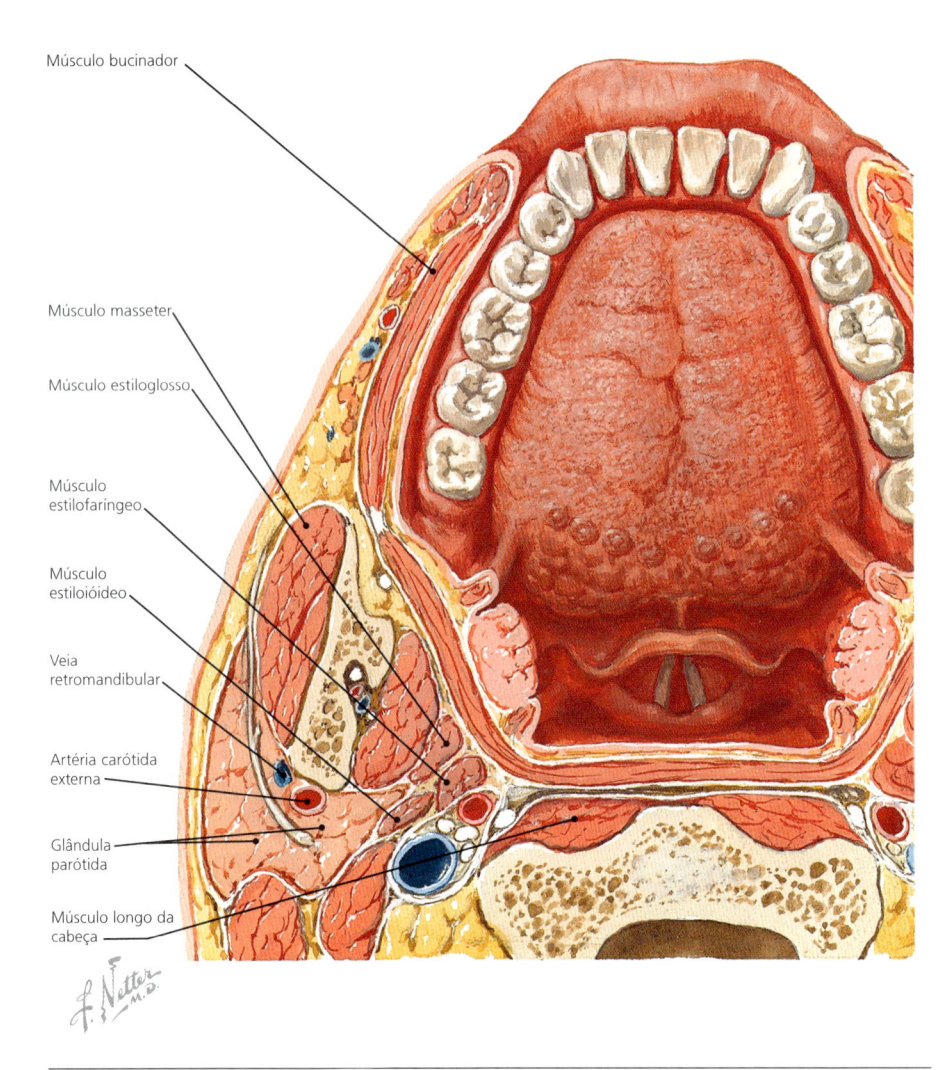

Vista superior da língua e cavidade oral *(Atlas of Human Anatomy, 6th edition, Plate 47)*

> **Nota Clínica** Os botões de paladar estão localizados nas papilas na superfície da língua. Em razão desta localização superficial, os botões de paladar estão sujeitos ao ataque direto de infecções virais, substâncias químicas e drogas. Além disso, muitas doenças clínicas, como paralisia do nervo facial (de Bell), gengivite, anemia perniciosa e doença de Parkinson podem estar associadas à disfunção do sentido do paladar.

Língua e Cavidade Oral

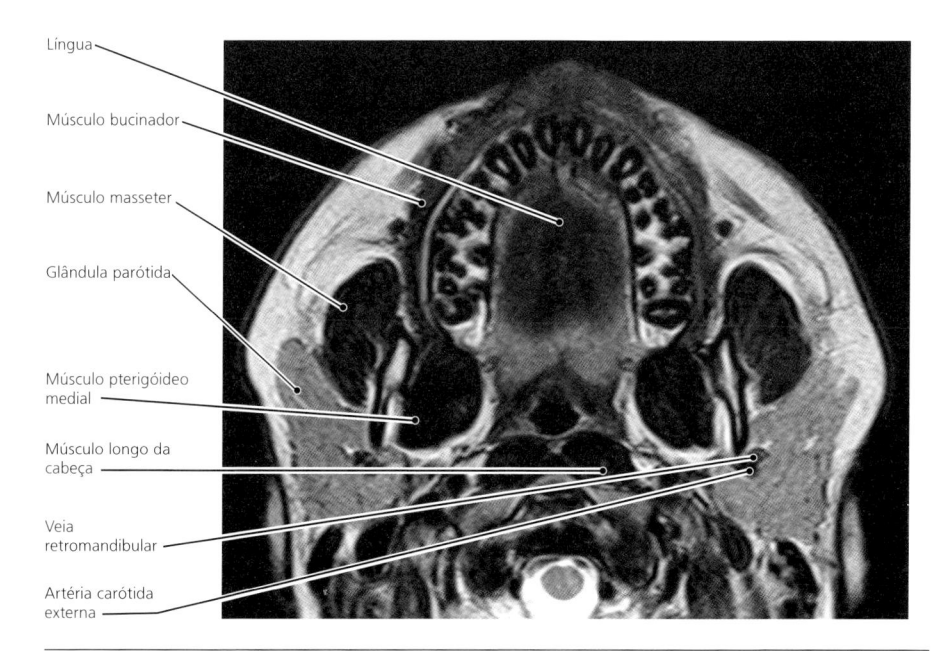

Língua
Músculo bucinador
Músculo masseter
Glândula parótida
Músculo pterigóideo medial
Músculo longo da cabeça
Veia retromandibular
Artéria carótida externa

Imagem de MR maxilofacial T1 axial

- O nervo corda do tímpano, que é um ramo do nervo facial (VII), transmite a maior parte da sensação do paladar da língua, embora alguma sensibilidade do paladar seja transmitida pelos nervos glossofaríngeo (IX) e vago (X).
- *Piercing* da língua cresceu em popularidade entre os jovens e está associado a lesões orais, lascas dentárias e quebra de dente, especialmente nos quatro dentes inferiores frente.
- *Piercing* na língua também pode impedir imagem de ressonância magnética (MRI) maxilofacial satisfatória porque o metal distorce o campo magnético.
- O bucinador é um músculo contido dentro da bochecha que mantém o alimento fora do vestíbulo da boca durante a mastigação.

Língua, Corte Coronal

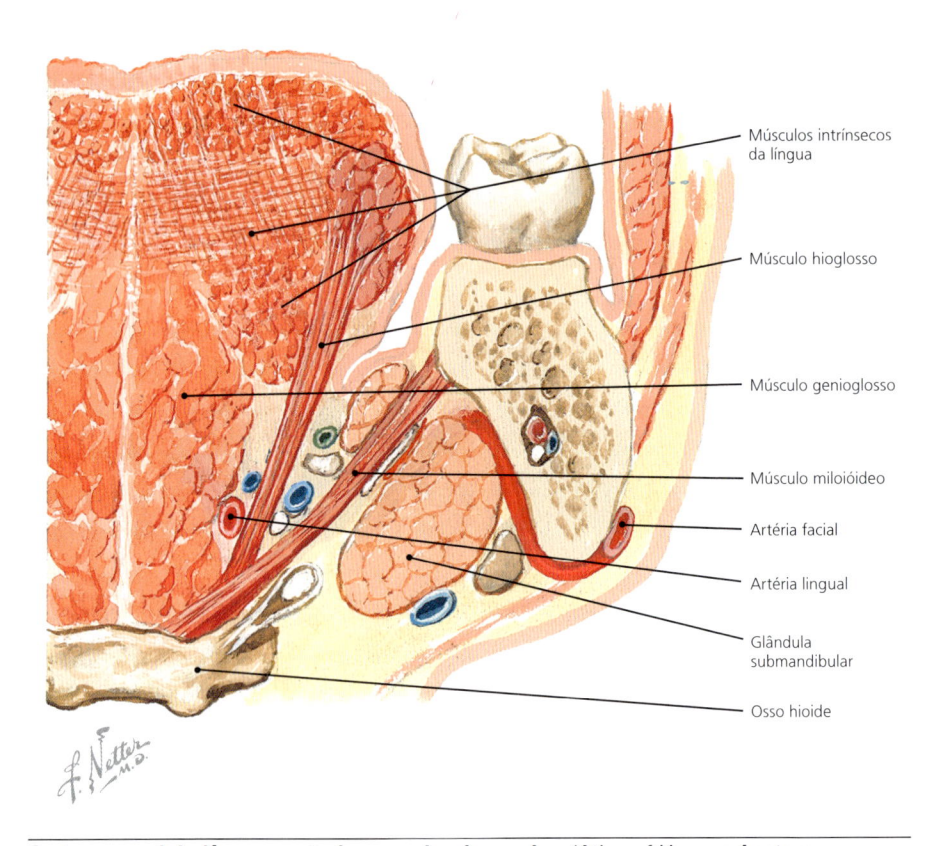

Corte coronal da língua posterior ao primeiro molar *(Atlas of Human Anatomy, 6th, Plate 47)*

Labels: Músculos intrínsecos da língua; Músculo hioglosso; Músculo genioglosso; Músculo miloióideo; Artéria facial; Artéria lingual; Glândula submandibular; Osso hioide

> **Nota Clínica** Lacerações da língua são comuns, especialmente em crianças após quedas ou colisões. Em razão de rico suprimento vascular, as lacerações da língua geralmente se curam bem. Entretanto, intervenção cirúrgica às vezes ainda pode ser necessária porque as lacerações que não se curam normalmente podem comprometer a fala ou a deglutição.

Língua, Corte Coronal

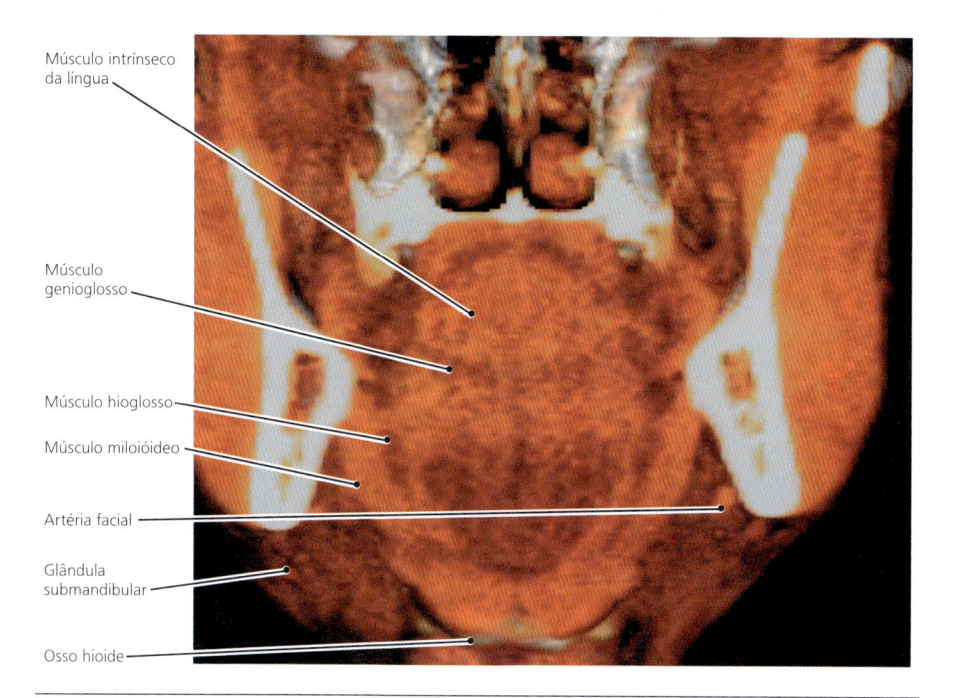

- Músculo intrínseco da língua
- Músculo genioglosso
- Músculo hioglosso
- Músculo miloióideo
- Artéria facial
- Glândula submandibular
- Osso hioide

CT com contraste coronal de reconstrução volumétrica dos tecidos moles do pescoço

- Mordidas no lado da língua são um sinal clássico de epilepsia, enquanto mordidas na ponta da língua tendem a ser mais associadas à síncope.
- A artéria lingual é a única estrutura principal que passa medial ao músculo hioglosso.
- O músculo miloióideo sustenta o soalho da boca e é inervado pelo nervo miloióideo, que é um ramo de V_3.

Cabeça e Pescoço

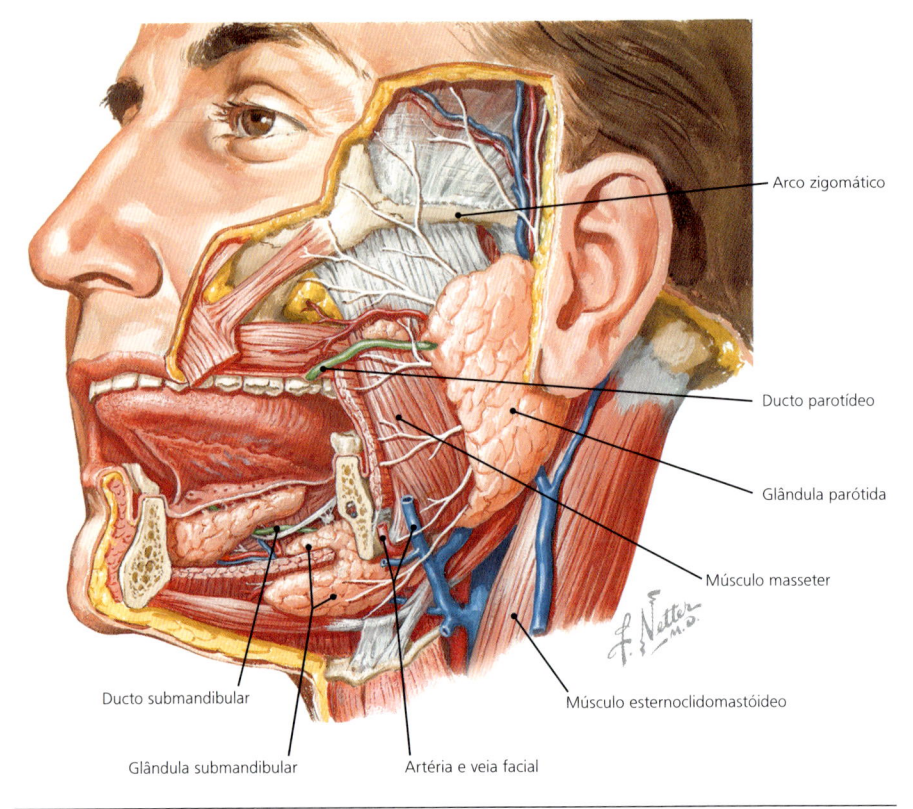

1 Glândulas Salivares Parótida e Submandibular

Vista lateral das três glândulas salivares principais *(Atlas de Anatomia Humana, 6th edition, Plate 46)*

> **Nota Clínica** Sudorese gustatória (síndrome de Frey) é uma condição que pode se seguir à parotidectomia ou lesão da glândula parótida e pode ser muito perturbadora ao paciente. Ingestão de alimento ou pensar em comida podem resultar em calor e perspiração na pele sobrejacente à posição da glândula parótida. Presumivelmente, com remoção ou dano à glândula parótida, as fibras parassimpáticas que antes inervavam a glândula parótida, desenvolvem novas sinapses com as glândulas sudoríferas na pele.

Glândulas Salivares Parótida e Submandibular

Arco zigomático
Glândula parótida
Artéria e veia facial
Músculo masseter
Glândula submandibular
Músculo esternoclidomastóideo

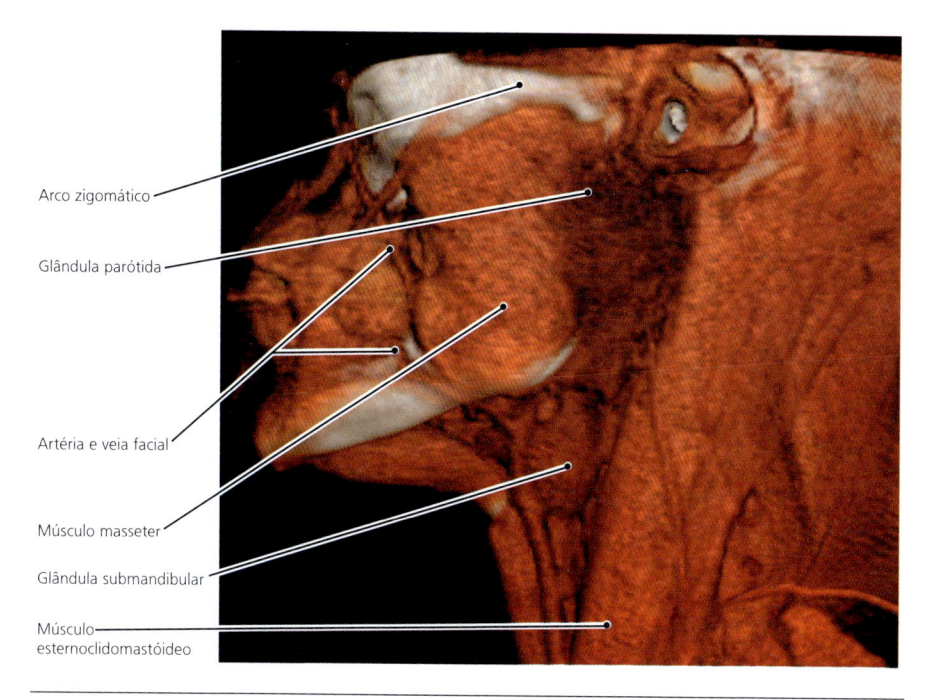

CT com contraste, reconstrução volumétrica dos tecidos moles do pescoço

- A glândula parótida drena pelo ducto parotídeo, que se abre diante do segundo molar superior. As glândulas submandibular e sublingual drenam, principalmente, pelo ducto submandibular, que se abre no soalho da boca adjacente ao frênulo lingual. Estes ductos podem ser examinados radiograficamente por injeção de contraste dentro de suas aberturas (sialografia).

- A glândula parótida é a localização mais comum de tumores de glândulas salivares, responsabilizando-se por 70 a 85% dos casos. Como regra geral, quanto menor a glândula salivar em adultos, mais alta a probabilidade de que uma neoplasia originada nessa glândula seja maligna.

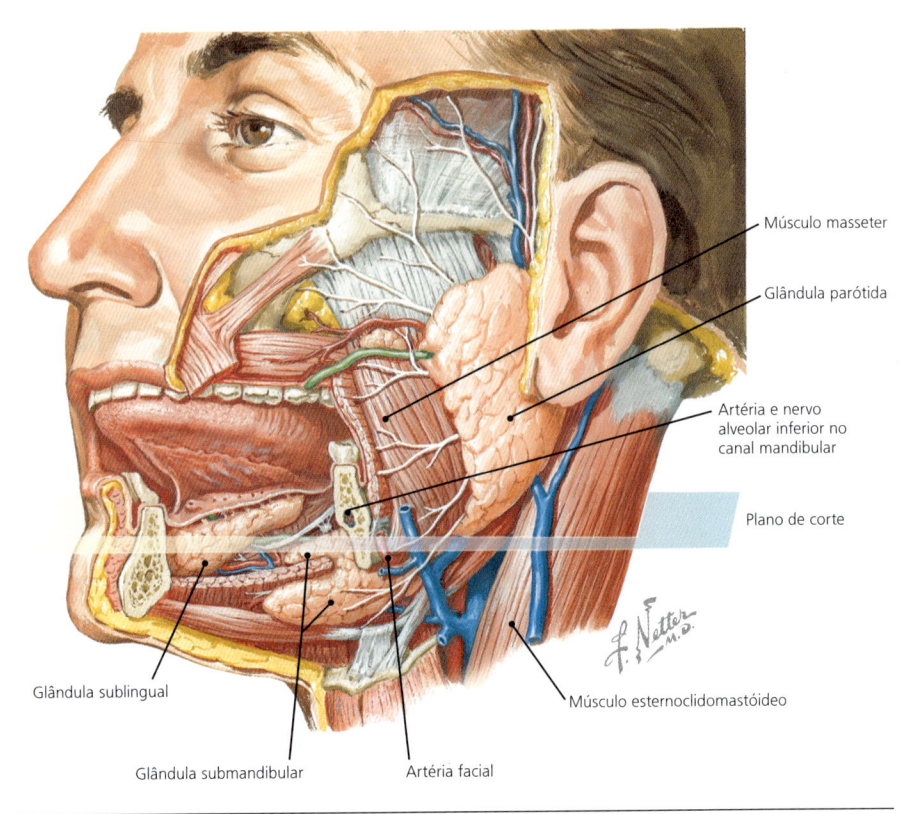

1 Glândulas Salivares Submandibular e Sublingual

Glândulas salivares parótida, submandibular e sublingual e ductos associados
(Atlas of Human Anatomy, 6th edition, Plate 46)

> **Nota Clínica** Cálculos salivares causam dor e edema das glândulas salivares quando obstruem um ducto salivar. A maioria das doenças das glândulas salivares resulta dessa obstrução.

Cabeça e Pescoço

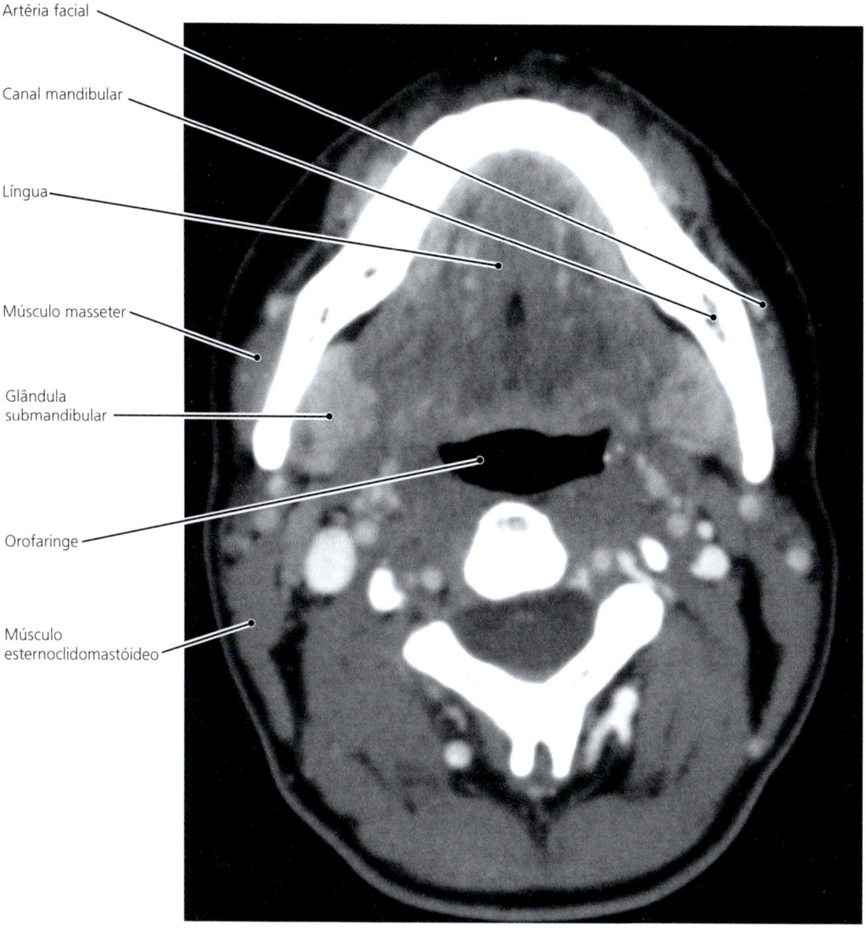
Artéria facial
Canal mandibular
Língua
Músculo masseter
Glândula submandibular
Orofaringe
Músculo esternoclidomastóideo

CT com contraste axial do pescoço

- CT é o procedimento de escolha para sialolitíase porque um cálculo não tem qualquer sinal de ressonância magnética e será invisível em imagens de MR.
- A artéria facial entra na face na margem anterior do músculo masseter e pode ser ali palpada.
- O nervo e artéria alveolar inferior, que correm no canal mandibular, suprem os dentes mandibulares e um ramo sai do canal através do forame mentual.

Faringe, Corte Sagital Mediano

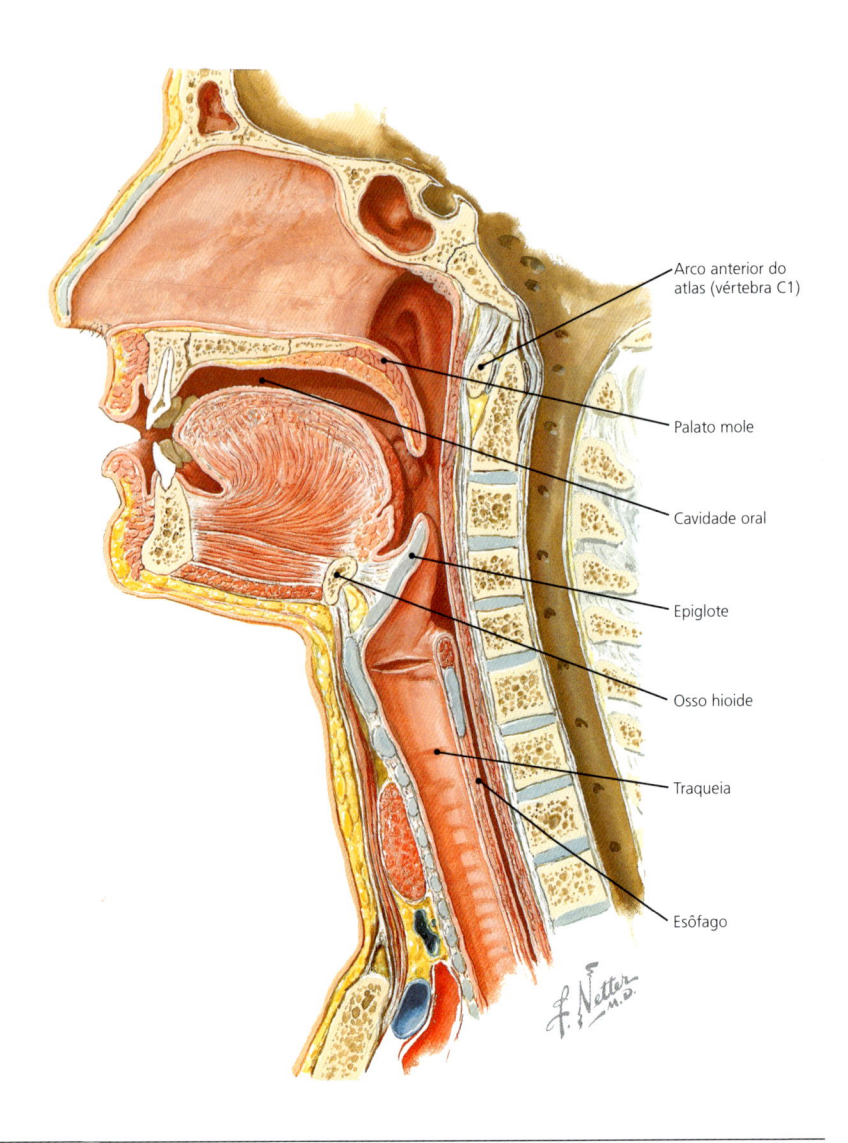

Corte sagital mediano da cabeça e pescoço enfatizando a faringe *(Atlas of Human Anatomy, 6th edition, Plate 64)*

Nota Clínica Câncer do esôfago causa dificuldade de deglutição (disfagia), que, tipicamente, é de natureza progressiva. Invasão da via aérea pode ocorrer em casos avançados de câncer do esôfago.

Faringe, Corte Sagital Mediano

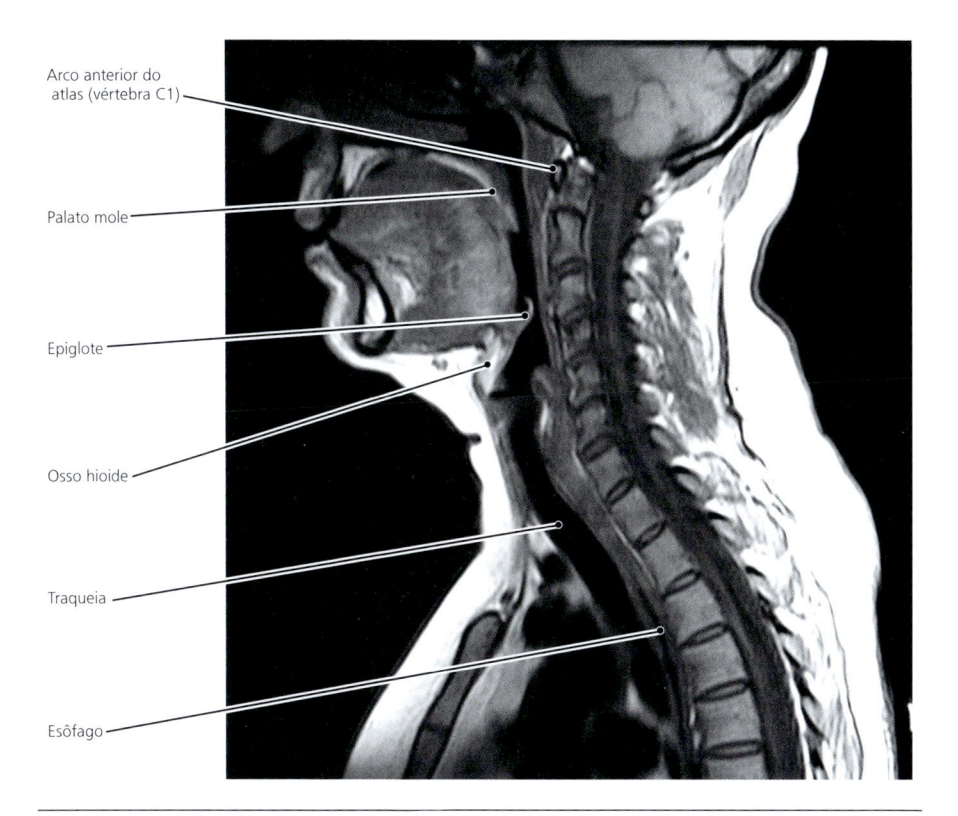

Arco anterior do atlas (vértebra C1)

Palato mole

Epiglote

Osso hioide

Traqueia

Esôfago

Imagem de MR T1 sagital da cabeça e pescoço

- A cavidade oral é um espaço potencial quando a língua é elevada de encontro ao palato. Similarmente, o esôfago é um espaço potencial.
- A luz traqueal está sempre cheia de ar porque ela é mantida por anéis cartilaginosos incompletos.

Artérias Carótidas no Pescoço

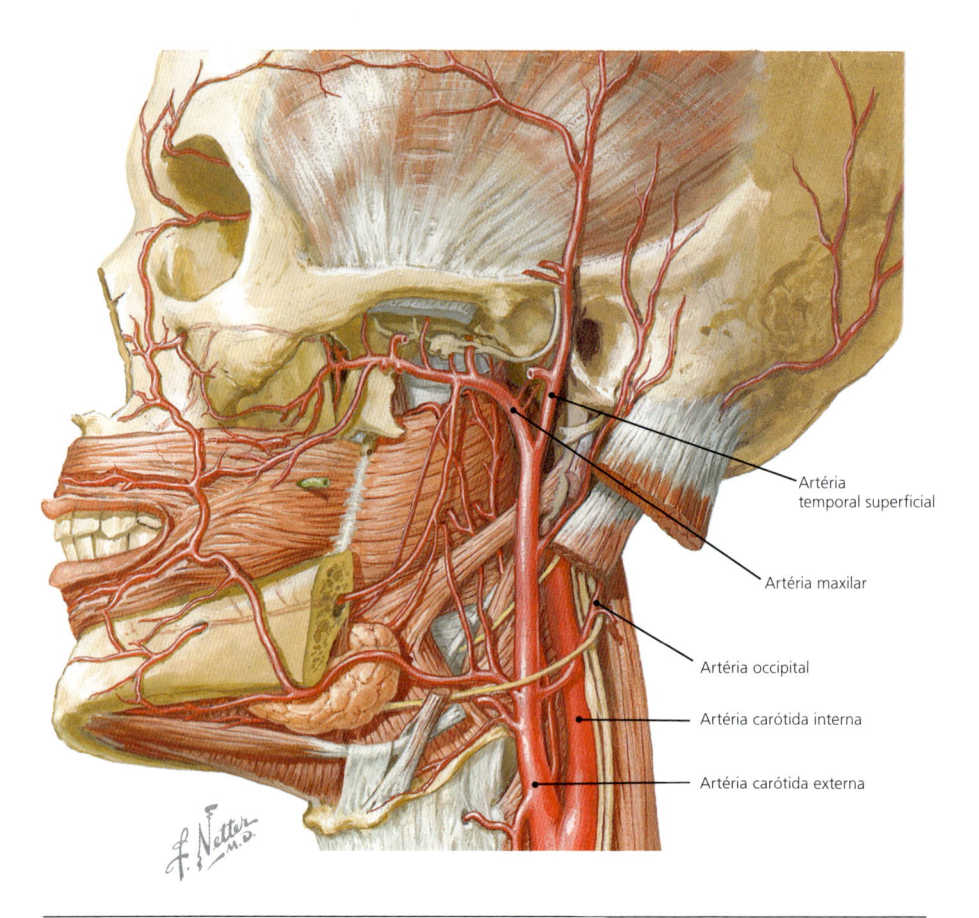

Artérias do pescoço e região faríngea *(Atlas of Human Anatomy, 6th edition, Plate 72)*

Nota Clínica Acidente vascular encefálico, ocasionado por aterotrombose das artérias carótidas extracranianas, resulta de uma combinação de fatores que envolvem os vasos sanguíneos, o sistema de coagulação e a hemodinâmica. Aterosclerose carotídea é, usualmente, mais grave dentro de 2 cm da bifurcação da artéria carótida comum e compromete, predominantemente, a parede posterior da artéria carótida interna. A placa diminui a luz do vaso e, frequentemente, se estende inferiormente para dentro da artéria carótida comum.

Artérias Carótidas no Pescoço

Artéria temporal superficial

Artéria maxilar

Artéria occipital

Artéria carótida interna

Artéria carótida externa

Artéria vertebral

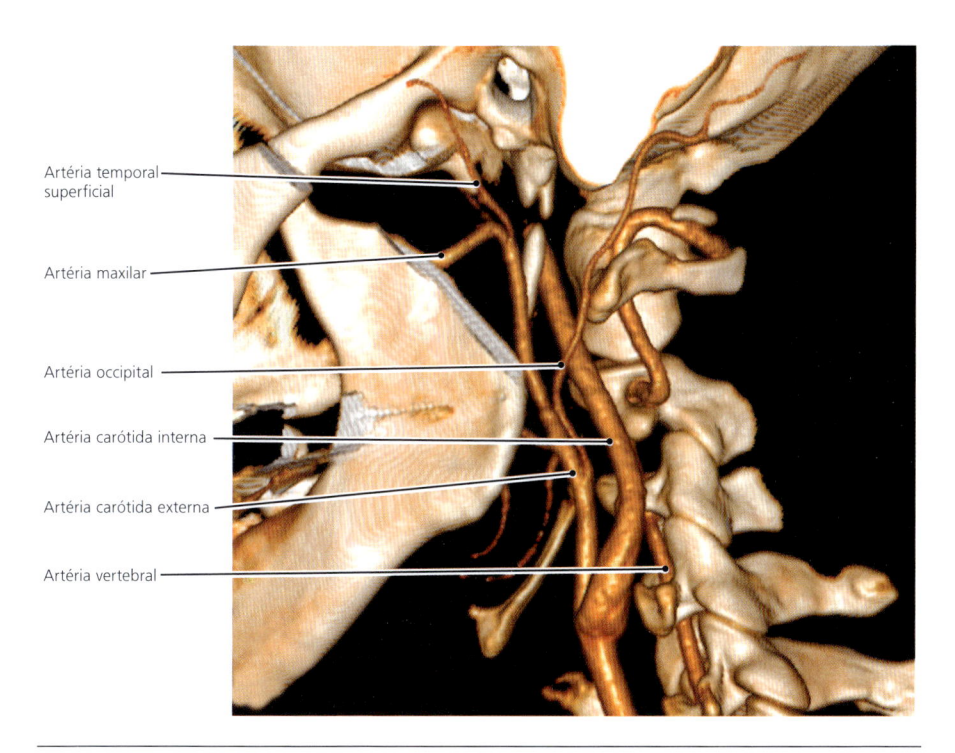

Angio-CT de carótida, reconstrução volumétrica

- As artérias temporal superficial e maxilar são os ramos terminais da artéria carótida externa. A primeira supre a região temporal do crânio, e a última cruza a fossa infratemporal para, eventualmente, entrar no crânio através da fissura pterigomaxilar e suprir a cavidade nasal.
- A artéria carótida interna não tem qualquer ramo extracraniano; ela entra no crânio usando o forame carotídeo no osso temporal e, eventualmente, ascende e passa através do seio cavernoso para suprir, juntamente com a artéria vertebral, todas as artérias cerebrais.

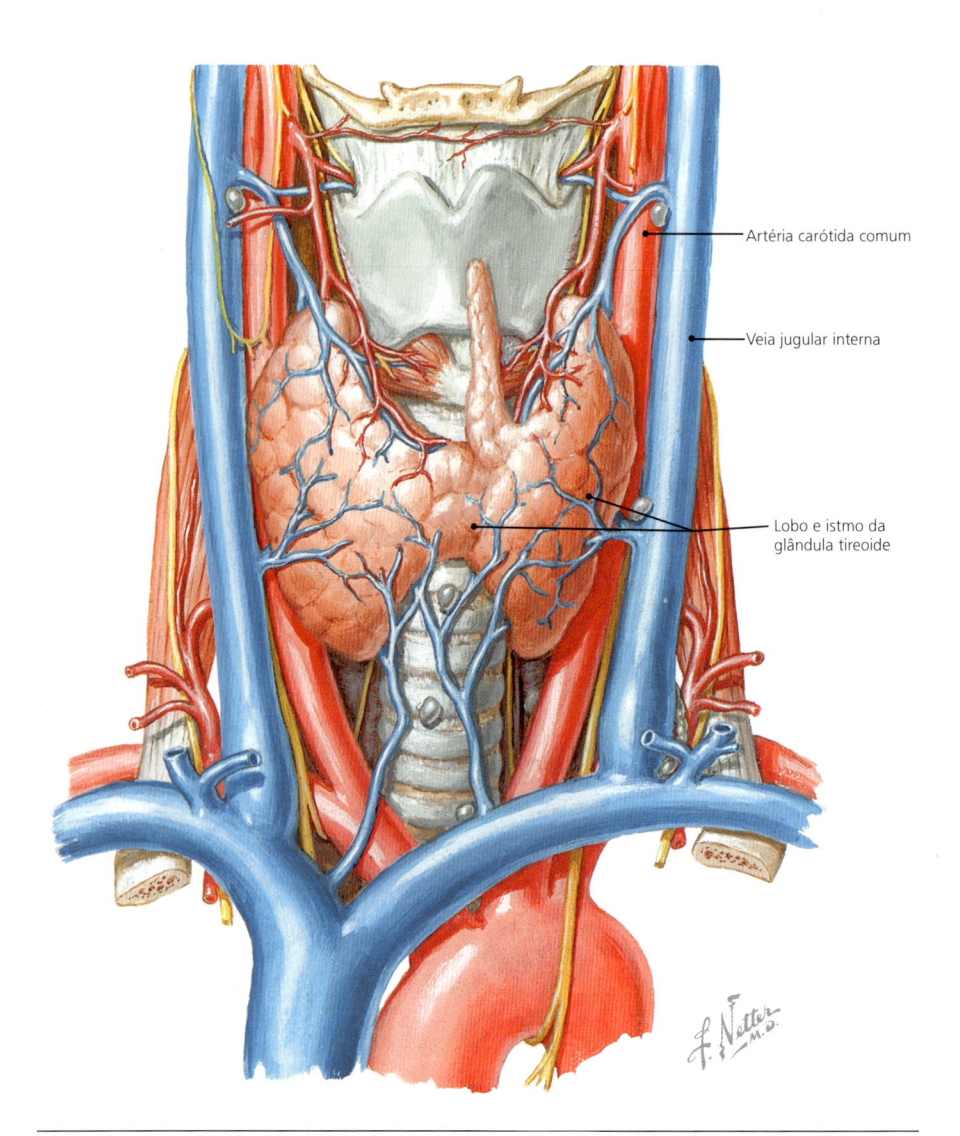

Glândula Tireoide e Principais Vasos do Pescoço

Glândula tireoide, suprimento vascular; e artéria carótida comum e veia jugular interna *(Atlas of Human Anatomy, 6th edition, Plate 76)*

> **Nota Clínica** Tecido tireóideo ectópico pode estar presente em qualquer lugar ao longo da linha embriológica de descida da glândula tireoide, que começa no forame cego da língua.

Glândula Tireoide e Principais Vasos do Pescoço

Artéria carótida comum

Veia jugular interna

Lobo e istmo da glândula tireoide

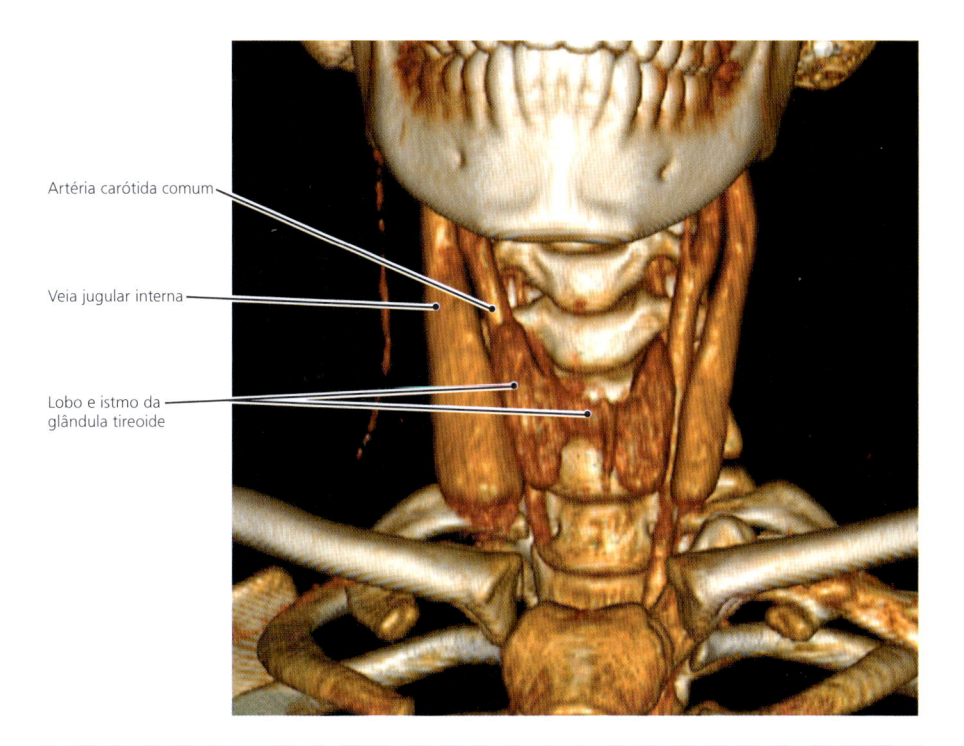

CT com contraste coronal do pescoço, reconstrução volumétrica

- A extremidade arredondada no aspecto inferior das veias jugulares internas mostradas nesta imagem de CT ocorreu porque a aquisição da imagem foi feita exatamente quando o bolo de contraste tinha alcançado este nível nas veias enquanto estava se movendo rapidamente para baixo.
- Além das artérias tireóideas superior e inferior, a glândula tireoide pode receber uma artéria tireóidea ima que se origina diretamente do arco da aorta e ascende sobre a traqueia.
- As veias tireóideas superior e média drenam para as veias jugulares internas e as veias tireóideas inferiores drenam para as veias braquiocefálicas.

Cabeça e Pescoço

1 Laringe

Lâmina da cartilagem tireóidea

Ligamento vocal

Rima da glote

Cartilagem aritenóidea

Músculos aritenóideos transverso e oblíquo

Lâmina da cartilagem cricóidea

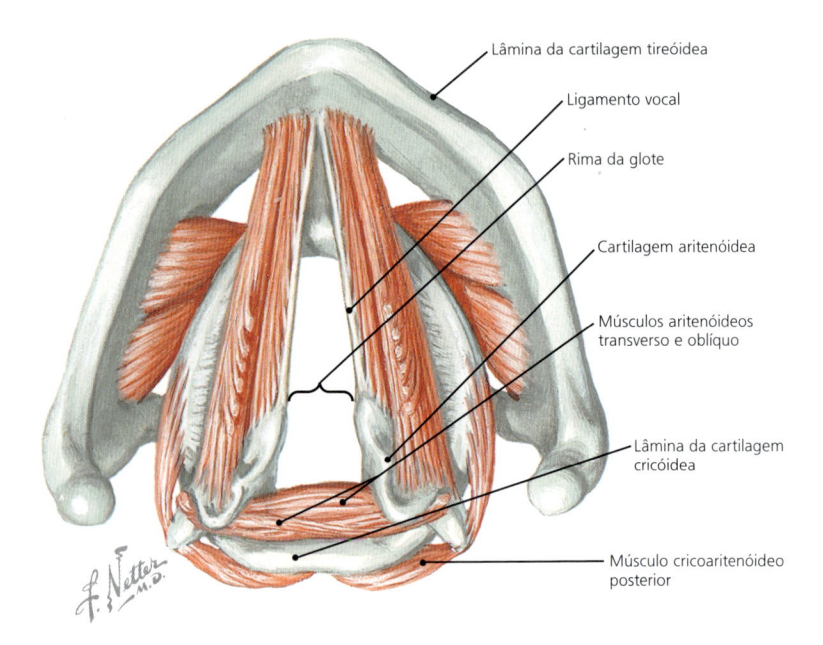

Músculo cricoaritenóideo posterior

Vista, olhando para baixo, do esqueleto da laringe e músculos selecionados
(Atlas of Human Anatomy, 6th edition, Plate 80)

Nota Clínica A rima da glote (espaço entre as pregas vocais) é, usualmente, a parte mais estreita da via aérea superior, de modo que qualquer instrumento passado para dentro da via aérea (broncoscópio etc.) precisa caber através da rima.

Laringe

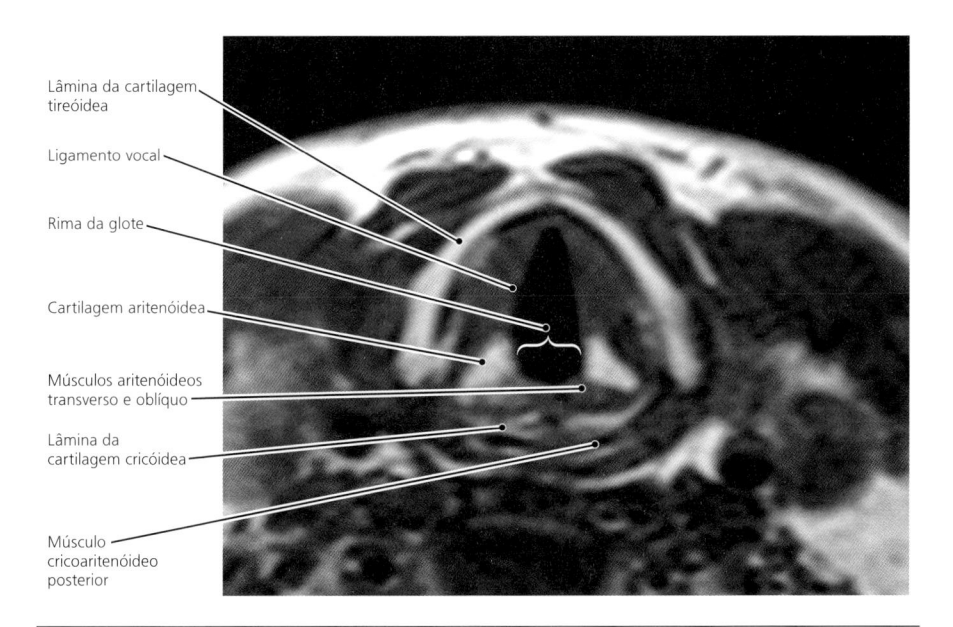

- Lâmina da cartilagem tireóidea
- Ligamento vocal
- Rima da glote
- Cartilagem aritenóidea
- Músculos aritenóideos transverso e oblíquo
- Lâmina da cartilagem cricóidea
- Músculo cricoaritenóideo posterior

Imagem de MR T1 axial do pescoço

- As cartilagens tireóidea, cricóidea e aritenóideas são os componentes principais do esqueleto da laringe.
- A cartilagem cricóidea é a única estrutura esquelética que circunda completamente a via aérea superior.

Cabeça e Pescoço

Ducto Nasolacrimal

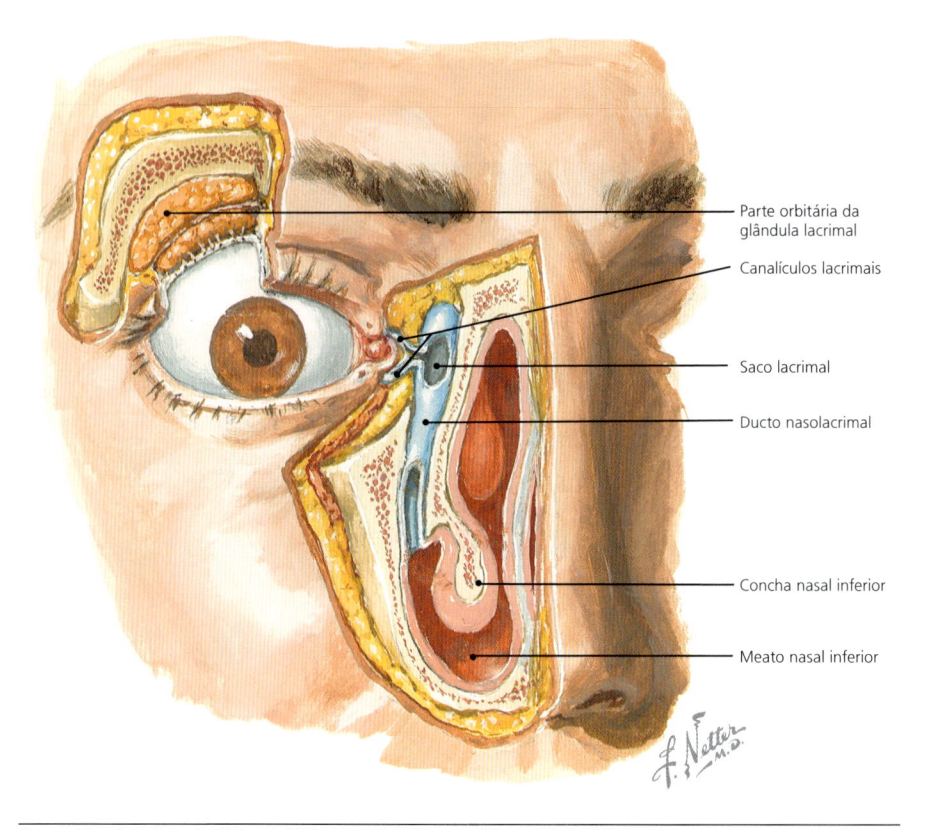

Aparelho lacrimal *(Atlas of Human Anatomy, 6th edition, Plate 84)*

Parte orbitária da glândula lacrimal
Canalículos lacrimais
Saco lacrimal
Ducto nasolacrimal
Concha nasal inferior
Meato nasal inferior

Nota Clínica Obstrução do ducto nasolacrimal pode ser congênita (ocorre em bebês) ou adquirida (muitas vezes causda por inflamação ou fibrose). O sinal principal é o transbordamento das lágrimas.

Ducto Nasolacrimal

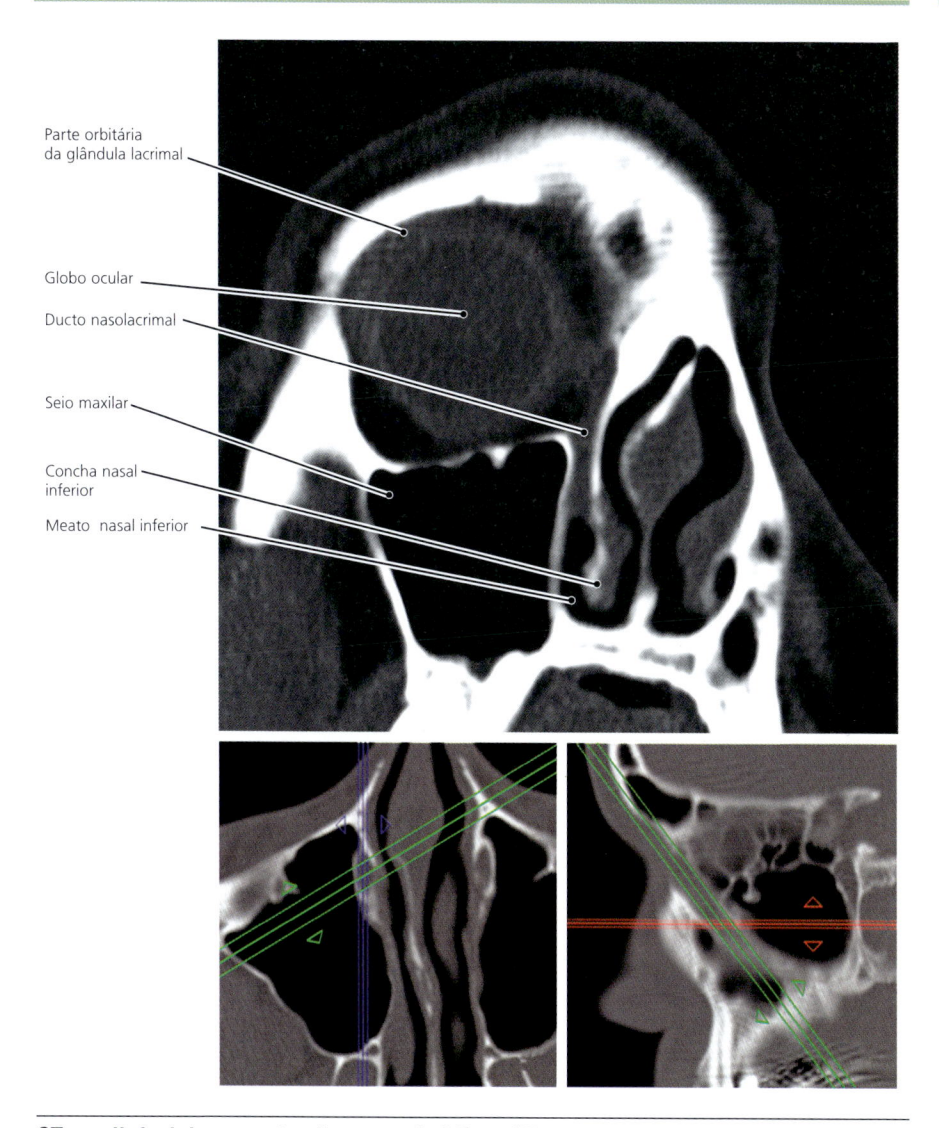

Parte orbitária da glândula lacrimal
Globo ocular
Ducto nasolacrimal
Seio maxilar
Concha nasal inferior
Meato nasal inferior

CT maxilofacial, reconstrução coronal oblíqua (*linhas verdes* nas imagens de referência indicam a posição e orientação da imagem principal)

- O aparelho lacrimal consiste nas seguintes estruturas:
  - Glândulas lacrimais – secretam as lágrimas.
  - Ductos lacrimais – transportam as lágrimas para a esclera.
  - Canalículos lacrimais – transportam as lágrimas para o saco lacrimal.
  - Ducto nasolacrimal – drena as lágrimas para o meato nasal inferior.

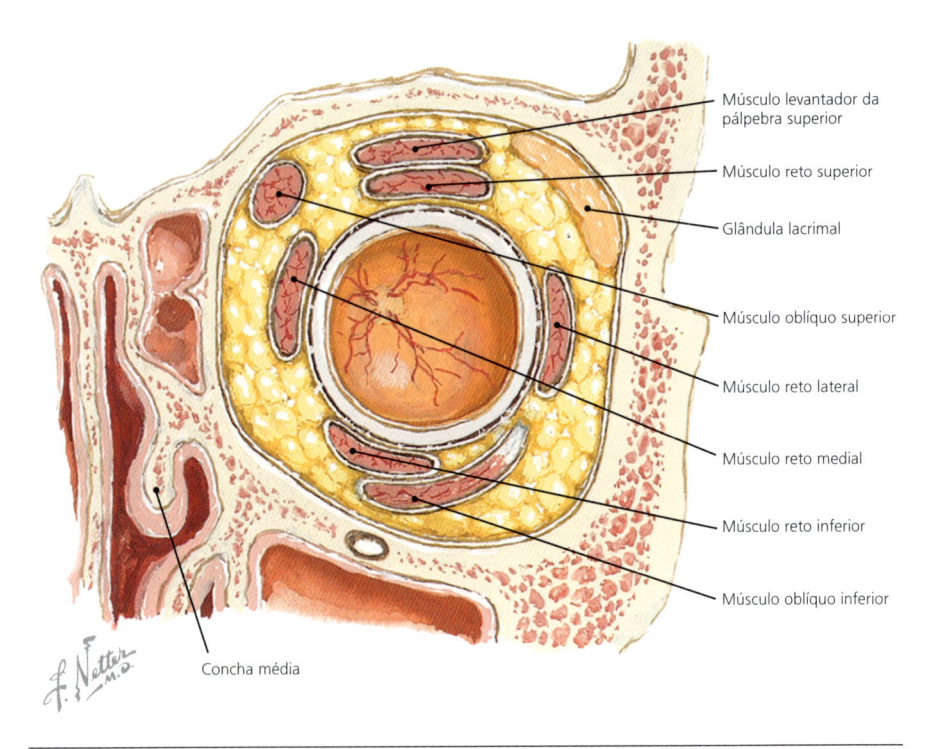

Órbita, Corte Coronal

Músculo levantador da pálpebra superior
Músculo reto superior
Glândula lacrimal
Músculo oblíquo superior
Músculo reto lateral
Músculo reto medial
Músculo reto inferior
Músculo oblíquo inferior
Concha média

Corte coronal através da órbita *(Atlas of Human Anatomy, Plate 85)*

Nota Clínica O músculo levantador da pálpebra superior contém algumas células musculares lisas (músculo tarsal superior de Müller), de modo que a síndrome de Horner está associada a alguma queda (ptose) da pálpebra superior.

Órbita, Corte Coronal

Músculo levantador da pálpebra superior
Músculo reto superior
Músculo oblíquo superior
Músculo reto medial
Glândula lacrimal
Músculo reto lateral
Concha média
Músculo reto inferior

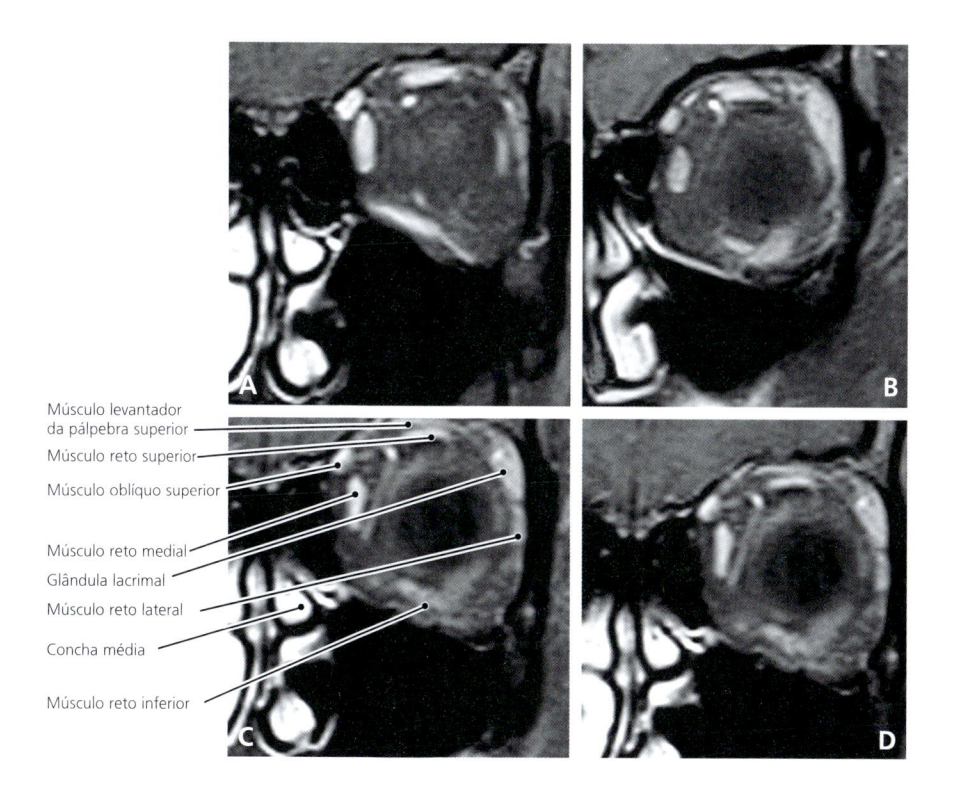

Imagens de MR T1 com contraste e suspensão de gordura, FS, coronais sequenciais da órbita (*A-D,* posterior a anterior)

- O detalhe fino revelado pela MRI é evidente na diferenciação entre os músculos levantador da pálpebra superior e reto superior.
- À medida que os músculos extraoculares se fundem com o globo ocular, anteriormente, tornam-se indistinguíveis nas imagens de MRI.

Cabeça e Pescoço 79

1 Órbita, Músculo e Tendão Oblíquo Superior

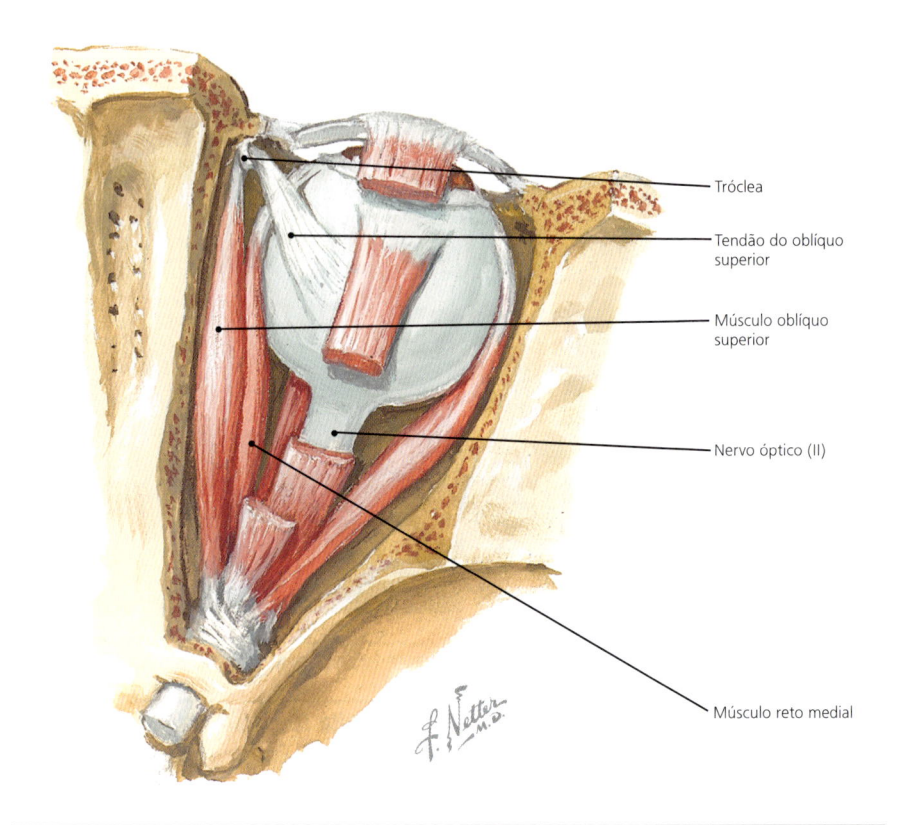

Vista superior da órbita mostrando todo o músculo oblíquo superior *(Atlas of Human Anatomy, 6th edition, Plate 86)*

Nota Clínica Paralisia do nervo troclear (IV), que inerva o músculo oblíquo superior, prejudica a capacidade de o paciente olhar para baixo, e, assim, o paciente tem dificuldade para descer escadas.

Órbita, Músculo e Tendão Oblíquo Superior

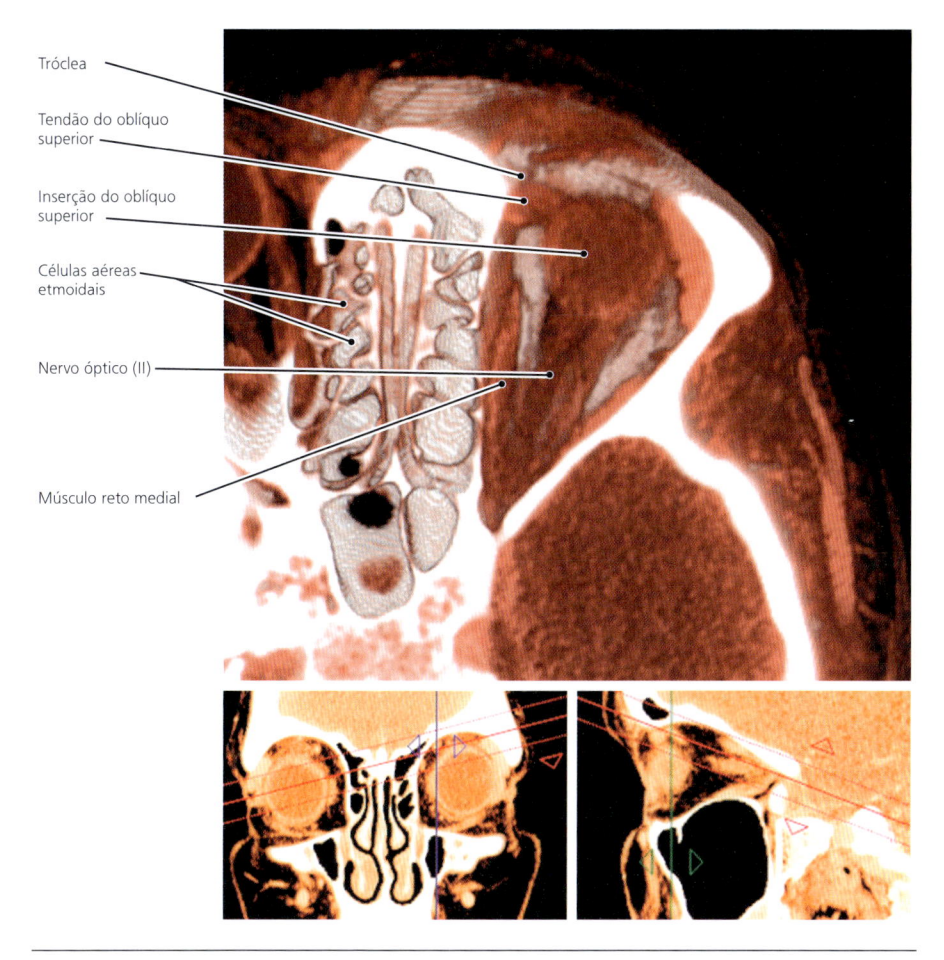

Tróclea
Tendão do oblíquo superior
Inserção do oblíquo superior
Células aéreas etmoidais
Nervo óptico (II)
Músculo reto medial

CT das órbitas, corte fino oblíquo com reconstrução volumétrica (*linhas vermelhas* nas imagens de referência indicam posição e orientação da imagem principal)

- Traumatismo craniano é a causa mais típica de uma lesão isolada do nervo troclear, resultando em paralisia do oblíquo superior.
- O músculo oblíquo superior trabalha com o músculo reto inferior para produzir mirada para baixo.

Cabeça e Pescoço

Órbita, Vista Superior

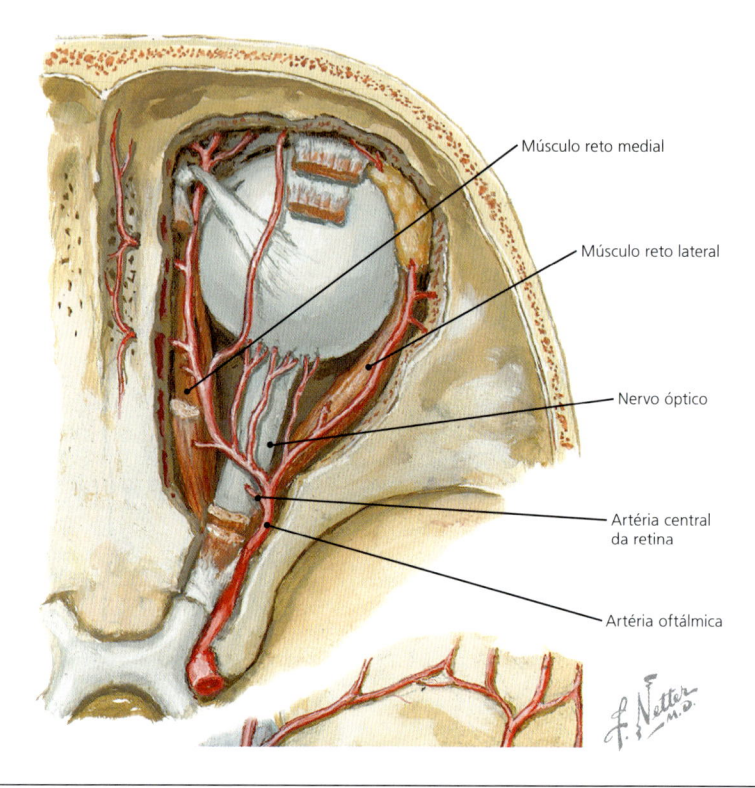

Vista superior da órbita com lâmina orbitária do osso frontal removida
(Atlas of Human Anatomy, Plate 87)

Nota Clínica A lâmina papirácea extremamente fina pode ser penetrada por uma sinusite infecciosa etmoidal não tratada e grave, resultando em doença orbitária.

Órbita, Vista Superior

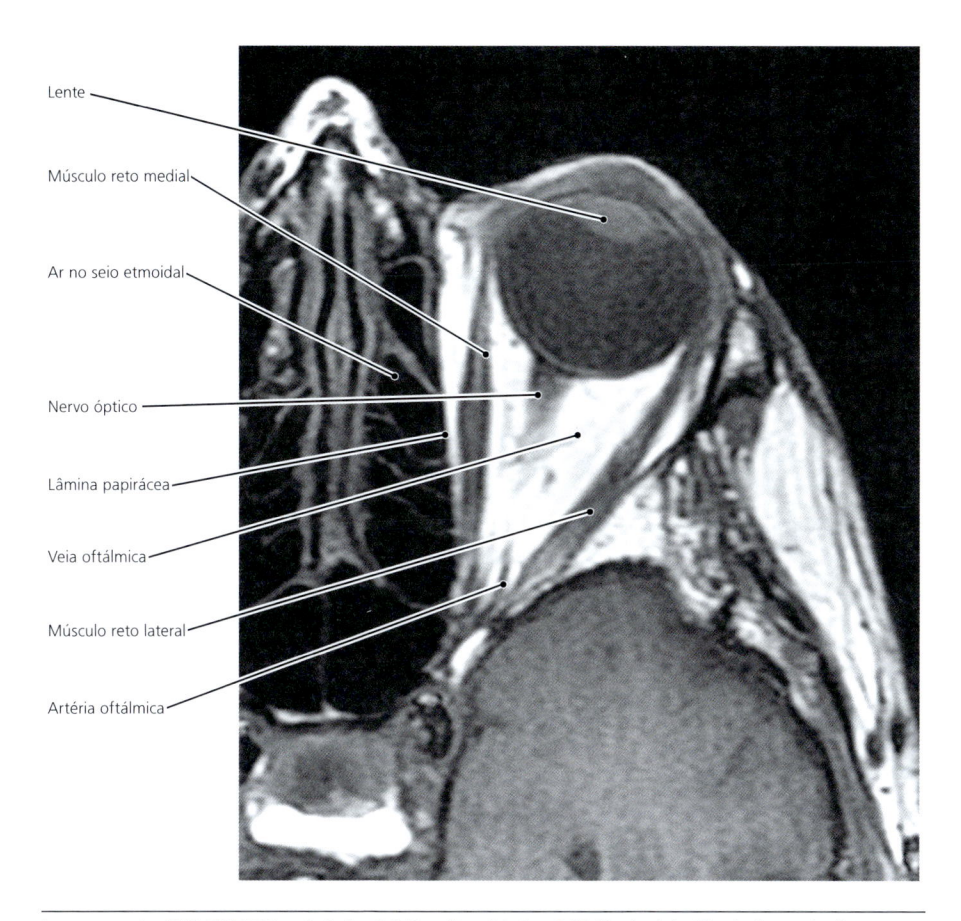

Imagem de MR FSE T1 axial da órbita *(De: Mafee MF, Karimi A, Shah J, et al.: Anatomy and pathology of the eye: Role of MR imaging and CT. Radiol Clin North Am 44(1):135-157, 2006)*

Labels: Lente; Músculo reto medial; Ar no seio etmoidal; Nervo óptico; Lâmina papirácea; Veia oftálmica; Músculo reto lateral; Artéria oftálmica

- A extensa gordura orbitária, que é hiperintensa em T1 (brilhante) e aparece branca na imagem de MR, faz acolchoamento e suporta o globo ocular.

- A fina parede óssea medial (lâmina papirácea), que separa a órbita do seio etmoidal, é difícil de ver na MRI, como evidencia a imagem acima. Para visualizar estruturas ósseas finas mais claramente, a CT é a modalidade de imagem preferida.

Cabeça e Pescoço

Bulbo do Olho

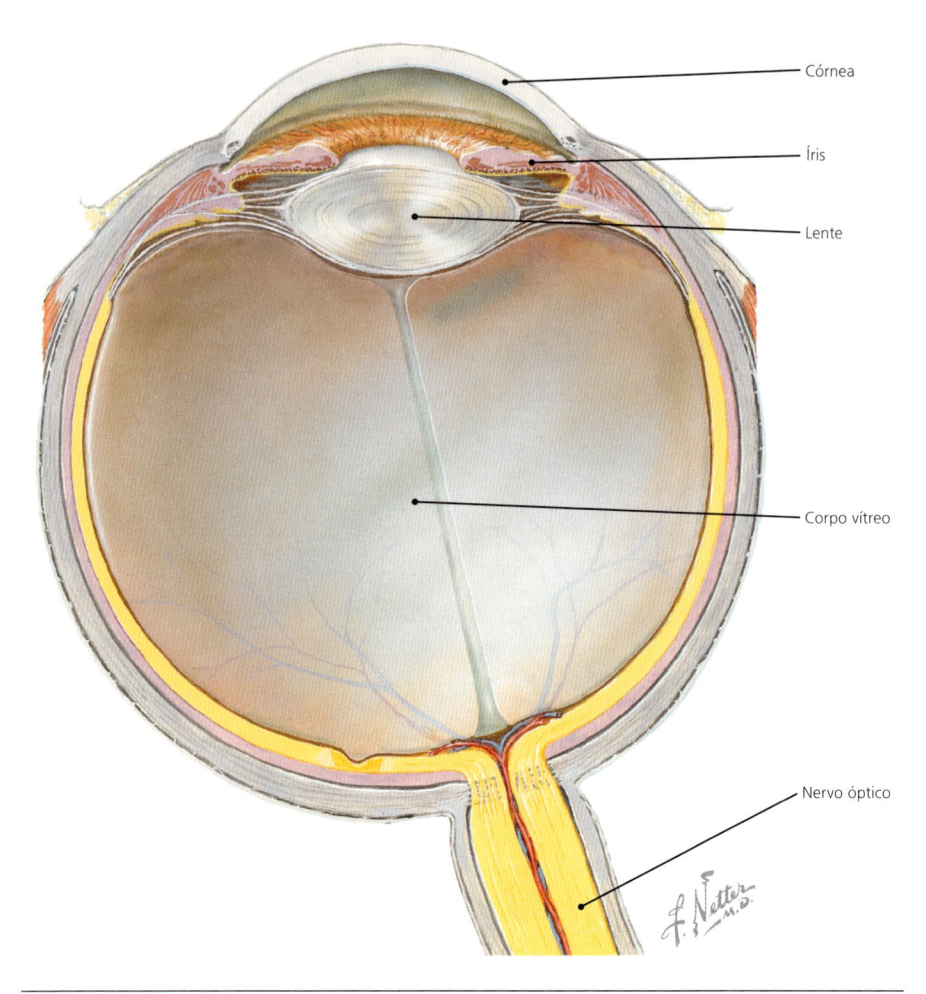

Córnea
Íris
Lente
Corpo vítreo
Nervo óptico

Corte axial do bulbo *(Atlas of Human Anatomy, 6th edition, Plate 89)*

Nota Clínica A *catarata* é uma turvação da lente. São mais comuns com o envelhecimento; próximo aos 80 anos de idade, mais da metade de todos os americanos têm um catarata ou fizeram cirurgia de catarata. Também associada ao envelhecimento é a *presbiopia*, que é a perda da capacidade de focar ativamente em objetos próximos (*vs*. distantes). Presbiopia resulta de uma perda de elasticidade da lente.

Bulbo do Olho

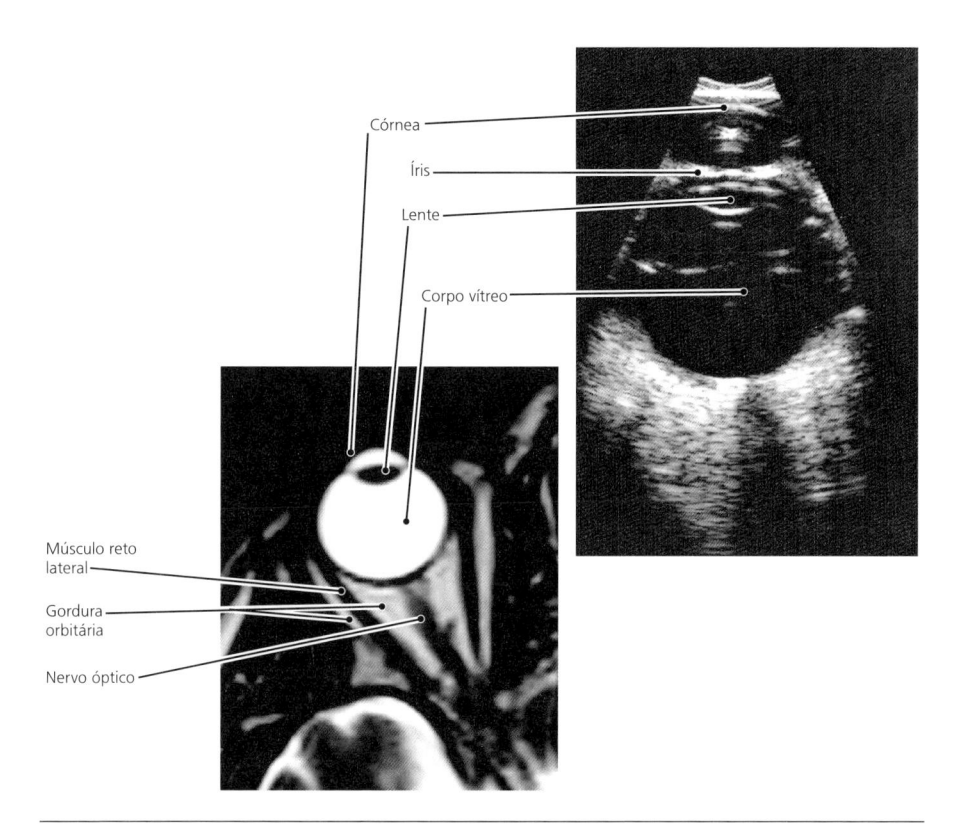

Córnea
Íris
Lente
Corpo vítreo
Músculo reto lateral
Gordura orbitária
Nervo óptico

Imagem de MR T2 axial *(esquerda)* e imagem de US axial *(direita)* *(Cortesia de Roger P. Harrie, MD, Clinical Professor of Ophthalmology, University of Utah Moran Eye Center)*

- Sendo o olho composto de câmaras com fluidos, estruturas ecogênicas como as superfícies da lente são facilmente observadas em imagens de US.
- Observar a gordura orbitária brilhantemente ecogênica na imagem de US.
- A gordura orbitária é importante para suportar e acolchoar o olho. A aparência de "olhos fundos" das pessoas emaciadas, com desvio do globo para trás (enoftalmia), resulta da perda de gordura orbitária.

Cabeça e Pescoço

Orelha Interna

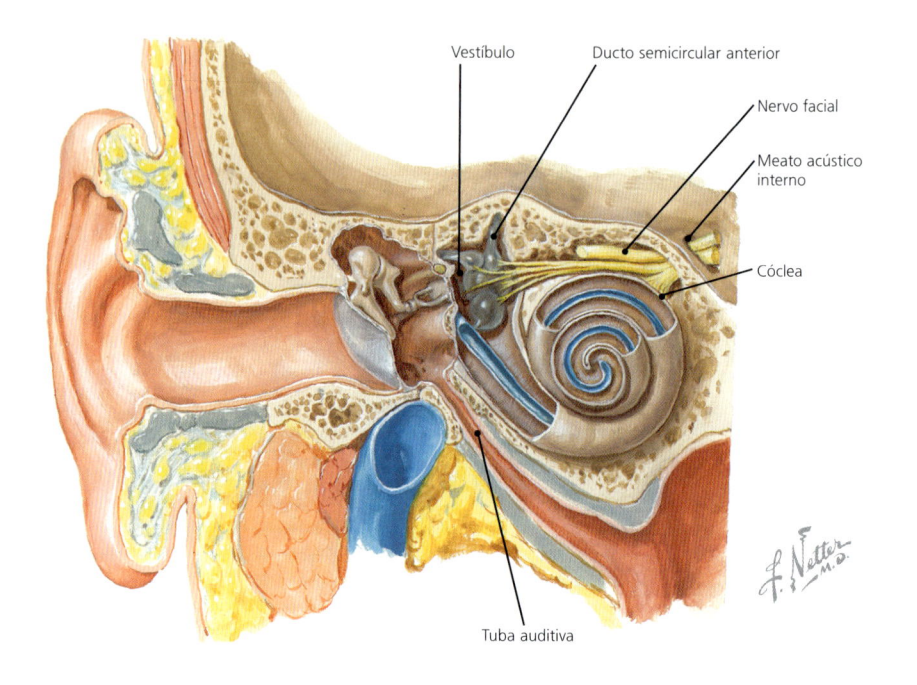

Esquema da orelha média e interna apresentando o labirinto membranoso (em *azul*) no interior do labirinto ósseo *(Atlas of Human Anatomy, 6th edition, Plate 94)*

> **Nota Clínica** Doença de Ménière é uma afecção da orelha interna que afeta o equilíbrio e a audição, caracterizados por sensação anormal de movimento (vertigem), tonteira, audição diminuída em uma ou ambas as orelhas, e sons inapropriados (p. ex., campainha) na orelha (zumbido).

Orelha Interna

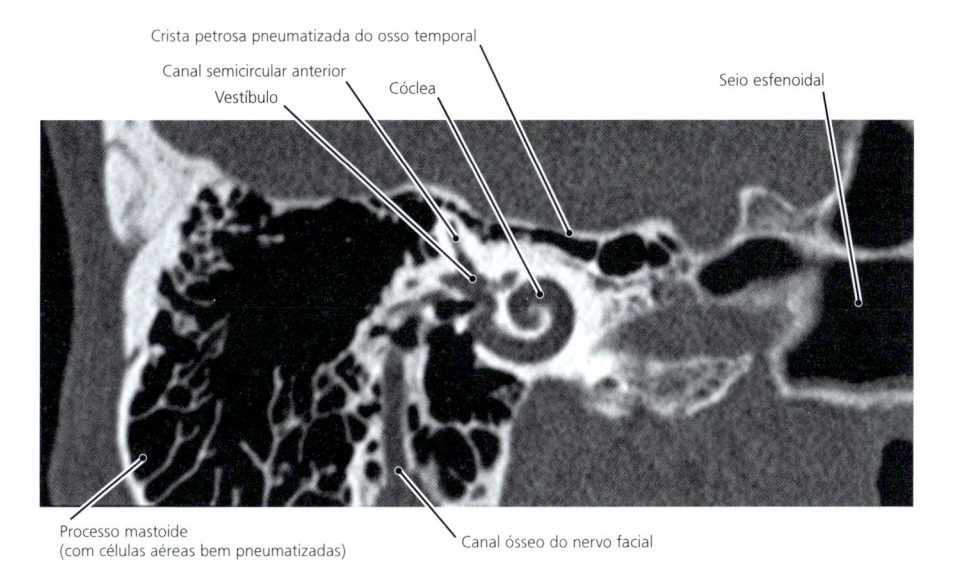

CT coronal do osso temporal *(Cortesia de Philips Corporation)*

Legendas da imagem:
- Crista petrosa pneumatizada do osso temporal
- Canal semicircular anterior
- Vestíbulo
- Cóclea
- Seio esfenoidal
- Processo mastoide (com células aéreas bem pneumatizadas)
- Canal ósseo do nervo facial

- O labirinto membranoso ocupa cerca de 1/3 do espaço do labirinto ósseo e está cheio de endolinfa e rodeado por perilinfa.
- Vibrações na janela oval do vestíbulo causam vibrações na perilinfa, que, então, por sua vez, causam vibrações na endolinfa. Estas últimas vibrações estimulam células ciliadas no órgão espiral da cóclea, que enviam impulsos ao cérebro que são interpretados como som.

Nervo Facial no Canal

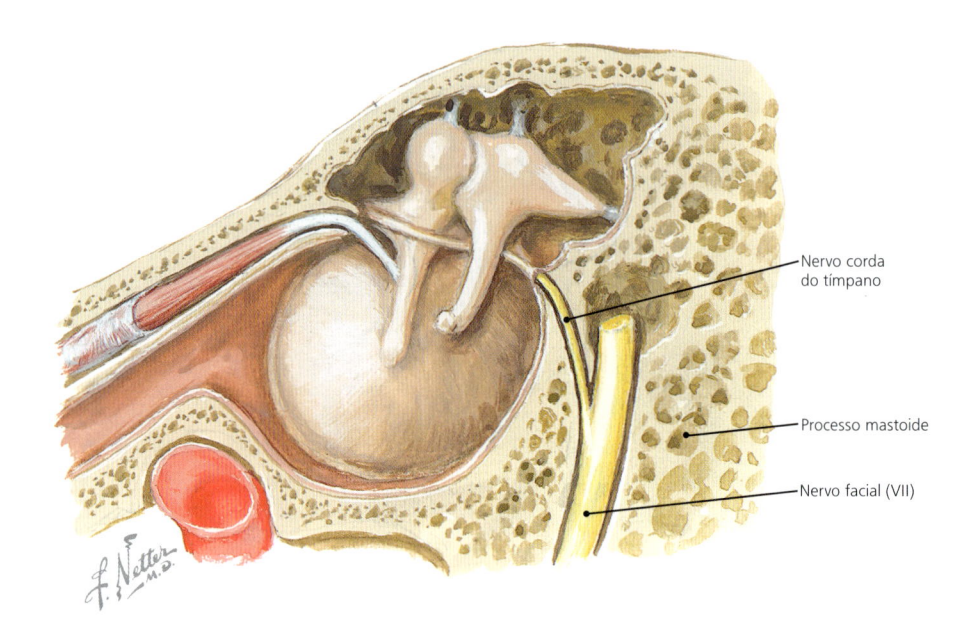

Corte sagital do nervo facial no canal facial *(Atlas of Human Anatomy, 6th edition, Plate 96)*

> **Nota Clínica** Paralisia de Bell, uma paralisia facial unilateral geralmente temporária, pode, frequentemente, ser causada por uma infecção viral, desencadeando uma resposta inflamatória no nervo facial (VII).

Nervo Facial no Canal

Ponte

Nervo facial (VII)

Processo mastoide

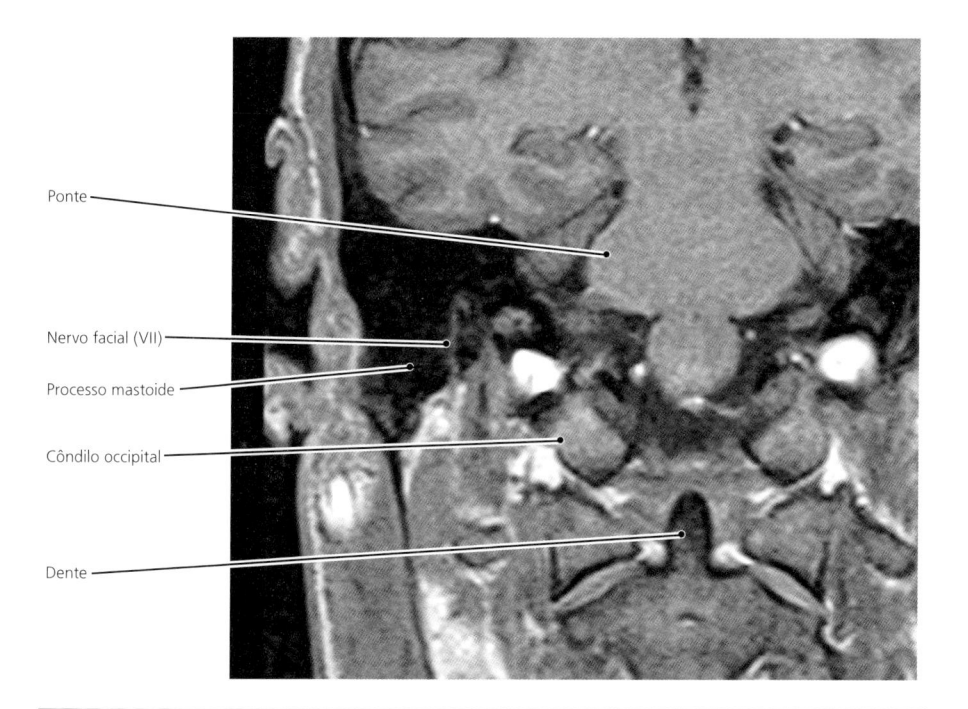

Côndilo occipital

Dente

Imagem de MR T1 FS com contraste coronal através do processo mastoide

- O processo mastoide é marcadamente hipointenso (escuro) porque é composto de osso cortical compacto e células aéreas mastóideas, que não têm sinal no MRI.
- Como o processo mastoide não está desenvolvido ao nascer, o nervo facial é muito suscetível à lesão em bebês.

Cavidade Timpânica (Orelha Média)

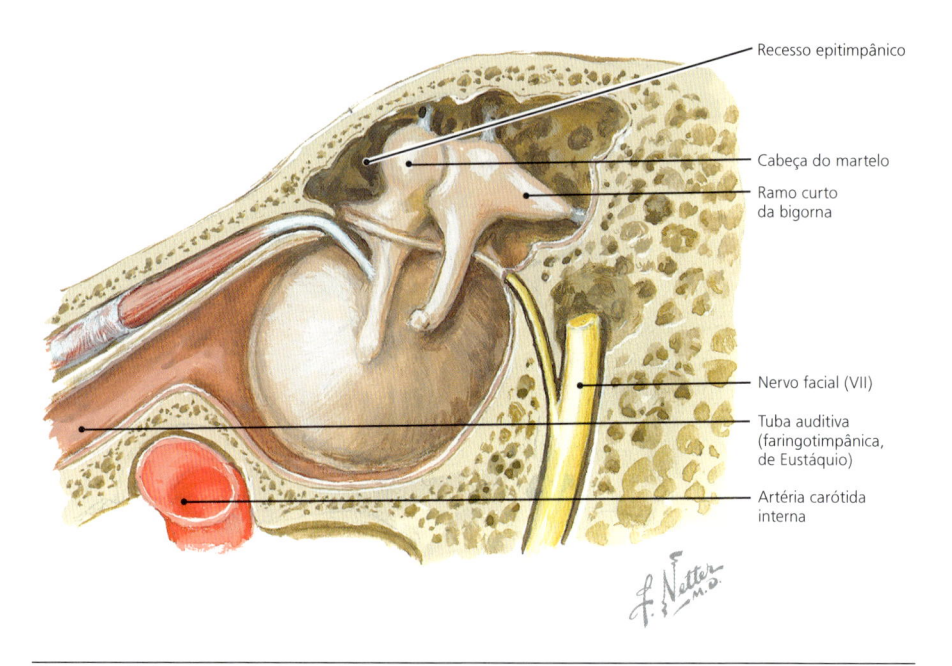

Vista medial da parede lateral da cavidade timpânica *(Atlas of Human Anatomy, 6th edition, Plate 96)*

> **Nota Clínica** Otite média refere-se à inflamação da cavidade timpânica; ela é comum em crianças por causa da fácil disseminação de agentes infecciosos da nasofaringe para a cavidade pela tuba auditiva, que é mais curta e mais reta em crianças que em adultos.

Cavidade Timpânica (Orelha Média)

Recesso epitimpânico

Ramo curto da bigorna

Cabeça do martelo

Processo mastoide

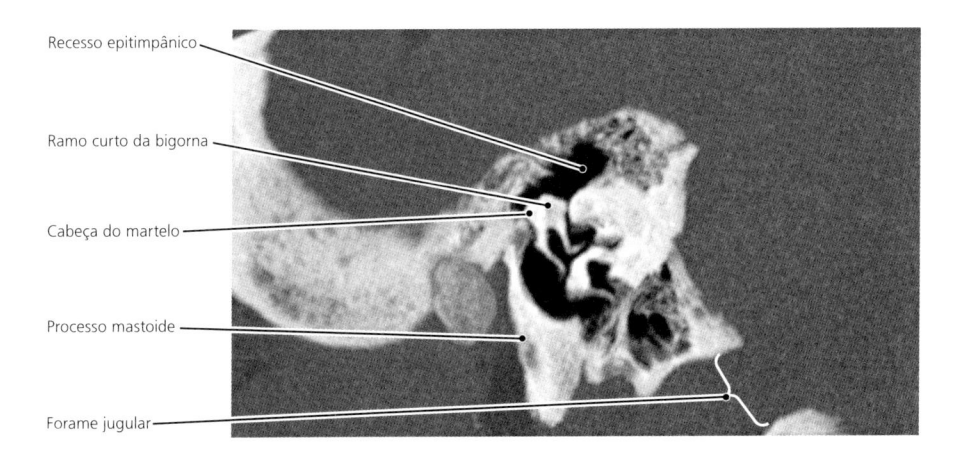

Forame jugular

CT coronal oblíqua da cavidade timpânica *(Cortesia de Philips Corporation)*

- O recesso epitimpânico se conecta por via do antro mastóideo com as células aéreas dentro do processo mastoide. Por conseguinte, infecções da cavidade da orelha média podem levar à mastoidite se não tratadas.

- A tuba auditiva permite a equalização da pressão de ar em ambos os lados da membrana timpânica, facilitando, assim, livre movimento. A tuba normalmente está fechada, mas é aberta pelas ações do salpingofaríngeo e o tensor e o levantador do véu palatino durante deglutição ou bocejo.

1 Labirinto Ósseo

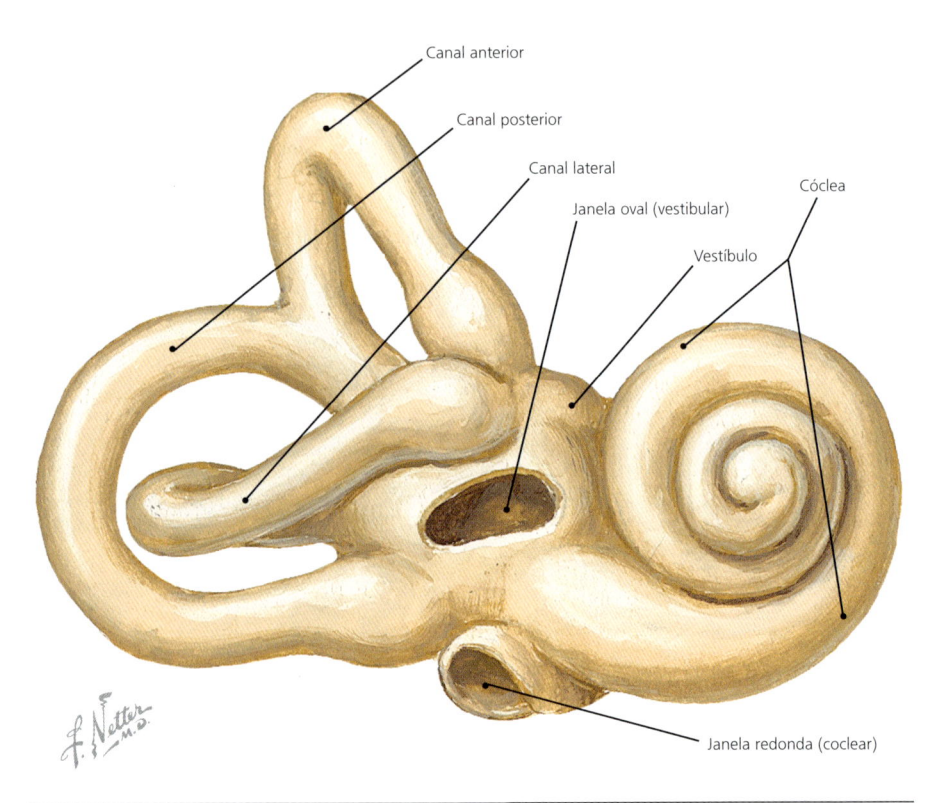

Vista anterolateral do labirinto ósseo direito *(Atlas of Human Anatomy, Plate 97)*

> **Nota Clínica** Os canais semicirculares fornecem ao sistema nervoso central informação sobre movimento rotatório (circular). Doenças do sistema endolinfático podem levar à vertigem (sensação giratória), tal como ocorre na vertigem posicional paroxística benigna (BPPV), que é uma breve sensação de vertigem ocorrendo com alterações específicas na posição da cabeça.

Labirinto Ósseo

Lobo temporal do cérebro

Canal anterior

Canal lateral

Canal posterior

Processo mastoide

Vestíbulo

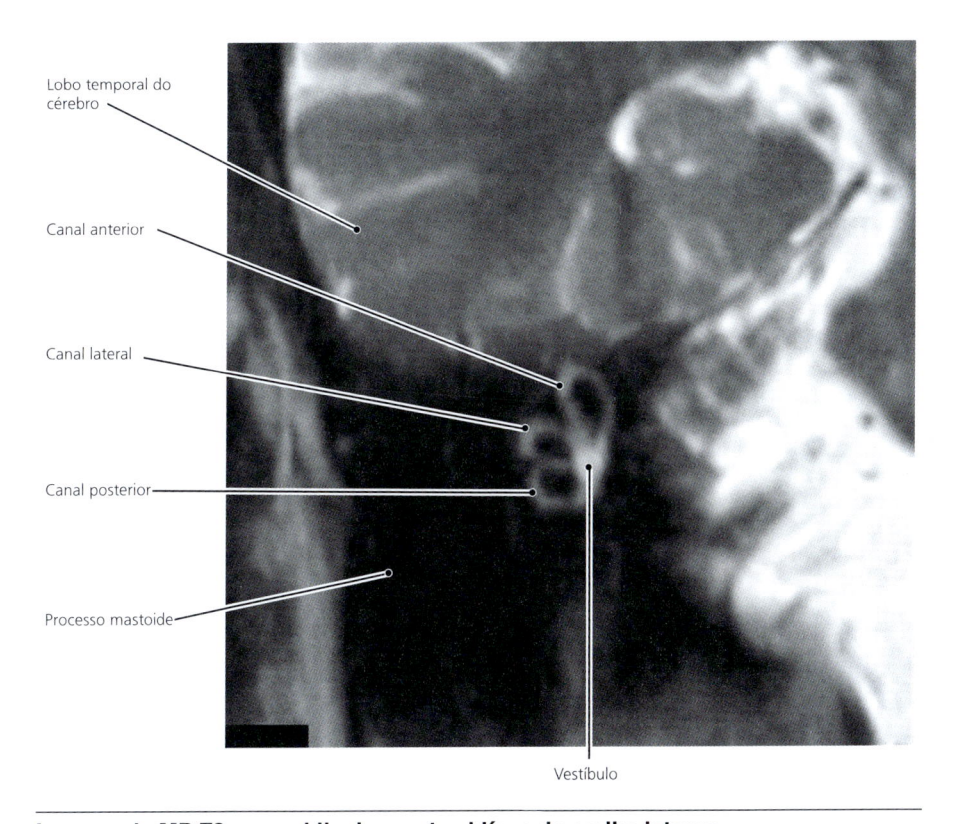

Imagem de MR T2 coronal ligeiramente oblíqua da orelha interna

- O utrículo e o sáculo são órgãos dentro do vestíbulo que detectam aceleração linear (movimento em linha reta) e equilíbrio estático (posição da cabeça).
- Os canais semicirculares detectam rotação da cabeça no plano do seu respectivo canal.

1 Seio Sagital Superior

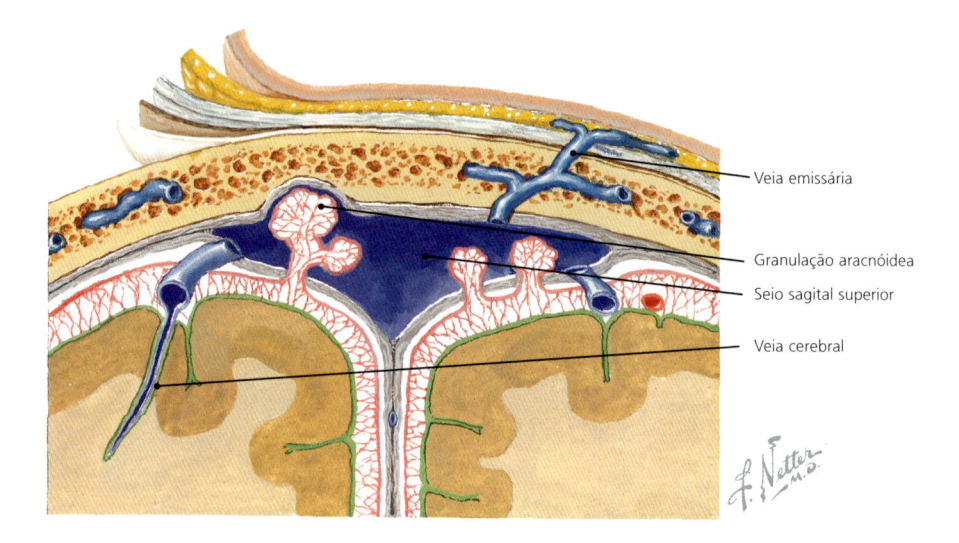

Vista coronal do seio sagital superior *(Atlas of Human Anatomy, 6th edition, Plate 101)*

Nota Clínica Grandes seios cerebrais, como o seio sagital superior, são mais frequentemente comprometidos em trombose de seio venoso, que, muitas vezes, está associada a doenças inflamatórias sistêmicas e distúrbios da coagulação.

Seio Sagital Superior

Granulação aracnóidea

Veia cerebral

Seio sagital superior

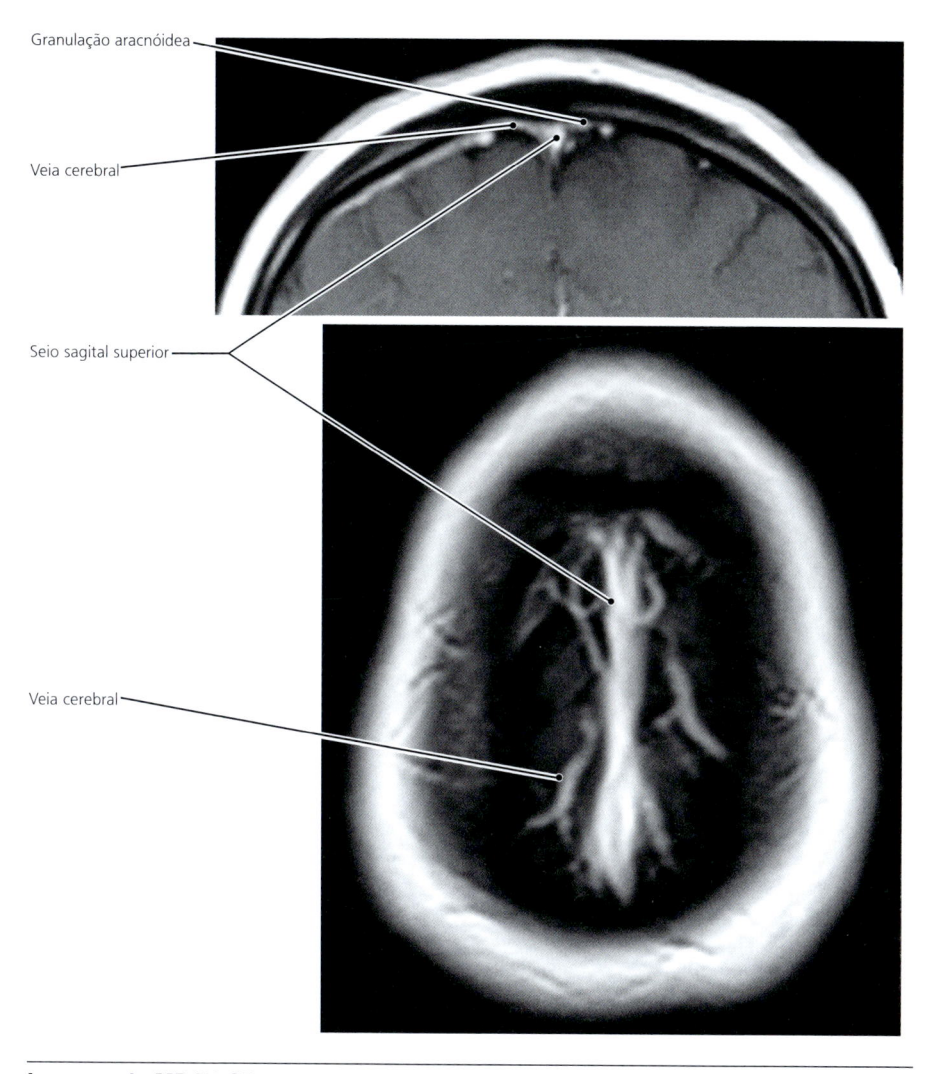

Veia cerebral

Imagens de MR T1 CE coronal e axial do cérebro

- Veias emissárias permitem a disseminação de infecção do couro cabeludo para o seio sagital superior.
- Líquido cerebroespinal (CSF) retorna à circulação venosa por via granulações aracnóideas dentro do seio sagital superior.

Cabeça e Pescoço

Seios Venosos Cerebrais

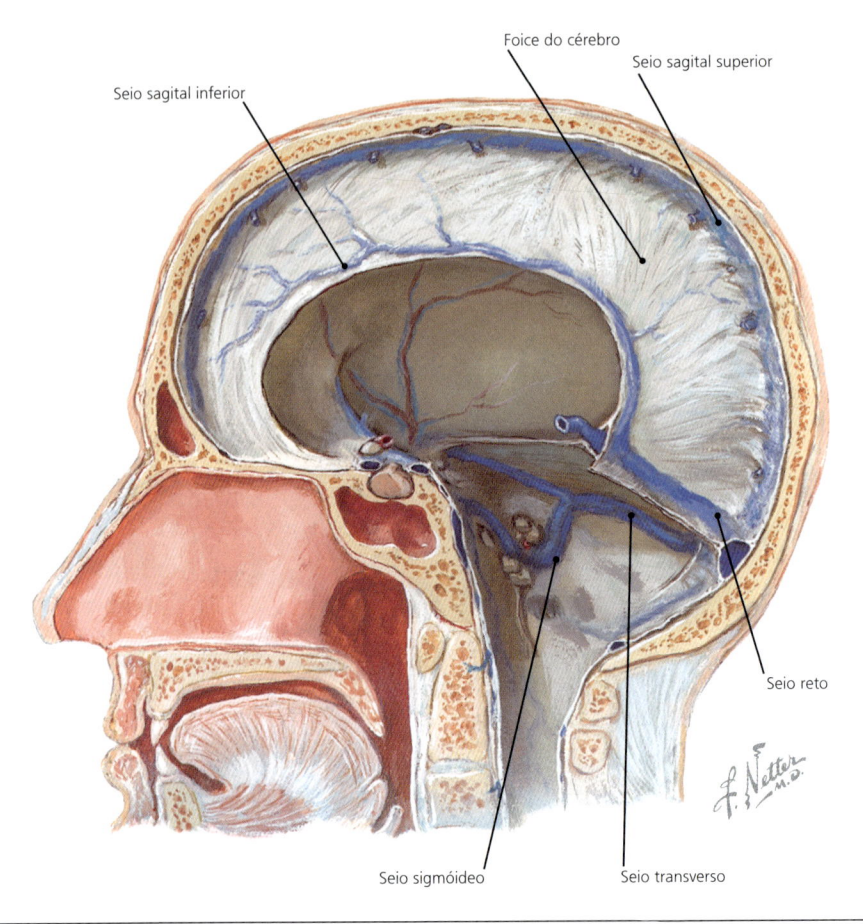

Seios venosos durais e foice do cérebro *(Atlas of Human Anatomy, 6th edition, Plate 104)*

Nota Clínica Ausência ou hipoplasia de um seio venoso pode ocorrer e pode, erroneamente ser tomada, radiologicamente, como um seio trombosado.

Seios Venosos Cerebrais

Seio sagital superior

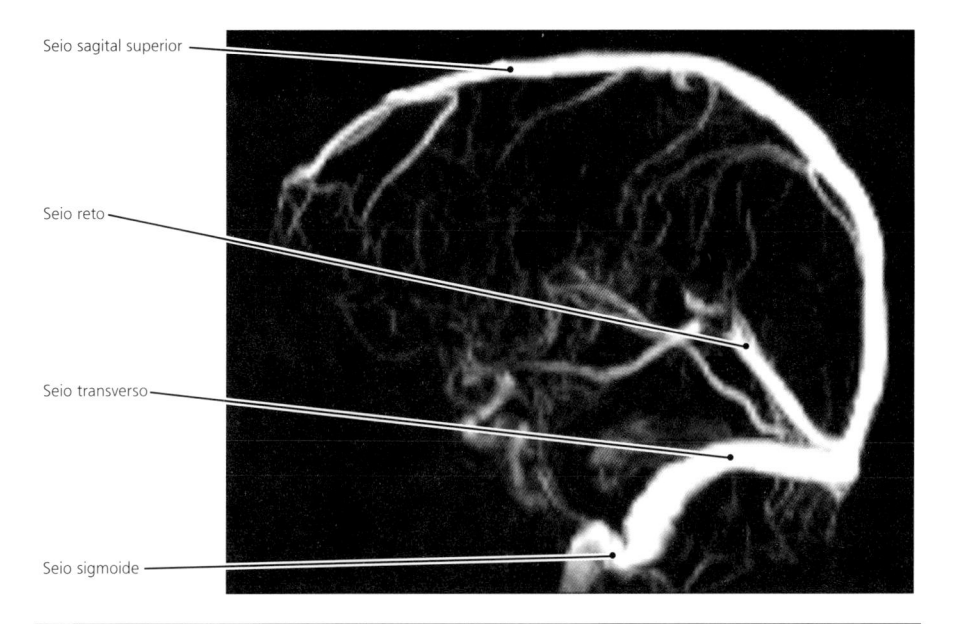

Seio reto

Seio transverso

Seio sigmoide

Angio-MR venosa com 3-D *phase contrast* *(Imagem cortesia de Wendy Hopkins, Philips Clinical Education Specialist)*

- Tanto sequências de pulsos de ressonância magnética **com** *phase contrast* quanto de *time of light* (TOF) são sequências sensíveis ao fluxo que não exigem injeção de material de contraste para visualização de veias ou artérias. Aquisições de angiografia de contraste de fase (PCA) podem ser codificadas para sensibilidade ao fluxo dentro de uma certa faixa de velocidades, realçando assim o fluxo venoso ou arterial.
- Em CT, a expressão "3-D" é frequentemente usada para descrever uma superfície sombreada ou apresentação *renderizada* para volume. Em MRI, "3-D" refere-se à técnica de aquisição, como é o caso aqui.
- O seio sagital superior drena para a veia jugular interna pelos seios transverso e sigmoide.
- Alguns seios durais não mostrados nestas imagens incluem os seios petroso, cavernoso e marginal.

Seio Cavernoso

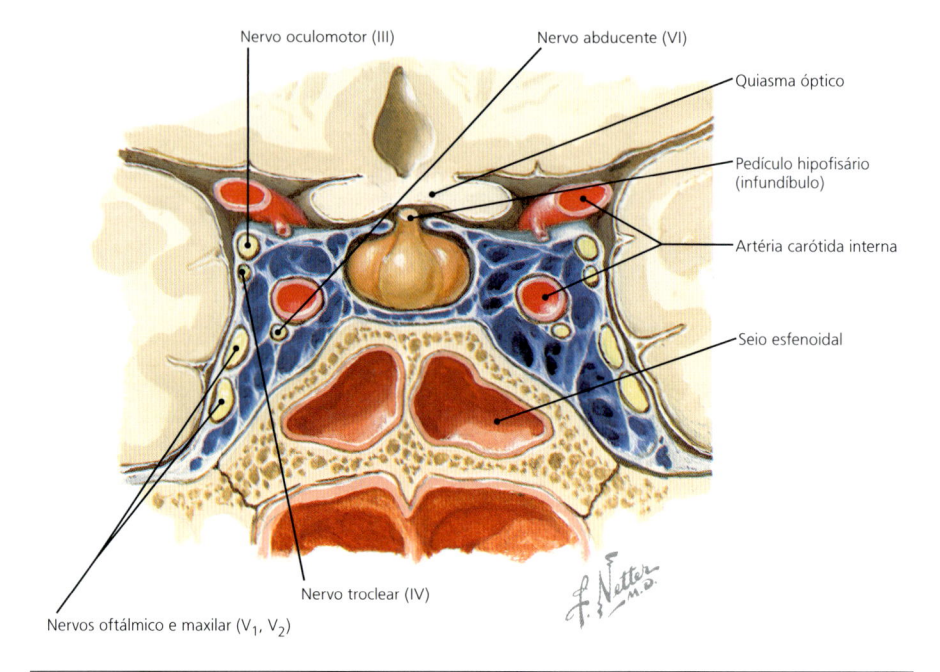

Corte coronal do seio cavernoso e estruturas adjacentes *(Atlas of Human Anatomy, 6th edition, Plate 105)*

Nota Clínica Aterosclerose da artéria carótida interna dentro do seio cavernoso pode causar pressão sobre o nervo abducente (VI) por causa da relação muito estreita entre estas duas estruturas.

Seio Cavernoso

Quiasma óptico

Pedículo hipofisário (infundíbulo)

Artéria carótida interna

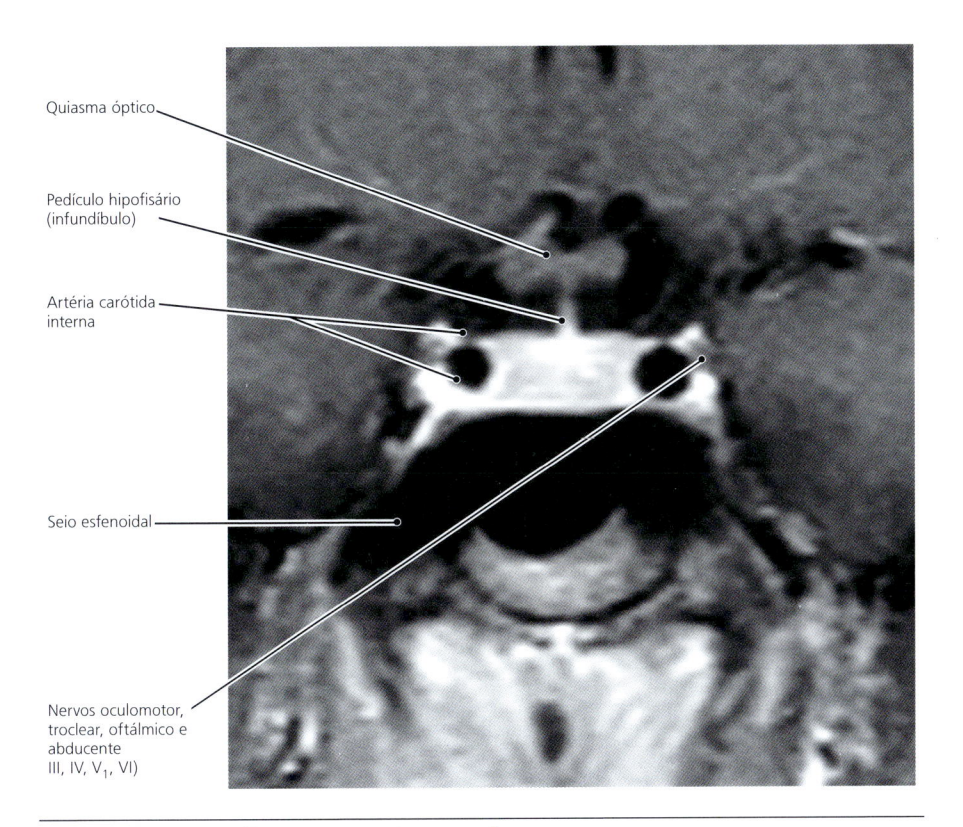

Seio esfenoidal

Nervos oculomotor, troclear, oftálmico e abducente
III, IV, V_1, VI

Imagem de MR T1 FS com contraste coronal

- A alça do sifão da artéria carótida interna resulta em o vaso passar duas vezes através do plano desta imagem de MR.
- Na imagem de MR com contraste, o seio cavernoso é brilhante porque ele é uma estrutura venosa. Embora o espaço endovascular inteiro dentro do seio possa conter o gadolínio injetado (inclusive a artéria carótida interna), o fluxo arterial rápido na artéria resulta em um *(flow) void*.
- A imagem de MR é ligeiramente anterior ao desenho, de modo que todos os nervos cranianos estão enfeixados no canto superolateral do seio uma vez que estão quase atravessando a fissura orbitária superior.

Cabeça e Pescoço

Sistema Venoso Cerebral

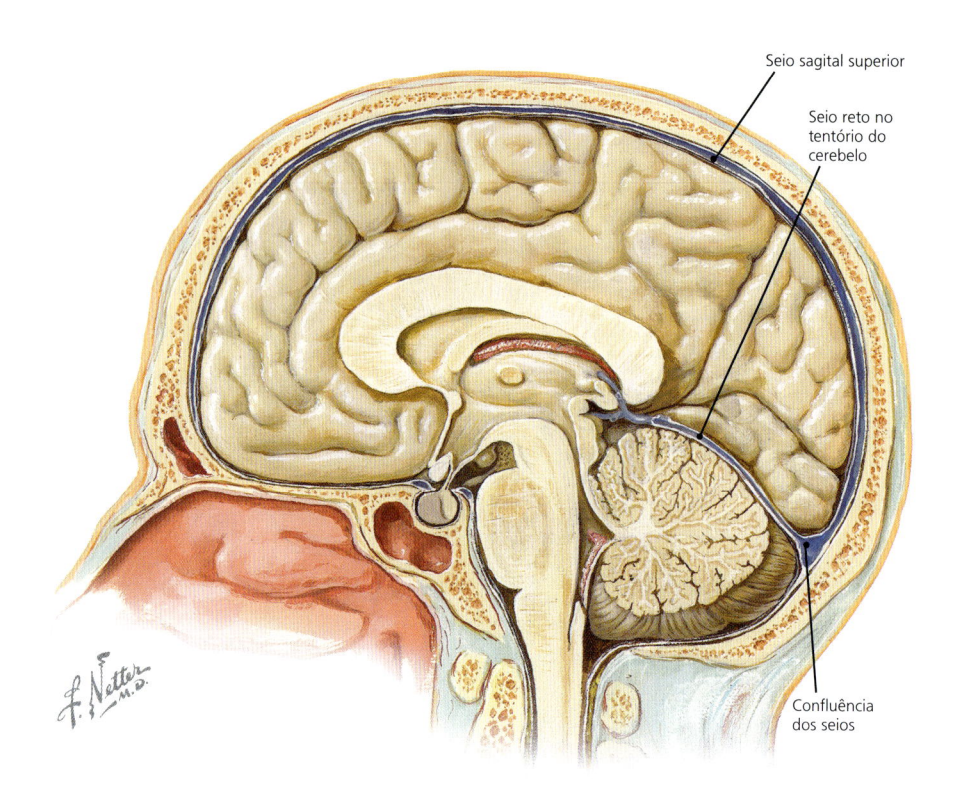

Vista sagital da cabeça e cérebro mostrando alguns dos seios durais *(Atlas of Human Anatomy, 6th edition, Plate 107)*

Estruturas indicadas: Seio sagital superior; Seio reto no tentório do cerebelo; Confluência dos seios.

> **Nota Clínica** A apresentação clínica da trombose venosa cerebral é inespecífica. Por essa razão, o diagnóstico clínico pode ser evasivo. Condições predisponentes incluem estados hipercoaguláveis, tumor ou infecção adjacente, e desidratação. Entretanto, ela é idiopática em até 25% dos casos.

Sistema Venoso Cerebral

Veias cerebrais

Seio sagital superior

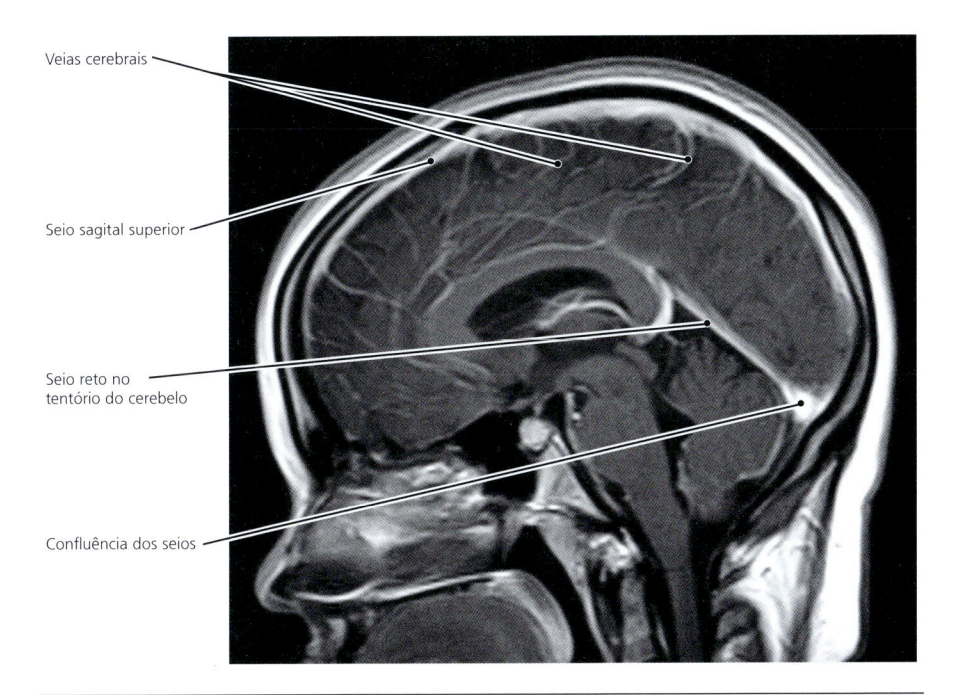

Seio reto no tentório do cerebelo

Confluência dos seios

Imagem de MR T1 com contraste sagital do cérebro

- A drenagem das veias cerebrais para o seio sagital superior é visível nesta imagem de MR.
- Os seios venosos durais são contidos dentro de espaços encontrados entre as camadas endosteal e meníngea da dura.

Córtex Cerebral e Núcleos da Base, Corte Axial

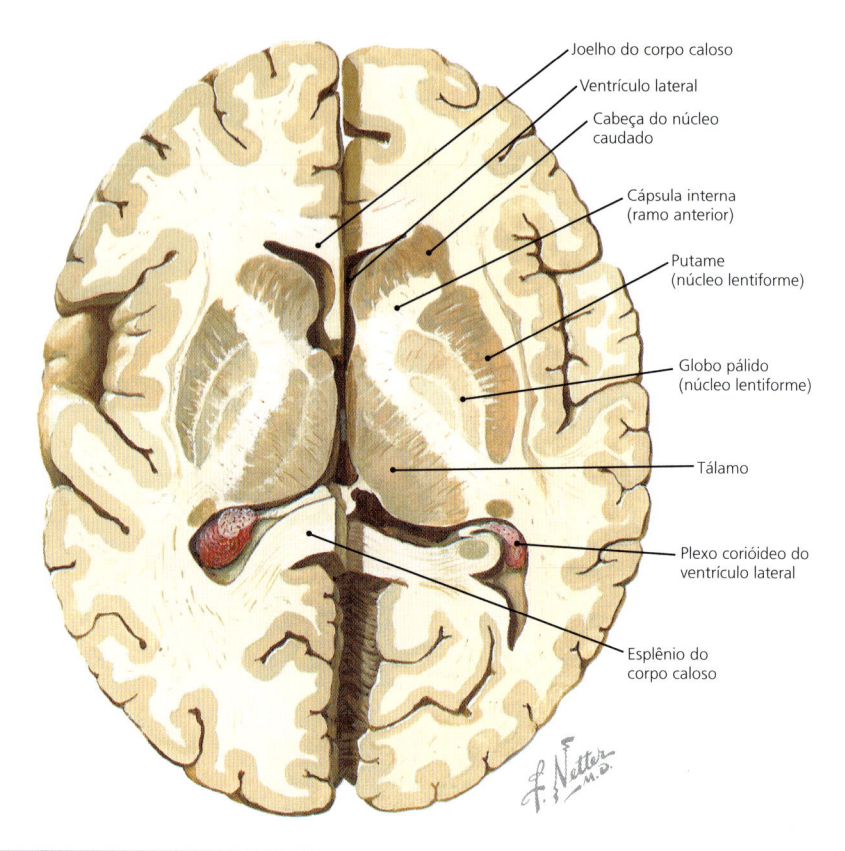

Corte axial através dos núcleos da base; os cortes esquerdo e direito são em planos transversos ligeiramente diferentes (Atlas of Human Anatomy, 6th edition, Plate 111)

Nota Clínica Lesões dos núcleos da base são, frequentemente, associadas a distúrbios do movimento como as doenças de Huntington e de Parkinson, e a síndrome de Tourette.

Córtex Cerebral e Núcleos da Base, Corte Axial

Joelho do corpo caloso

Ventrículo lateral

Cabeça do núcleo caudado

Cápsula interna (ramo anterior)

Putame (núcleo lentiforme)

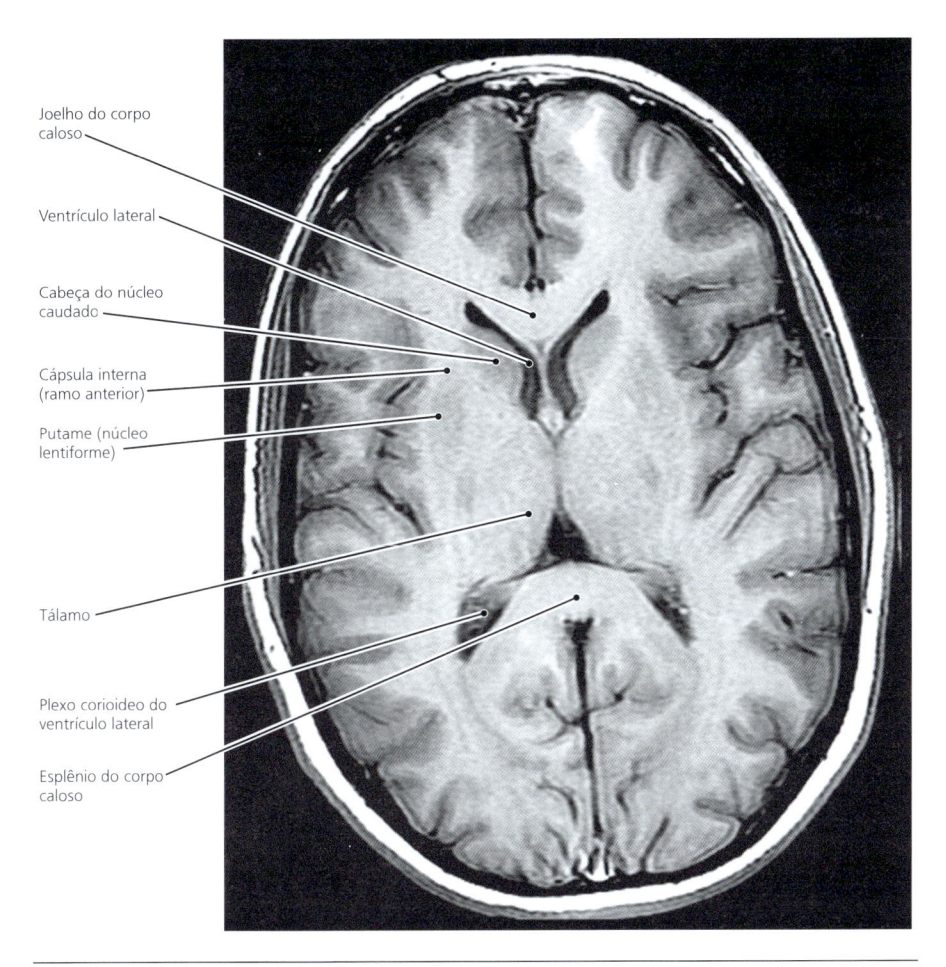

Tálamo

Plexo corioideo do ventrículo lateral

Esplênio do corpo caloso

Imagem de MR T1 axial do cérebro *(De: DeLano M, Fisher C: 3T MR imaging of the brain. Magn Reson Imaging Clin N Am 14(1):77-88, 2006)*

- Esta imagem mostra boa distinção entre substância branca e cinzenta.
- O braço anterior da cápsula interna separa o núcleo caudado do putame e globo pálido (juntos chamados núcleo lentiforme).

1 Nervos Cranianos IX, X, XI

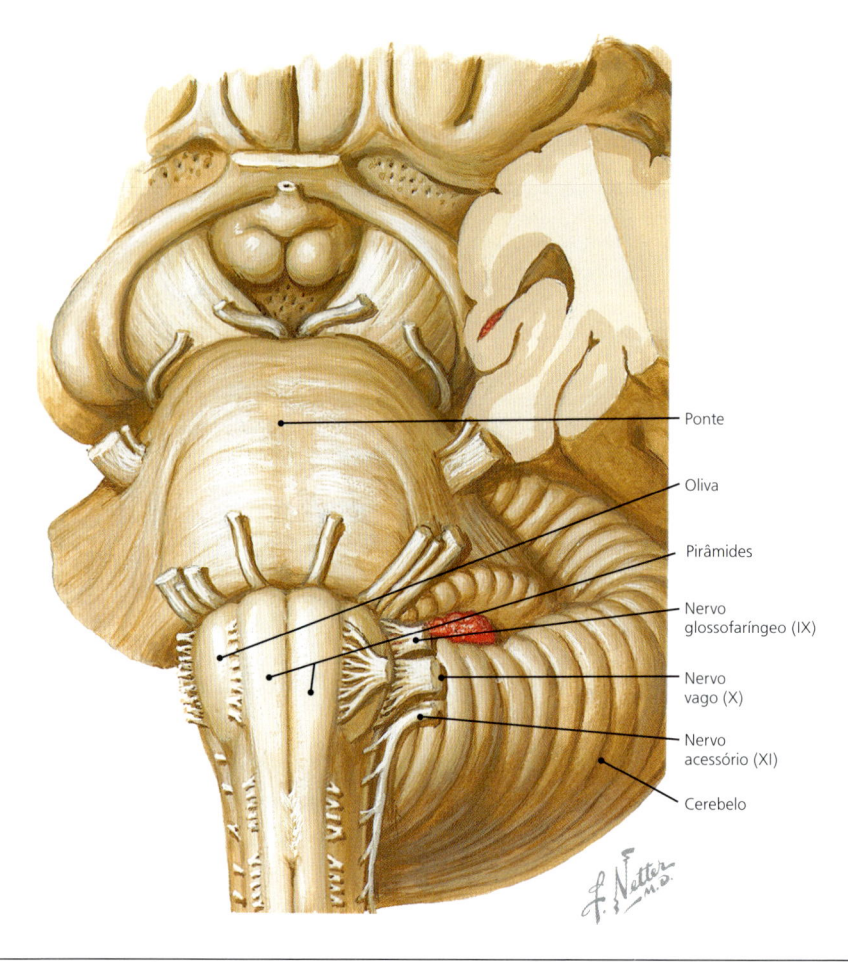

Ponte
Oliva
Pirâmides
Nervo glossofaríngeo (IX)
Nervo vago (X)
Nervo acessório (XI)
Cerebelo

Tronco cerebral (ponte e bulbo) *(Atlas of Human Anatomy, 6th edition, Plate 115)*

Nota Clínica Os nervos cranianos IX, X e XI saem todos do crânio através do forame jugular, e qualquer processo patológico (p. ex., tumor) que comprima estes nervos dentro deste forame pode comprometer sua função (síndrome do forame jugular).

Nervos Cranianos IX, X, XI

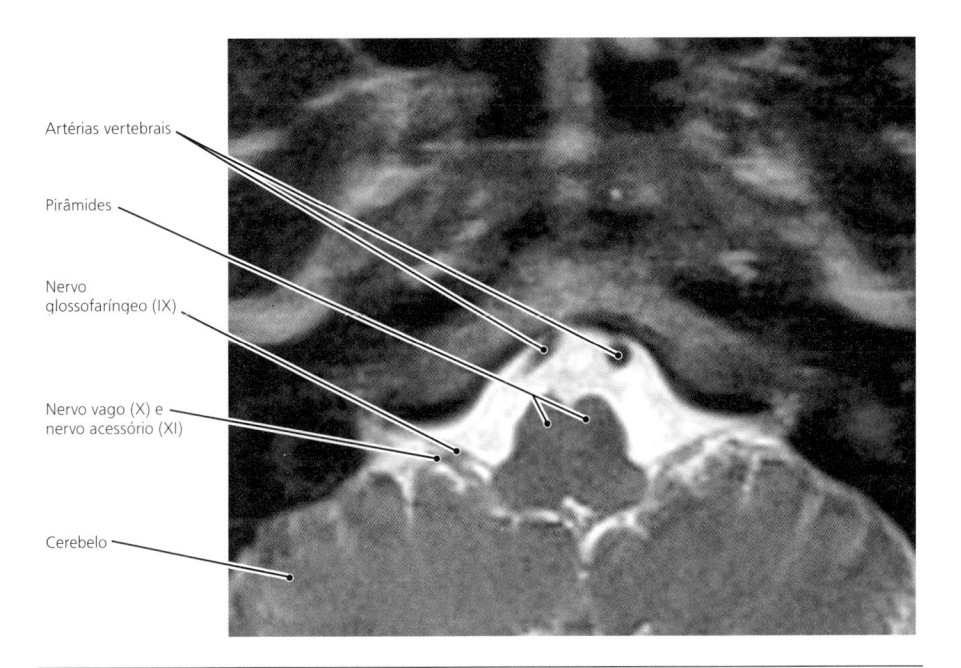

Artérias vertebrais
Pirâmides
Nervo glossofaríngeo (IX)
Nervo vago (X) e nervo acessório (XI)
Cerebelo

Imagem de MR T2 axial do cérebro

- O líquor (CSF) é hiperintenso (branco) nesta imagem de MR.
- As artérias vertebrais se unem para formar a artéria basilar na ponte.
- A ausência de sinal (negro) dentro da luz das artérias nesta imagem de MR é conhecida como ausência de sinal ou fluxo (*signal flow void*).

Tronco Cerebral, Vista Mediossagital

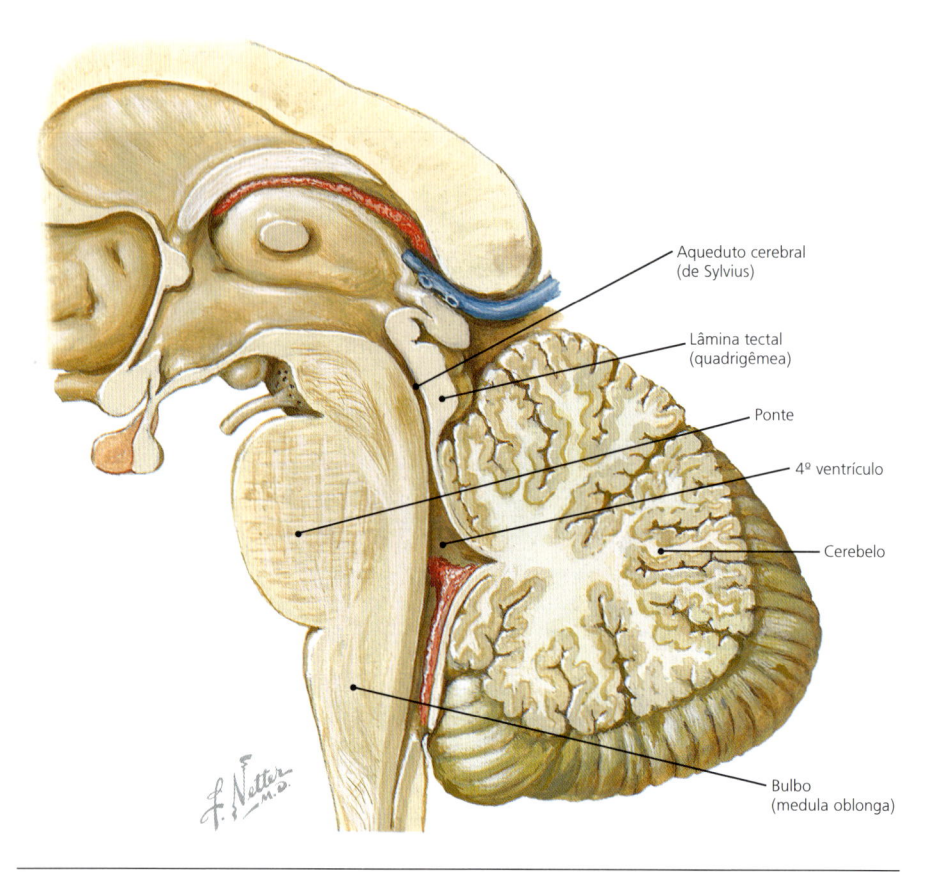

Corte mediossagital do tronco cerebral *(Atlas of Human Anatomy, 6th edition, Plate 116)*

Nota Clínica Doenças do cerebelo geralmente se apresentam com ataxia, que é um complexo de sintomas e sinais envolvendo uma falta de coordenação.

Tronco Cerebral, Vista Mediossagital

Lâmina tectal (quadrigêmea)

Aqueduto cerebral (de Sylvius)

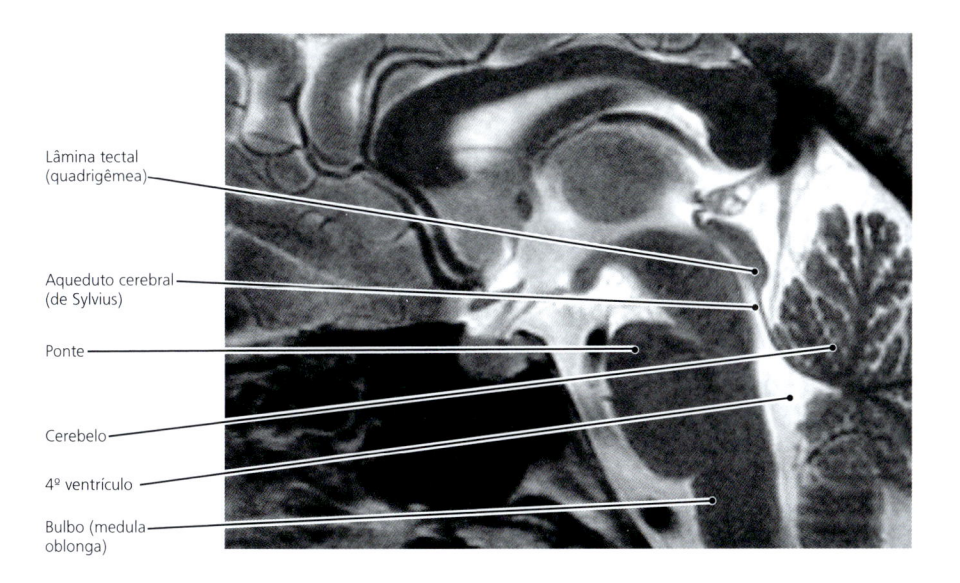

Ponte

Cerebelo

4º ventrículo

Bulbo (medula oblonga)

Imagem de MR T2 sagital do cérebro *(De: DeLano M, Fisher C: 3T MR Imaging of the brain. Magn Reson Imaging Clin N Am 14(1):77-88, 2006)*

- Notar a relação estreita do cerebelo com o bulbo, ponte e mesencéfalo.
- O quarto ventrículo, contendo liquor (CSF), é situado entre o cerebelo, bulbo e ponte; ele se comunica com espaços liquóricos na medula espinal, caudalmente, e aqueles no mesencéfalo e cérebro, rostralmente.
- O terceiro ventrículo, contendo liquor, comunica-se com o quarto ventrículo por uma passagem estreita (o aqueduto cerebral ou aqueduto de Sylvius) na parte dorsal do mesencéfalo, embaixo da placa quadrigêmea (tectal).

Via Óptica

Nervos ópticos (II)

Quiasma óptico

Tratos ópticos

Corpos geniculados laterais

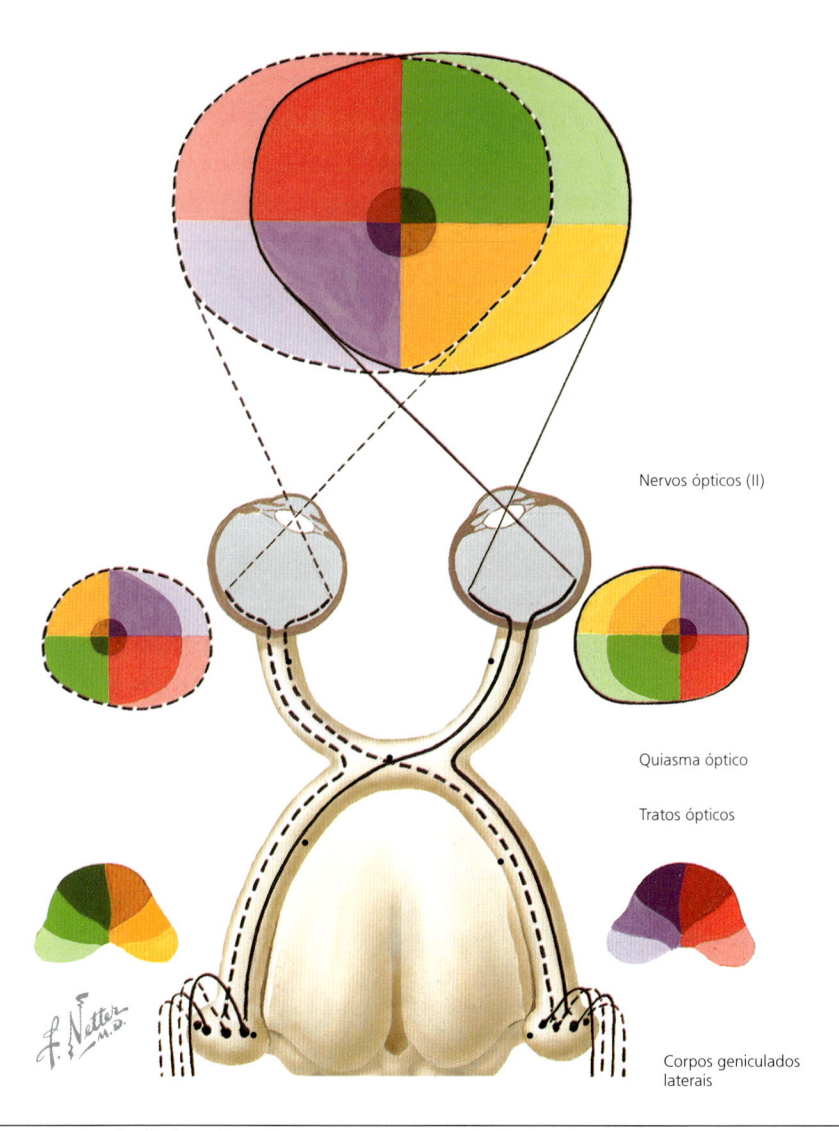

Esquema da via óptica dos olhos aos corpos geniculados laterais *(Atlas of Human Anatomy, 6th edition, Plate 121)*

Nota Clínica Déficits de campo visual resultam de lesões ao longo da via óptica, com o déficit específico sendo dependente do local anatômico da lesão.

Via Óptica

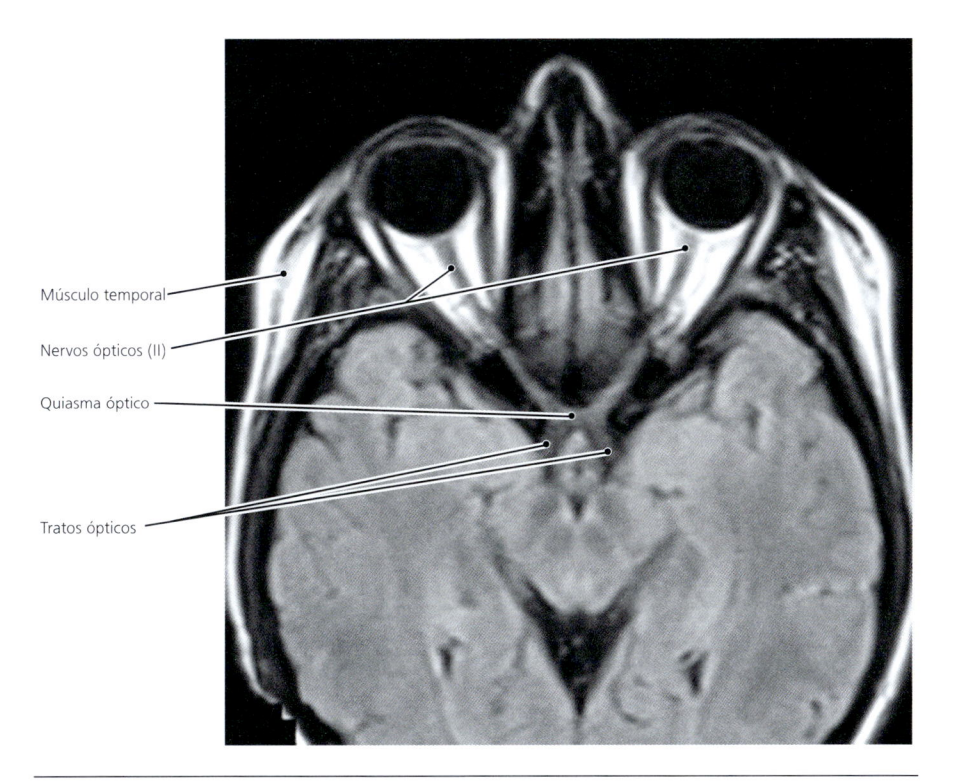

Músculo temporal
Nervos ópticos (II)
Quiasma óptico
Tratos ópticos

Imagem de MR ponderada em FLAIR axial do cérebro

- A sequência FLAIR é sensível a T2, embora o sinal a partir de líquido seroso simples (como CSF) seja suprimido. Por essa razão, lesões agudas hiperintensas de T2 (brilhantes) são conspícuas mesmo quando adjacentes ao CSF.

- Nesta imagem de MR, o quiasma óptico é nitidamente observado porque o líquido circundante é escuro. Entretanto, diferentemente da sequência FLAIR, a patologia pode ser isointensa às imagens do cérebro normal em imagens T1 sem meio de contraste.

- A sequência FLAIR tornou-se fundamental na MRI cerebral; ela é especialmente útil na detecção das lesões da esclerose múltipla na substância branca.

Cabeça e Pescoço

Nervo Vestibulococlear (VIII)

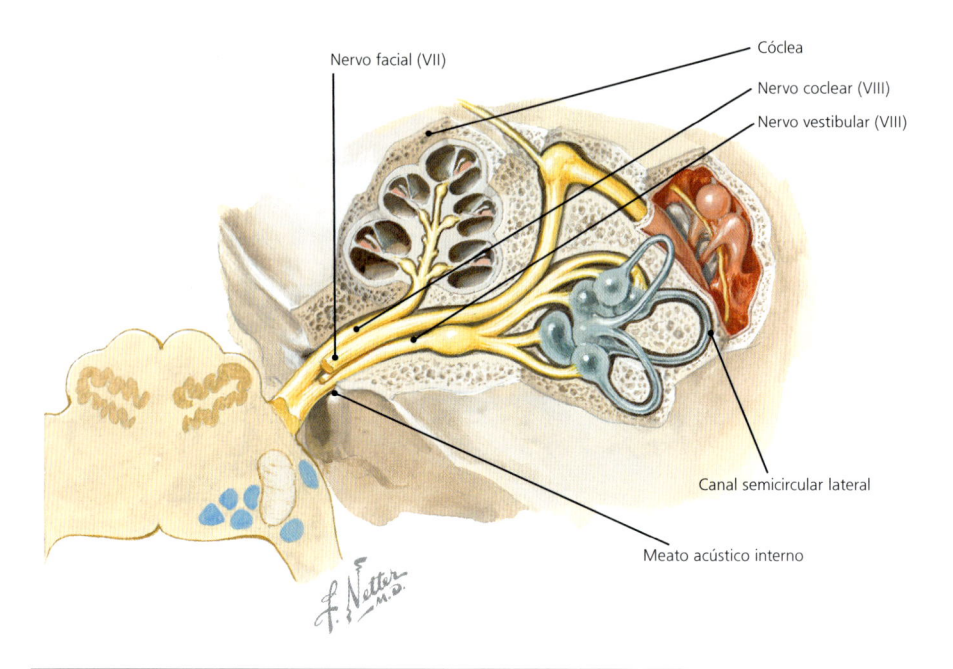

Esquema dos nervos entrando no meato acústico interno *(Atlas of Human Anatomy, 6th edition, Plate 125)*

Nota Clínica Um neuroma (neurofibroma) acústico usualmente começa no nervo vestibular no meato acústico interno, mas o primeiro sintoma é, muitas vezes, uma diminuição na acuidade auditiva.

Nervo Vestibulococlear (VIII)

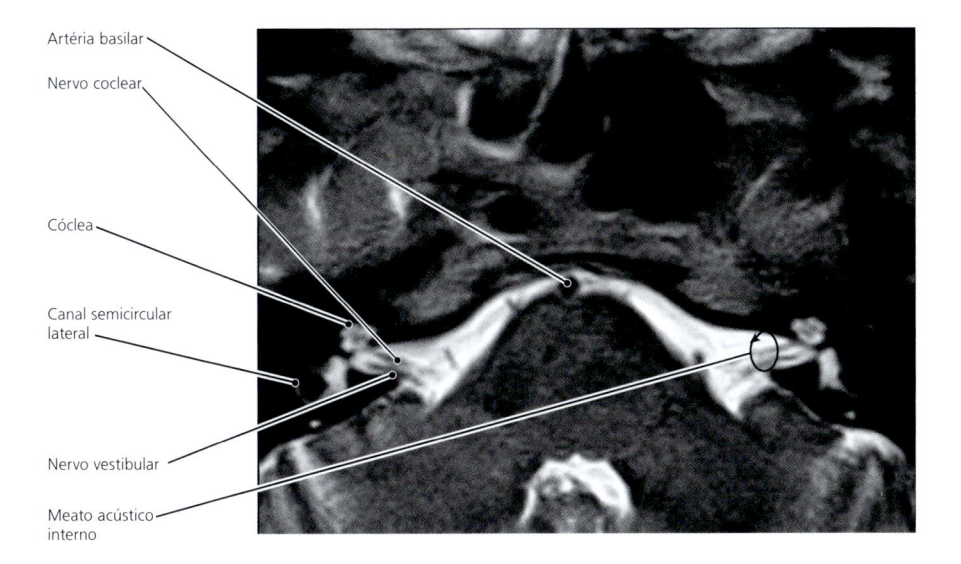

Artéria basilar
Nervo coclear
Cóclea
Canal semicircular lateral
Nervo vestibular
Meato acústico interno

Imagem de MR FSE *single shot* T2 axial através do meato auditivo interno

- O nervo vestibular carrega sensibilidade do utrículo, sáculo e canais semicirculares, e o nervo coclear acarreta sensibilidade do gânglio espiral da cóclea.
- Vertigem é um alucinação de movimento que pode resultar de uma lesão do nervo vestibular.

Cabeça e Pescoço

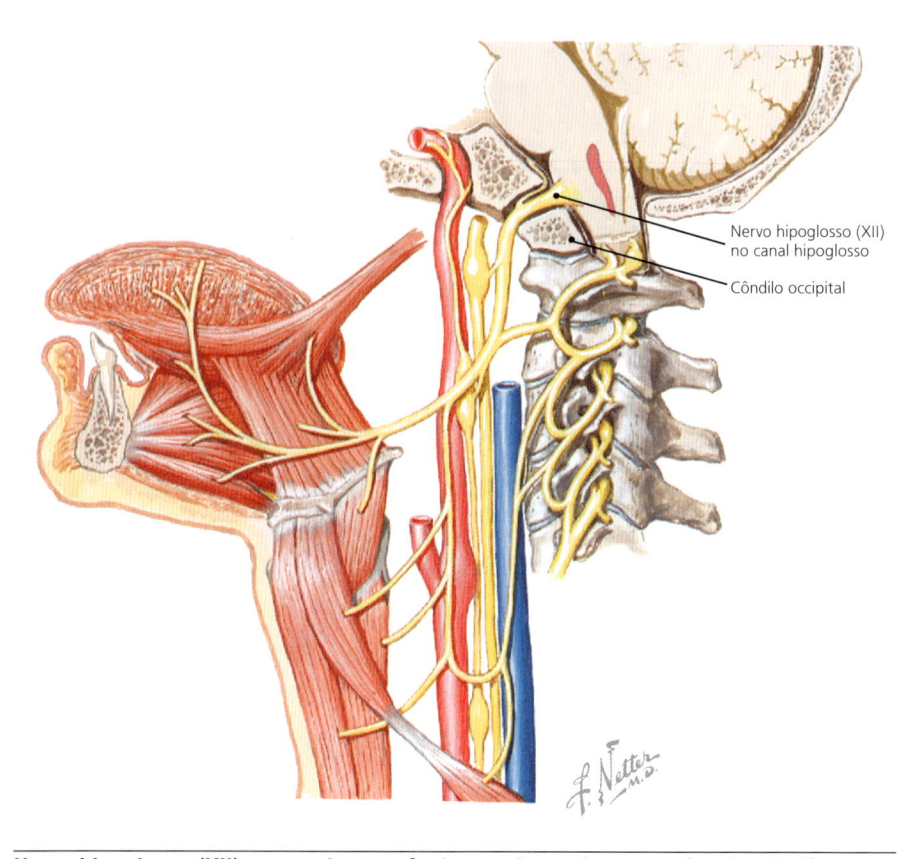

Nervo e Canal Hipoglosso (XII)

Nervo hipoglosso (XII) no canal hipoglosso
Côndilo occipital

Nervo hipoglosso (XII) passando através do canal para inervar músculos da língua
(Atlas of Human Anatomy, 6th edition, 129)

Nota Clínica Função prejudicada do nervo hipoglosso (XII) geralmente resulta em desvio da língua para o lado da lesão, ao fazer protrusão.

Nervo e Canal Hipoglosso (XII)

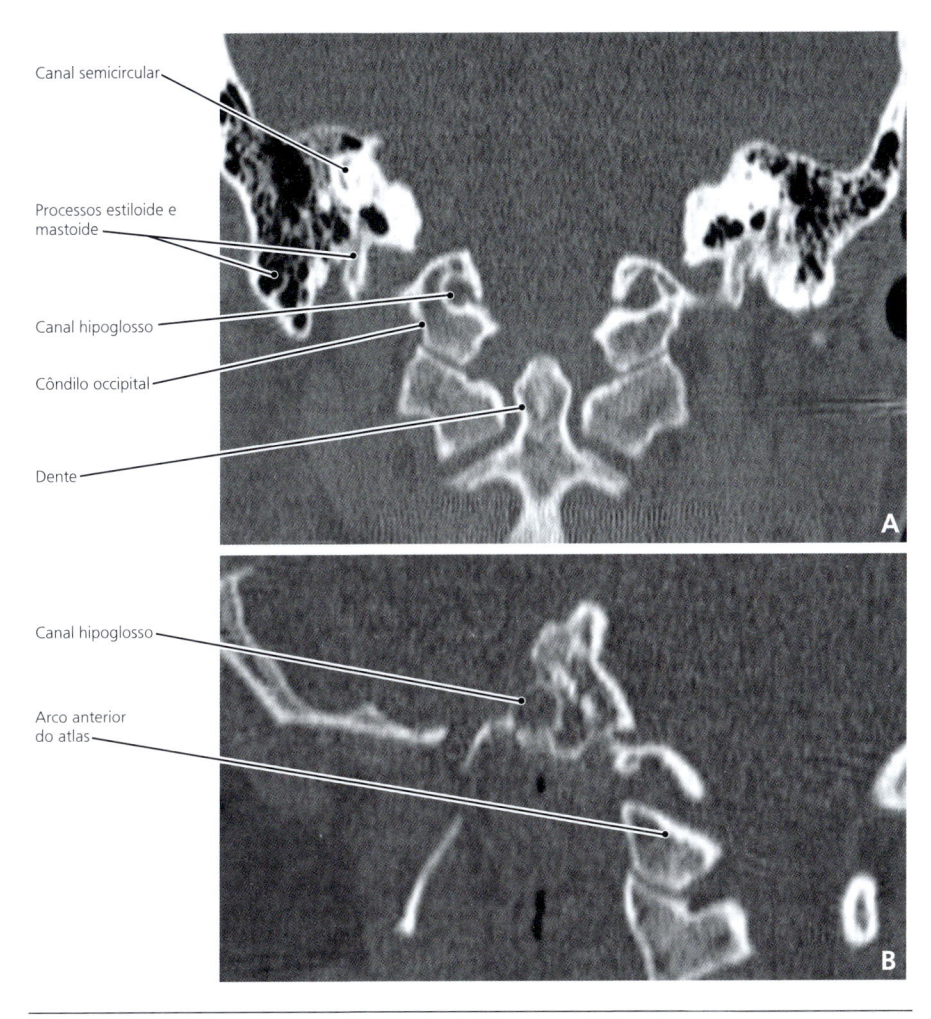

Reconstruções de CT coronal *(A)* e sagital *(B)* do canal hipoglosso

- O nervo hipoglosso (XII) inerva todos os músculos da língua (intrínsecos e extrínsecos) exceto o palatoglosso.

- Reconstruções de CT multiplanar semelhantes às apresentadas acima são fundamentalmente importantes na avaliação de fraturas e anormalidades congênitas comprometendo a junção craniovertebral.

Cérebro, Suprimento Arterial

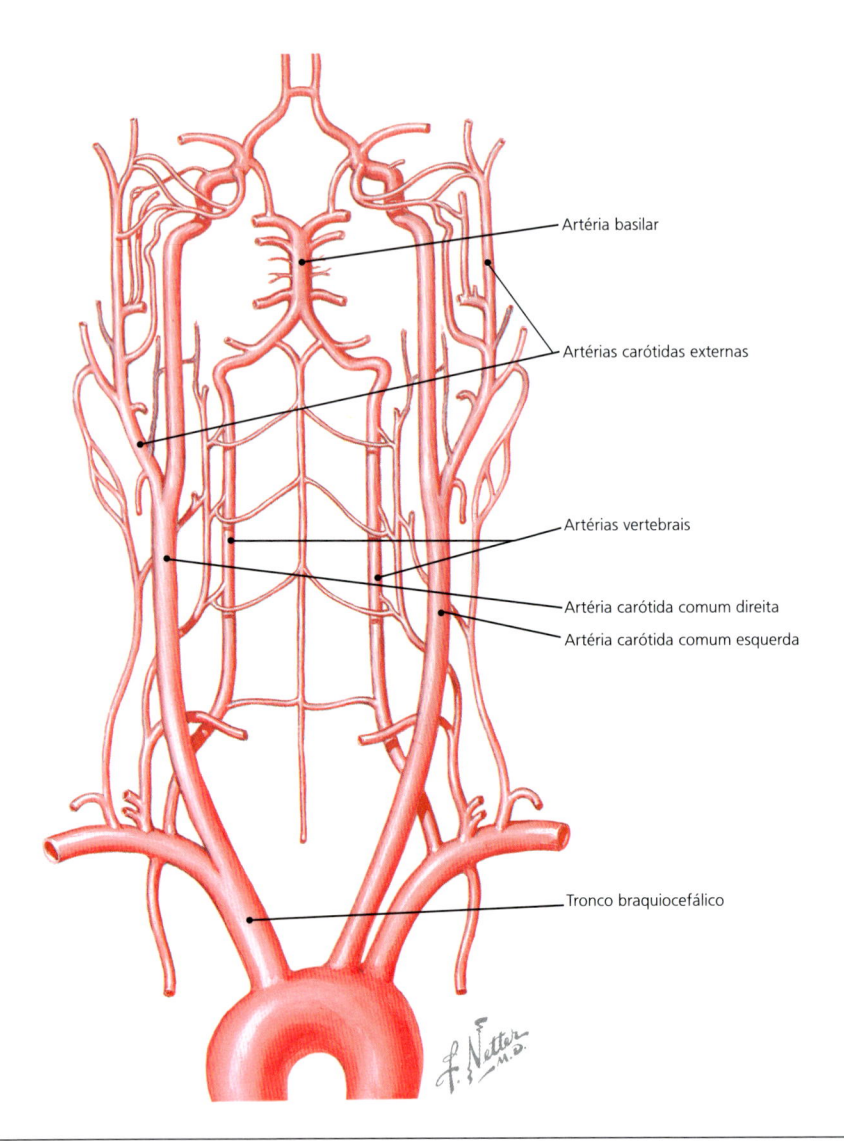

Esquema das artérias para o cérebro *(Atlas of Human Anatomy, 6th edition, Plate 139)*

Nota Clínica Oclusão parcial ou completa das artérias que suprem o cérebro podem causar acidentes vasculares encefálicos menores ou importantes. Geralmente essa oclusão é causada por placa arteriosclerótica ou êmbolo.

Cérebro, Suprimento Arterial

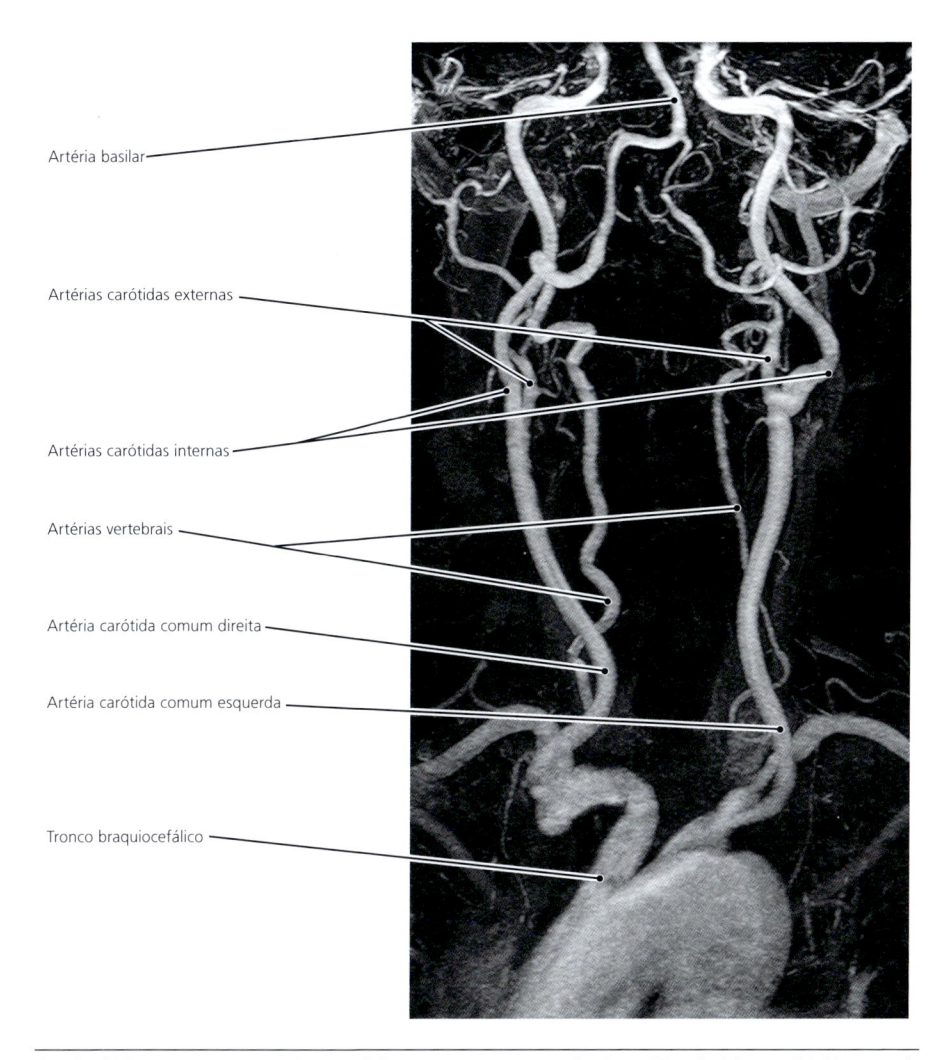

- Artéria basilar
- Artérias carótidas externas
- Artérias carótidas internas
- Artérias vertebrais
- Artéria carótida comum direita
- Artéria carótida comum esquerda
- Tronco braquiocefálico

Angio-MR com contraste das artérias que suprem o cérebro *(De: DeMarco JK, Huston J, Nash AK: Extracranial carotid MR imaging at 3T. Magn Reson Imaging Clin N Am 14(1):109-121, 2006)*

- As artérias vertebrais geralmente se ramificam das artérias subclávias e ascendem através dos forames transversos das vértebras cervicais, e, a seguir, entram no crânio através do forame magno para se unirem e formarem a artéria basilar.
- A assimetria no diâmetro das artérias vertebrais, mostrada nesta angio-MR, é comum e não patológica.

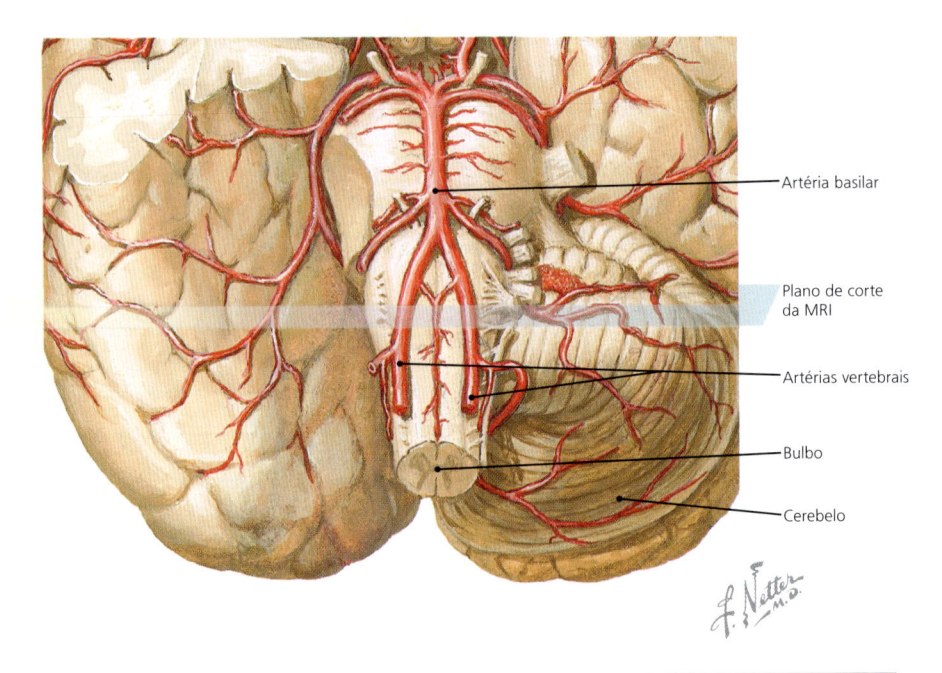

1 Artérias Basilar e Vertebrais

- Artéria basilar
- Plano de corte da MRI
- Artérias vertebrais
- Bulbo
- Cerebelo

Tronco cerebral e artérias vertebrais *(Atlas of Human Anatomy, 6th edition, Plate 140)*

Nota Clínica   A ausência de um *flow void* (indicando fluxo sanguíneo) na imagem de MR pode ser evidência direta de oclusão arterial. Discrepância significativa no tamanho de artérias vertebrais normais é comum e não tem importância clínica. Insuficiência arterial vertebrobasilar muitas vezes está presente com disfunção neurológica que é clinicamente distinta da mais comum doença de artéria carótida.

Artérias Basilar e Vertebrais

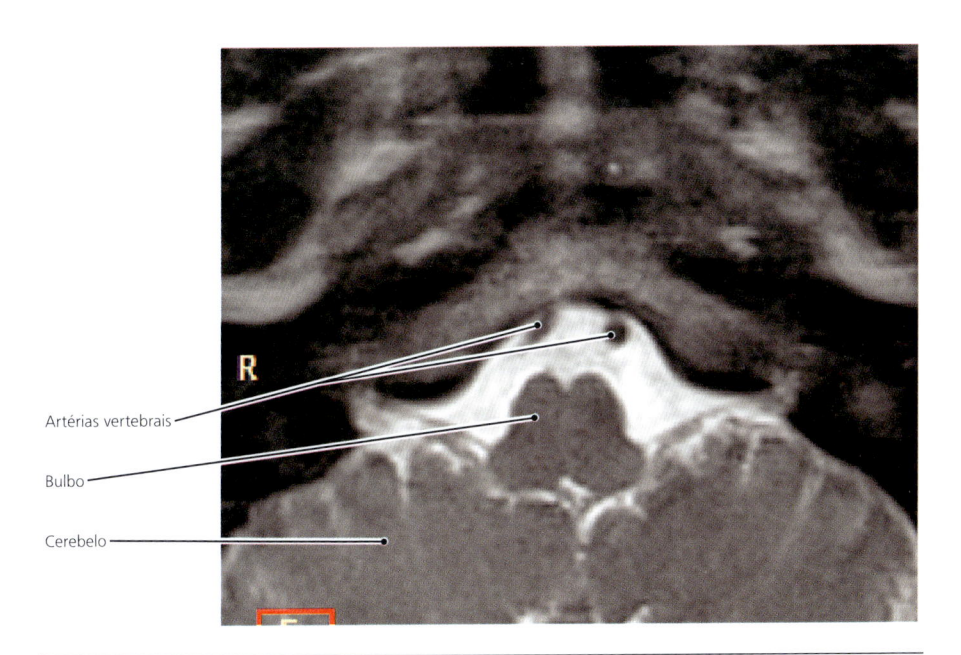

Imagem de MR T2 axial do cérebro

- Líquido cefalorraquidiano (CSF) está hiperintenso (brilhante) nesta imagem.
- As artérias vertebrais convergem ao nível da ponte para formarem a artéria basilar.
- A ausência de sinal de MR (preto) dentro da luz arterial é chamada *"flow void"*, indicando que a artéria está patente.

1 Artérias do Cérebro

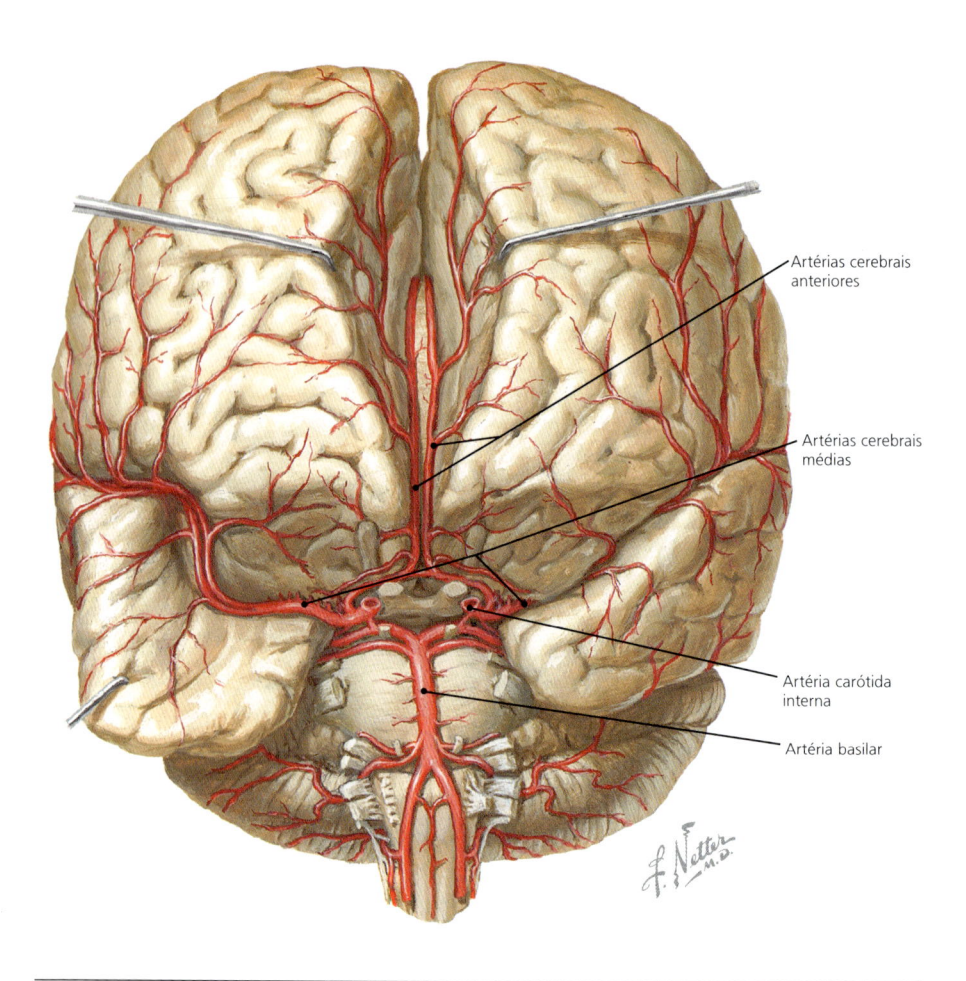

Vista anterior das artérias que suprem o cérebro *(Atlas of Human Anatomy, 6th edition, Plate 142)*

Artérias cerebrais anteriores
Artérias cerebrais médias
Artéria carótida interna
Artéria basilar

> **Nota Clínica** Um acidente vascular encefálico está associado a fluxo sanguíneo prejudicado para regiões específicas do cérebro resultando ou de uma obstrução, bloqueamento (embólico) ou de ruptura (hemorrágico) de uma artéria cerebral.

Artérias do Cérebro

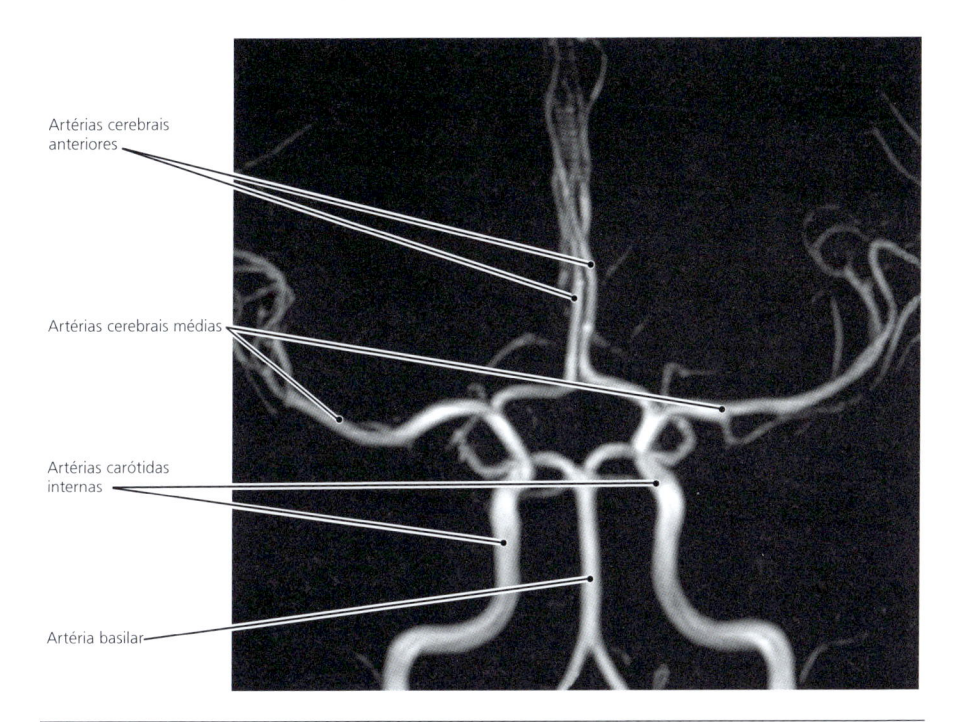

- Artérias cerebrais anteriores
- Artérias cerebrais médias
- Artérias carótidas internas
- Artéria basilar

Angio-MR, MIP sem contraste usando sequência TOF

- Angio-MR intracraniana é um teste de triagem não invasivo comumente usado em pacientes que estão em alto risco de aneurisma intracraniano.
- Embora o círculo arterial cerebral (de Willis), teoricamente, permita fluxo sanguíneo compensatório em casos de oclusão de um vaso contribuinte, frequentemente as artérias comunicantes são muito pequenas e o fluxo compensatório é inadequado.

Hipófise

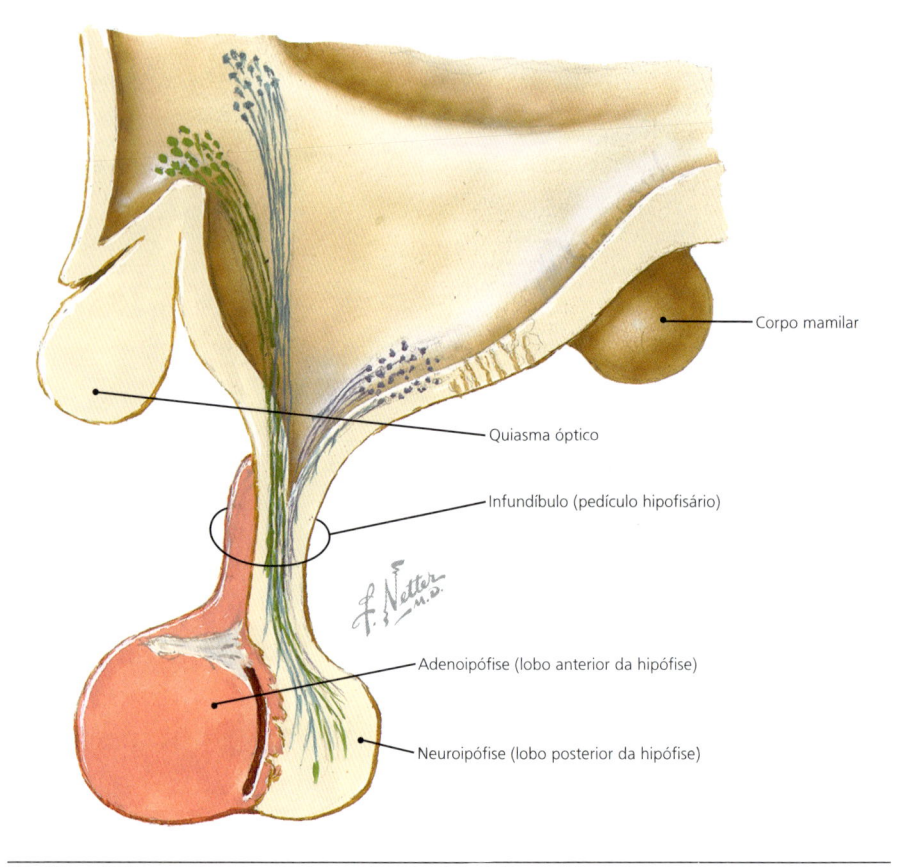

Hipófise *(Atlas of Human Anatomy, 6th edition, Plate 148)*

> **Nota Clínica** Acromegalia (aumento das extremidades) resulta da produção excessiva de hormônio do crescimento pela adenoipófise. Ela geralmente afeta adultos de meia-idade e pode resultar em enfermidade séria e morte prematura. Em mais de 90% dos pacientes com acromegalia, a produção excessiva de hormônio do crescimento é causada por um tumor benigno da hipófise chamado adenoma.

Hipófise

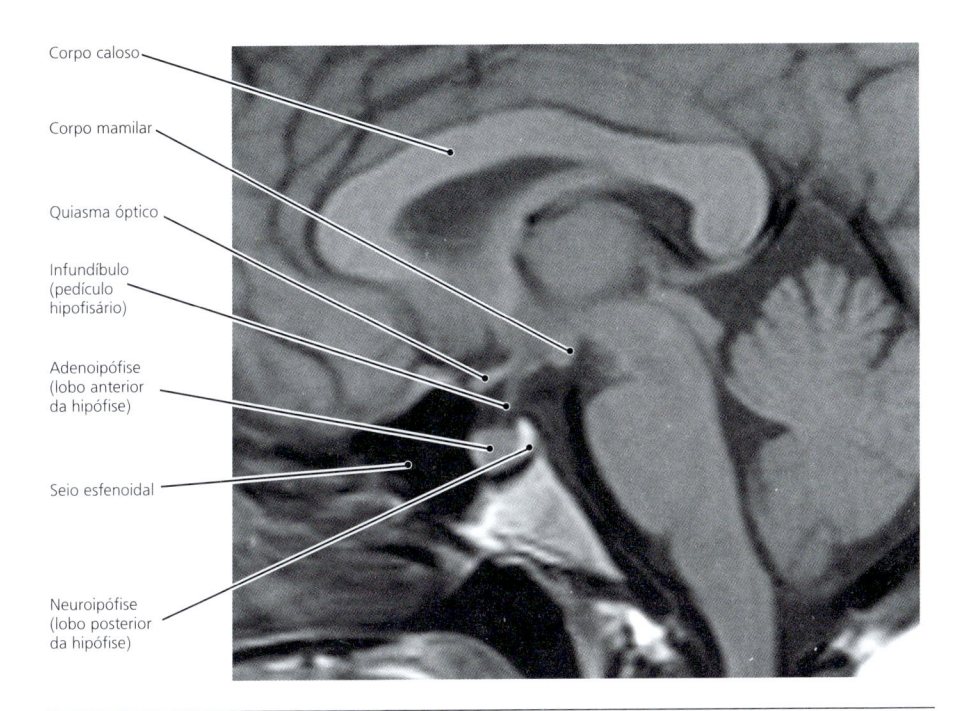

Corpo caloso
Corpo mamilar
Quiasma óptico
Infundíbulo (pedículo hipofisário)
Adenoipófise (lobo anterior da hipófise)
Seio esfenoidal
Neuroipófise (lobo posterior da hipófise)

Imagem de MR T1 sagital do cérebro

- Notar a relação estreita entre a hipófise e o quiasma óptico. Grandes lesões hipofisárias podem avançar sobre o quiasma, fazendo com que um déficit de campo visual seja o sintoma mais inicial.

- Deficiência de hormônio de crescimento é uma doença em crianças que resulta da produção insuficiente de hormônio de crescimento pelo lobo anterior da hipófise. As crianças não ganham altura a uma velocidade típica, embora suas proporções corporais permaneçam normais.

- Grânulos de vasopressina e oxitocina dentro da neuroipófise explicam a forte diferenciação entre as duas regiões da hipófise nesta imagem. O sinal alto inferior à hipófise resulta da medula gordurosa no clivo.

Seção 2 — Dorso e Medula Espinal

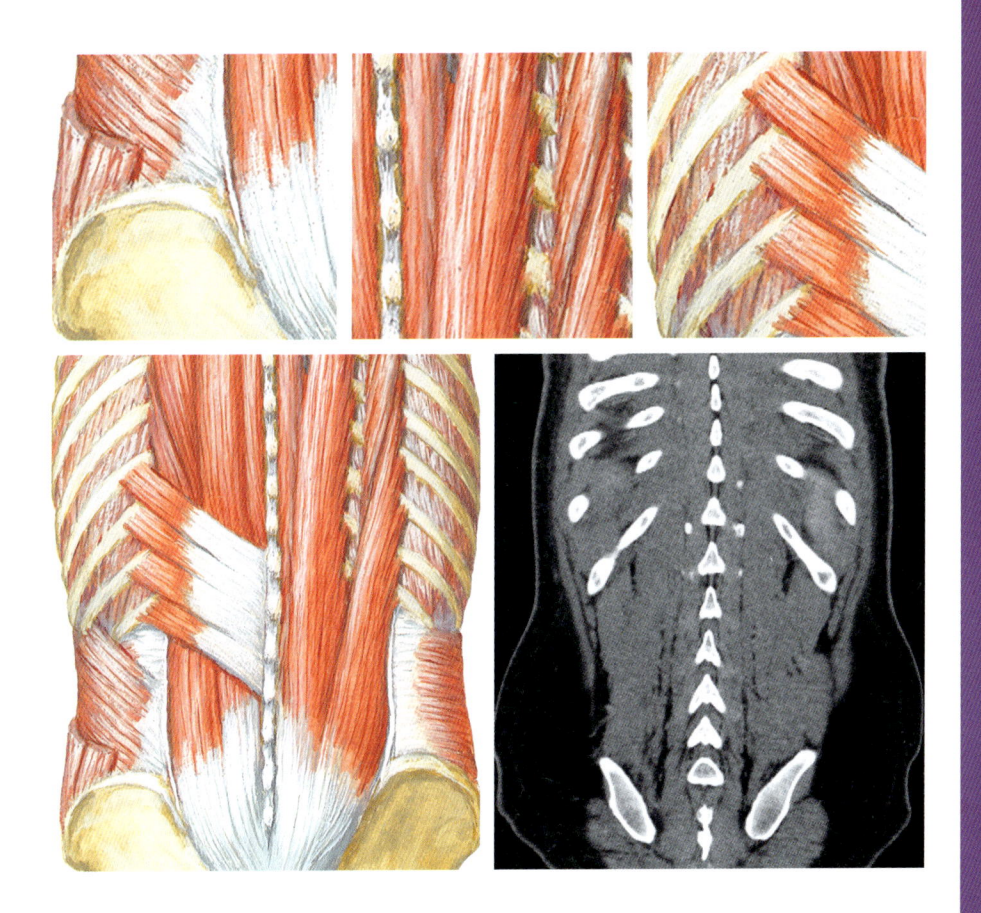

2 Coluna Vertebral Torácica

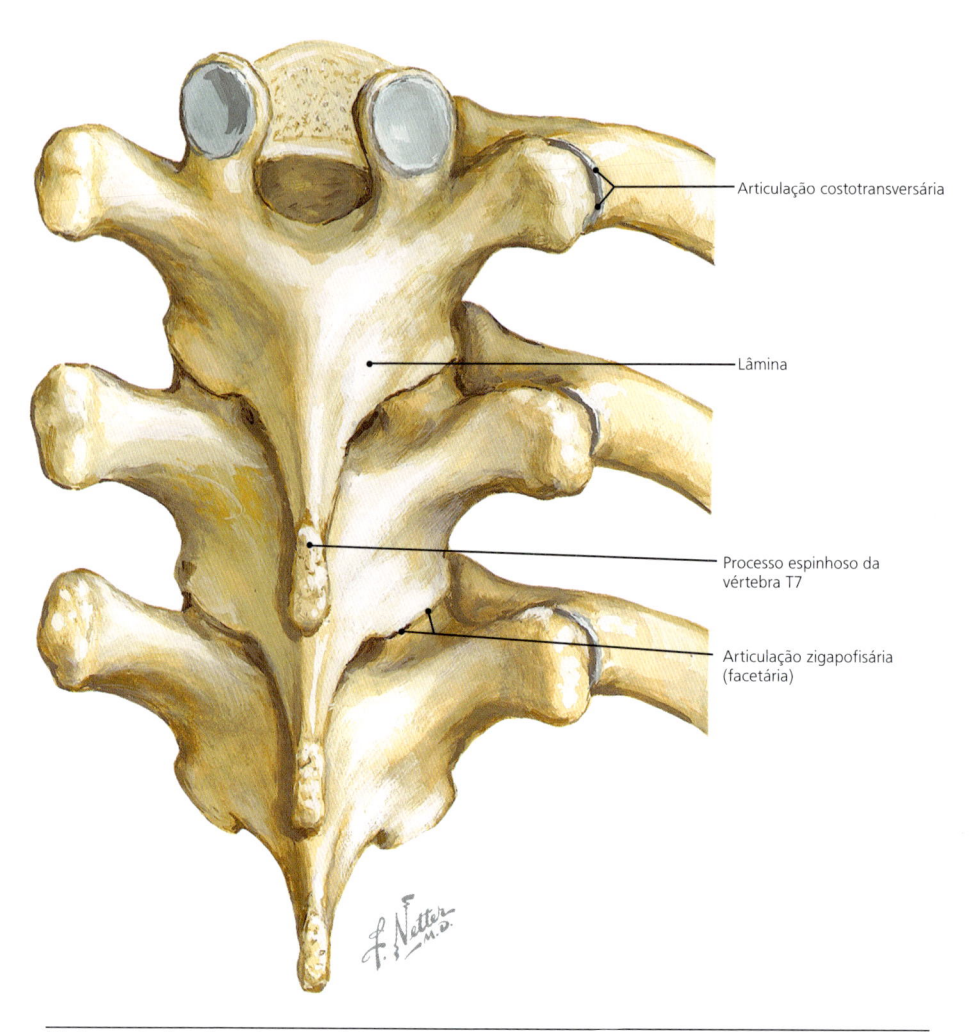

Vista posterior da coluna torácica *(Atlas of Human Anatomy, 6th edition, Plate 154)*

Labels: Articulação costotransversária; Lâmina; Processo espinhoso da vértebra T7; Articulação zigapofisária (facetária)

Nota Clínica Cifose excessiva é o aumento anormal na curvatura torácica. Isto ocorre, frequentemente, em mulheres osteoporóticas que desenvolvem fraturas de compressão tipo cunha anterior de vértebras torácicas.

Coluna Vertebral Torácica

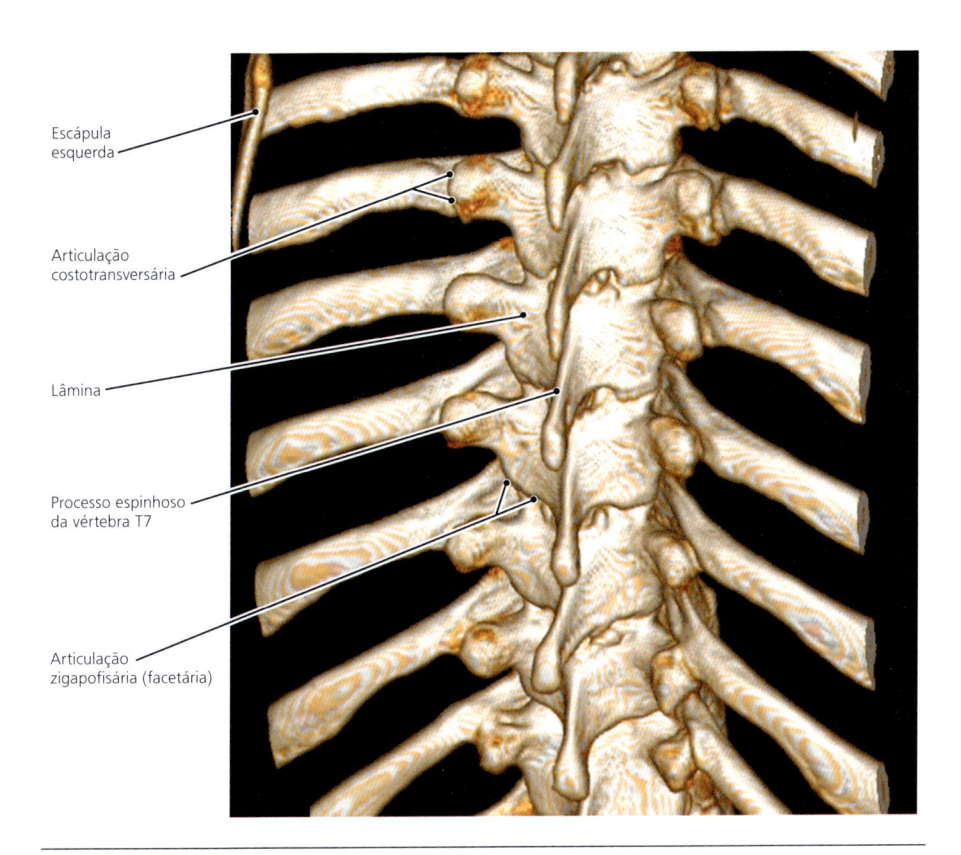

- Escápula esquerda
- Articulação costotransversária
- Lâmina
- Processo espinhoso da vértebra T7
- Articulação zigapofisária (facetária)

Reconstrução volumétrica, CT da coluna vertebral torácica

- A região torácica da coluna vertebral é a menos móvel da coluna vertebral pré-sacral em razão dos discos intervertebrais finos, processos espinhosos superpostos e a presença das costelas. Isto minimiza a potencial perturbação dos processos respiratórios e maximiza a estabilidade da coluna torácica.
- A curvatura torácica normal (cifose) é ocasionada quase inteiramente, pela configuração óssea das vértebras, enquanto nas regiões cervical e lombar os discos mais espessos também contribuam para as respectivas curvaturas nestas regiões.
- A superposição de estruturas ósseas anguladas dos elementos posteriores da coluna torácica pode resultar em confusão a respeito de alterações ósseas causadas por trauma ou tumores em radiografias ou imagens de corte transversal. Apresentações *renderizadas* para volume podem, nesses casos, fornecer clareza anatômica não facilmente percebida em outras apresentações de imagens.

Vértebras Lombares

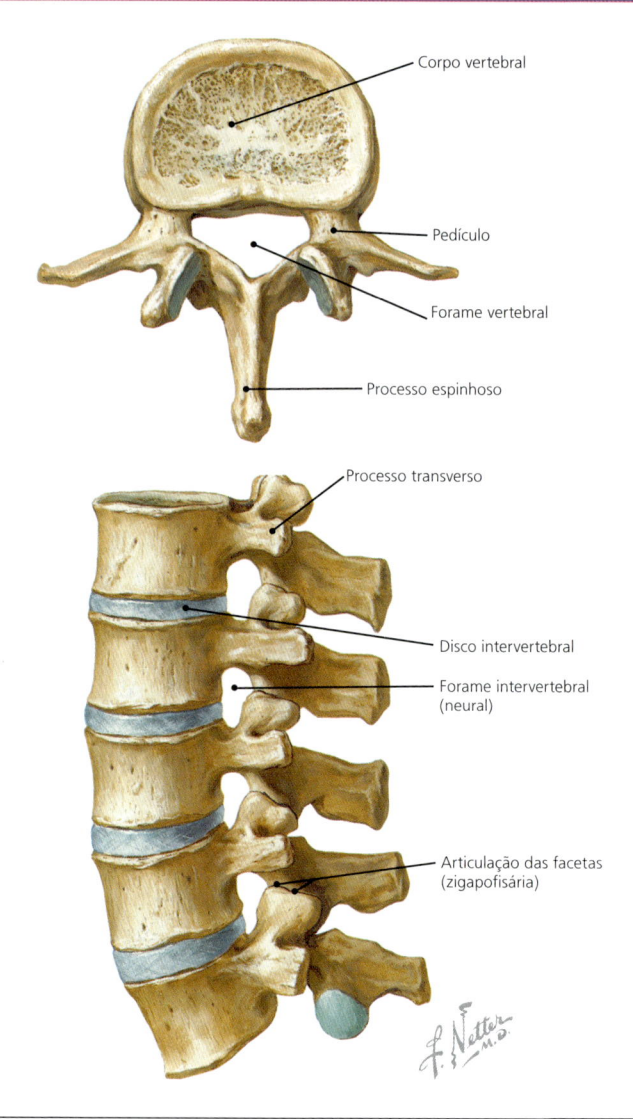

Vistas superior e lateral das vértebras lombares *(Atlas of Human Anatomy, 6th edition, Plate 155)*

> **Nota Clínica** Estenose espinal lombar pode ser congênita ou adquirida. Os sintomas incluem dor, entorpecimento ou fraqueza no dorso inferior ou nos membros inferiores; os sintomas podem ser temporalmente variáveis e, frequentemente, são piores após tempo prolongado de postura em pé ou em marcha.

Vértebras Lombares 2

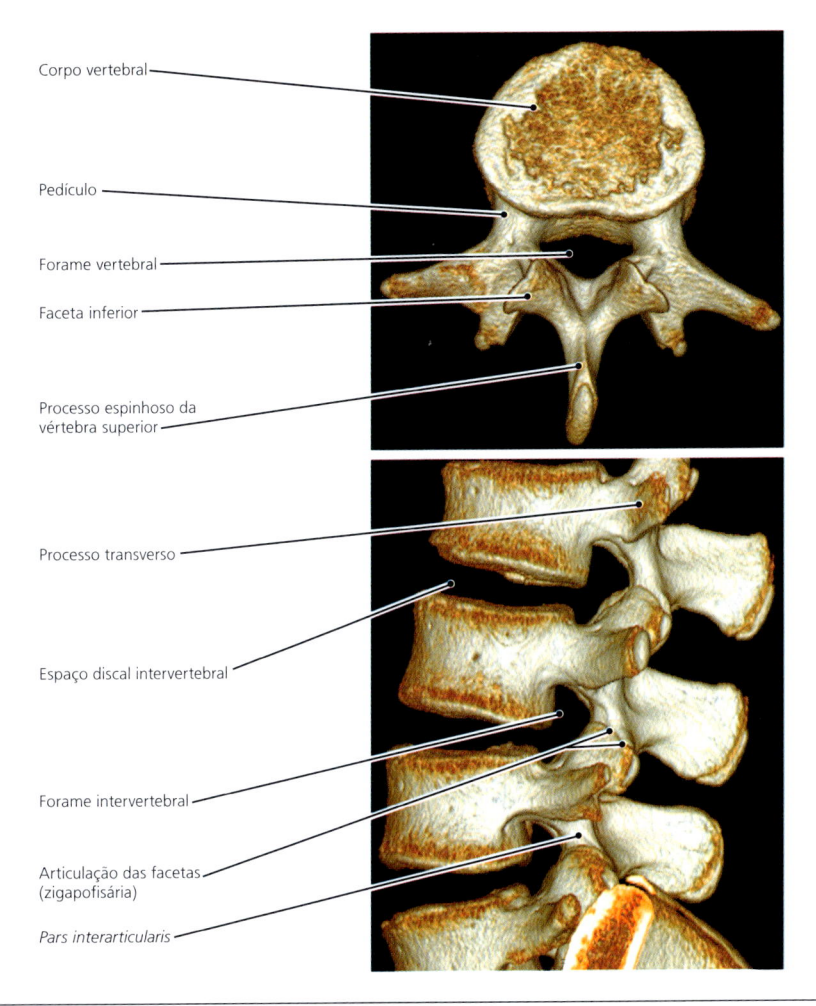

Reconstrução volumétrica, CT da coluna lombar

- Espondilolistese refere-se ao desvio anterior de uma vértebra em relação à vértebra inferior; ela é encontrada, mais comumente, em L5/S1 por causa de um defeito ou fratura não consolidada na *pars interarticularis* (o segmento do arco vertebral entre as facetas superior e inferior).
- Há, tipicamente, cinco vértebras lombares, mas a quinta lombar pode-se tornar fundida com o sacro (sacralização de L5) ou a primeira vértebra sacral pode não ser fundida com as vértebras sacrais restantes (lombarização de S1).

Dorso e Medula Espinal

Estrutura das Vértebras Lombares

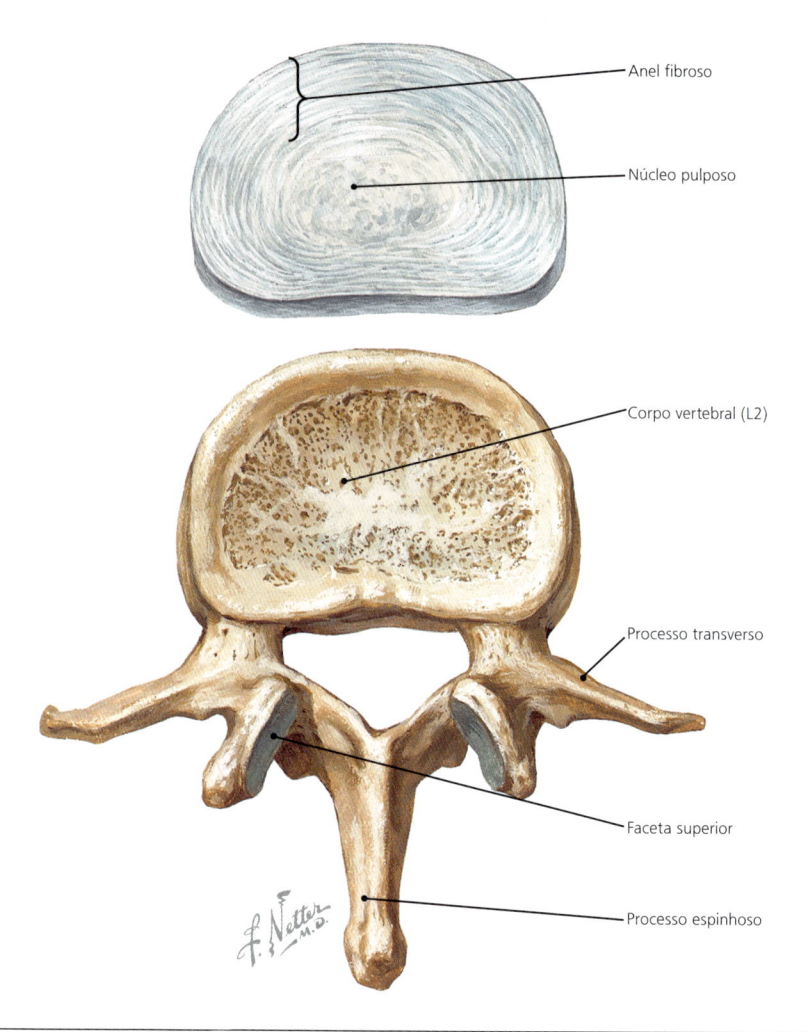

Estrutura de uma vértebra lombar e disco intervertebral *(Atlas of Human Anatomy, 6th edition, Plate 155)*

> **Nota Clínica** Doença discal degenerativa está associada à desidratação do núcleo pulposo, o que geralmente ocorre com o envelhecimento.

Estrutura das Vértebras Lombares

Núcleo pulposo

Anel fibroso

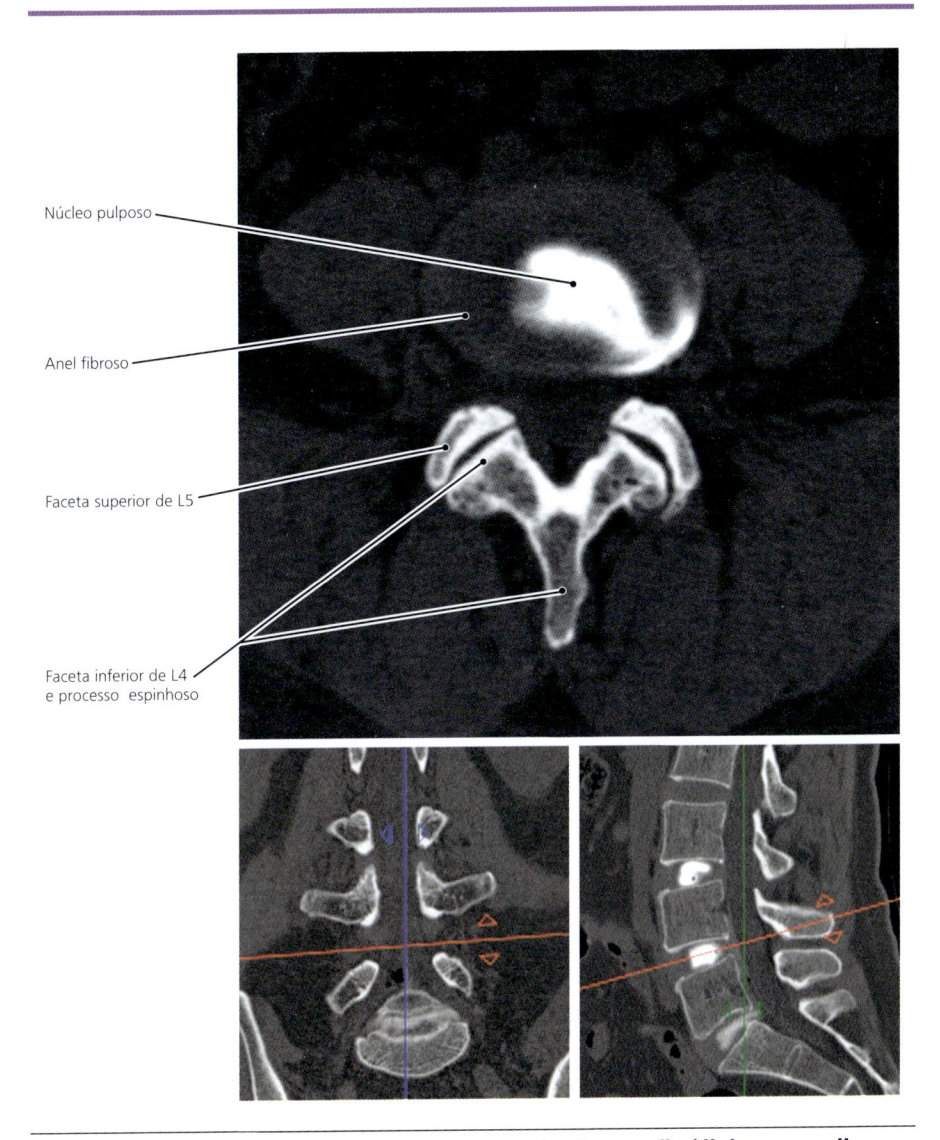

Faceta superior de L5

Faceta inferior de L4 e processo espinhoso

Vista axial tangente ao disco intervertebral, CT pós-discografia (*linhas vermelhas* nas imagens de referência indicam a posição e orientação da imagem principal)

- Material de contraste que fora injetado dentro do núcleo pulposo extravasou através de uma ruptura na anel fibroso nesta imagem de CT.
- Observar que o corte principal (axial) mostra o processo espinhoso, lâmina e facetas inferiores da vértebra acima e as facetas superiores do segmento abaixo.
- O arco vertebral é composto dos dois pedículos (direito e esquerdo) e lâminas.

Dorso e Medula Espinal

Coluna Vertebral Lombar

Pedículo de L4

Processo espinhoso de L4

Corpo vertebral de L4

Forame intervertebral L4/L5

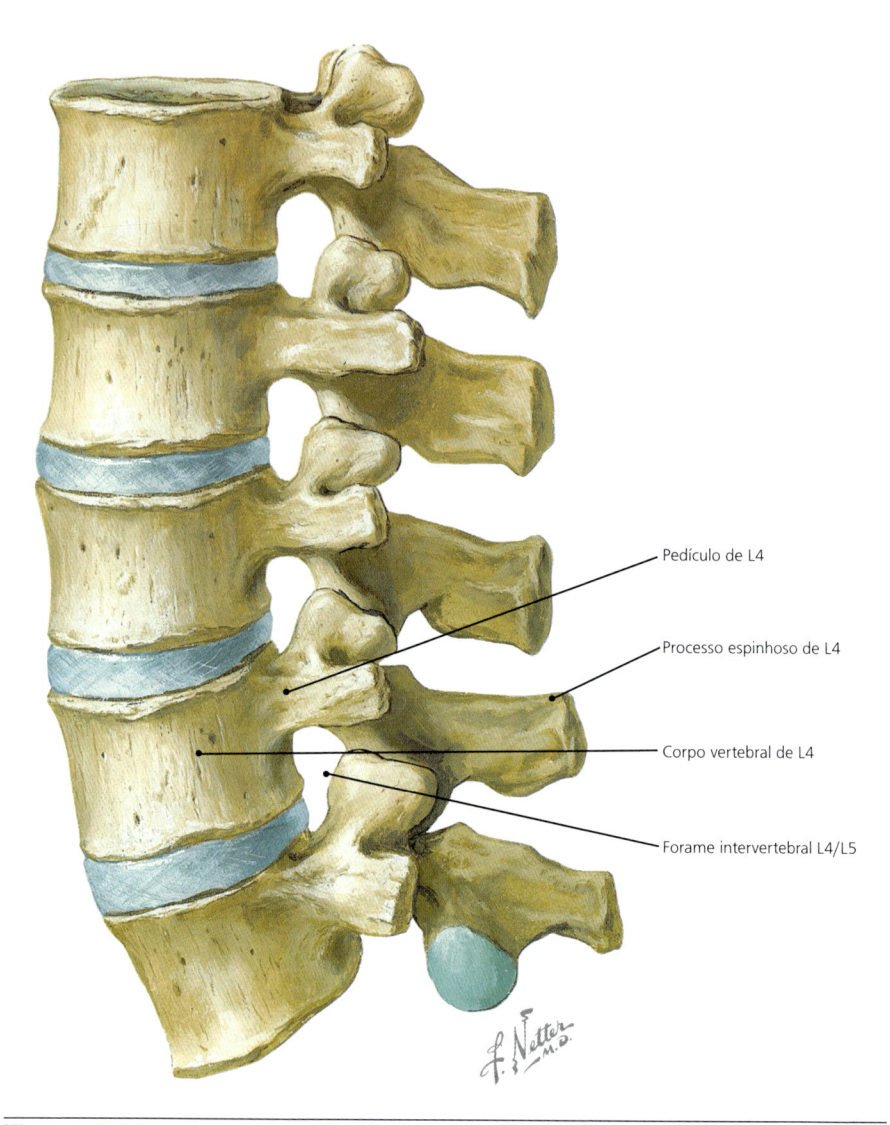

Vista sagital da coluna vertebral lombar *(Atlas of Human Anatomy, 6th edition, Plate 155)*

Nota Clínica Corpos vertebrais são mais frequentemente fraturados por forças excessivas de flexão (compressão), enquanto os arcos vertebrais tendem a se fraturar quando a coluna vertebral é excessivamente estendida.

Coluna Vertebral Lombar

Corpo vertebral L4

Nervo L4 dentro do forame intervertebral L4/L5

Processo espinhoso L4

Pedículo L4

Sacro

Nervo L4 dentro do forame intervertebral L4/L5

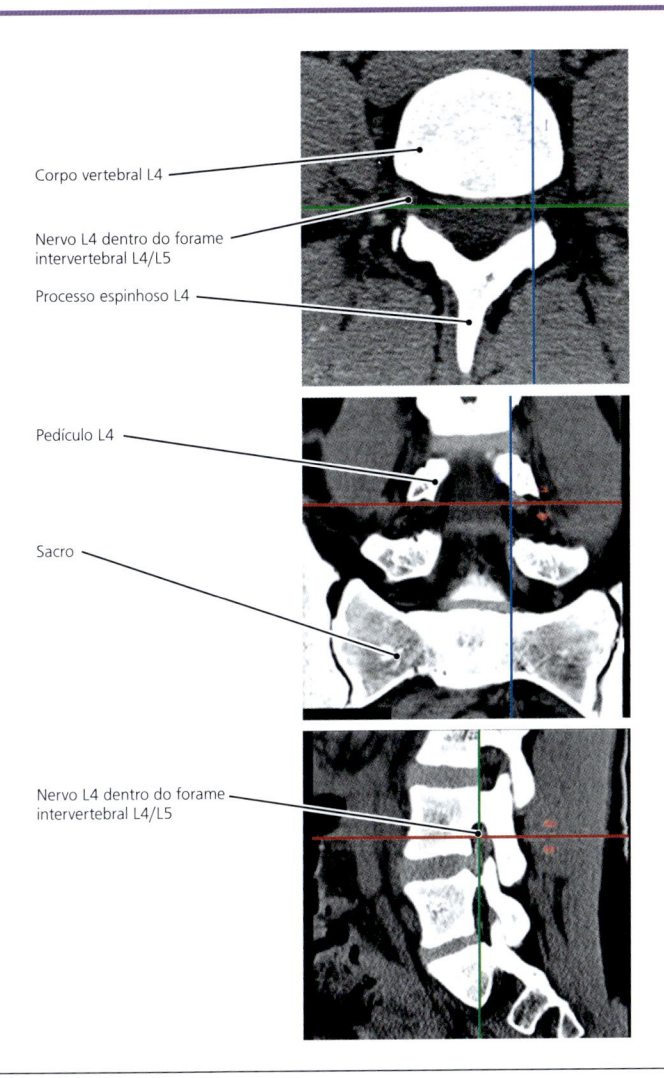

Reconstrução multiplanar, CT lombar

- A imagem de CT parassagital está próxima ao nível das *linhas azuis* nas vistas coronal e axial. O corte axial está próximo ao nível indicado pela *linha vermelha*. A reconstrução coronal está ao nível da *linha verde*.

- É clinicamente importante que os forames intervertebrais (também chamados neuroforames ou forames das raízes nervosas) lombares se estendam superiormente ao disco associado. Fragmentos herniados do disco L4/5 que se estendam para cima e lateralmente podem comprimir a raiz L4, que está saindo, dentro do forame intervertebral L4/5. Enquanto a herniação de um fragmento do disco L4/5 posterior e inferiormente pode avançar sobre a raiz do nervo L5.

Dorso e Medula Espinal

2 Sacro

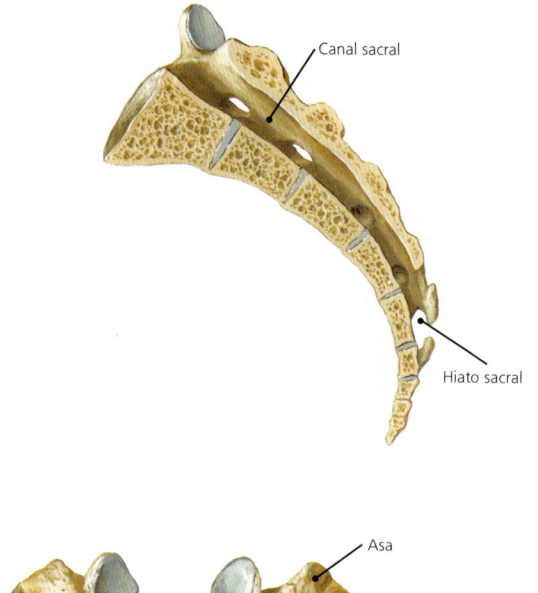

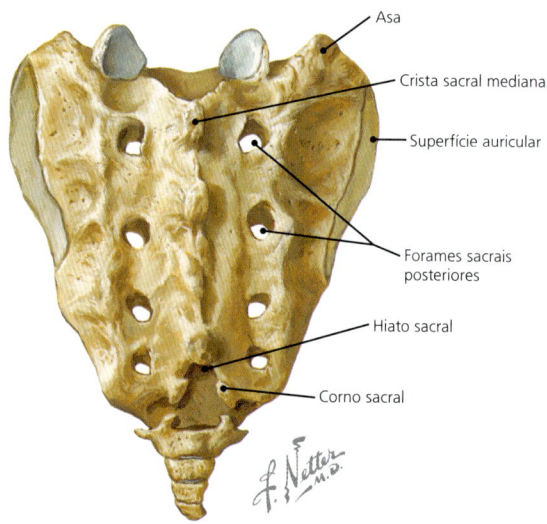

Vistas mediossagital e posterior do sacro *(Atlas of Human Anatomy, 6th edition, Plate 157)*

Nota Clínica Um bloqueio epidural caudal, frequentemente usado durante o parto, é administrado inserindo-se um cateter de demora dentro do hiato sacral para liberar um agente anestésico que elimina sensibilidade, principalmente, dos nervos espinais S2-S4. Estes nervos transportam sensações do colo do útero, vagina e períneo.

Sacro

Canal sacral

Hiato sacral

Asa

Crista sacral mediana

Superfície auricular

Forames sacrais posteriores

Hiato sacral

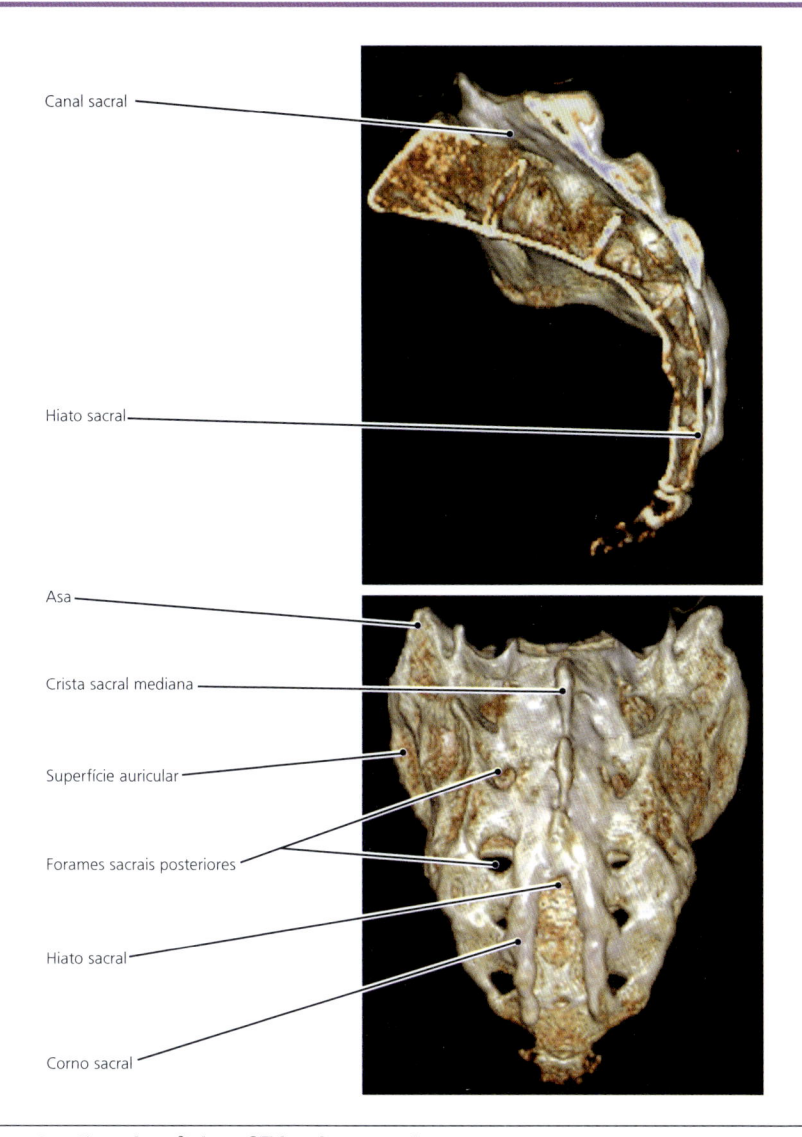

Corno sacral

Reconstrução volumétrica, CT lombossacral

- A divisão dos nervos espinais em ramos dorsais e ventrais ocorre dentro do canal sacral, de modo que os ramos primários saem do sacro pelos forames sacrais anteriores e posteriores.

- A superfície auricular do sacro é para articulação com o ílio formando a complicada articulação sacroilíaca (SIJ). Artrite nesta articulação pode ser uma fonte de lombalgia.

- Em pacientes osteoporóticos, o sacro é menos capaz de resistir à força de cisalhamento associada à transferência do peso do corpo superior para a pelve; isto pode resultar em uma fratura vertical "de insuficiência".

Dorso e Medula Espinal

2 Ligamentos Vertebrais

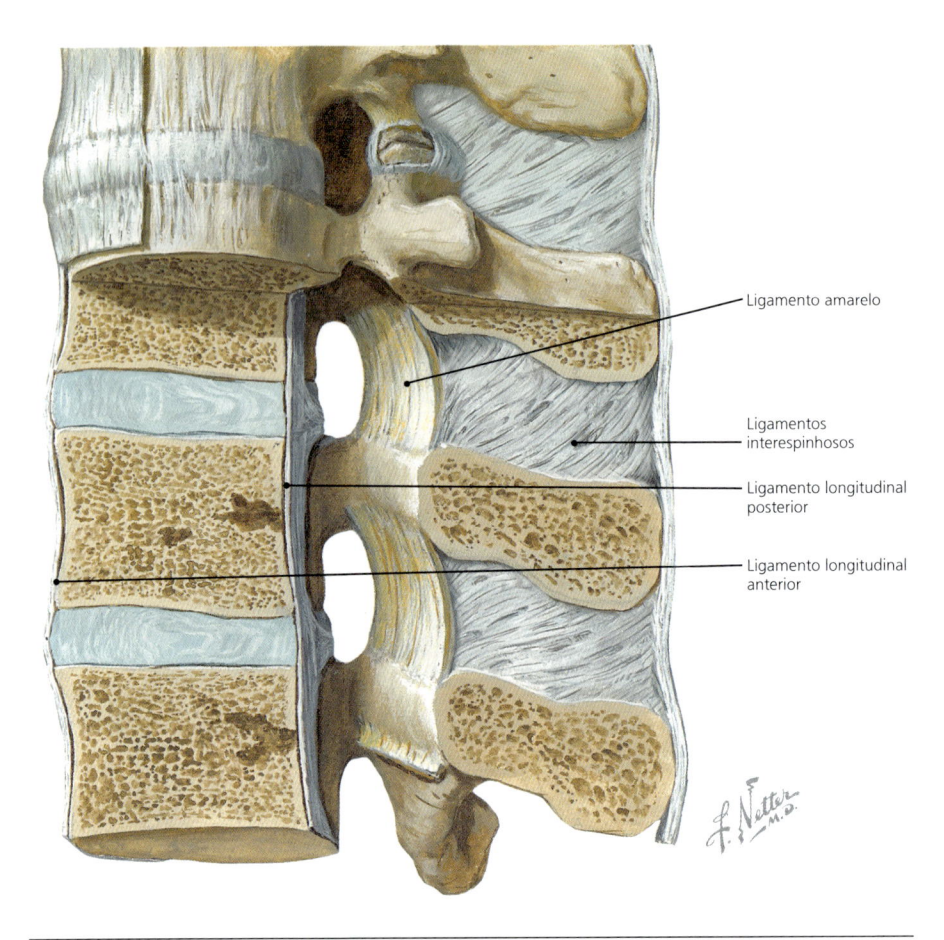

Ligamentos vertebrais na região lombar *(Atlas of Human Anatomy, 6th edition, Plate 159)*

- Ligamento amarelo
- Ligamentos interespinhosos
- Ligamento longitudinal posterior
- Ligamento longitudinal anterior

Nota Clínica O ligamento longitudinal posterior é bem inervado com fibras nociceptivas e é considerado como sendo a origem de uma parte da dor associada à hérnia de disco intervertebral.

Ligamentos Vertebrais

- Ligamento amarelo
- Ligamento longitudinal posterior
- Ligamento longitudinal anterior
- Disco intervertebral T11/T12 herniado
- Corpo vertebral T12

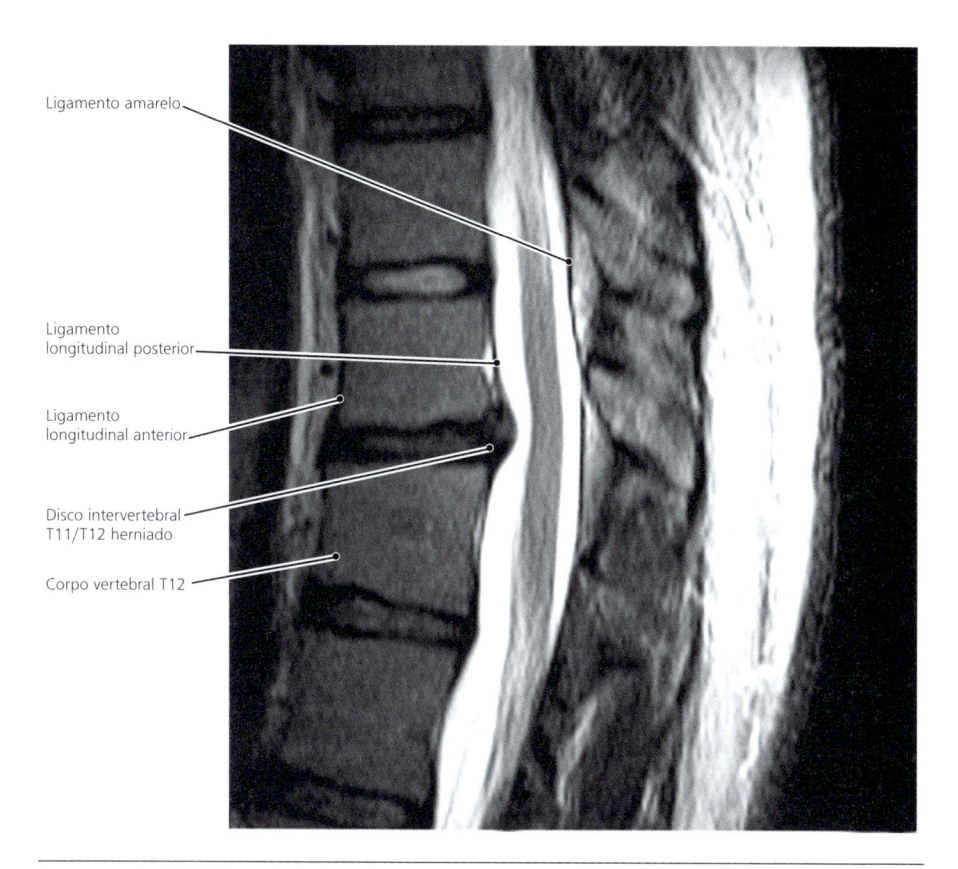

Imagem de MR T2 sagital da coluna toracolombar

- O ligamento longitudinal anterior tende a limitar a extensão da coluna vertebral, enquanto o ligamento posterior tende a limitar a flexão.
- Hérnia de discos intervertebrais na junção torácica/lombar é comum porque a região torácica da coluna é relativamente imóvel em comparação com as regiões lombar e cervical.

Dorso e Medula Espinal

2   Ligamento Amarelo

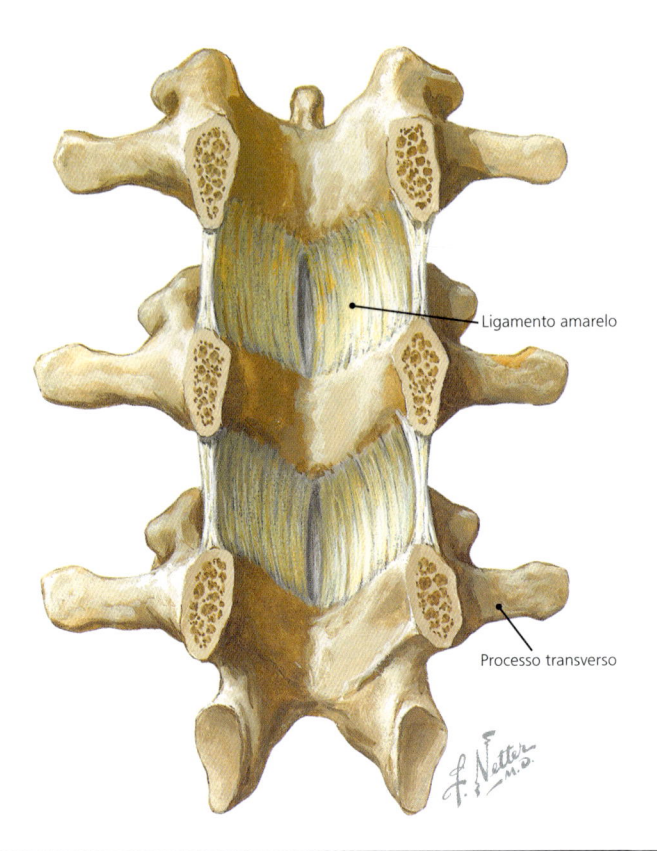

Vista anterior do arco vertebral posterior *(Atlas of Human Anatomy, 6th edition, Plate 159)*

Nota Clínica   Em adição à protrusão posterior do disco e articulações facetárias artríticas, espessamento do ligamento amarelo é, muitas vezes, um componente importante da estenose degenerativa do canal espinal. Sintomas de estenose espinal são usualmente piorados em extensão e melhorados em flexão, presumivelmente em razão do pregueamento do ligamento em extensão e estiramento e adelgaçamento do ligamento em flexão.

Ligamento Amarelo

Ligamento amarelo

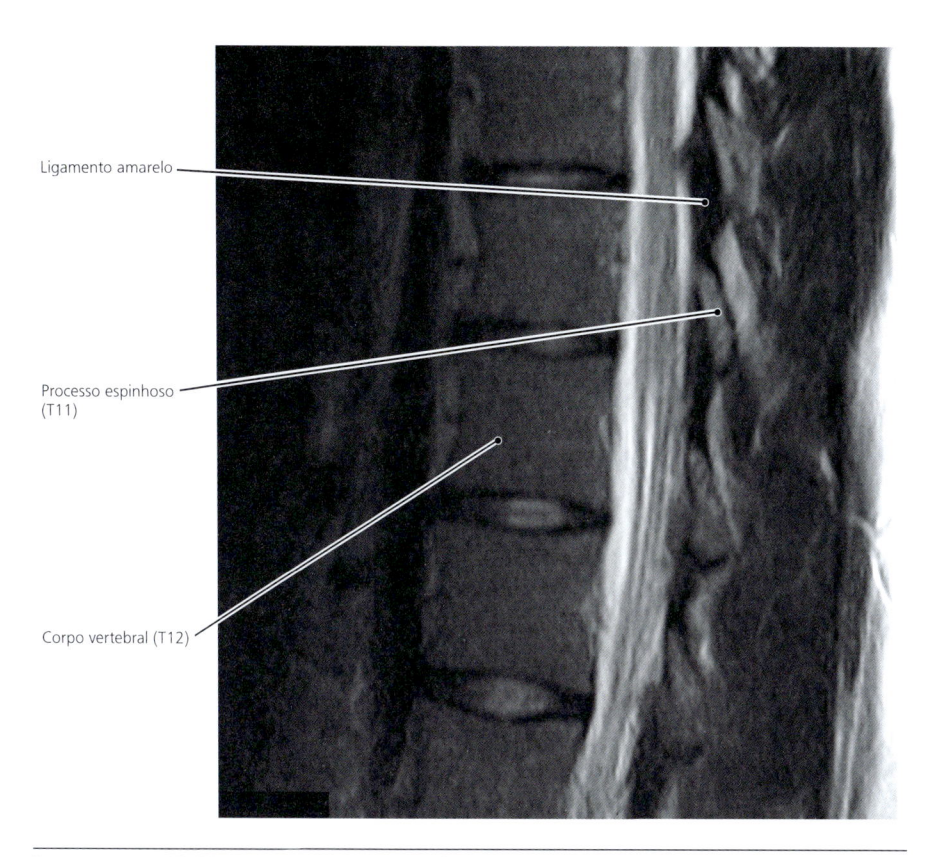

Processo espinhoso (T11)

Corpo vertebral (T12)

Imagem de MR T2 sagital da coluna torácica, imediatamente fora da linha mediana

- O ligamento amarelo contém tecido elástico que impede que o ligamento seja pinçado entre as lâminas quando a coluna vertebral é hiperestendida.
- Os anestesistas usam a penetração do ligamento amarelo como um indicador de que a agulha atingiu o espaço epidural para anestesia epidural.

Dorso e Medula Espinal

2 | Nervos Espinais Lombares

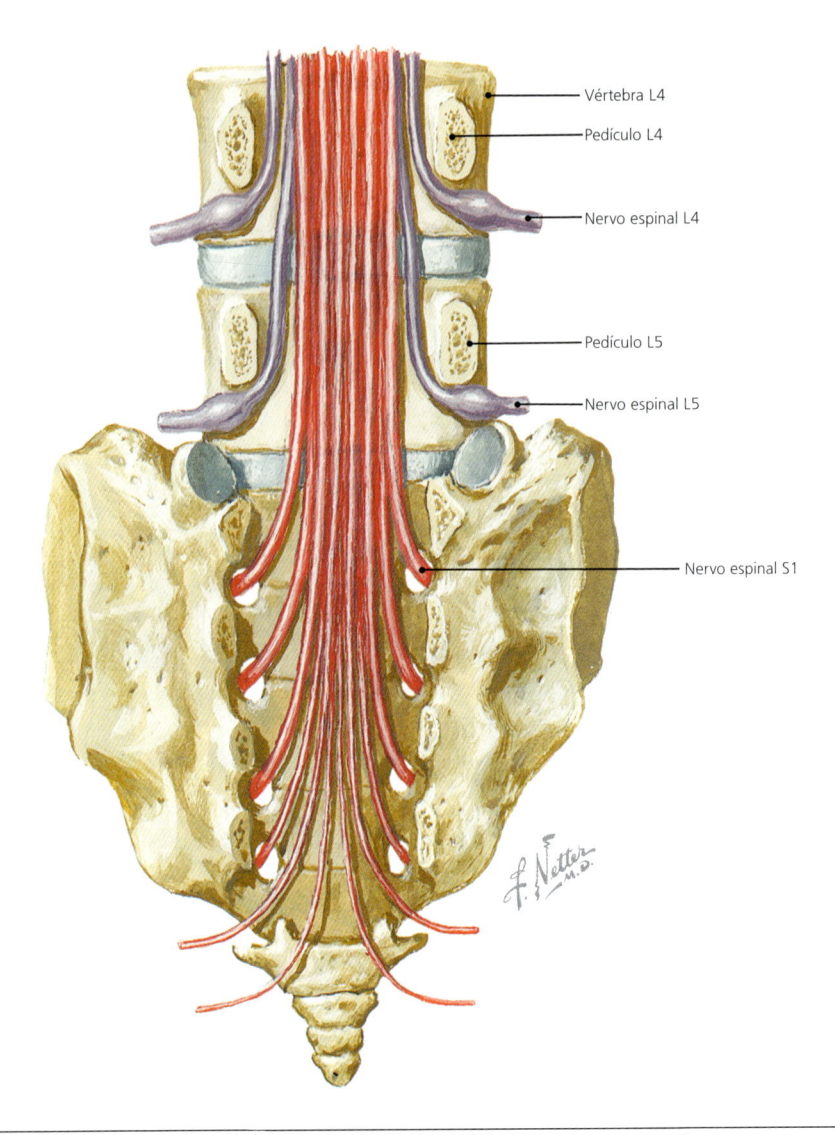

Vértebra L4
Pedículo L4
Nervo espinal L4
Pedículo L5
Nervo espinal L5
Nervo espinal S1

Relação entre os nervos espinais inferiores e seus respectivos neuroforames (forames intervertebrais) *(Atlas of Human Anatomy, 6th edition, Plate 161)*

Nota Clínica Hérnia de disco lombar inferior pode produzir dor ciática, que é dor ao longo do trajeto do nervo isquiático. Isto ocorre porque o nervo isquiático consiste em componentes originados dos segmentos espinais L4-S2.

Nervos Espinais Lombares

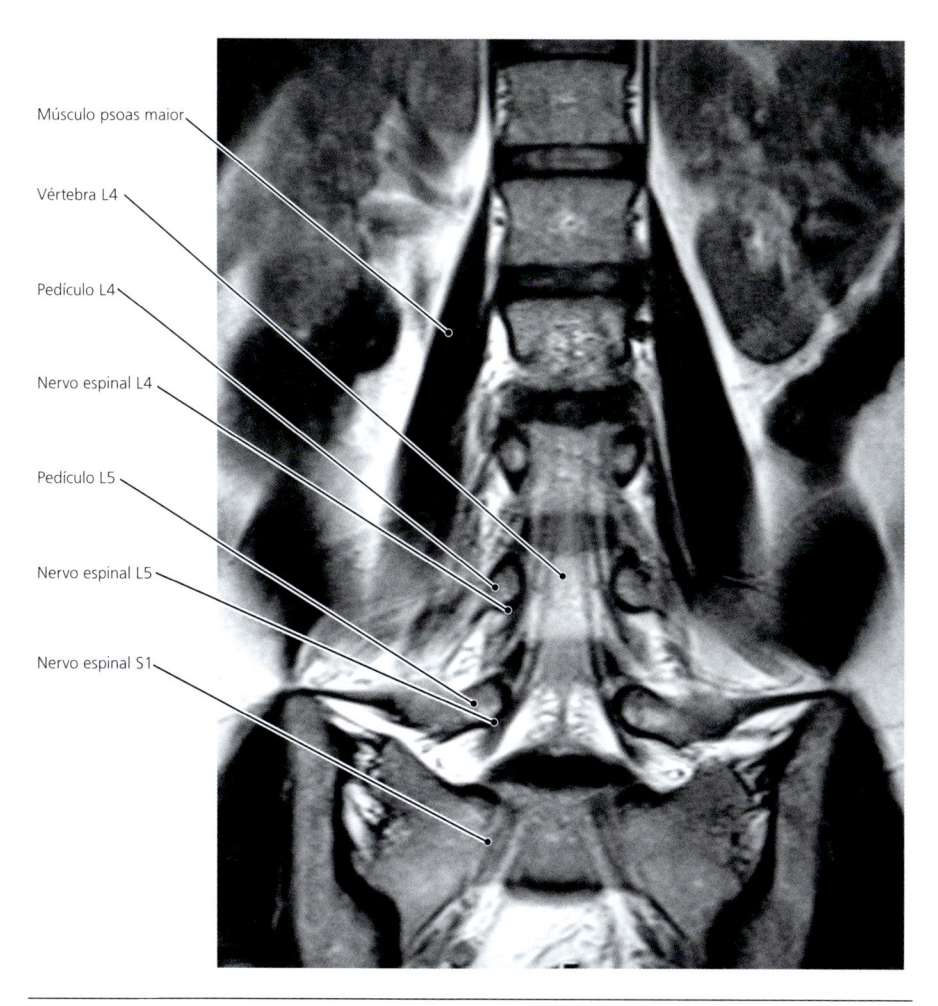

Músculo psoas maior
Vértebra L4
Pedículo L4
Nervo espinal L4
Pedículo L5
Nervo espinal L5
Nervo espinal S1

Imagem de MR T2 coronal da coluna vertebral inferior

- O nervo espinal L4 passa caudal ao pedículo L4 para sair do canal vertebral através do neuroforame (forame intervertebral) L4/L5.
- Similarmente, o nervo L5 passa caudal ao pedículo L5 para sair do canal vertebral através do neuroforame L5/S1.
- Imagens de MR podem mostrar claramente os fragmentos discais que se herniaram lateralmente e como eles afetam, potencialmente, as raízes nervosas dentro ou lateralmente ao neuroforame.

2 | Medula Espinal, Raízes Nervosas

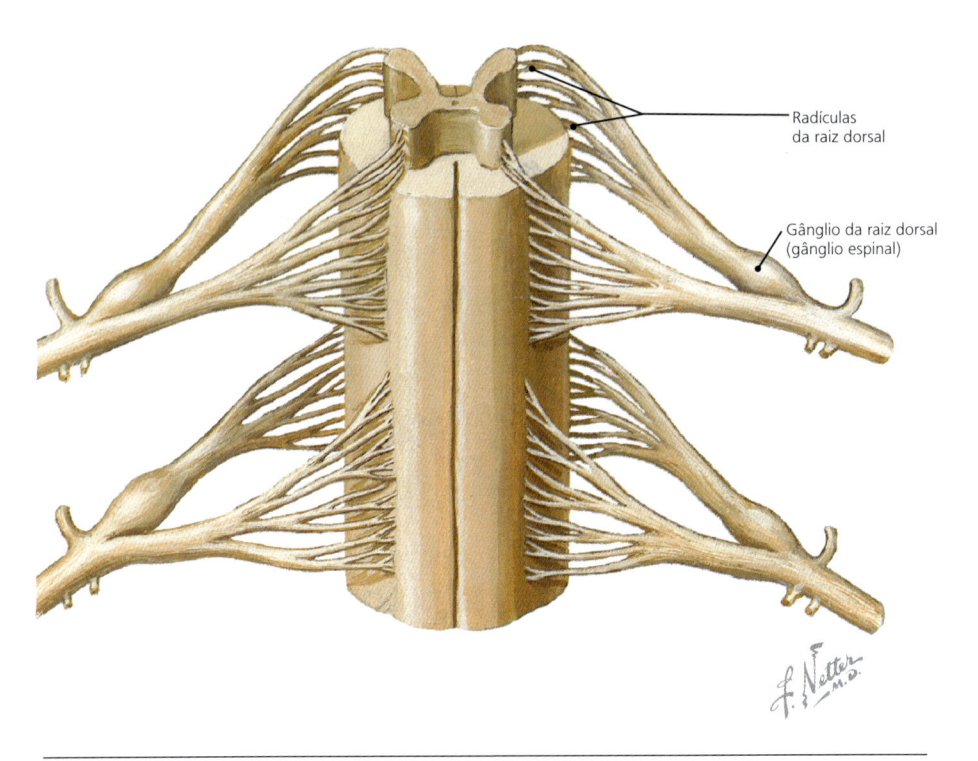

Vista anterior da medula espinhal mostrando raízes nervosas *(Atlas of Human Anatomy, 6th edition, Plate 165)*

Labels: Radículas da raiz dorsal; Gânglio da raiz dorsal (gânglio espinal)

> **Nota Clínica** Os gânglios das raízes dorsais (gânglios espinais) contêm os corpos celulares dos neurônios sensitivos que entram na medula espinal em um nível particular. Estes corpos celulares podem ser especificamente atacados em certos estados de doença (p. ex., infecção por herpes-zóster), resultando em uma neuropatia periférica.

Medula Espinal, Raízes Nervosas

Radículas da raiz dorsal

Espaço subaracnóideo

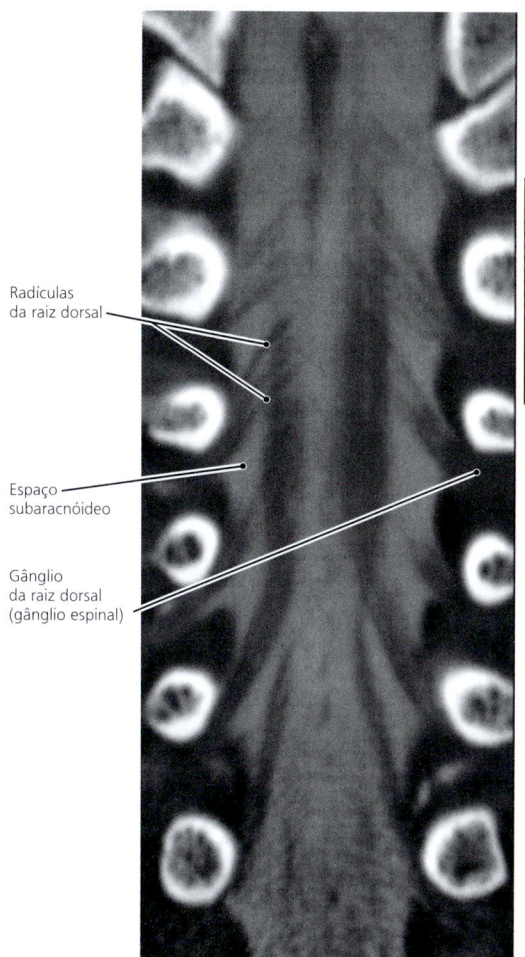

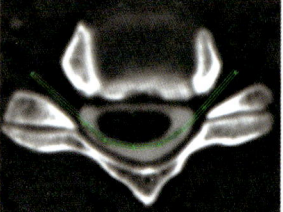

Gânglio da raiz dorsal (gânglio espinal)

Reconstrução coronal curva ao nível das radículas posteriores, mielograma cervical por CT (*linha verde* curva na imagem axial de referência mostra o plano de corte para a imagem coronal)

- Nesta imagem de CT as radículas das raízes dorsais são representadas pelas delicadas linhas negras inclinadas; o material em cinza representa CSF opacificado (com contraste) dentro do espaço subaracnóideo. CSF foi opacificado por uma injeção intradural de material de contraste iodado que foi injetado com uma agulha muito fina durante um procedimento ambulatorial simples.

- Em pacientes que não podem se submeter à MRI – por exemplo, aqueles com marca-passo – a mielografia por CT é um procedimento de imagem alternativo capaz de mostrar anatomia muito delicada (p. ex., radículas nervosas espinais).

2 Cone Medular e Cauda Equina

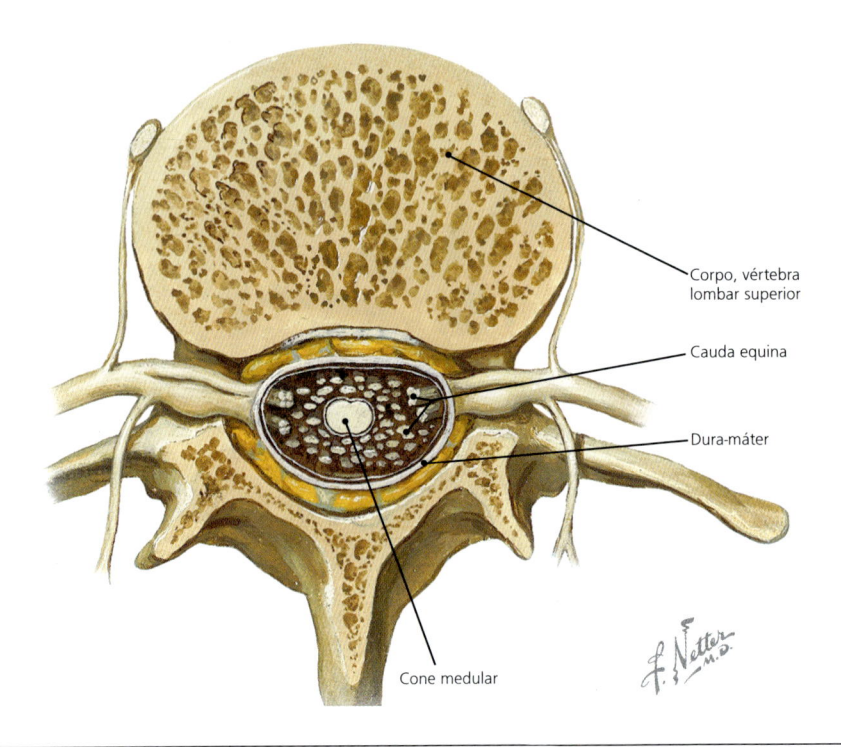

Corte axial através de uma vértebra lombar superior *(Atlas of Human Anatomy, 6th edition, Plate 166)*

Labels: Corpo, vértebra lombar superior; Cauda equina; Dura-máter; Cone medular

Nota Clínica Punção lombar para obter CSF é feita inferior a L3 porque o cone medular geralmente termina em L1/L2, permitindo penetração da agulha abaixo deste nível com pouco risco de lesão das raízes espinais flutuando livremente e que estão suspensas na cisterna lombar.

Cone Medular e Cauda Equina

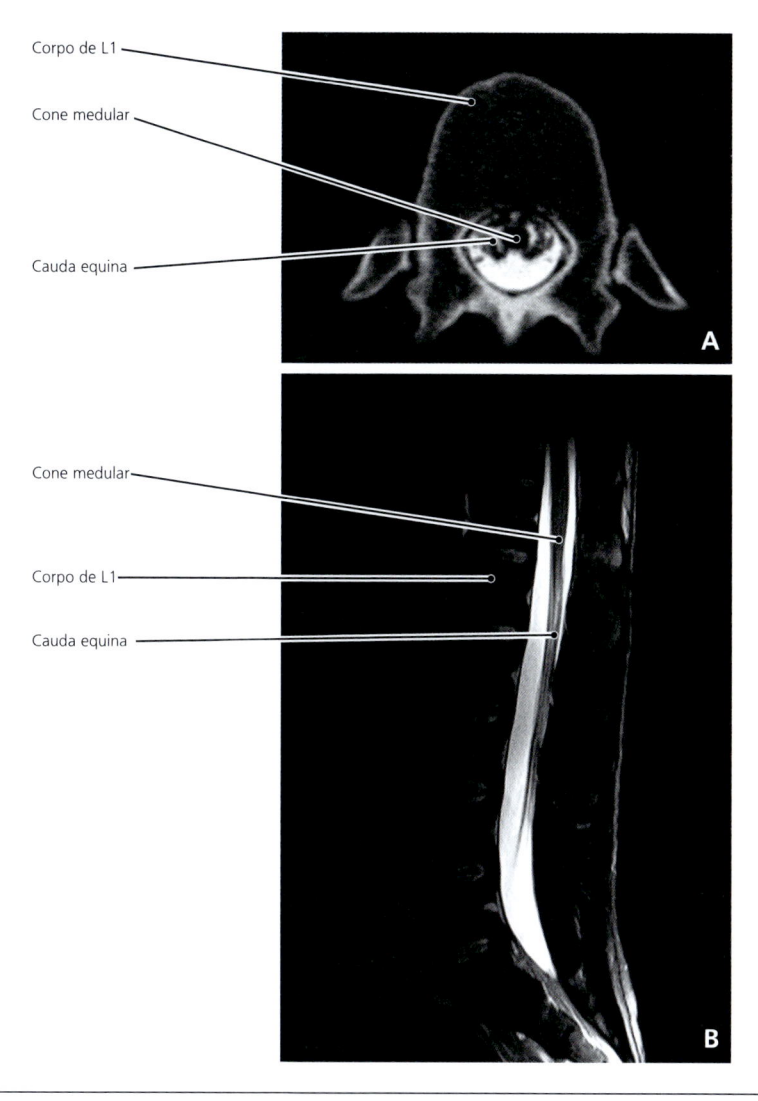

A, Imagem axial de mielograma lombar por CT; *B,* Imagem sagital de MR T2 FS da coluna lombar

- O cone medular pode terminar tão alto quanto T12 ou tão baixo quanto L3.
- A cauda equina consiste, principalmente, nas raízes nervosas espinais que inervam os membros inferiores.

Dorso e Medula Espinal

2 Vasos e Nervos Intercostais Posteriores

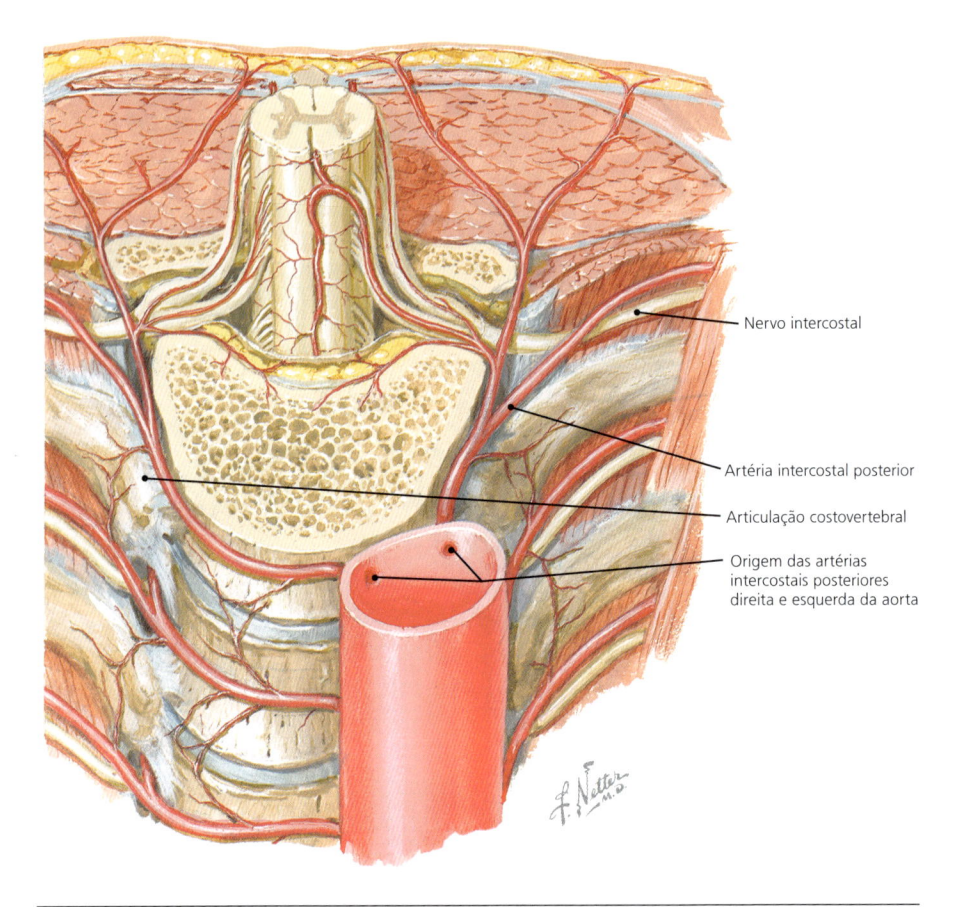

Parede torácica posterior mostrando a origem das artérias intercostais posteriores
(Atlas of Human Anatomy, 6th edition, Plate 168)

> **Nota Clínica** O feixe neurovascular intercostal geralmente atravessa o sulco subcostal sob a costela superior do espaço intercostal. Quando uma incisão ou procedimento cirúrgico (toracotomia, toracentese) é efetuado, o aspecto superior do espaço intercostal é evitado.

Vasos e Nervos Intercostais Posteriores

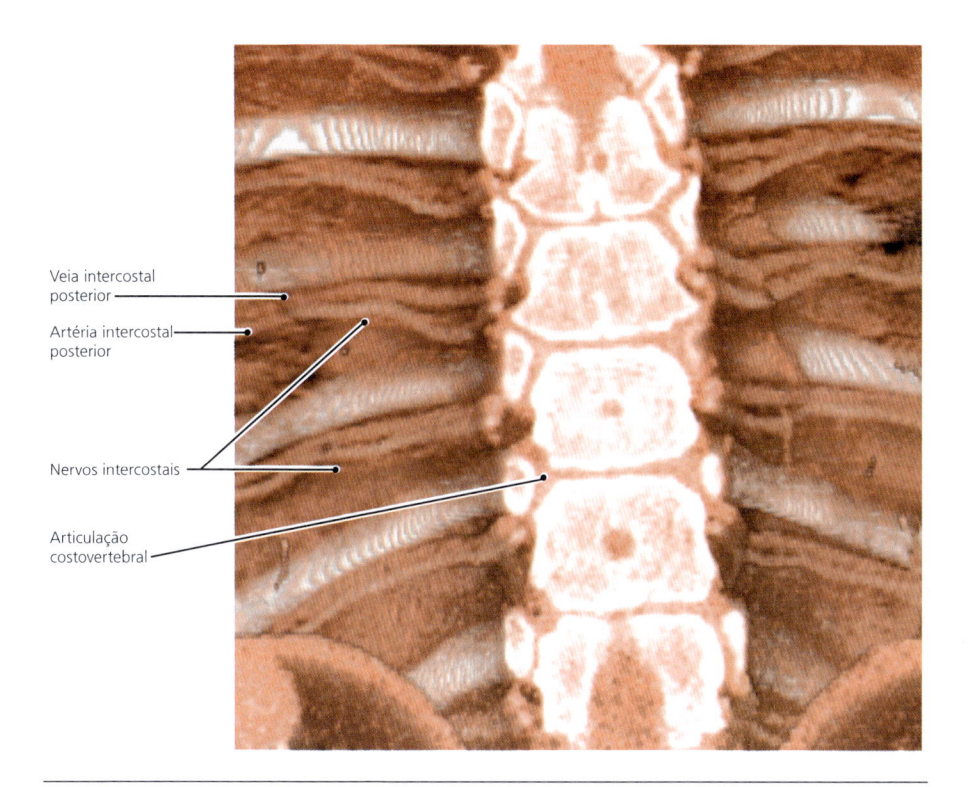

Veia intercostal posterior
Artéria intercostal posterior
Nervos intercostais
Articulação costovertebral

Corte de 10 mm coronal curvo, reconstrução volumétrica, CT com contraste do tórax

- Os nervos e vasos intercostais atravessam o espaço potencial entre os músculos intercostais interno e íntimo.
- De superior a inferior, a ordem típica das estruturas em um espaço intercostal é veia, artéria e nervo (VAN).

Dorso e Medula Espinal

Plexos Venosos Vertebrais

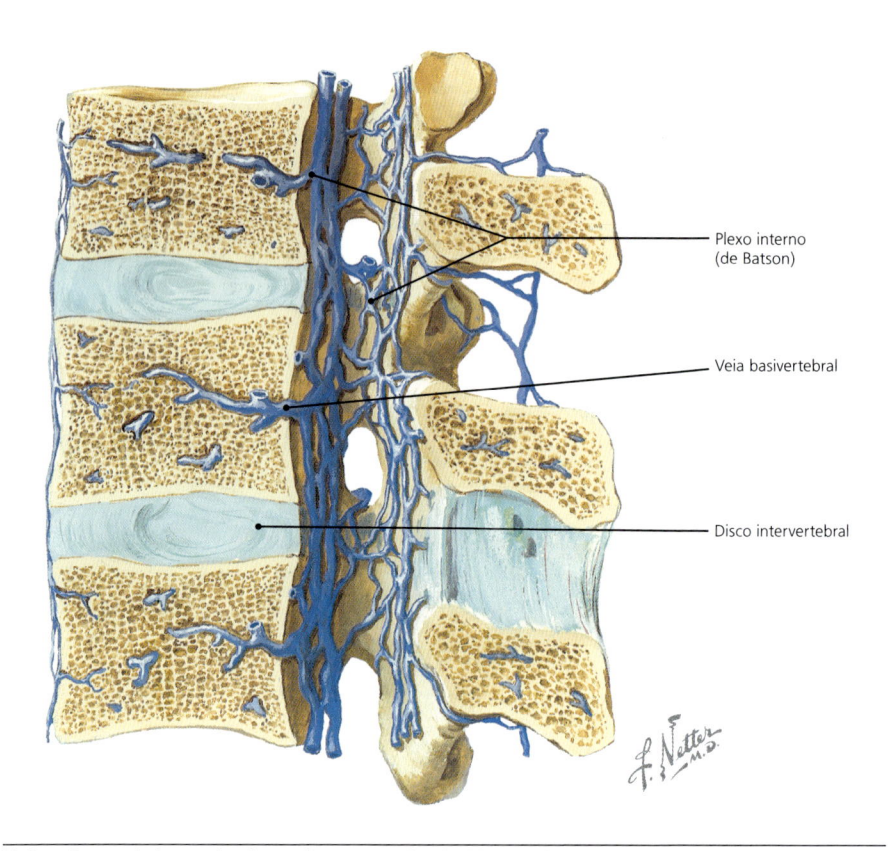

Veias da medula espinal e coluna vertebral *(Atlas of Human Anatomy, 6th edition, Plate 169)*

Plexo interno (de Batson)

Veia basivertebral

Disco intervertebral

Nota Clínica A ausência de válvulas no plexo venoso vertebral permite fluxo retrógrado, com o resultado de que células de câncer prostático ou da mama podem metastatizar à coluna vertebral, o que explica a alta prevalência de doença metastática no carcinoma de próstata e mama.

Plexos Venosos Vertebrais

Plexo interno (de Batson)

Veia basivertebral

Disco intervertebral

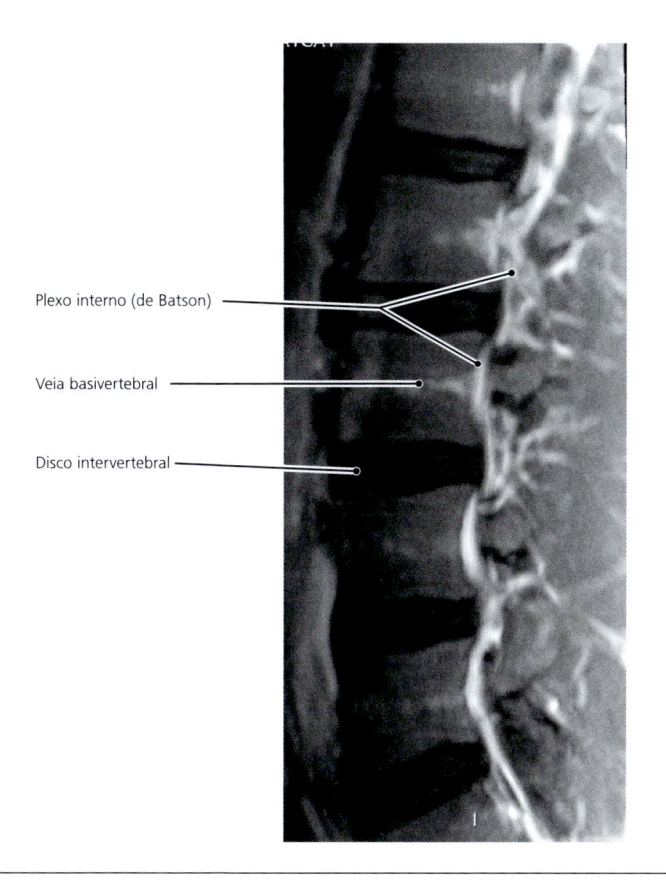

Imagem de MR T1 FS com contraste, MIP parassagital de 8 mm

- O plexo venoso vertebral interno (de Batson) situa-se dentro do canal espinal, enquanto o plexo venoso externo rodeia as vértebras.
- As veias destes plexos não possuem válvulas e se conectam com veias intervertebrais segmentares e com os seios venosos cerebrais.

2 | Dorso, Músculos Paraespinais Inferiores

Músculo longuíssimo da cabeça

Músculo iliocostal do pescoço

Músculo transverso do abdome

Origem do eretor da espinha

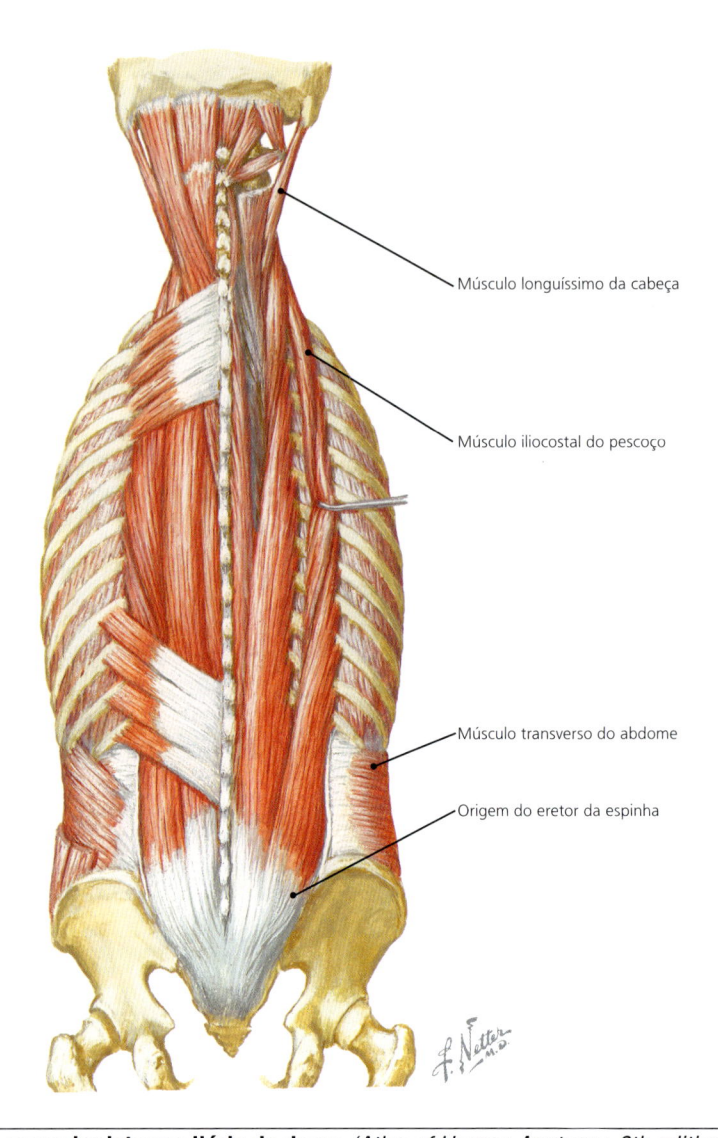

Camada muscular intermediária do dorso *(Atlas of Human Anatomy, 6th edition, Plate 172)*

Nota Clínica Doença ou processos degenerativos que resultam na geração de padrões anormais de ativação dos diferentes componentes do eretor da espinha podem produzir uma escoliose funcional.

Dorso, Músculos Paraespinais Inferiores

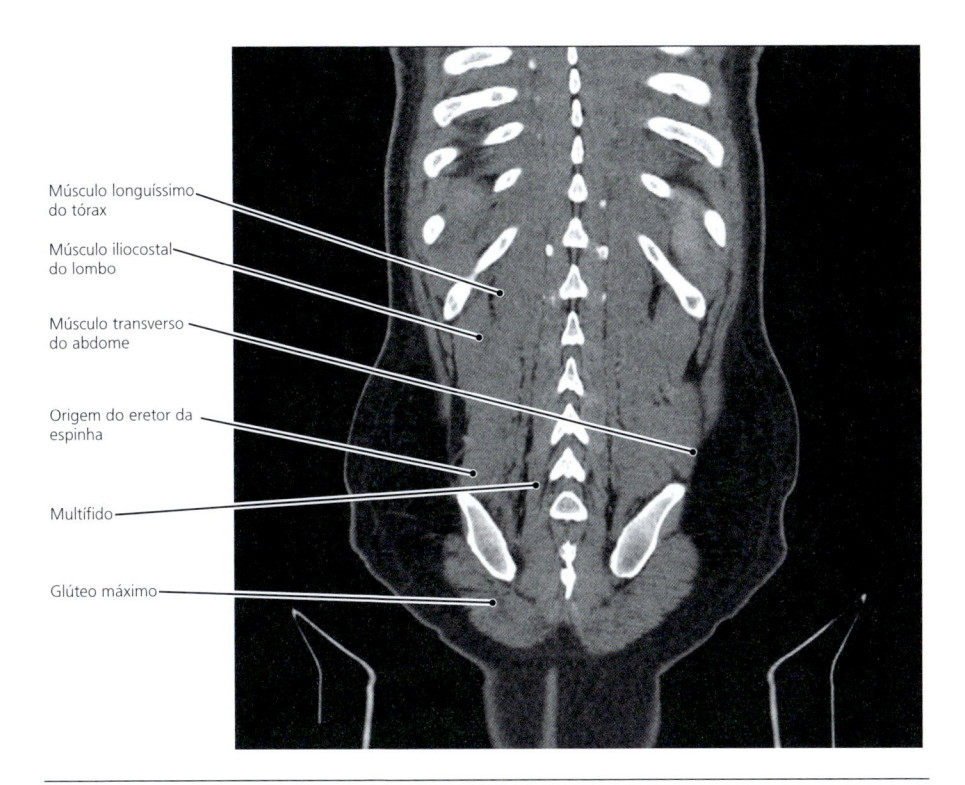

Músculo longuíssimo do tórax
Músculo iliocostal do lombo
Músculo transverso do abdome
Origem do eretor da espinha
Multífido
Glúteo máximo

Reconstrução coronal curva, CT da coluna lombar

- Espasmo no eretor da espinha está associado a lombalgia quando os músculos se contraem espasticamente para reduzir movimentos espinais.
- O músculo eretor da espinha é inteiramente inervado por ramos dorsais segmentares.
- Os três componentes longitudinais do eretor da espinha (de lateral a medial) são o iliocostal, longuíssimo e espinal.

2 Músculos Profundos do Dorso

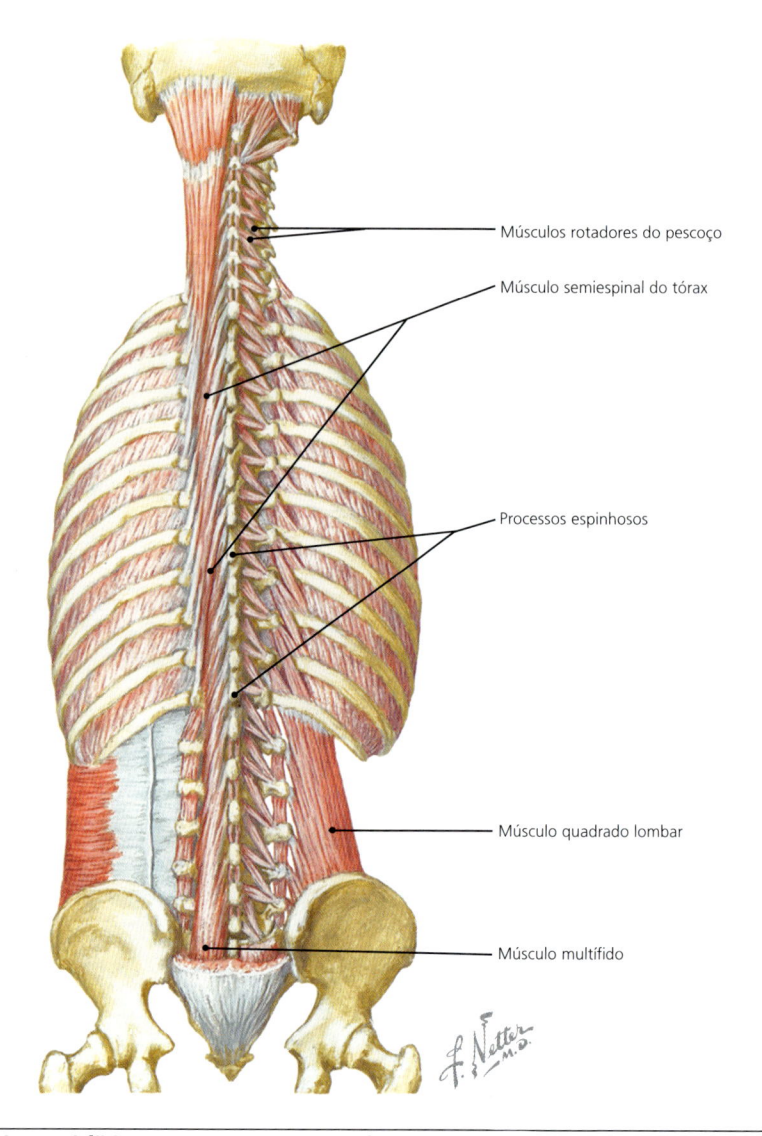

Músculos multífido, rotadores e outros músculos profundos do dorso *(Atlas of Human Anatomy, 6th edition, Plate 173)*

> **Nota Clínica** Embora, muitas vezes, não sejam considerados clinicamente importantes, espasmos nos músculos profundos do dorso (especialmente o multífido) podem ser associados à radiculopatia e dor.

Músculos Profundos do Dorso

Músculos rotadores do pescoço

Processos espinhosos

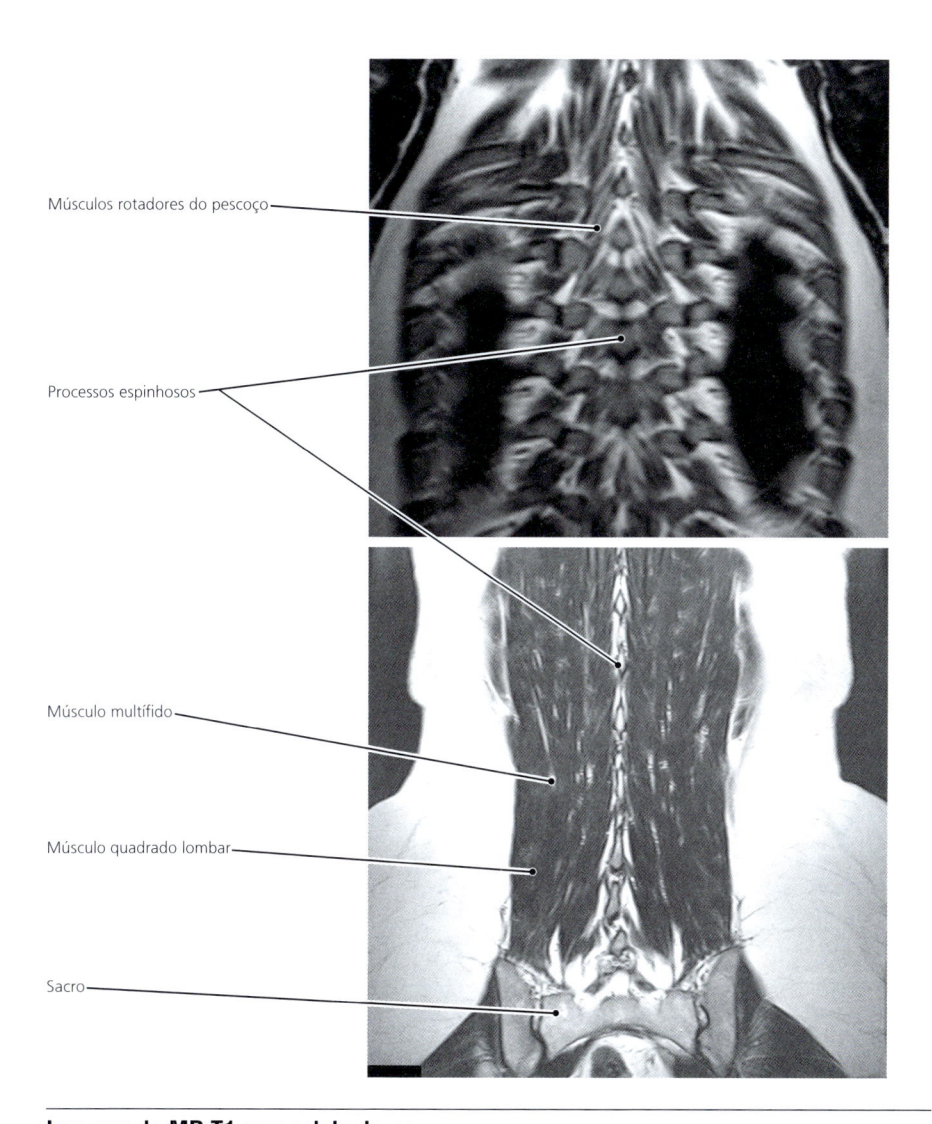

Músculo multífido

Músculo quadrado lombar

Sacro

Imagem de MR T1 coronal do dorso

- Os músculos profundos do dorso são responsáveis, principalmente, por ajustes delicados entre vértebras individuais que se correlacionam com alterações na postura.
- Os três componentes do grupo muscular transversoespinal são o semiespinal, multífido e rotadores, mas eles não são igualmente desenvolvidos em todas as regiões (o multífido é mais bem desenvolvido na região lombar).
- Os músculos profundos do dorso são todos inervados por ramos dorsais segmentares.

2 | Semiespinal da Cabeça

Músculo semiespinal da cabeça

Músculo semiespinal do pescoço

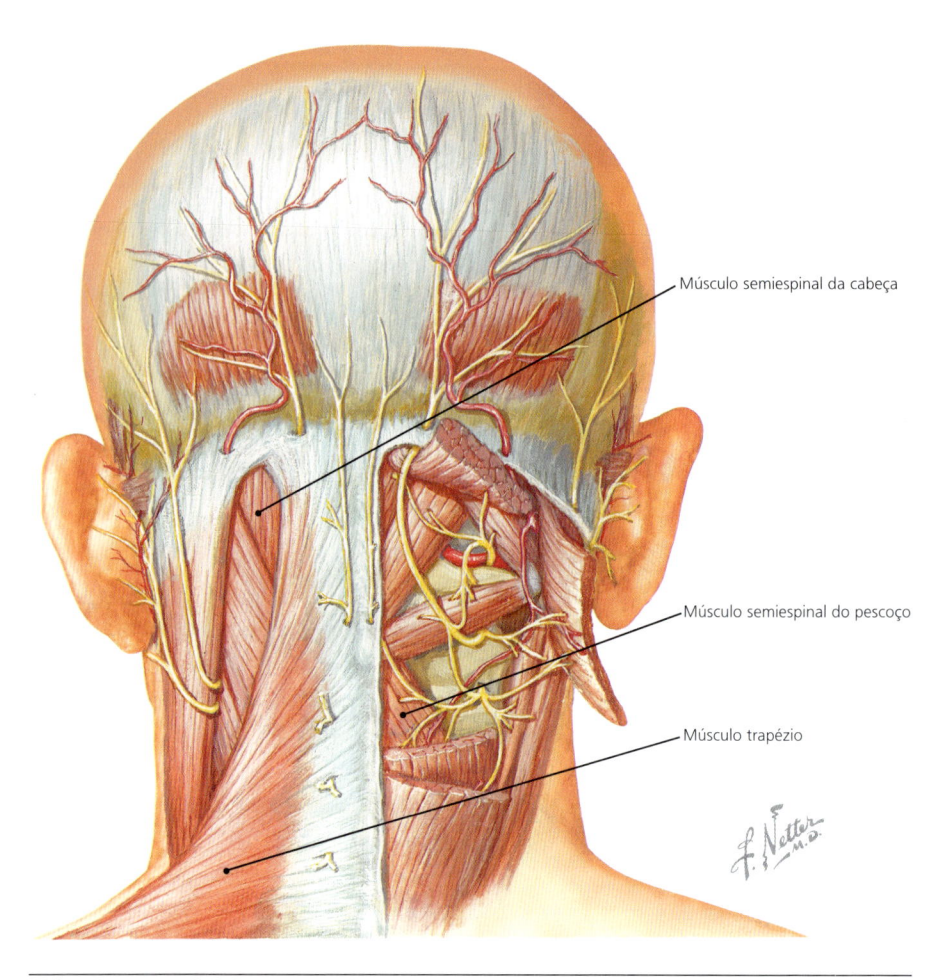

Músculo trapézio

Músculos superficiais e profundos do pescoço posterior *(Atlas of Human Anatomy, 6th edition, Plate 175)*

> **Nota Clínica** A inserção do semiespinal da cabeça é um indicador confiável da localização do seio transverso e, assim, pode ser usado pelos neurocirurgiões para evitar danificar esta estrutura em vias de acesso cirúrgico à fossa posterior e junção craniovertebral.

Semiespinal da Cabeça

Músculo semiespinal da cabeça

Músculo semiespinal do pescoço

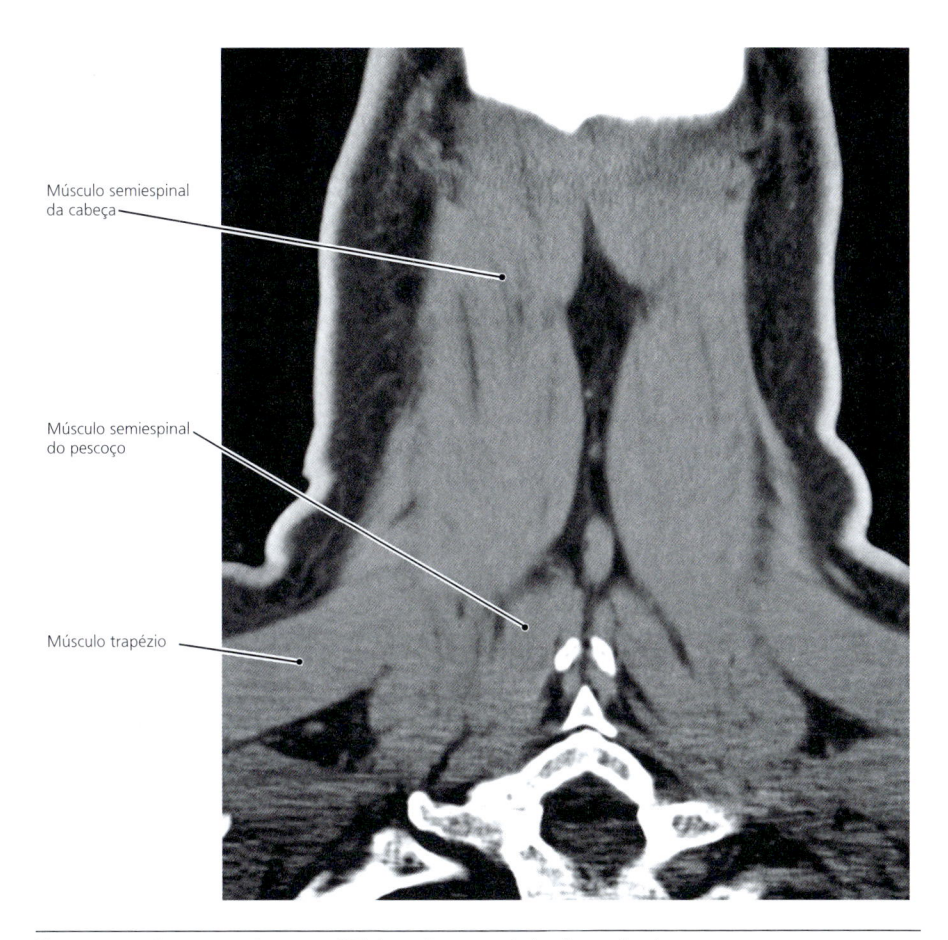

Músculo trapézio

Reconstrução coronal curva, CT da coluna vertebral cervical

- O músculo semiespinal da cabeça forma a maior parte da massa muscular em cada lado do sulco nucal.
- O músculo semiespinal da cabeça estende e flexiona lateralmente o pescoço.

Dorso e Medula Espinal

2 | Triângulo Suboccipital

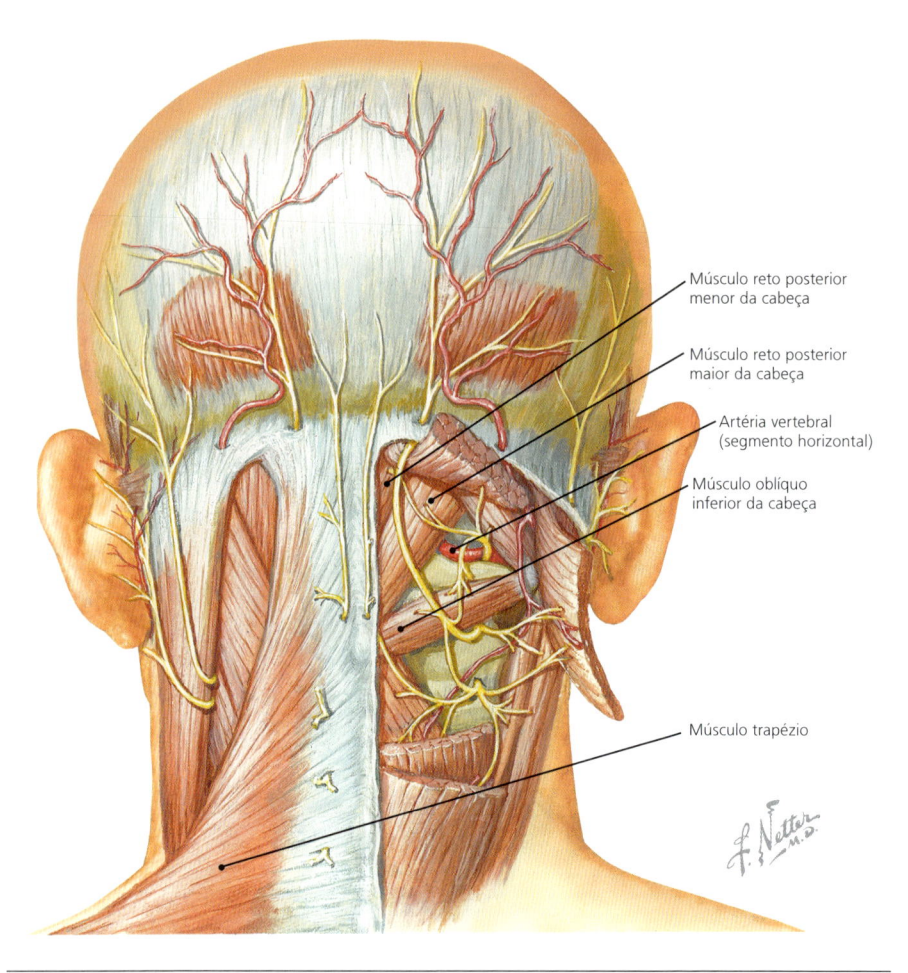

Músculo reto posterior menor da cabeça

Músculo reto posterior maior da cabeça

Artéria vertebral (segmento horizontal)

Músculo oblíquo inferior da cabeça

Músculo trapézio

Músculos superficiais e profundos do pescoço posterior *(Atlas of Human Anatomy, 6th edition, Plate 175)*

Nota técnica Os músculos retos posteriores podem desempenhar um papel nas cefaleias cervicogênicas por via de uma conexão fascial densa entre estes músculos e a dura cervical.

Triângulo Suboccipital

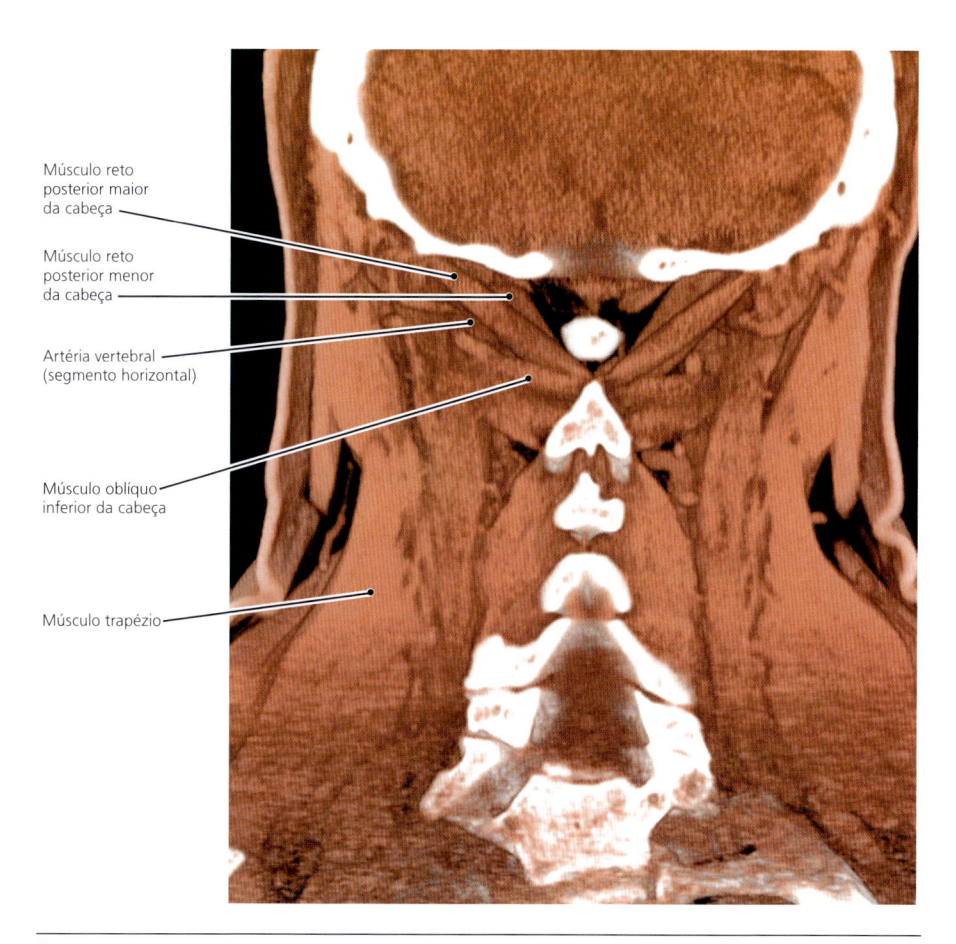

Músculo reto posterior maior da cabeça

Músculo reto posterior menor da cabeça

Artéria vertebral (segmento horizontal)

Músculo oblíquo inferior da cabeça

Músculo trapézio

Corte curvo de 15 mm, reprodução volumétrica, CT da coluna cervical

- Os músculos retos posteriores funcionam na rotação lateral e extensão da cabeça.
- Todos os músculos do triângulo suboccipital são inervados pelo nervo suboccipital (ramo dorsal de C1).

2 Região Lombar, Corte Transversal

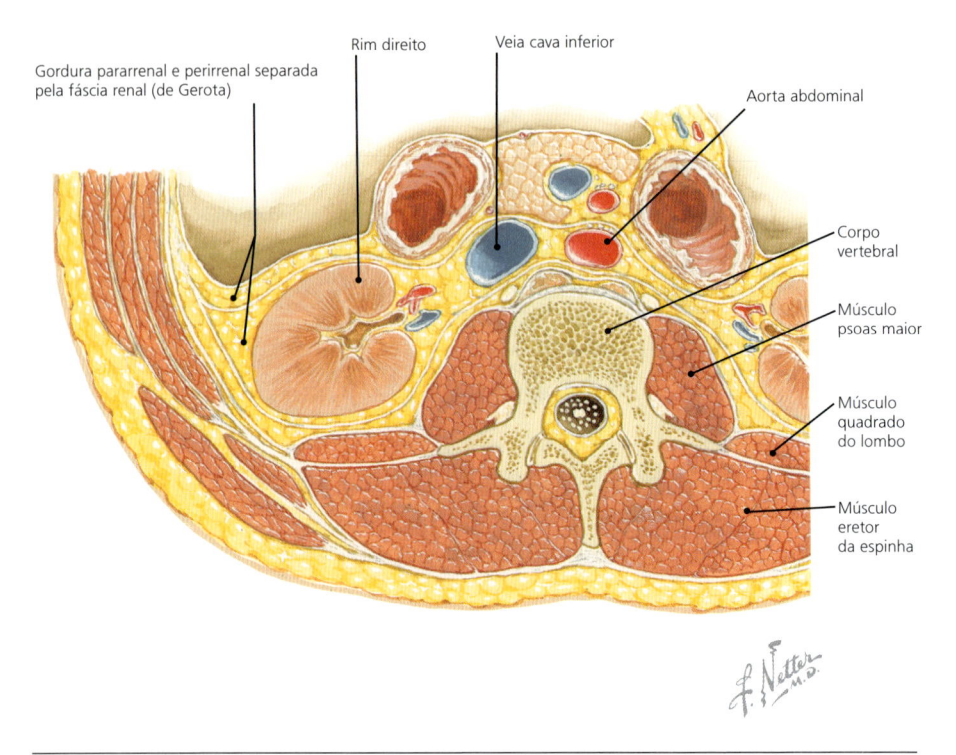

Corte transversal lombar e parede abdominal posterior em L2 *(Atlas of Human Anatomy, 6th edition, Plate 176)*

Nota Clínica Dor lombar pode ser causada por doença retroperitonial. Ocasionalmente, uma imagem de MR da coluna lombar pedida para avaliar lombalgia revelará, por exemplo, um aneurisma aórtico abdominal ou adenopatia retroperitoneal.

Região Lombar, Corte Transversal 2

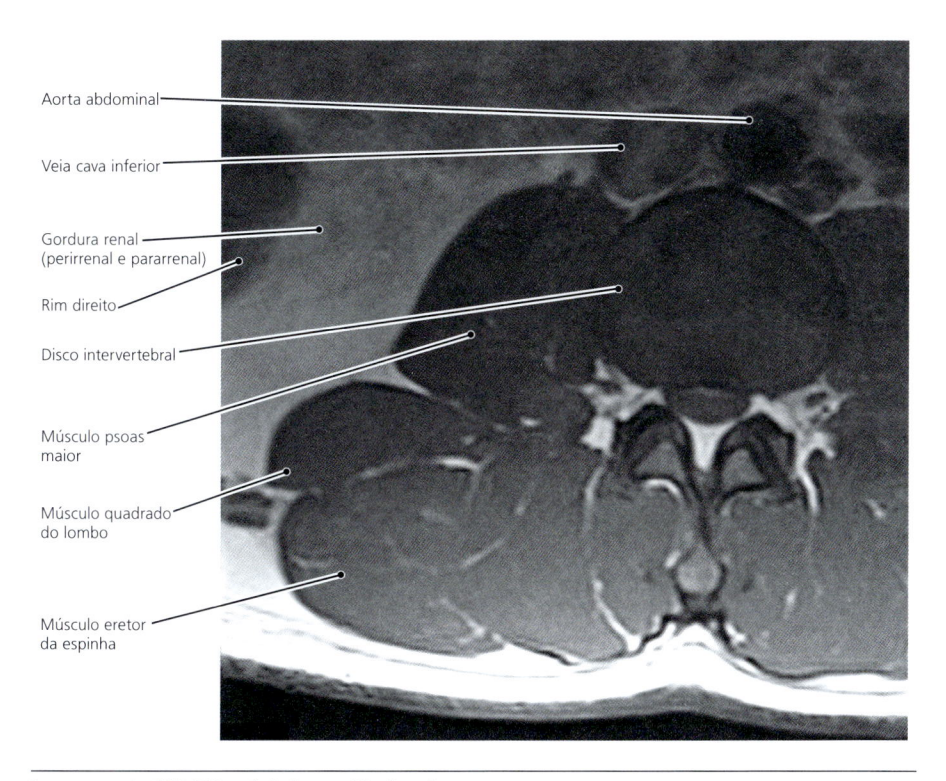

Aorta abdominal
Veia cava inferior
Gordura renal (perirrenal e pararrenal)
Rim direito
Disco intervertebral
Músculo psoas maior
Músculo quadrado do lombo
Músculo eretor da espinha

Imagem de MR T1 axial da região lombar

- Padrões desequilibrados de atividade do músculo eretor da espinha e força reduzida de extensão do tronco são associados à lombalgia.
- Considerda-se que a gordura perirrenal e pararrenal atua como um acolchoamento que protege o rim de lesão.
- Diafragma, psoas, quadrado lombar e transverso do abdome compreendem as relações posteriores do rim.

Seção 3   Tórax

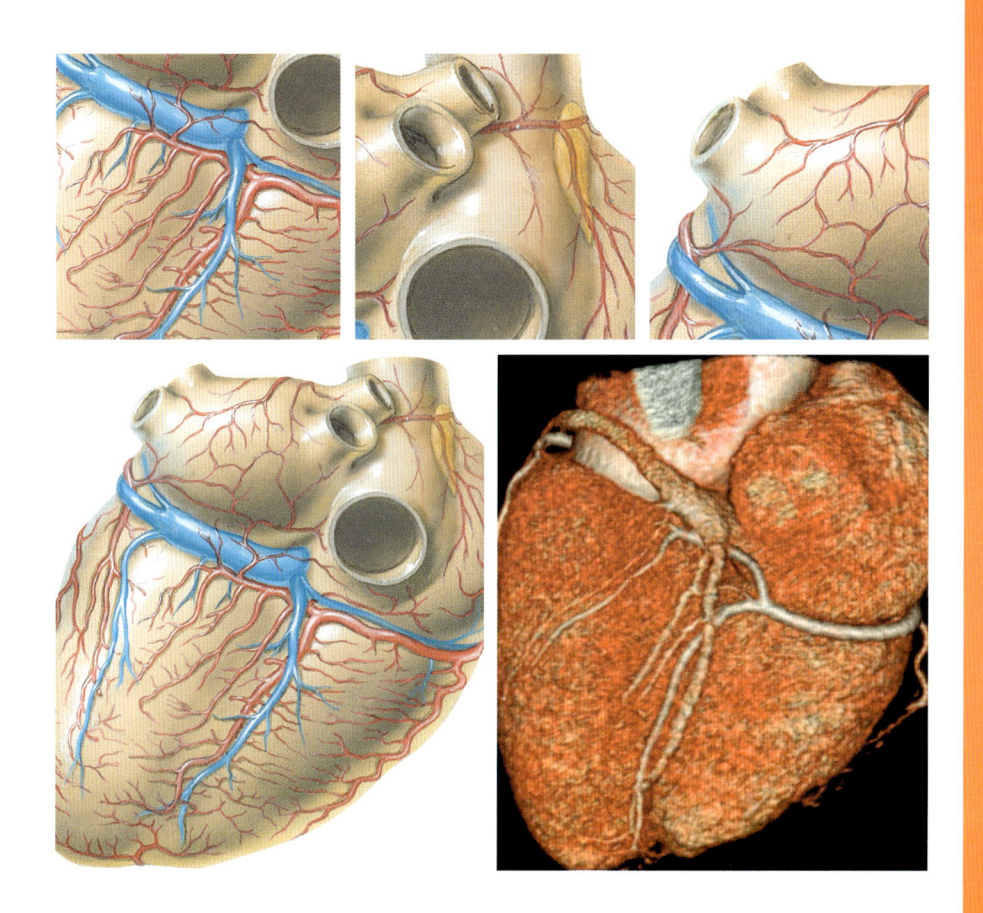

3 Mama, Vista Lateral

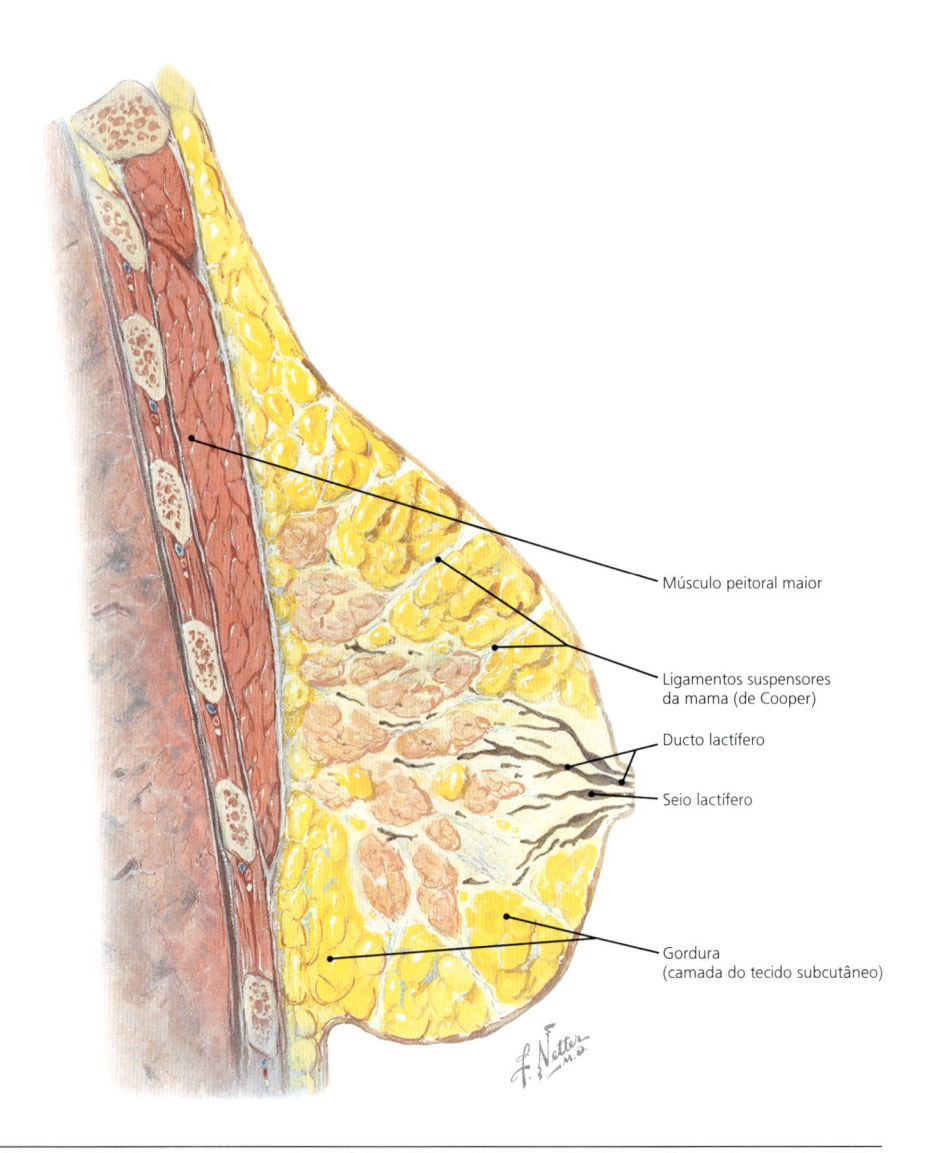

- Músculo peitoral maior
- Ligamentos suspensores da mama (de Cooper)
- Ducto lactífero
- Seio lactífero
- Gordura (camada do tecido subcutâneo)

Corte sagital da mama e parede torácica *(Atlas of Human Anatomy, 6th edition, Plate 179)*

Nota Clínica Covinhas na pele da mama sobre um carcinoma são causadas pelo comprometimento e retração dos ligamentos suspensores (de Cooper), e obstrução da drenagem linfática por carcinoma pode causar alterações edematosas da pele conhecidas como *peau d'orange*.

Mama, Vista Lateral

Músculo peitoral maior

Gordura (camada do tecido subcutâneo)

Ligamentos suspensores da mama (de Cooper)

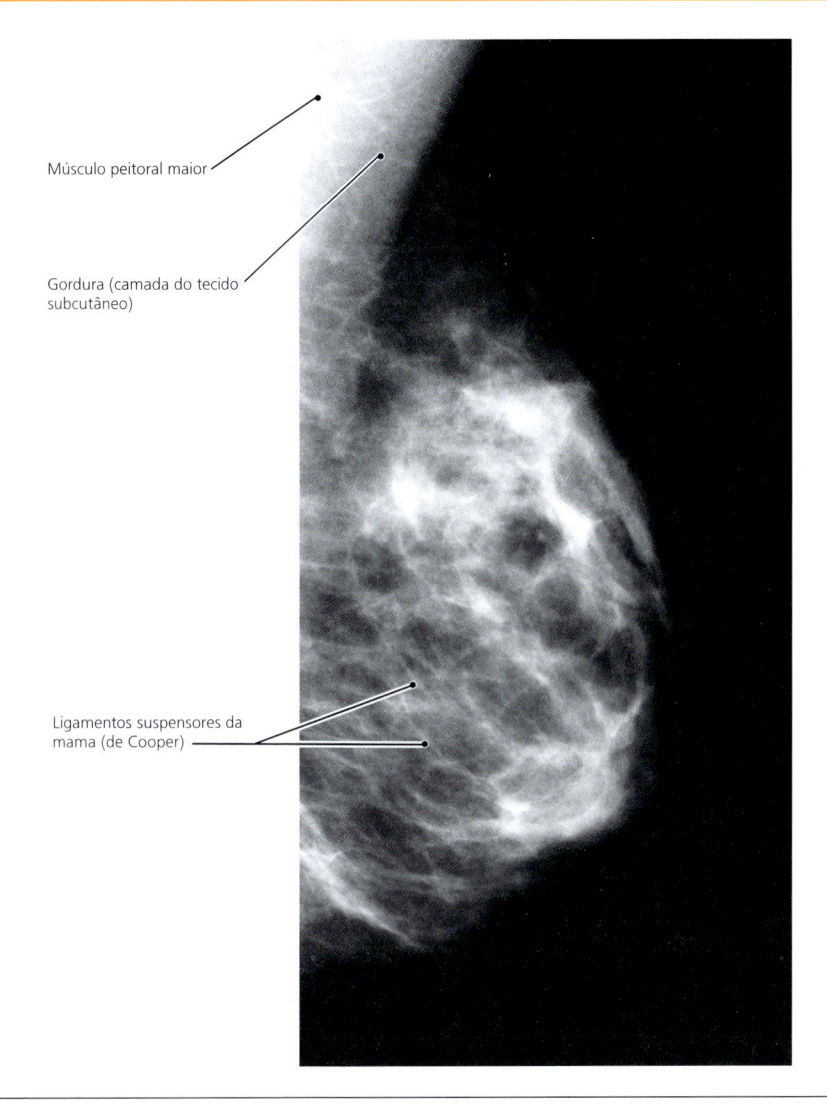

Mamograma, vista oblíqua mediolateral (MLO)

- Projeções padrão para mamografia de triagem são a MLO mostrada acima e uma projeção craniocaudal (CC).
- Quando exame clínico da mama revela um achado suspeito, mamografia diagnóstica deve ser pedida. Às vezes, projeções MLO e CC de triagem de rotina não são adequadas para visualização de uma massa, de modo que projeções mamográficas adicionais com compressão focal, amplificação e mediolateral a 90° são efetuadas e, muitas vezes, seguidas por ultrassonografia.
- Ligamentos de Cooper aparecem em mamografia como linhas brancas muito finas.

3 Linfonodos da Axila

Nodos axilares centrais

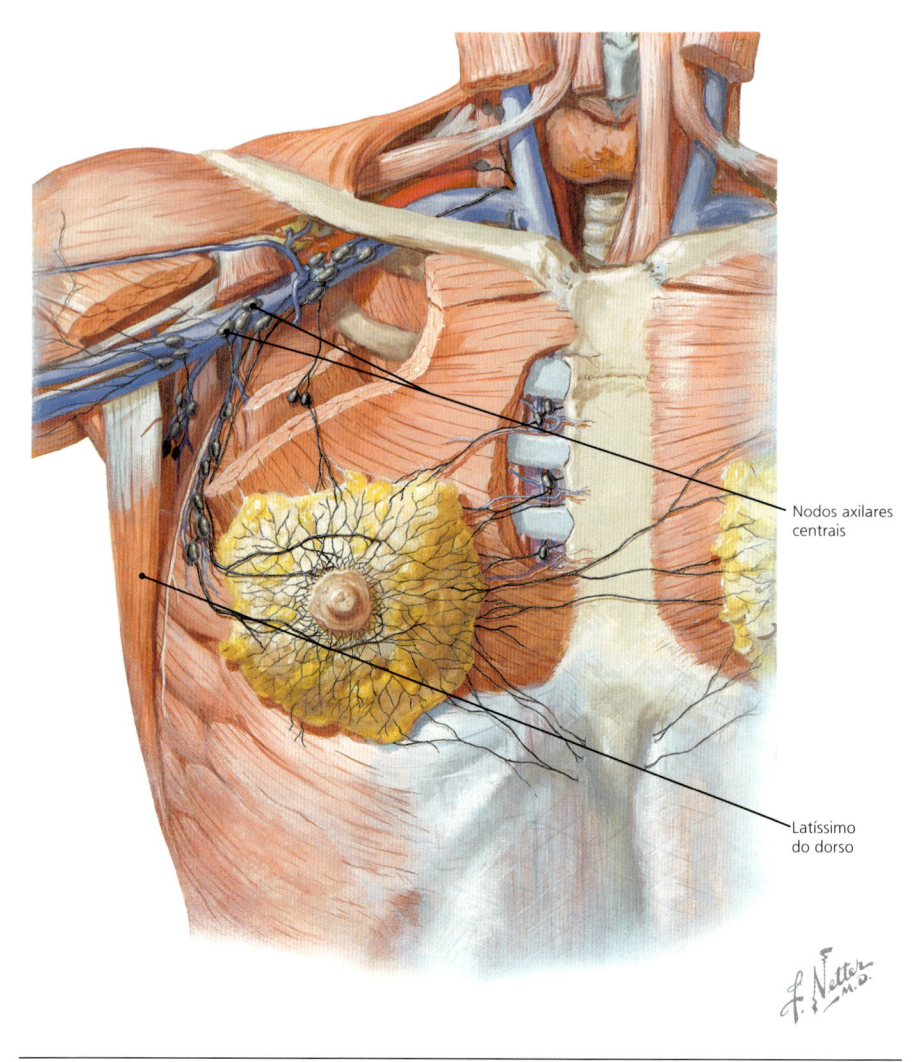

Latíssimo do dorso

Vasos e gânglios linfáticos da mama e axila *(Atlas of Human Anatomy, 6th edition, Plate 181)*

Nota Clínica Ao operar um tumor da mama, o cirurgião frequentemente colherá alguns linfonodos axilares para exame histológico. Presença ou ausência de células cancerosas nos linfonodos é importante para estadiamento do câncer.

Linfonodos da Axila

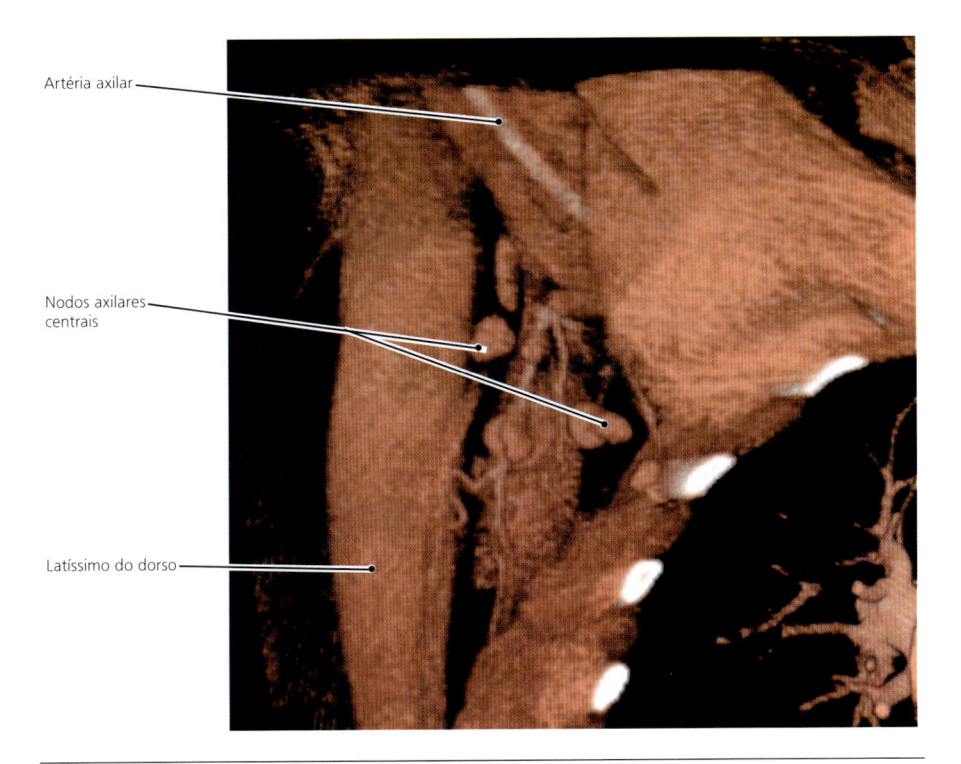

Labels on image: Artéria axilar; Nodos axilares centrais; Latíssimo do dorso

Apresentação volumétrica, CT com contraste do tórax

- O braço está elevado nesta paciente.
- Na punção venosa subclávia para colocação de acesso venoso central, a veia inicialmente puncionada é, tecnicamente, a veia axilar, que se torna a subclávia na primeira costela. Assim, é, clinicamente, importante que a veia axilar se situe anterior e inferior (*i. e.,* superficial) à artéria axilar e aos cordões do plexo braquial.

3 Musculatura da Parede Torácica

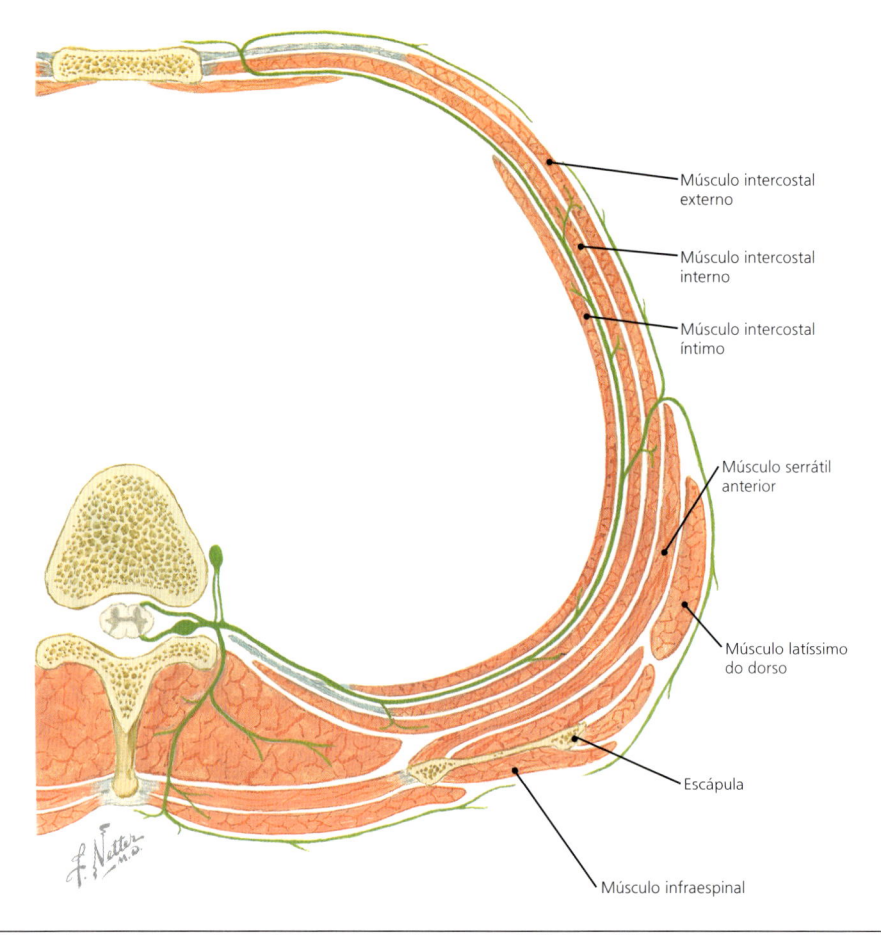

Musculatura da parede torácica e nervo intercostal *(Atlas of Human Anatomy, 6th edition, Plate 177)*

> **Nota Clínica** Retalhos livres de serrátil anterior são, muitas vezes, usados para reconstrução de estruturas anatômicas como partes da face, membros ou diafragma. O retalho de serrátil anterior é muito versátil porque podem ser aproveitados variáveis tamanhos de retalho e comprimentos de pedículo. Além disso, o uso destes retalhos geralmente não produz sequelas importantes funcionais ou estéticas.

Musculatura da Parede Torácica

- Músculo intercostal externo
- Músculos intercostais interno e íntimo
- Músculo serrátil anterior
- Escápula
- Músculo infraespinal
- Músculo latíssimo do dorso

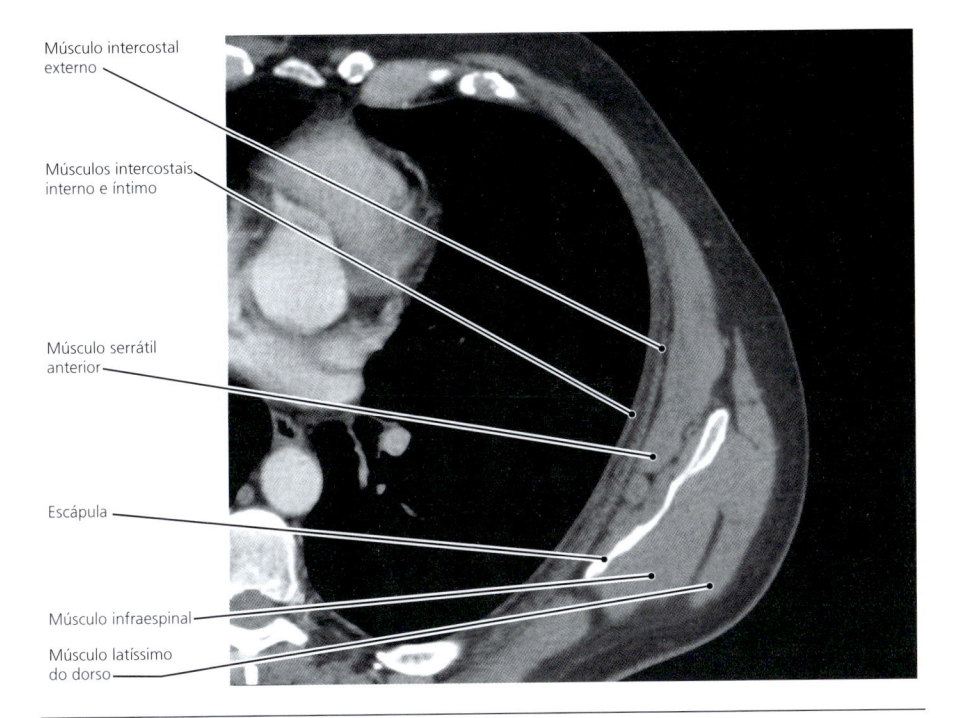

CT axial oblíqua (paralela às costelas na região do espaço intercostal)

- Os músculos intercostais interno e íntimo não são facilmente diferenciados em imagens radiográficas porque, tipicamente, não são bem separados por uma camada adiposa.
- Durante respiração tranquila, as ações dos músculos intercostais contribuem apenas marginalmente para inalação e expiração.

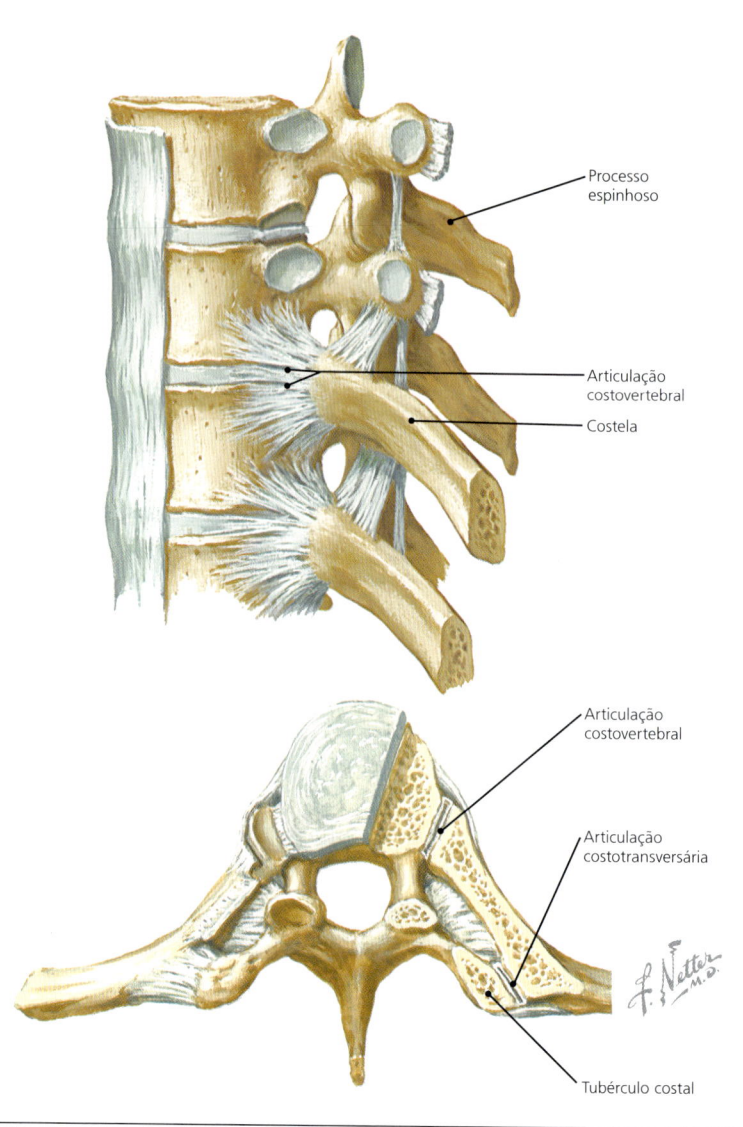

3 Articulações Costovertebrais e Costotransversárias

Vistas lateral e superior das articulações entre as costelas e vértebras
(Atlas of Human Anatomy, 6th edition, Plate 184)

Nota Clínica Lesão e disfunção do complexo da articulação costovertebral (articulações costotransversária e costovertebral) podem ser associadas a pancadas diretas, compressão com força da caixa costal e flexão excessiva do tronco.

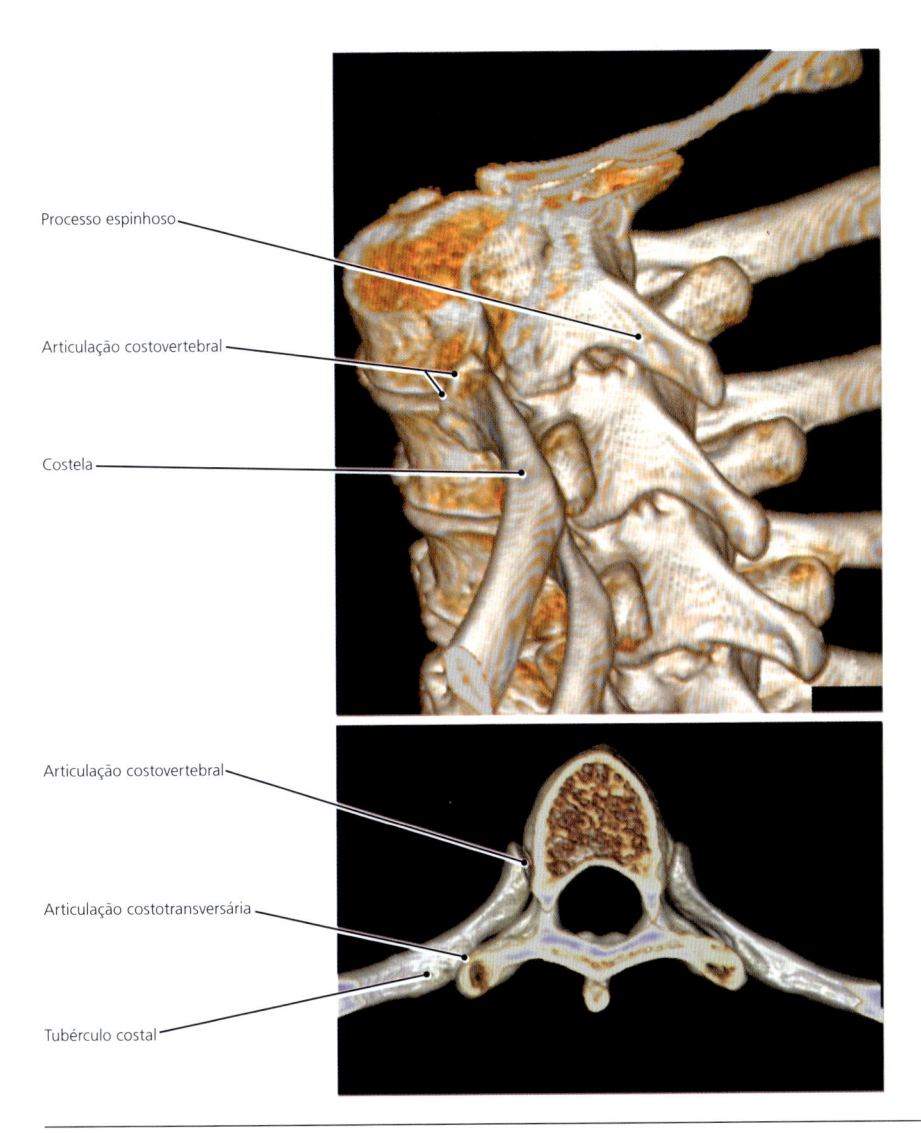

Articulações Costovertebrais e Costotransversárias 3

Processo espinhoso

Articulação costovertebral

Costela

Articulação costovertebral

Articulação costotransversária

Tubérculo costal

Apresentações volumétricas, CT da coluna vertebral torácica

- A maioria das costelas possui duas hemifacetas em suas cabeças para se articularem com a vértebra de mesmo número e aquela superior a ela.
- Ambas as articulações costovertebral e costotransversária são sinoviais, e, por conseguinte, podem tornar-se artríticas, causando dor.

Tórax

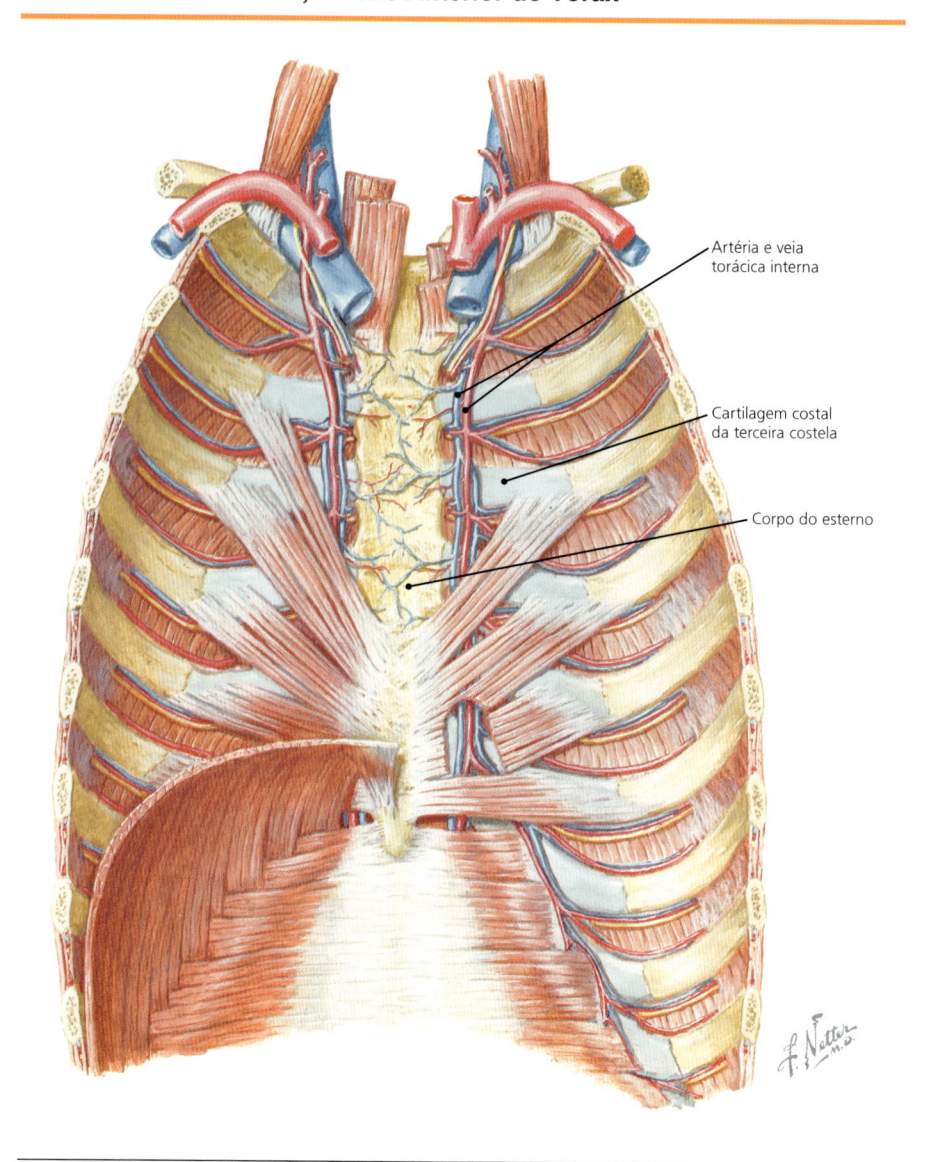

Artéria Torácica Interna, Parede Anterior do Tórax

Vista interna da parede anterior do tórax *(Atlas of Human Anatomy, 6th edition, Plate 187)*

Artéria e veia torácica interna

Cartilagem costal da terceira costela

Corpo do esterno

Nota Clínica — Linfonodos e canais paraesternais situam-se paralelos à artéria e veia torácicas (mamária) internas. Estes canais recebem drenagem linfática da mama e, por essa razão, podem ser um trajeto para disseminação linfática de câncer da mama.

Artéria Torácica Interna, Parede Anterior do Tórax

Articulação manubrioesternal

Artéria e veia torácica interna

Cartilagem costal da terceira costela

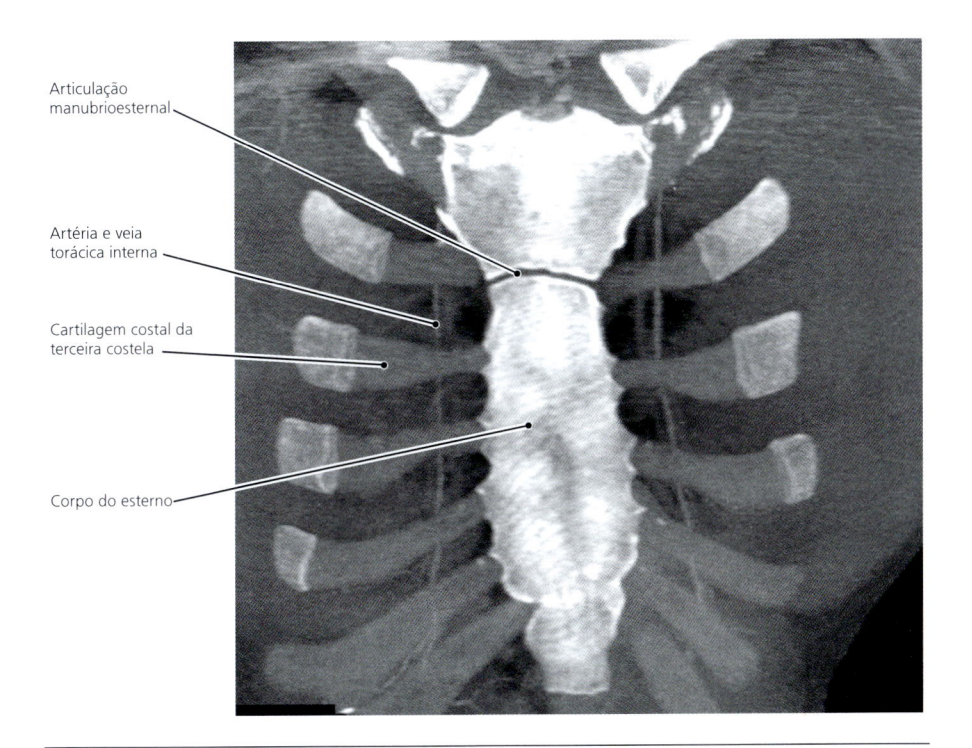

Corpo do esterno

MIP coronal curva a partir de angio-CT do tórax

- A artéria e veia torácica interna (mamária) dão origem aos vasos intercostais anteriores, que se anastomosam com os vasos intercostais posteriores, que são ramos da aorta torácica.

- As articulações entre as cartilagens costais e as costelas são classificadas como articulações cartilaginosas primária (sincondroses), enquanto a articulação entre o manúbrio e o esterno é uma articulação cartilaginosa secundária (sínfise).

Diafragma

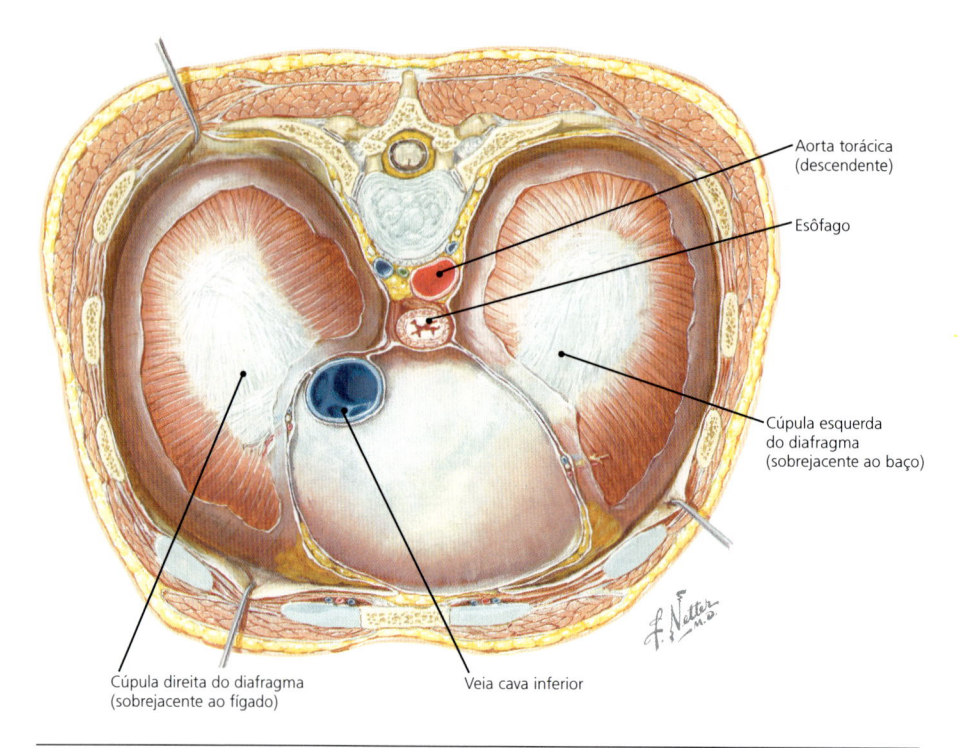

Superfície torácica do diafragma *(Atlas of Human Anatomy, 6th edition, Plate 191)*

Aorta torácica (descendente)

Esôfago

Cúpula esquerda do diafragma (sobrejacente ao baço)

Cúpula direita do diafragma (sobrejacente ao fígado)

Veia cava inferior

Nota Clínica Soluços resultam de contrações espasmódicas do diafragma e, se protraídos, podem ter consequências sérias (p. ex., arritmias cardíacas). O termo médico pra soluço é *singulto*.

Diafragma   3

Cúpula esquerda do diafragma (sobrejacente ao baço)

Aorta torácica (descendente)

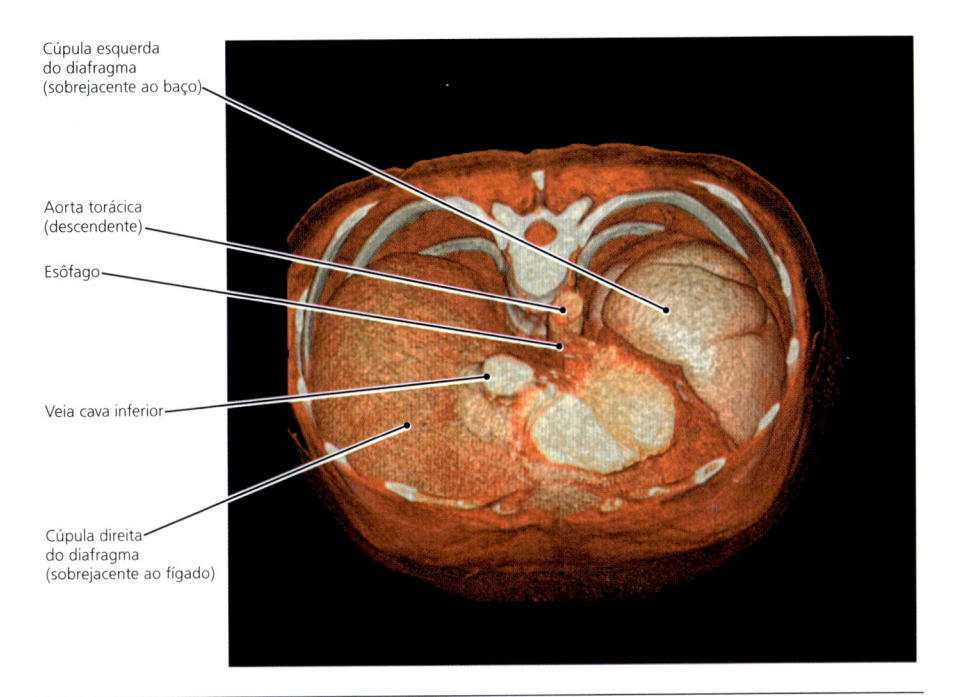

Esôfago

Veia cava inferior

Cúpula direita do diafragma (sobrejacente ao fígado)

Apresentação volumétrica, CT com contraste do tórax

- O diafragma é inervado pelo nervo frênico, que, geralmente, é composto de segmentos originados dos ramos ventrais dos nervos espinais C3, C4 e C5.
- Uma vez que os nervos supraclaviculares também recebem inervação de C3 e C4, a dor de grande parte do diafragma é referida à região do ombro.
- O fígado e o baço são parcialmente protegidos de lesão a partir da parte inferior da caixa torácica, como se pode ver nesta imagem de CT.

3 Pulmão Esquerdo, Vista Medial

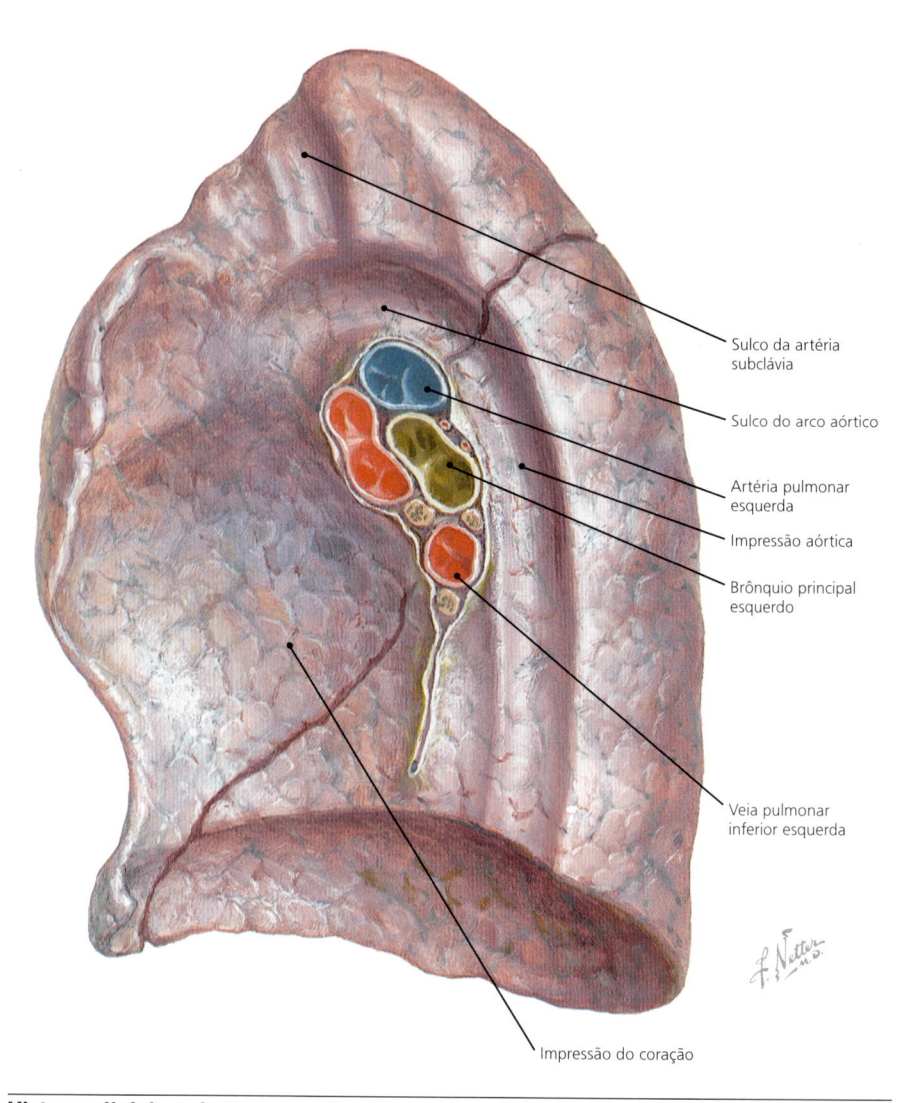

Sulco da artéria subclávia
Sulco do arco aórtico
Artéria pulmonar esquerda
Impressão aórtica
Brônquio principal esquerdo
Veia pulmonar inferior esquerda
Impressão do coração

Vista medial do pulmão esquerdo mostrando estruturas hilares *(Atlas of Human Anatomy, 6th edition, Plate 196, apresentada como imagem em espelho do desenho original de Netter para combinar com a orientação radiológica padrão da imagem de CT)*

Nota Clínica Carcinoma broncogênico, cuja vasta maioria é causada por fumar cigarros, geralmente se metastatiza precocemente aos linfonodos broncopulmonares no hilo do pulmão.

Pulmão Esquerdo, Vista Medial

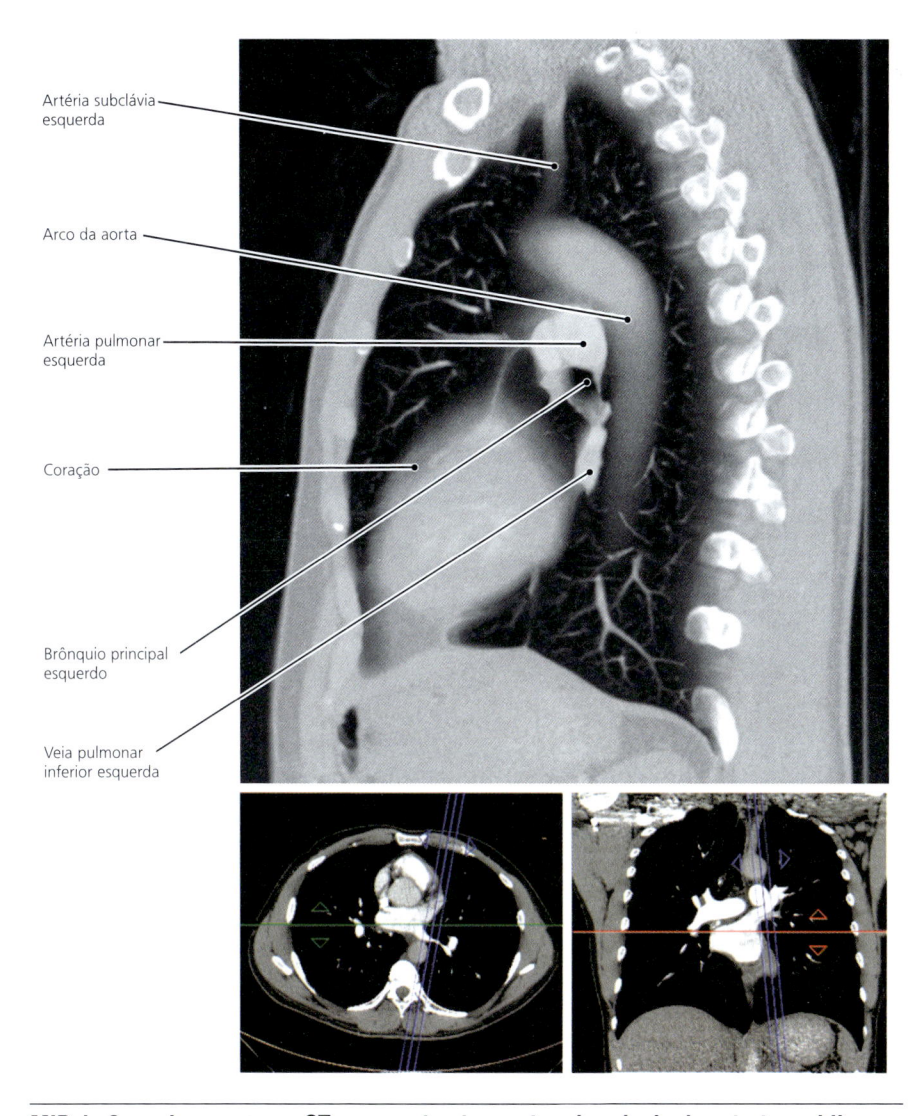

Artéria subclávia esquerda

Arco da aorta

Artéria pulmonar esquerda

Coração

Brônquio principal esquerdo

Veia pulmonar inferior esquerda

MIP de 2 cm de espessura CT com contraste mostrando principais estruturas hilares pulmonares (*linhas vermelha* e *azul* nas imagens de referência indicam a posição e orientação da imagem principal)

- Geralmente, imagens radiológicas sagitais são vistas a partir da esquerda do paciente como mostrado nesta imagem de CT.
- Notar a densidade muito baixa em CT (indicada pela coloração preta) do ar nos pulmões, que ocorre porque o ar não detém ou dispersa muitos fótons.

Tórax

3 Pulmão Direito, Vista Lateral

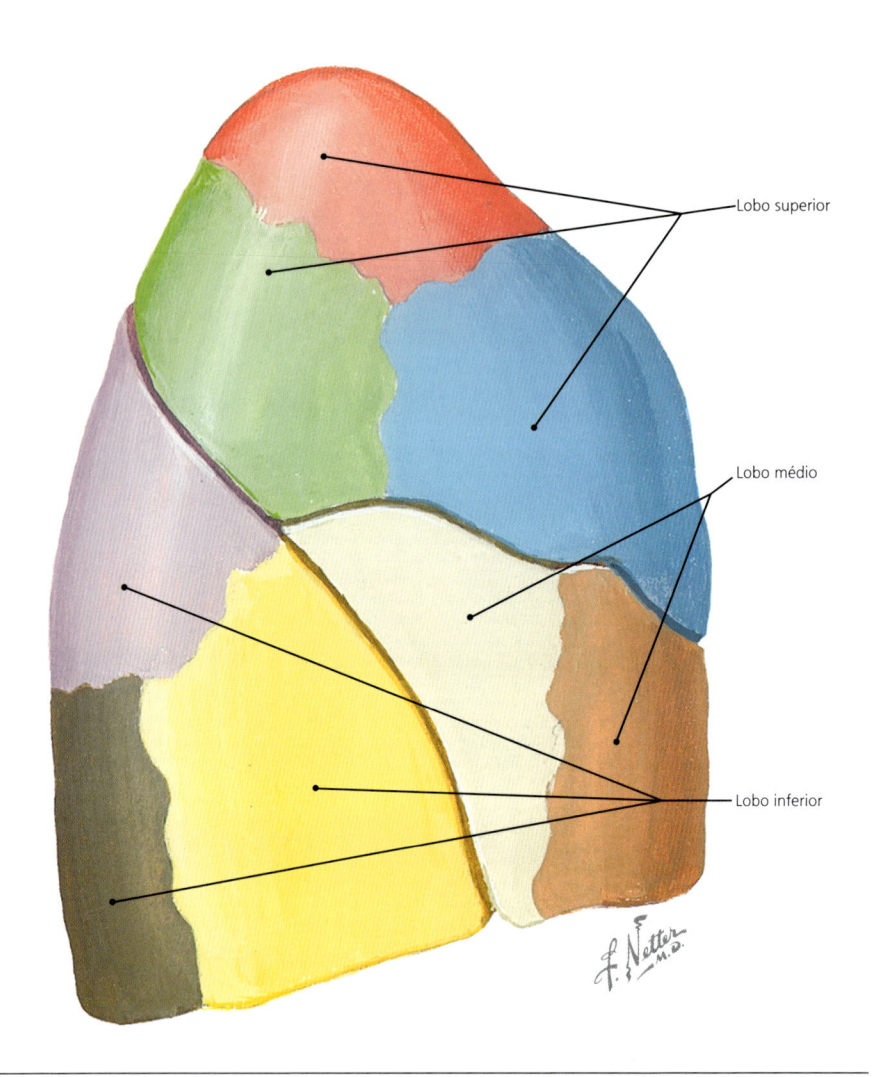

Lobo superior

Lobo médio

Lobo inferior

Vista lateral do pulmão direito mostrando segmentos broncopulmonares
(Atlas of Human Anatomy, 6th edition, Plate 198)

Nota Clínica Há 18 a 20 segmentos broncopulmonares, 10 no pulmão direito e 8 a 10 no esquerdo, dependendo do padrão de ramificação dos brônquios. Estes segmentos são separados dos segmentos adjacentes por tecido conjuntivo e são ressecáveis cirurgicamente.

Pulmão Direito, Vista Lateral

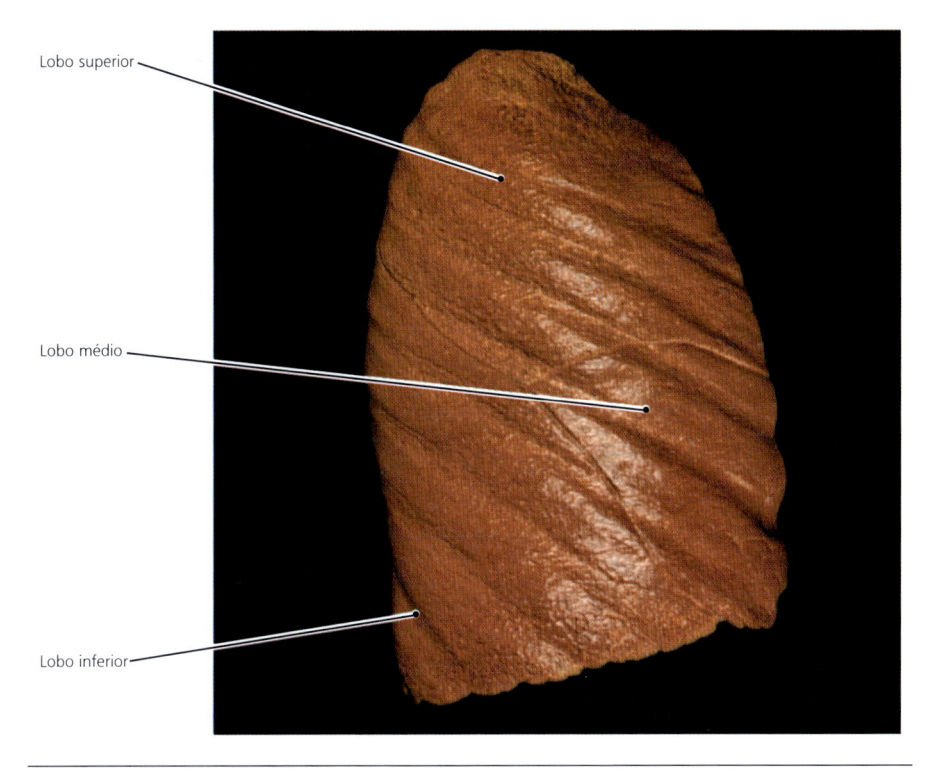

Lobo superior

Lobo médio

Lobo inferior

Apresentação com superfície sombreada de CT com contraste do pulmão direito a partir de varredura do tórax

- O pulmão esquerdo é composto de dois lobos (superior e inferior) separados por uma fissura oblíqua (maior).
- O pulmão direito é composto de três lobos (superior, médio e inferior) separados pelas fissuras horizontal (menor) e oblíqua (maior).

Pulmão, Brônquios Segmentares

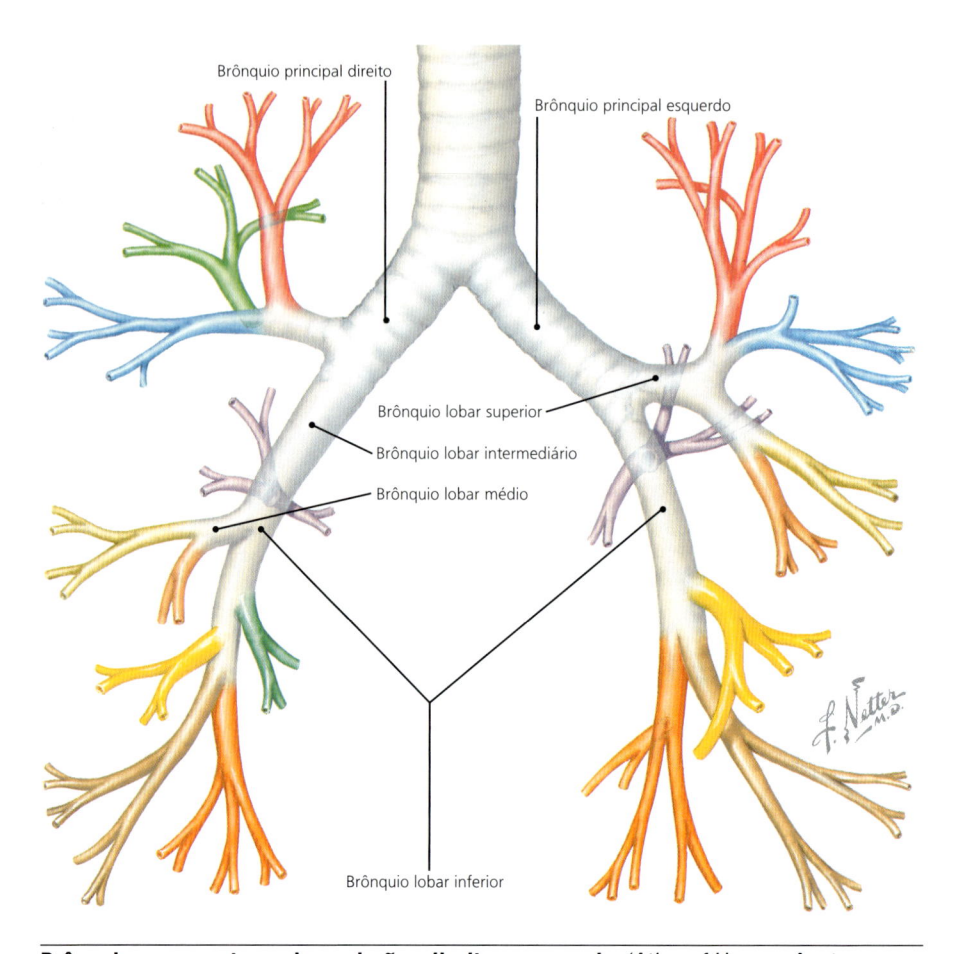

Brônquios segmentares dos pulmões direito e esquerdo *(Atlas of Human Anatomy, 6th edition, Plate 200)*

> **Nota Clínica** Bronquiectasia é caracterizada por dilatação brônquica crônica associada a perda de tecidos musculares e de sustentação dentro dos brônquios. Os pacientes geralmente têm tosse crônica e produção de expectoração purulenta.

Pulmão, Brônquios Segmentares

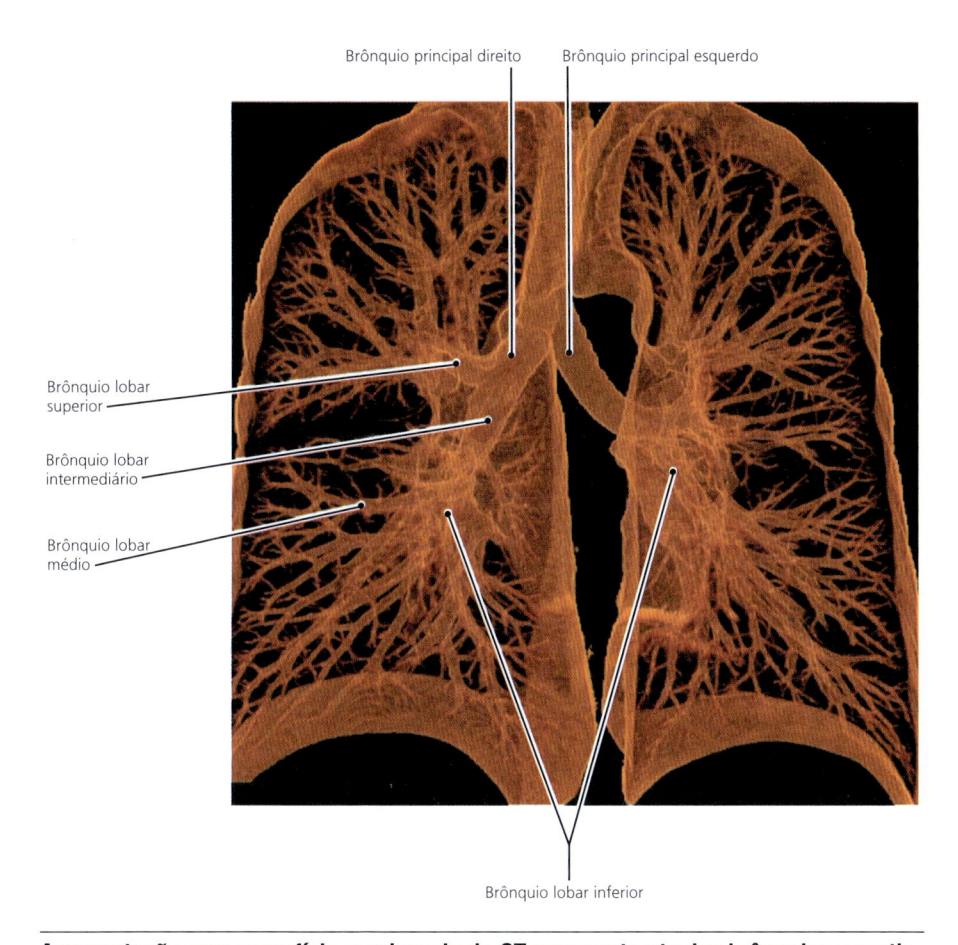

Legendas da imagem:
- Brônquio principal direito
- Brônquio principal esquerdo
- Brônquio lobar superior
- Brônquio lobar intermediário
- Brônquio lobar médio
- Brônquio lobar inferior

Apresentação com superfície sombreada de CT com contraste dos brônquios a partir de varredura do tórax

- Procedimentos padrão para avaliar doença das vias aéreas incluem a testagem da função pulmonar, que quantifica o volume e velocidade de fluxo do movimento de ar para dentro e fora dos pulmões, broncoscopia fibroscópica e avaliação por imagem com CT pulmonar de alta resolução.

- Imagens reconstruídas para volume, como esta, não são usualmente fundamentais para diagnóstico inicial, mas podem ser úteis para mostrar se um tumor é operável.

Tórax

Mediastino

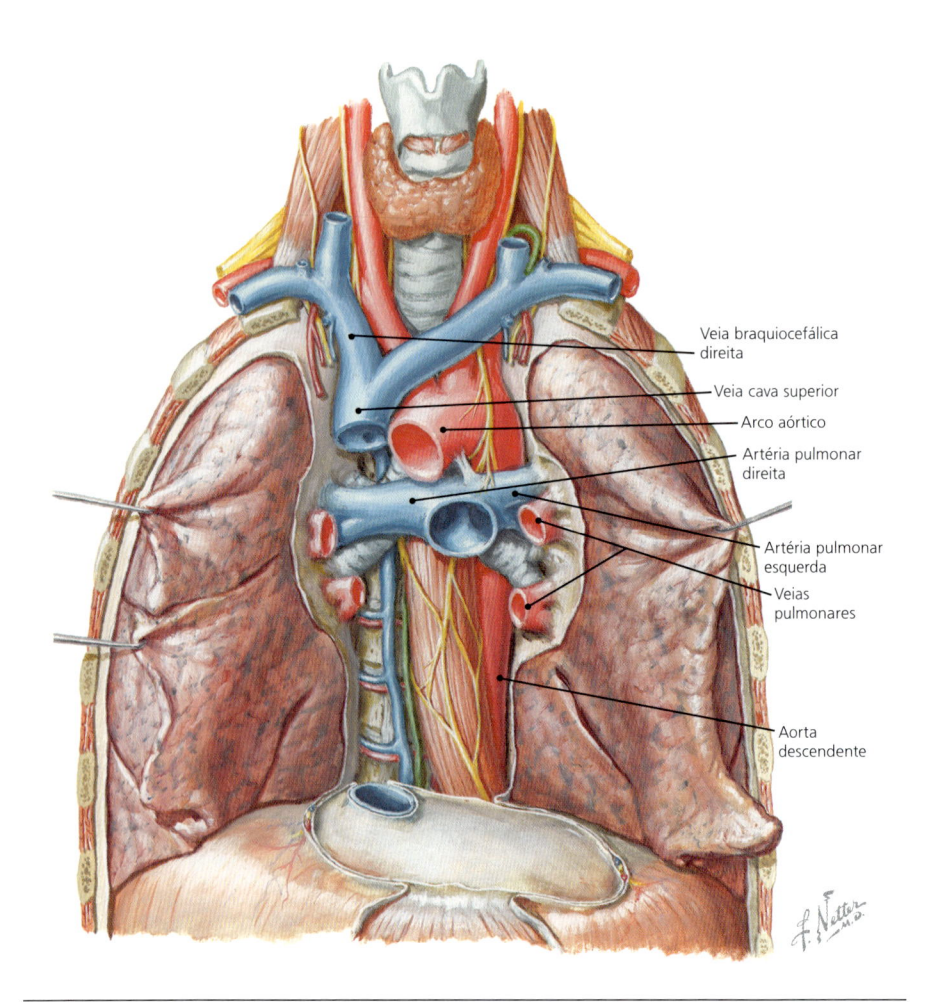

Principais vasos do mediastino *(Atlas of Human Anatomy, 6th edition, Plate 203)*

> **Nota Clínica** Oclusão de uma artéria pulmonar por um êmbolo (coágulo sanguíneo) causa um desequilíbrio entre a ventilação e a perfusão dos segmentos pulmonares afetados. A hipoxemia resultante (pressão parcial de oxigênio diminuída no sangue) pode ser fatal.

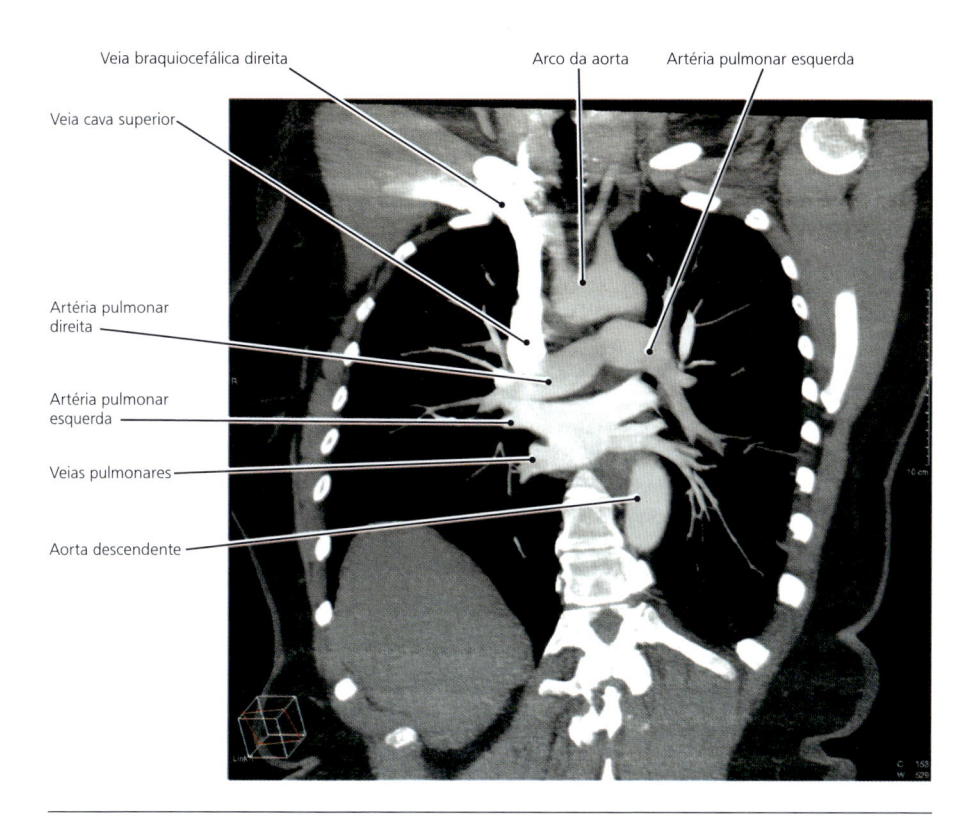

Mediastino 3

Legendas da imagem:
- Veia braquiocefálica direita
- Veia cava superior
- Artéria pulmonar direita
- Artéria pulmonar esquerda
- Veias pulmonares
- Aorta descendente
- Arco da aorta
- Artéria pulmonar esquerda

CT com contraste coronal do tórax

- Material de contraste intravenoso (IV) foi injetado rapidamente em uma veia do braço direito, resultando em contraste intenso da veia braquiocefálica direita e veia cava superior (SVC).
- A intensidade do contraste de várias estruturas vasculares é criticamente dependente da cronologia e velocidade da injeção de contraste IV e do início da aquisição da imagem de CT.

3 Pulmão, Drenagem Linfática

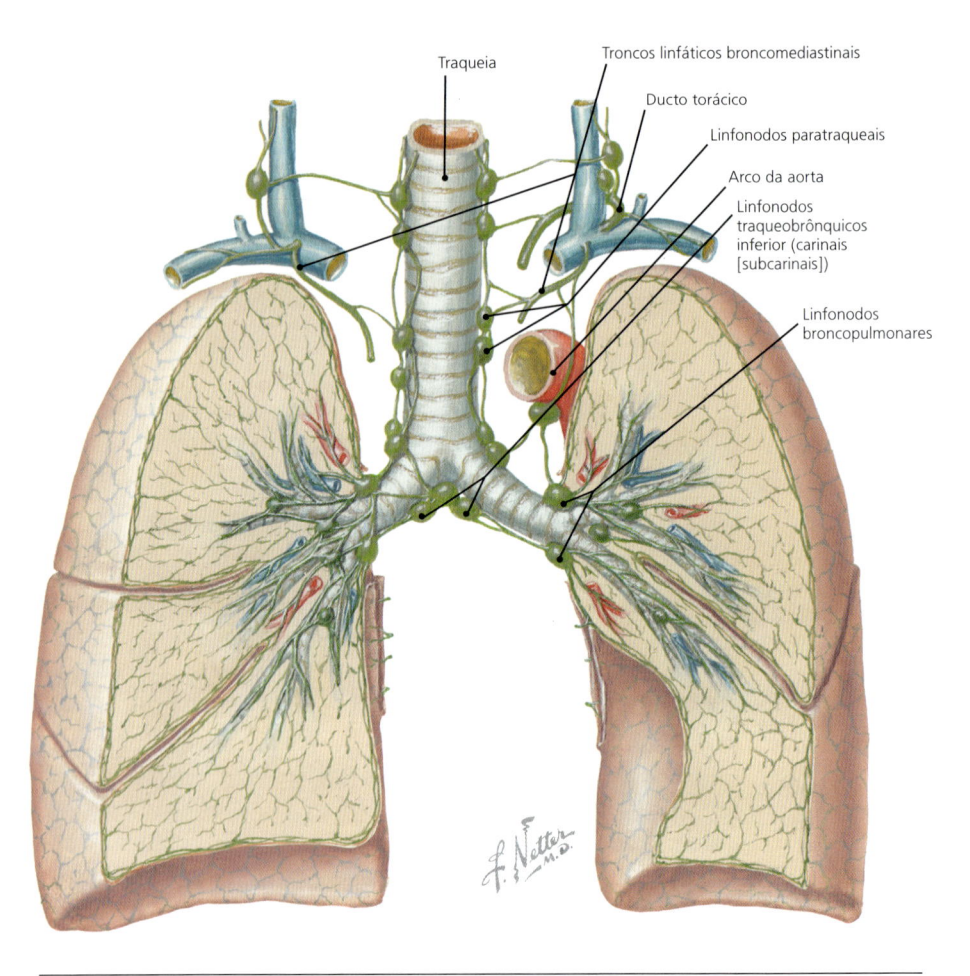

Linfonodos e vasos do pulmão *(Atlas of Human Anatomy, 6th edition, Plate 205)*

> **Nota Clínica** O estadiamento do câncer de pulmão é baseado, em parte, em se o câncer se metastatizou ou não aos linfonodos hilares e mediastinais ou locais mais distantes. Estadiamento tumoral preciso fornece prognóstico e orienta a terapia ideal.

Pulmão, Drenagem Linfática

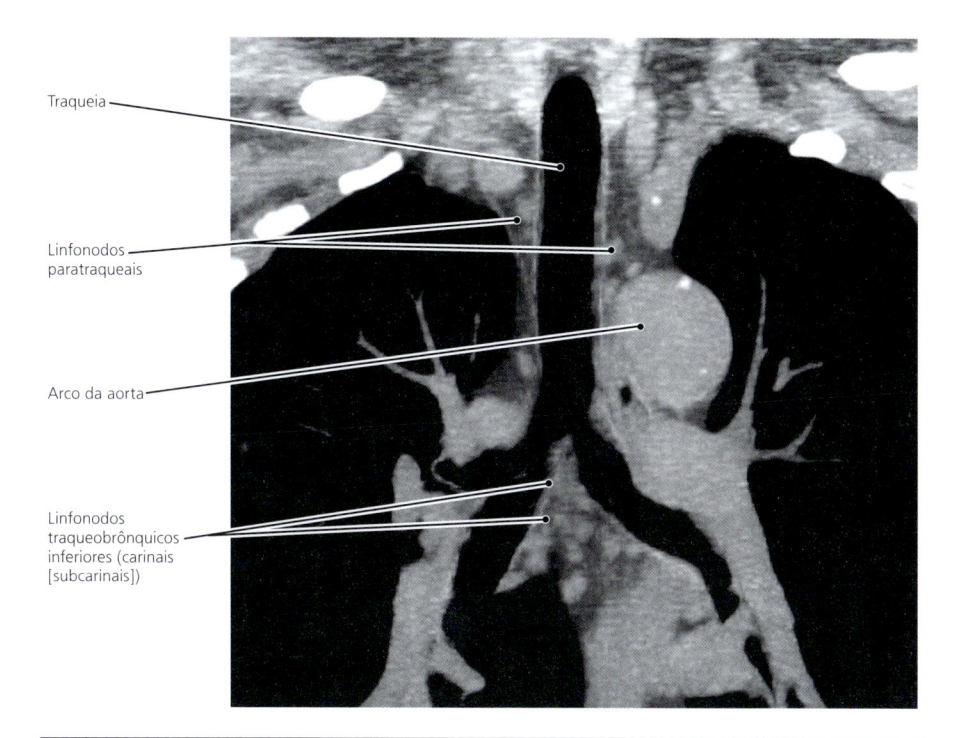

- Traqueia
- Linfonodos paratraqueais
- Arco da aorta
- Linfonodos traqueobrônquicos inferiores (carinais [subcarinais])

Reconstrução coronal, CT do tórax

- A linfa originada do pulmão flui para um plexo subpleural superficial e um plexo profundo que acompanha os vasos pulmonares e os brônquios.
- Uma vez que os linfonodos estejam localizados próximos aos brônquios principais, metástases nestes nodos também podem comprometer os brônquios, complicando a remoção cirúrgica dos tecidos cancerosos.
- Antes do uso clínico do estudo por imagem com tomografia de emissão de prótons (PET), os critérios de imagem quanto à patologia dos linfonodos eram baseados, unicamente, no tamanho. Entretanto, a sensibilidade e a especificidade dos PET-*scans* para detecção de metástases linfonodais possibilita estadiamento mais preciso.

Tórax

Ducto Torácico

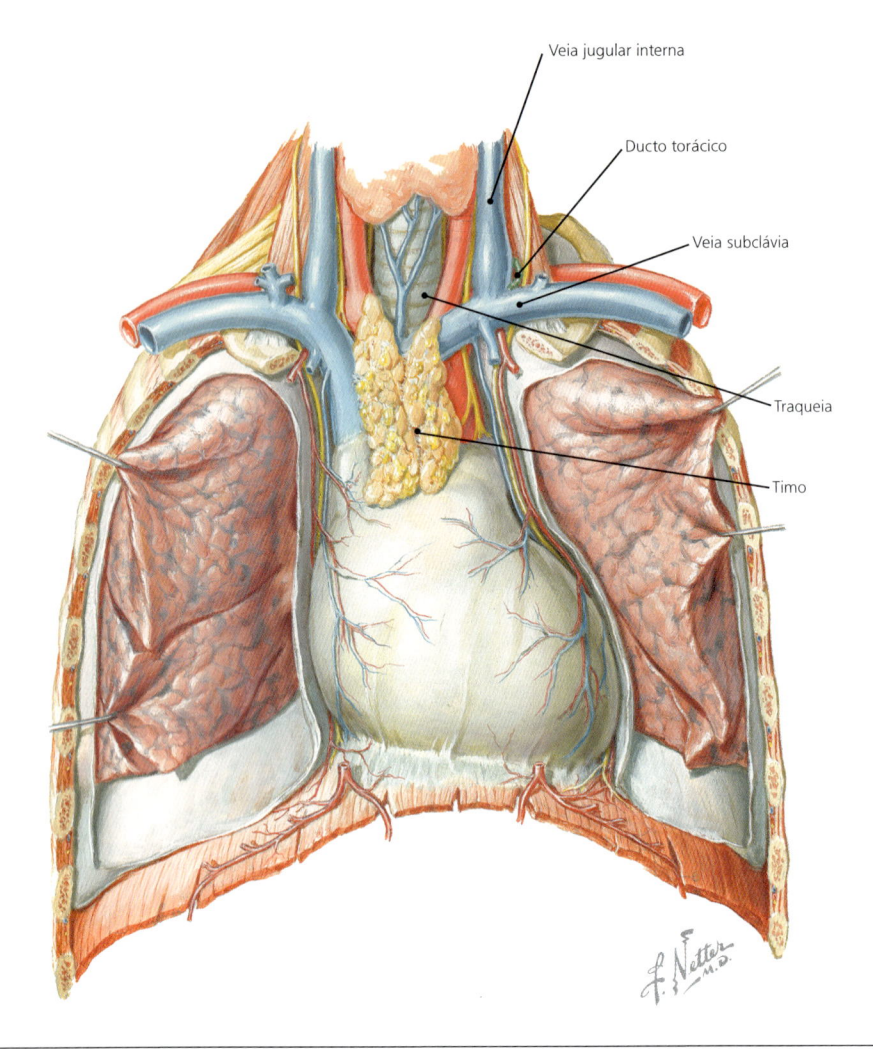

Ducto torácico, traqueia e timo *(Atlas of Human Anatomy, 6th edition, Plate 208)*

Nota Clínica Embora o ducto torácico usualmente termine como um canal simples na junção das veias jugular interna e subclávia esquerdas, não são raras terminações bífidas e trífidas. Transecção iatrogênica de uma destas terminações durante cirurgia radical de pescoço pode resultar em uma fístula quilosa.

Ducto Torácico 3

Veia jugular interna
Veia subclávia
Ducto torácico
Traqueia
Esôfago

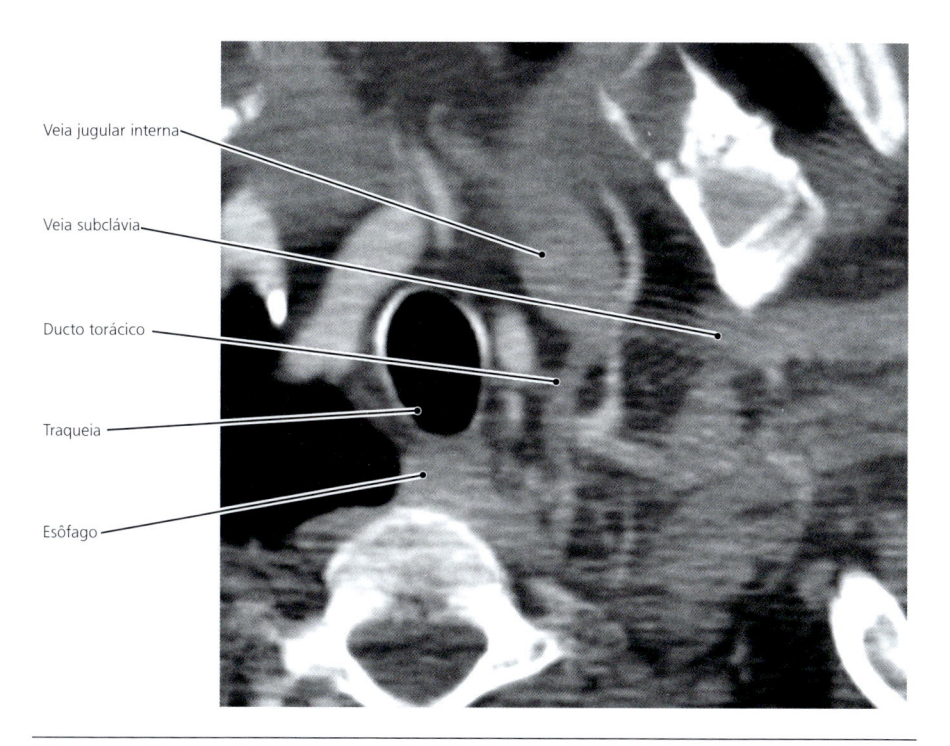

CT com contraste axial oblíqua ao nível do ducto torácico

- O ducto torácico conduz linfa para o sistema venoso a partir de todo o corpo, exceto o lado da cabeça, hemitórax e membro superior direitos.
- Quando o esôfago está vazio, suas paredes estão em aposição e nenhuma luz aparece em imagem.
- A traqueia, que é aproximadamente circular em corte axial, aparece ovoide nesta imagem de CT porque a imagem é oblíqua a seu eixo.

3 Câmaras Cardíacas

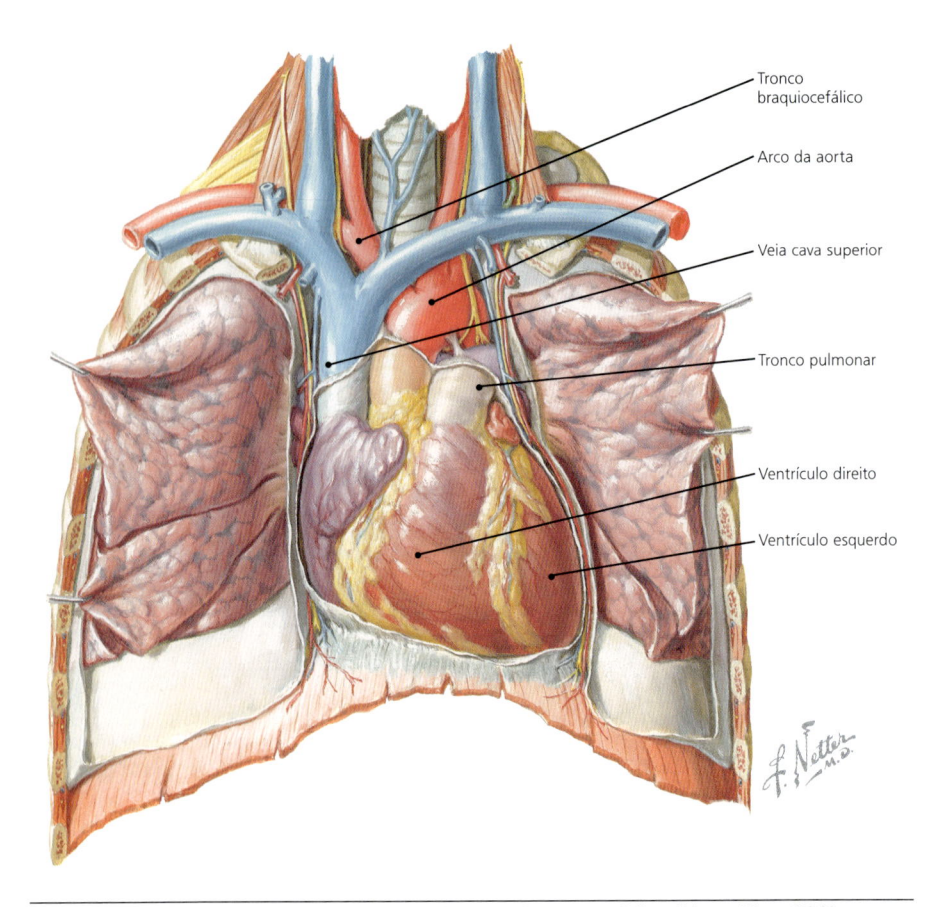

Exposição anterior do coração *(Atlas of Human Anatomy, 6th edition, Plate 209)*

Labels: Tronco braquiocefálico; Arco da aorta; Veia cava superior; Tronco pulmonar; Ventrículo direito; Ventrículo esquerdo

> **Nota Clínica** Estenose da valva aórtica exige pressão sistólica mais alta para manter o débito cardíaco. Isto leva à hipertrofia ventricular esquerda.

Câmaras Cardíacas   3

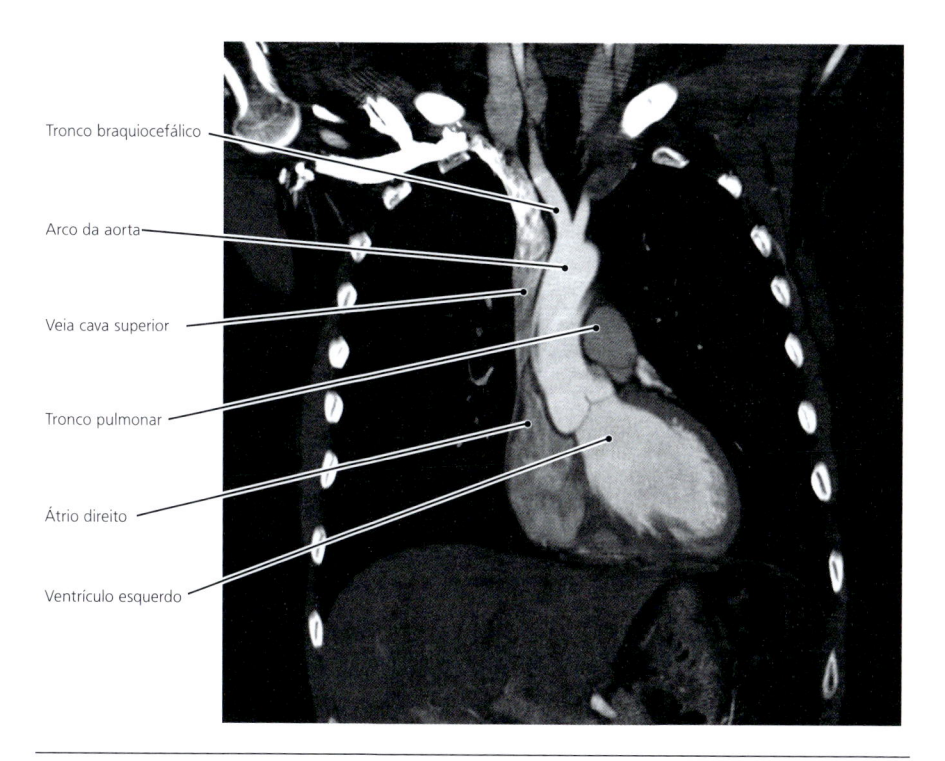

Tronco braquiocefálico
Arco da aorta
Veia cava superior
Tronco pulmonar
Átrio direito
Ventrículo esquerdo

Reconstrução coronal, CT com contraste do tórax

- Este corte coronal está, aproximadamente, a meio caminho através da dimensão anteroposterior (AP) do coração, de modo que ele é posterior ao ventrículo direito, que forma a maior parte da superfície anterior do coração. Ele ilustra os componentes das margens cardíacas direita e esquerda que aparecem em uma radiografia posteroanterior (PA) do tórax.

- Os sons de tonalidade alta (aguda) gerados por uma valva aórtica estenótica são projetados para dentro da aorta e são mais bem auscultados no segundo espaço intercostal direito.

Coração, Vista Posterior

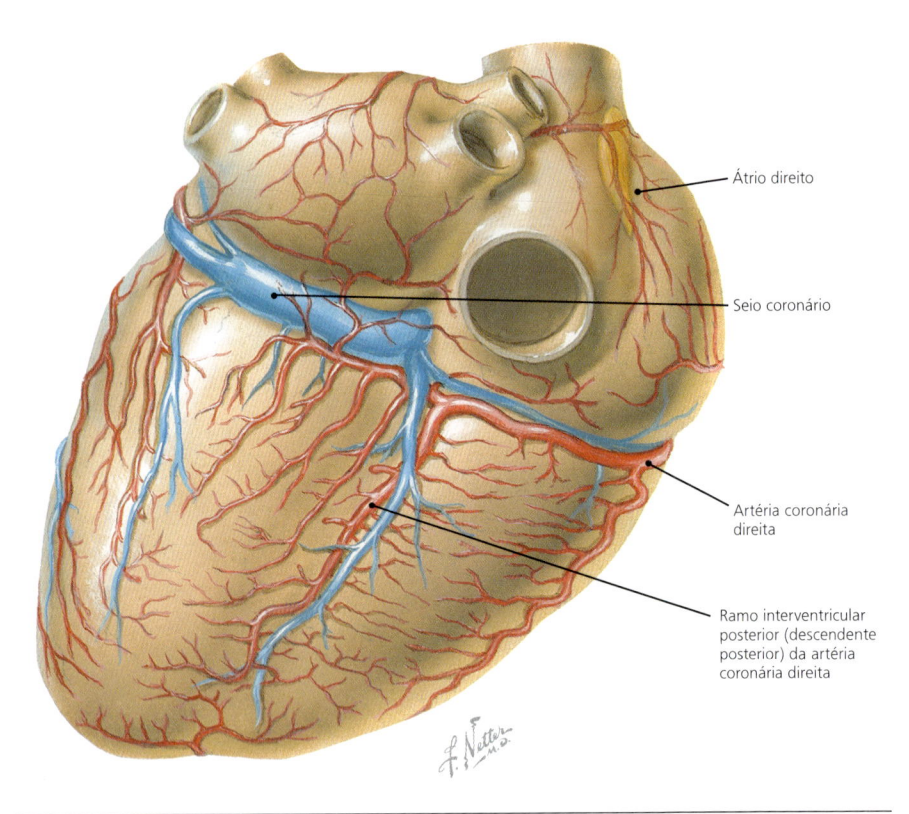

Vista posterior do coração mostrando artérias e veias coronárias *(Atlas of Human Anatomy, 6th edition, Plate 215)*

> **Nota Clínica** Em 70 a 80% dos indivíduos que têm uma circulação coronariana dominante direita, a artéria coronária direita (RCA) dá origem à artéria posterolateral (PLA) e continua sob a forma da artéria descendente posterior (PDA), que corre no sulco interventricular posterior. Se estas artérias se originarem da circunflexa esquerda (LCX), existe uma circulação dominante esquerda. Se a PLA se originar da LCX e a PDA for uma continuação da RCA, a circulação coronariana é "equilibrada" ou "codominante".

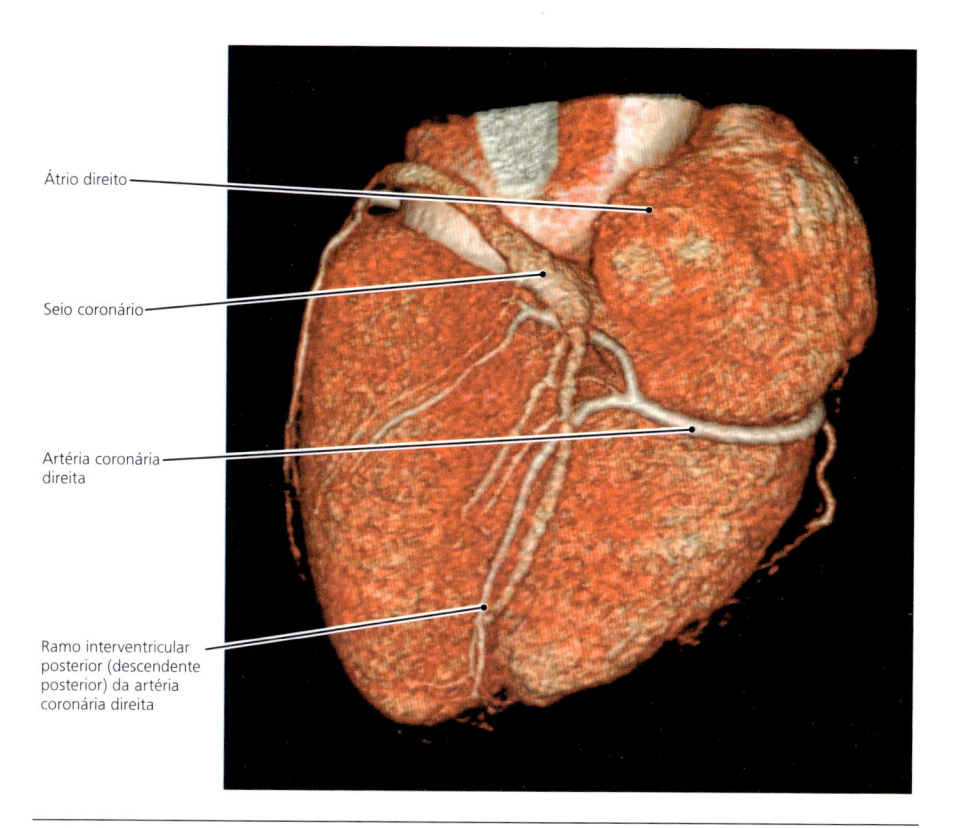

Coração, Vista Posterior 3

Átrio direito

Seio coronário

Artéria coronária direita

Ramo interventricular posterior (descendente posterior) da artéria coronária direita

Reconstrução 3-D, angio-CT coronariana

- O seio coronário drena para dentro do átrio direito.
- A artéria coronária direita atravessa o sulco atrioventricular direito.
- A artéria descendente posterior (interventricular) se origina da artéria coronária direita neste indivíduo.

Tórax

Vasos Coronários, Vista Anterior

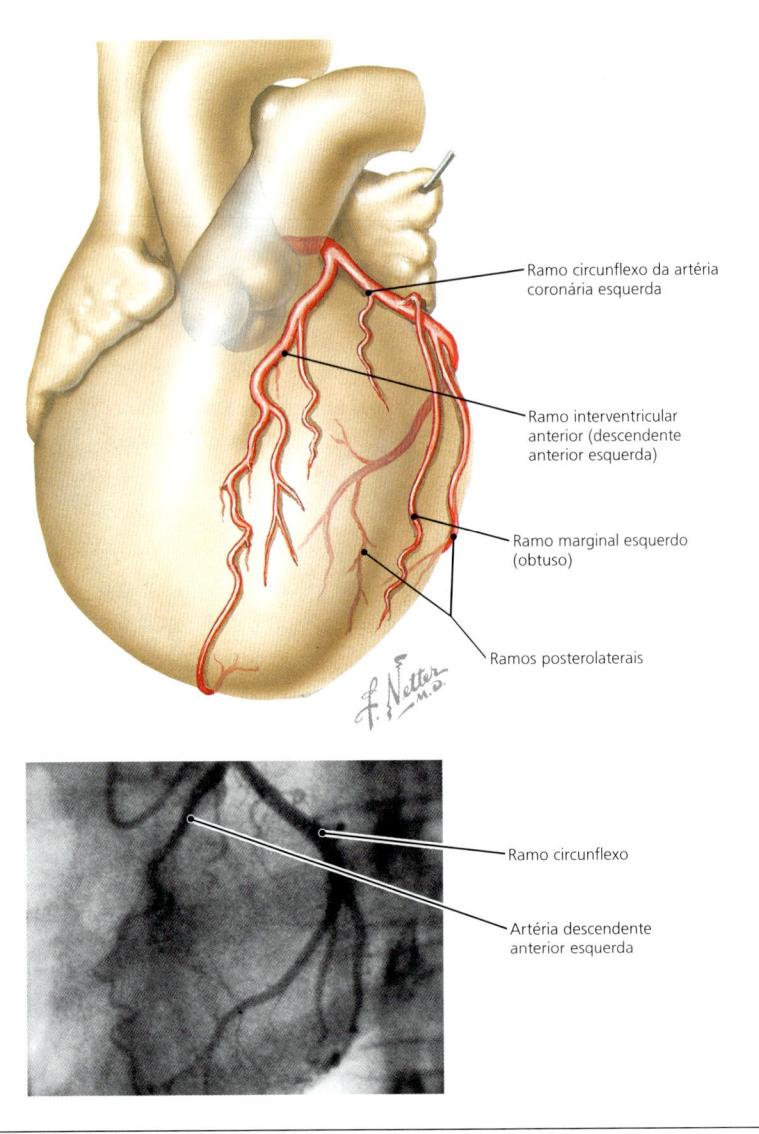

Ramo circunflexo da artéria coronária esquerda

Ramo interventricular anterior (descendente anterior esquerda)

Ramo marginal esquerdo (obtuso)

Ramos posterolaterais

Ramo circunflexo

Artéria descendente anterior esquerda

Vistas ilustrativa e angiográfica dos ramos da artéria coronária esquerda
(Atlas of Human Anatomy, 6th edition, Plate 216)

Nota Clínica Se uma artéria coronária for ocluída, o miocárdio suprido por essa artéria se torna infartado e sofre necrose.

Vasos Coronários, Vista Anterior

Ramo circunflexo da artéria coronária esquerda

Ramo interventricular anterior (descendente anterior esquerdo)

Ramo marginal esquerdo (obtuso)

Ramo posterolateral

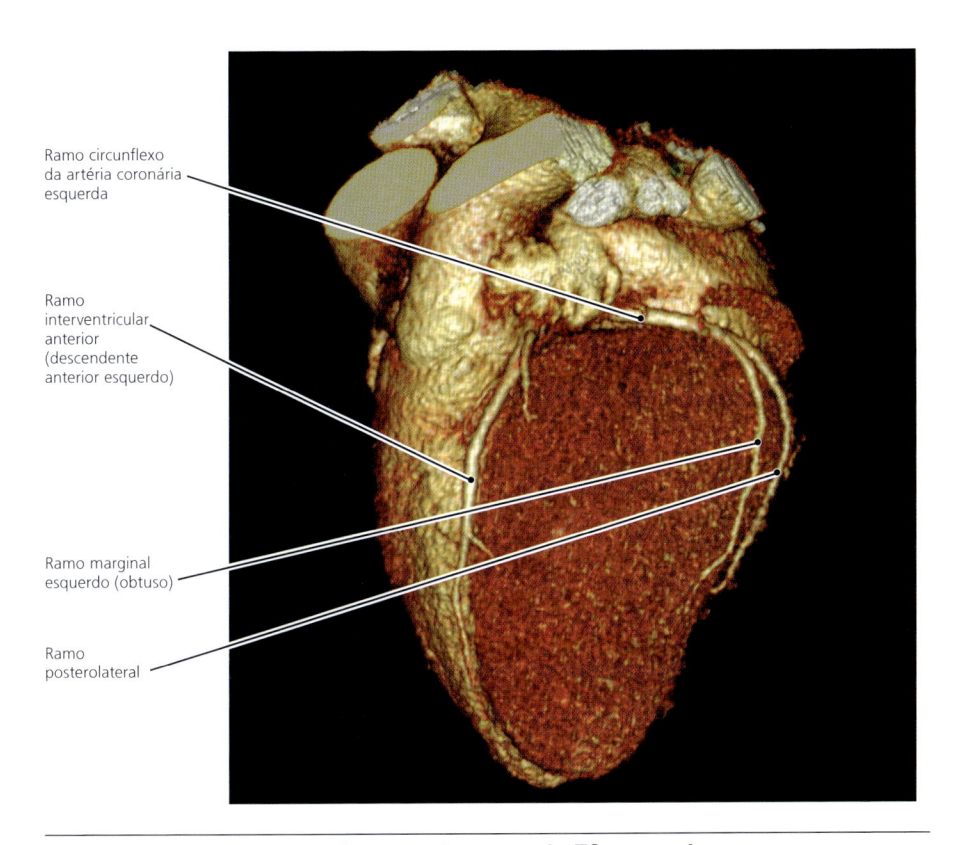

Apresentação 3-D *renderizada* para volume, angio-TC coronariana

- Locais comuns de oclusão na doença coronariana incluem:
    - Descendente anterior esquerda (interventricular anterior; 40 a 50%).
    - Artéria coronária direita (30 a 40%).
    - Ramo circunflexo (15 a 20%).
- Colocação de *stent* em artéria coronária é efetuada em conjunção com cateterismo cardíaco e angioplastia com balão. Ela exige a inserção de um cateter balonado dentro da artéria femoral na coxa superior, que é enfiado para dentro da artéria coronária bloqueada. Quando este cateter é posicionado na localização do bloqueamento, ele é inflado lentamente para alargar essa artéria e, a seguir, removido. Em seguida, o *stent* é enfiado dentro da artéria e colocado em torno de um balão desinflado. Este balão é, então, inflado, expandindo o *stent* contra as paredes da artéria coronária. O cateter balão é finalmente removido, deixando o *stent* no lugar para manter a patência do vaso.

Lado Esquerdo do Coração

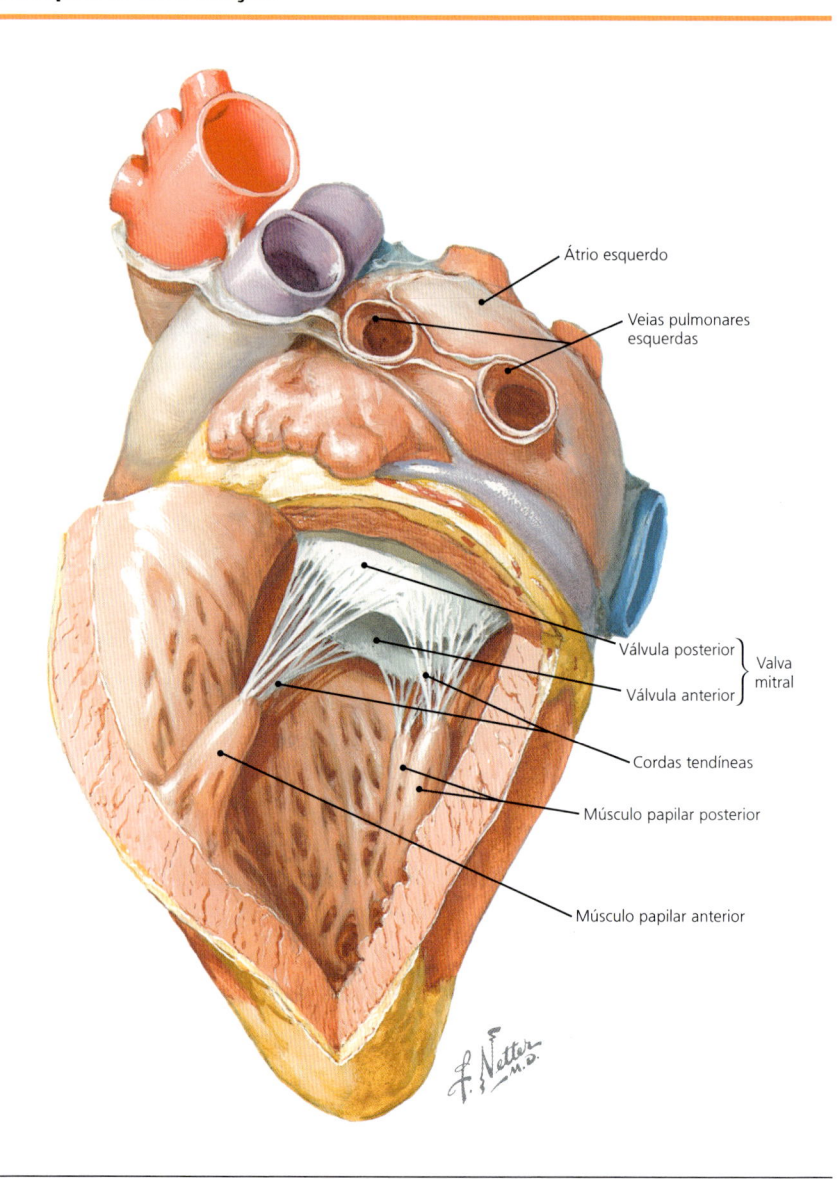

Retalho aberto na parede posterolateral do ventrículo esquerdo *(Atlas of Human Anatomy, 6th edition, Plate 218)*

> **Nota Clínica** Cordas tendíneas rotas no ventrículo esquerdo resultam em uma valva mitral incompetente, permitindo que o sangue regurgite para dentro do átrio esquerdo durante a sístole.

Lado Esquerdo do Coração

Átrio esquerdo

Veia pulmonar esquerda

Valva mitral

Cordas tendíneas

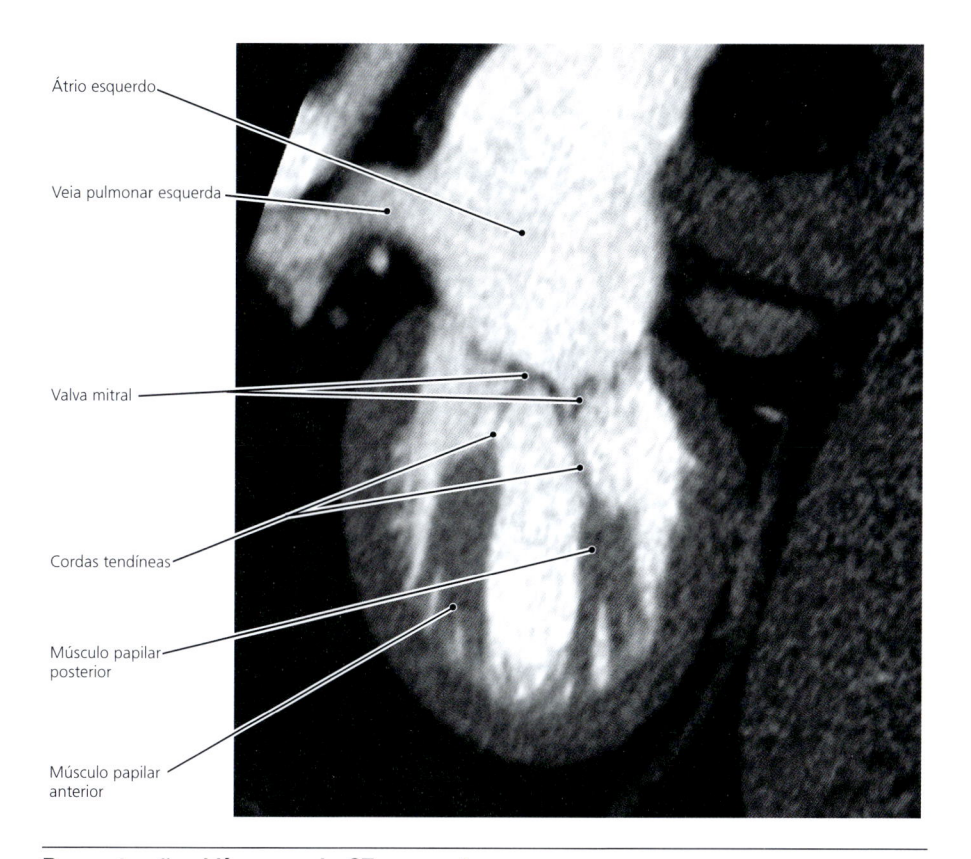

Músculo papilar posterior

Músculo papilar anterior

Reconstrução oblíqua, angio-CT coronariana

- Neste paciente, depois de começar uma infusão rápida de material de contraste IV, uma imagem de CT precisamente cronometrada é adquirida durante o contraste ideal das câmaras cardíacas esquerdas e artérias coronárias.
- Estruturas cardíacas internas aparecem em silhueta contra o sangue contrastado.
- A contração dos músculos papilares mantém a posição das válvulas da valva durante a sístole, impedindo assim o sangue de regurgitar para dentro do átrio.

3 Valva Aórtica

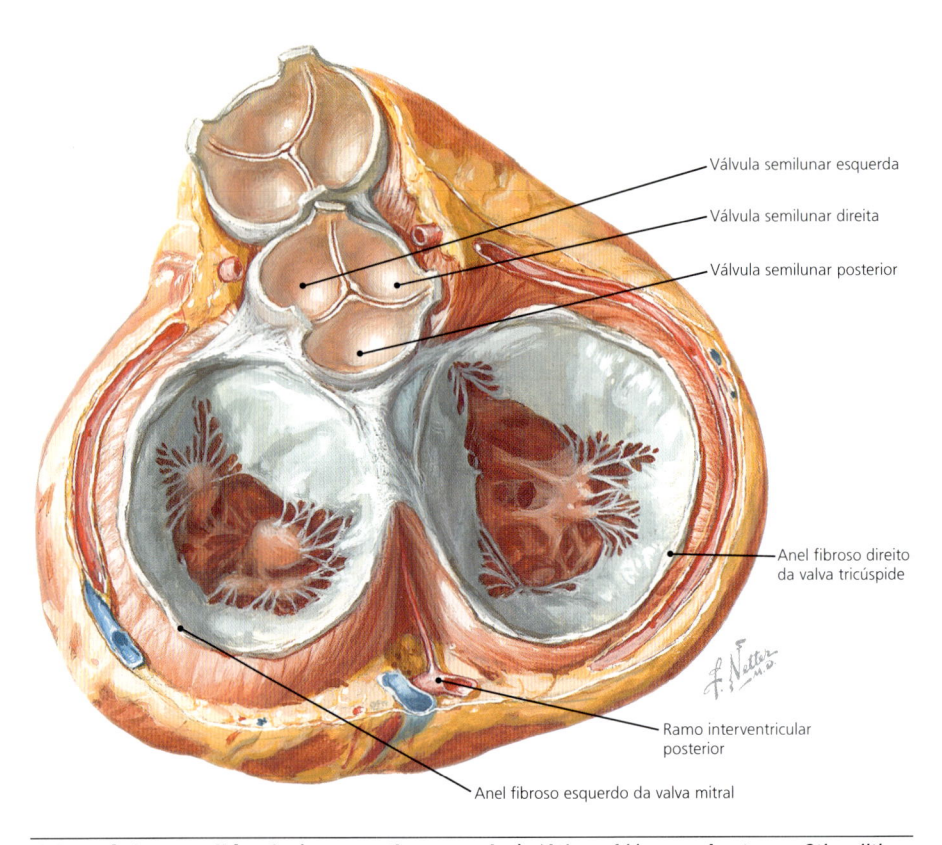

Valva aórtica em diástole (perspectiva superior) *(Atlas of Human Anatomy, 6th edition, Plate 219)*

> **Nota Clínica** A primeira bulha (B1) associada a um batimento cardíaco é produzida pelo fechamento das valvas mitral e tricúspide; o fechamento das valvas aórtica e pulmonar produz a segunda bulha (B2).

Valva Aórtica   3

Válvula semilunar direita

Válvula semilunar posterior

Válvula semilunar esquerda

Artéria coronária esquerda

Átrio esquerdo

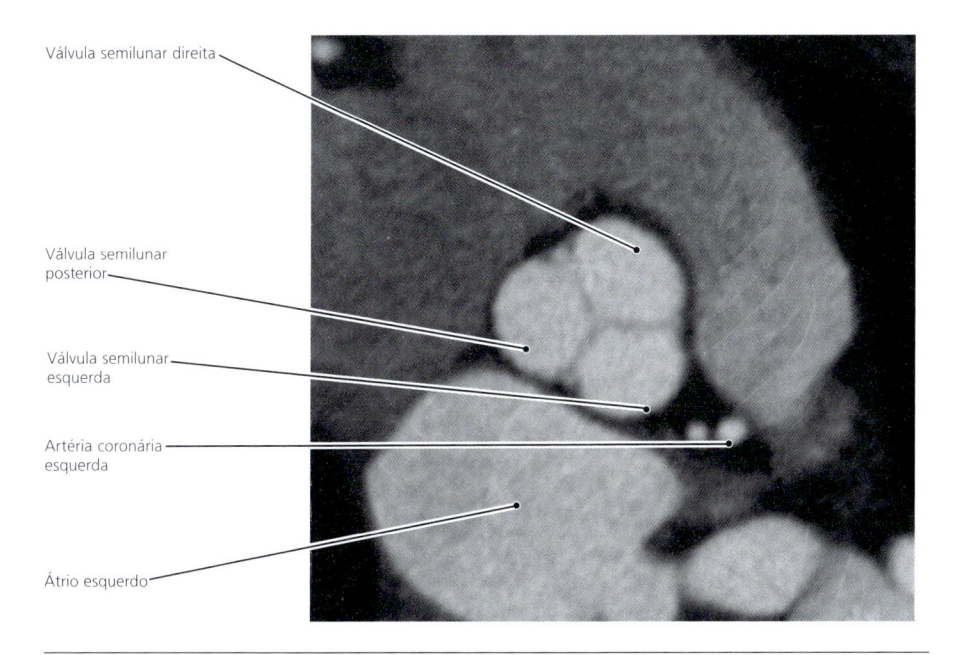

Angio-CT axial oblíqua da valva aórtica

- As válvulas esquerda e direita são "coronarianas" (associadas às artérias coronárias esquerda e direita), enquanto a válvula posterior é "não coronariana".
- A auscultação dos sons das valvas é melhor na região imediatamente "corrente abaixo" das valvas, por causa do fluxo sanguíneo turbulento nessa localização.
- Aproximadamente 1 a 2% da população tem uma valva aórtica bicúspide, que pode se tornar calcificada e levar à estenose e regurgitação da valva aórtica.

Cordão Umbilical

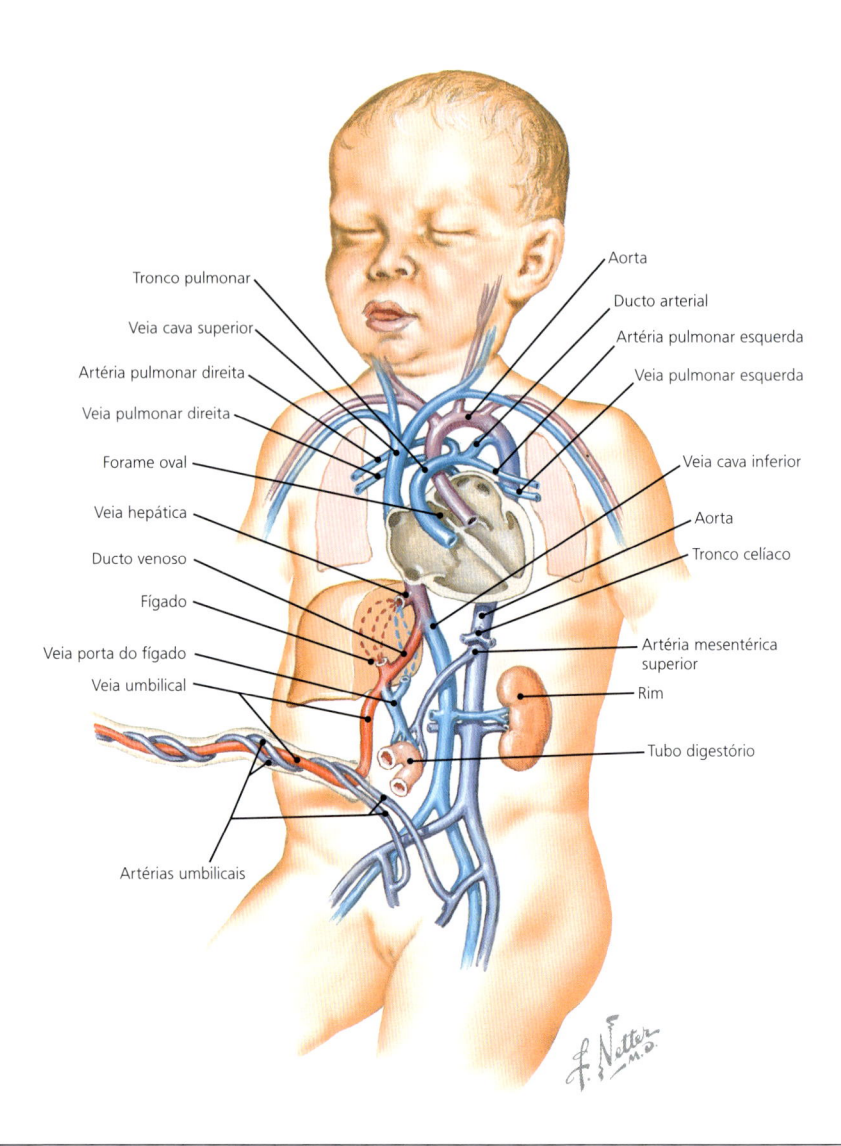

Feto mostrando cordão umbilical *(Atlas of Human Anatomy, 6th edition, Plate 226)*

> **Nota Clínica** Sangue do cordão umbilical pode ser uma alternativa à medula óssea para tratar uma variedade de leucemias. Em sangue contém células-tronco que têm o potencial de se desenvolver para qualquer um dos tipos de células sanguíneas do corpo.

Cordão Umbilical 3

Membro inferior

Líquido amniótico

Artérias umbilicais

Veia umbilical

Veia umbilical

Artérias umbilicais

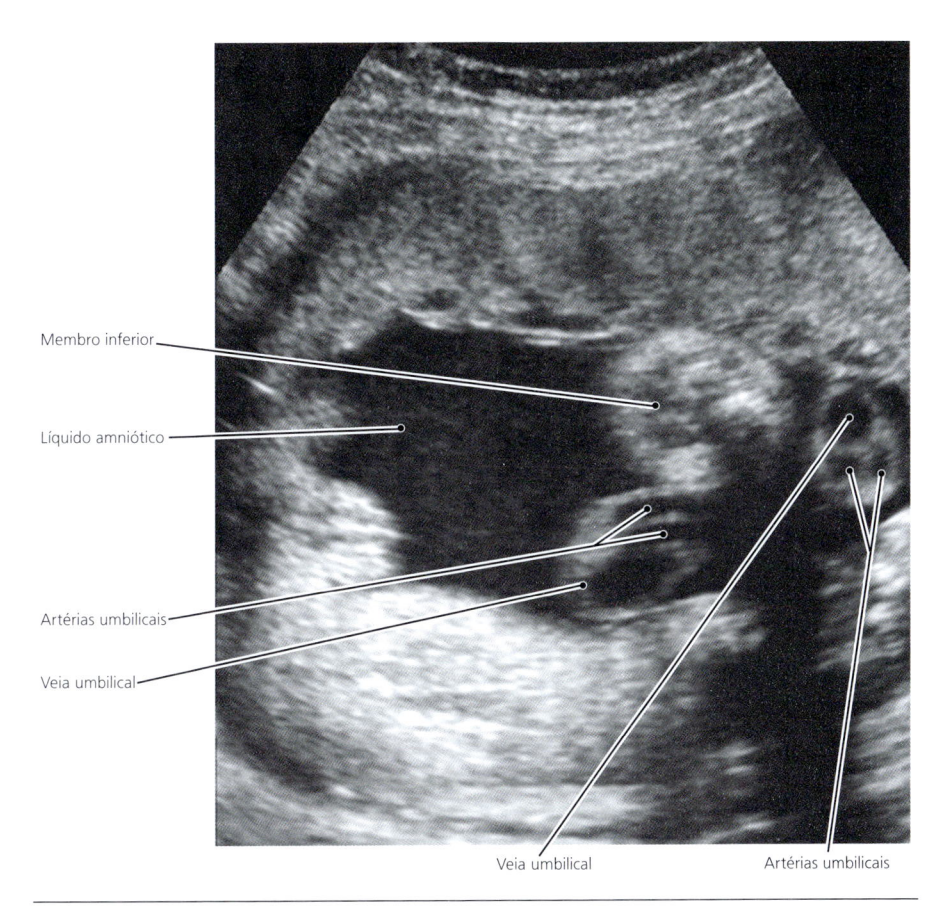

Ultrassonografia obstétrica

- A imagem contém duas seções de uma alça de cordão umbilical, cada uma mostrando duas artérias e uma grande veia dentro do cordão.
- As artérias umbilicais transportam sangue desoxigenado do feto para a placenta, e a veia umbilical carrega sangue oxigenado de volta para o feto.
- As artérias umbilicais são ramos das artérias ilíacas internas e, no adulto, permanecem parcialmente patentes, suprindo as artérias vesicais superiores.

3 Ducto Arterial e Ligamento Arterial

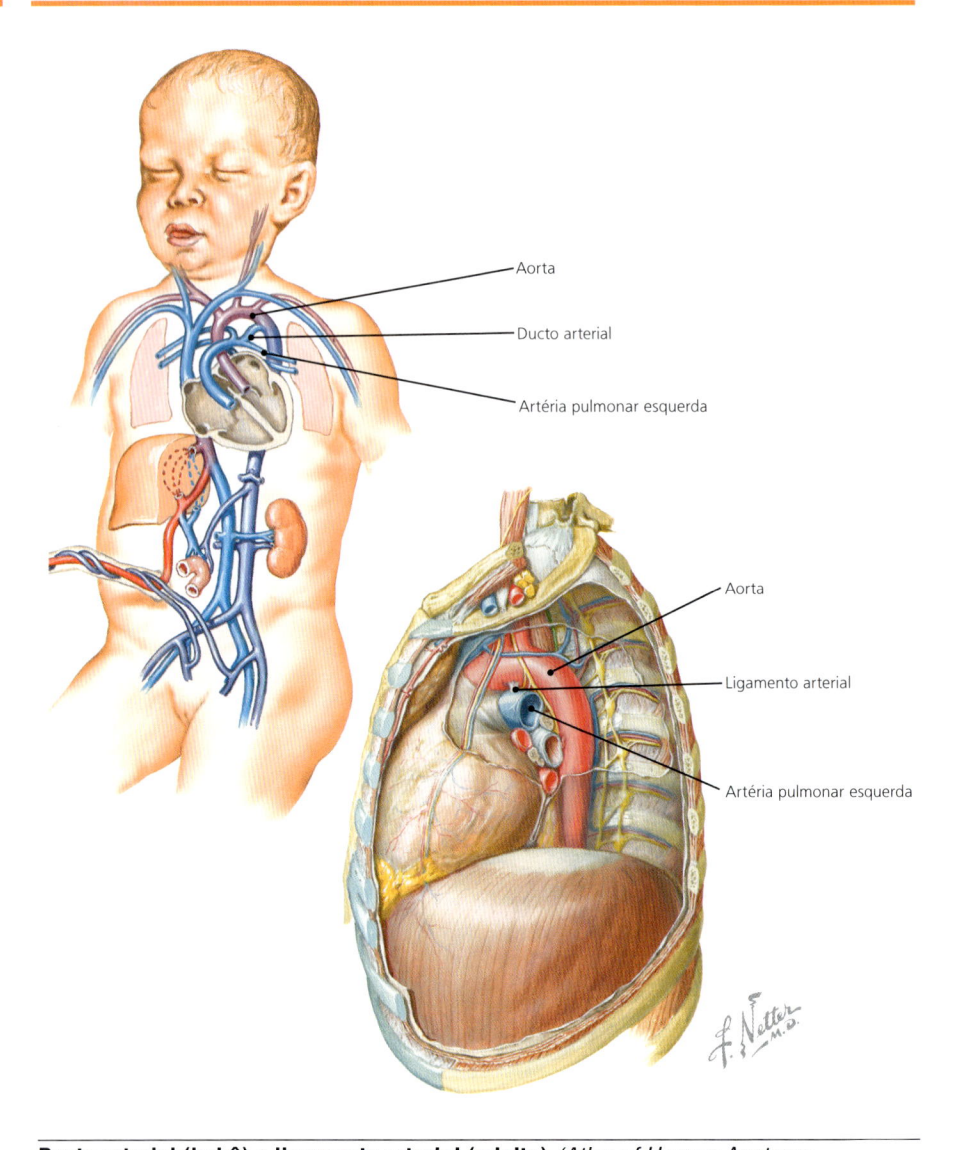

Ducto arterial (bebê) e ligamento arterial (adulto) *(Atlas of Human Anatomy, 6th edition, Plates 226, 228)*

Nota Clínica Se o ducto arterial deixar de se fechar, o sangue flui da aorta para os pulmões pelo tronco pulmonar (chamado um *shunt da esquerda para a direita*) e pode levar à insuficiência cardíaca congestiva. Crianças com um ducto arterial grande podem mostrar dificuldade para respirar sob exercício físico moderado e deixar de ganhar peso, clinicamente chamado *falta de crescimento*.

Ducto Arterial e Ligamento Arterial

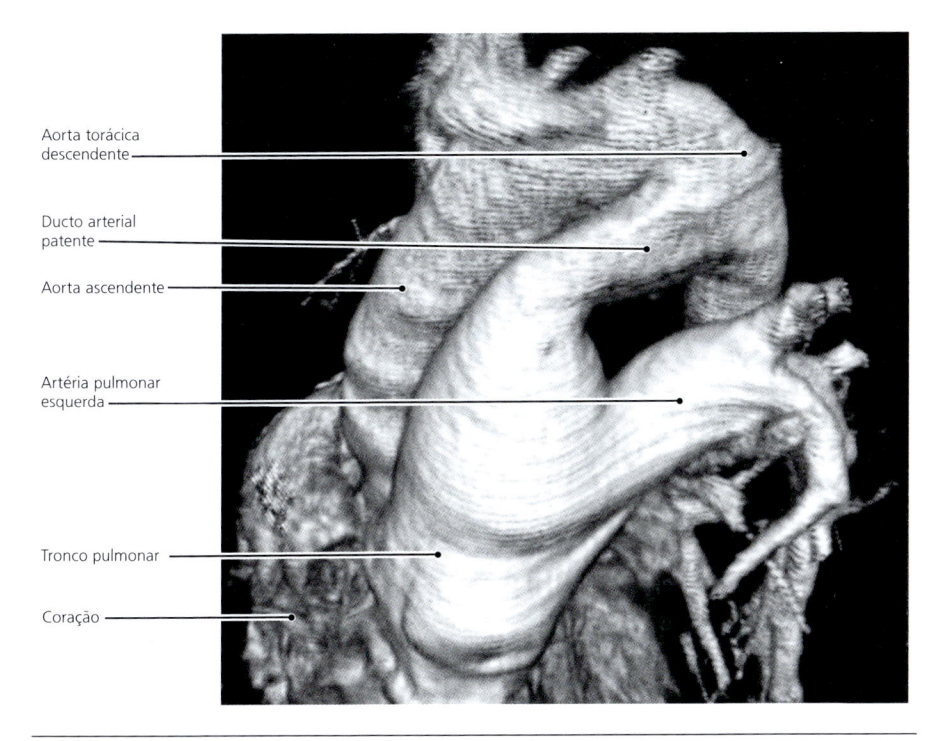

Imagem volumétrica, angio-CT de um ducto arterial patente (PDA) *(De: Ravenel JG, McAdams HP: Multiplanar and three-dimensional imaging of the thorax. Radiol Clin North Am 41(3):475-489, 2003)*

- O ducto arterial patente conecta a artéria pulmonar esquerda à aorta torácica descendente.
- O ducto arterial normalmente se fecha brevemente após o nascimento e, afinal, se torna ligamentar.
- Calcificação dentro do ligamento arterial ocorre em uma pequena porcentagem de crianças e não deve ser confundida com um processo patológico produzindo calcificações mediastinais.

Mediastino Posterior

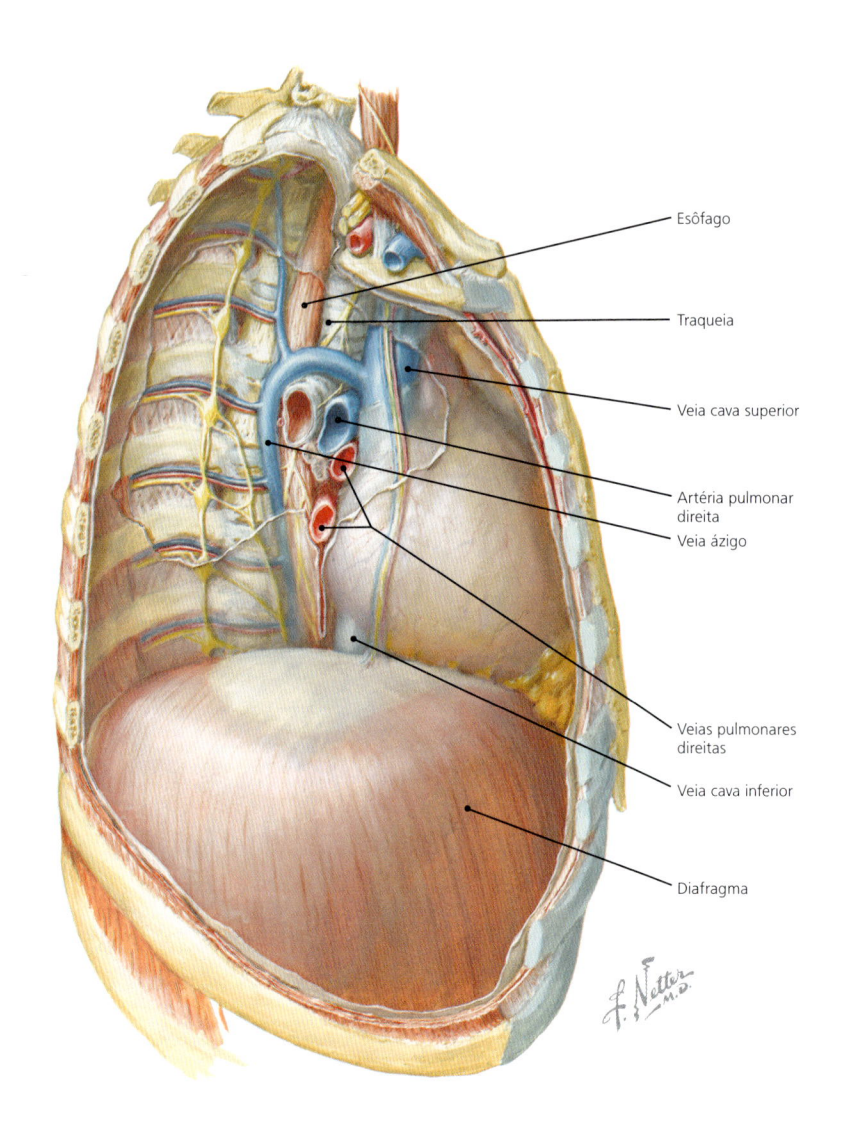

Vista lateral direita do mediastino *(Atlas of Human Anatomy, 6th edition, Plate 227)*

Labels: Esôfago; Traqueia; Veia cava superior; Artéria pulmonar direita; Veia ázigo; Veias pulmonares direitas; Veia cava inferior; Diafragma

Nota Clínica Os tumores mediastinais posteriores incluem tumores do esôfago, linfonodos aumentados ou tumores neurais da cadeia simpática ou de nervos torácicos. Os tumores mediastinais posteriores são mais comuns em crianças que em adultos e, geralmente, são benignos.

Mediastino Posterior 3

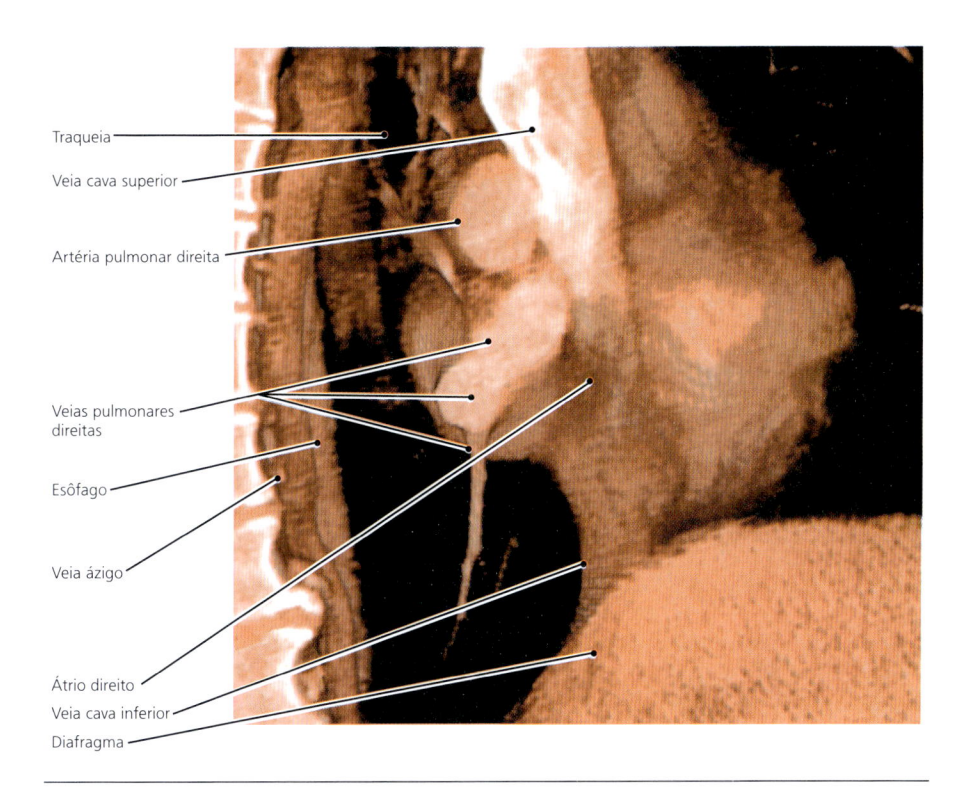

Traqueia
Veia cava superior
Artéria pulmonar direita
Veias pulmonares direitas
Esôfago
Veia ázigo
Átrio direito
Veia cava inferior
Diafragma

Corte sagital de 30 mm, apresentação volumétrica, CT com contraste do tórax

- A forma da parte supradiafragmática da veia cava inferior (IVC) é clinicamente importante. Na maioria dos indivíduos a margem posterior da IVC é côncava; uma margem convexa é um possível marcador de pressão elevada atrial direita e na IVC.

- A imagem de CT mostra sangue contrastado proveniente da SVC misturando-se com sangue não contrastado da IVC no átrio direito. O contraste resultou de uma injeção do meio de contraste em uma veia do membro superior.

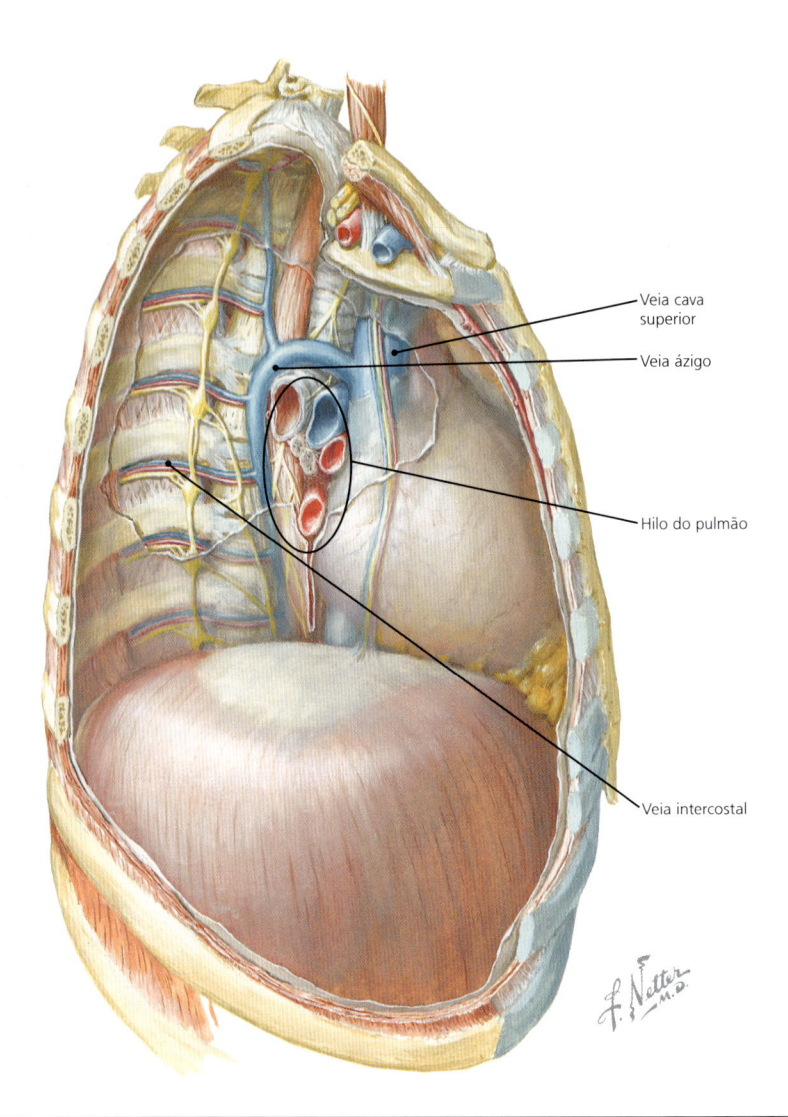

Mediastino, Vista Lateral Direita

Veia cava superior
Veia ázigo
Hilo do pulmão
Veia intercostal

Vista lateral direita do mediastino *(Atlas of Human Anatomy, 6th edition, Plate 227)*

Nota Clínica Se a IVC for obstruída (p. ex., por câncer) acima das tributárias abdominais da veia ázigo, esta veia proporciona uma via alternativa para o sangue quando o corpo inferior retornar ao coração.

Mediastino, Vista Lateral Direita

Veia cava superior
Veia ázigo
Hilo do pulmão

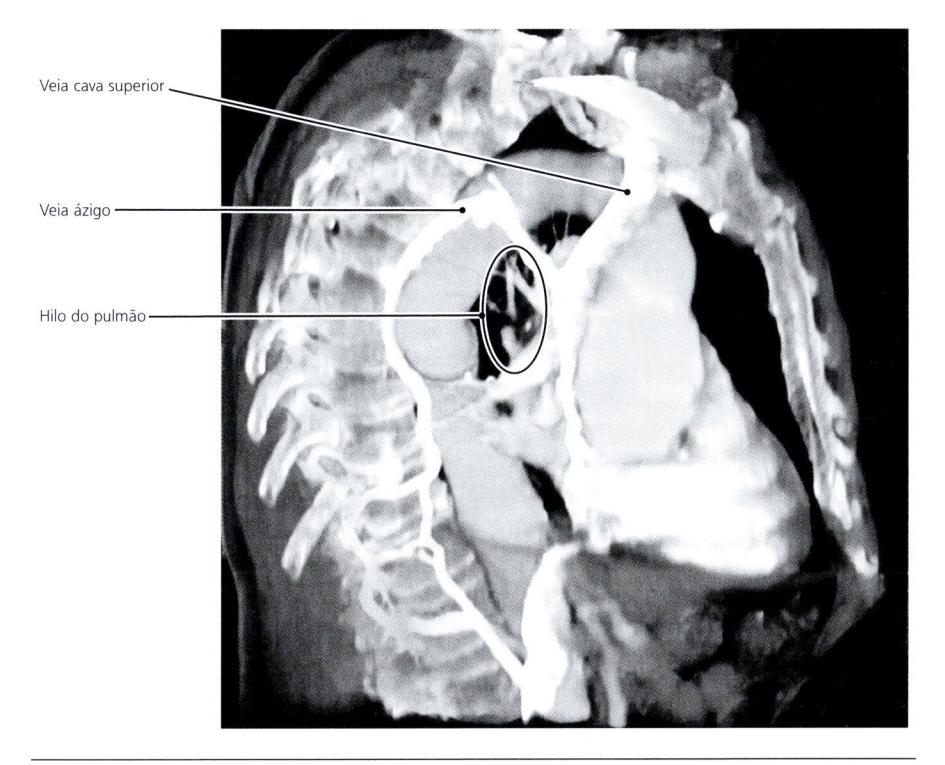

MIP oblíqua, CT com contraste do tórax *(De: Lawler LP, Fishman EK: Thoracic venous anatomy: Multidetector row CT evaluation. Radiol Clin North Am 41(3):545-560, 2003)*

- Contraste da veia ázigo é altamente variável durante imageamento com CT de rotina; com interrupção congênita ou adquirida da veia cava superior, fluxo venoso colateral através do sistema ázigo pode resultar em opacificação intensa destas veias após injeção IV de material de contraste na extremidade superior.
- Veias intercostais no tórax drenam tanto para o sistema ázigo quanto para a veia torácica interna (mamária), que, por sua vez, drena para a veia braquiocefálica.

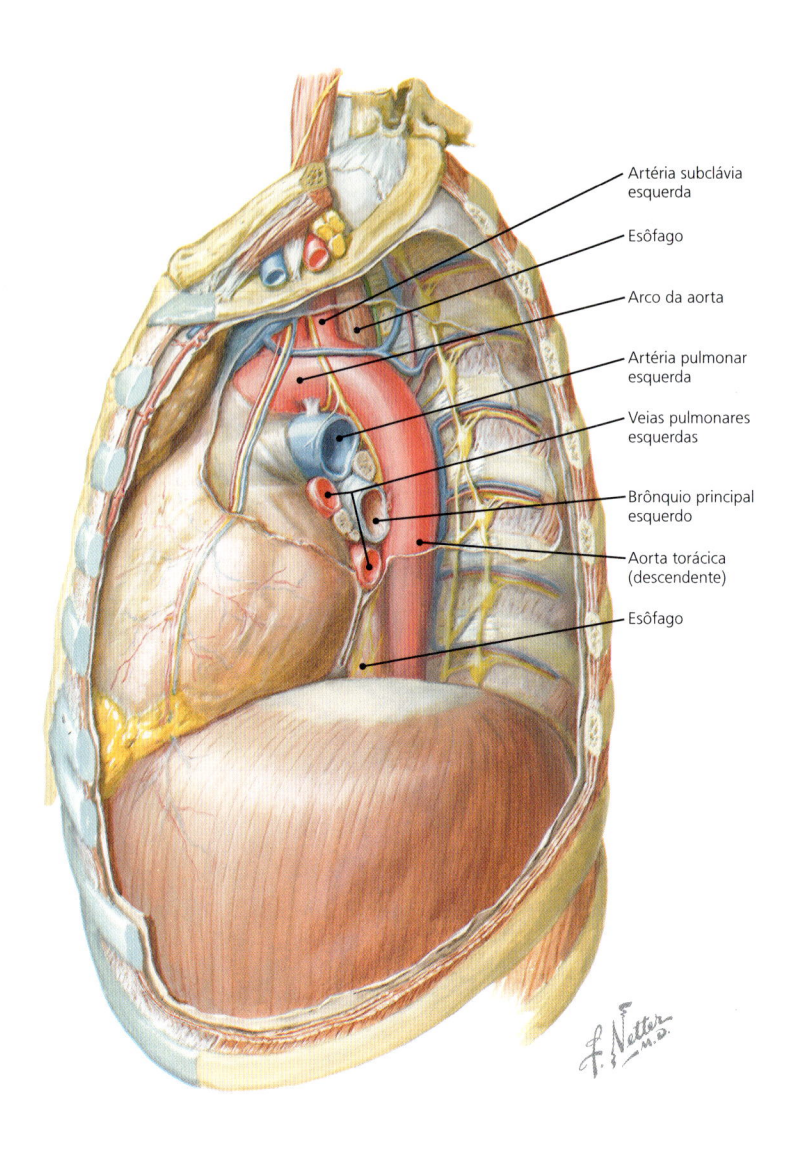

3 | Mediastino, Vista Lateral Esquerda com Aneurisma

- Artéria subclávia esquerda
- Esôfago
- Arco da aorta
- Artéria pulmonar esquerda
- Veias pulmonares esquerdas
- Brônquio principal esquerdo
- Aorta torácica (descendente)
- Esôfago

Vista lateral esquerda do mediastino *(Atlas de Anatomia Humana, 6th edition, Plate 228)*

Nota Clínica Um aneurisma aórtico é uma dilatação localizada da aorta que resulta em um diâmetro que é 50% maior que o normal. Um pseudoaneurisma é uma perfuração de uma artéria que é contida pelo tecido adjacente e/ou um trombo.

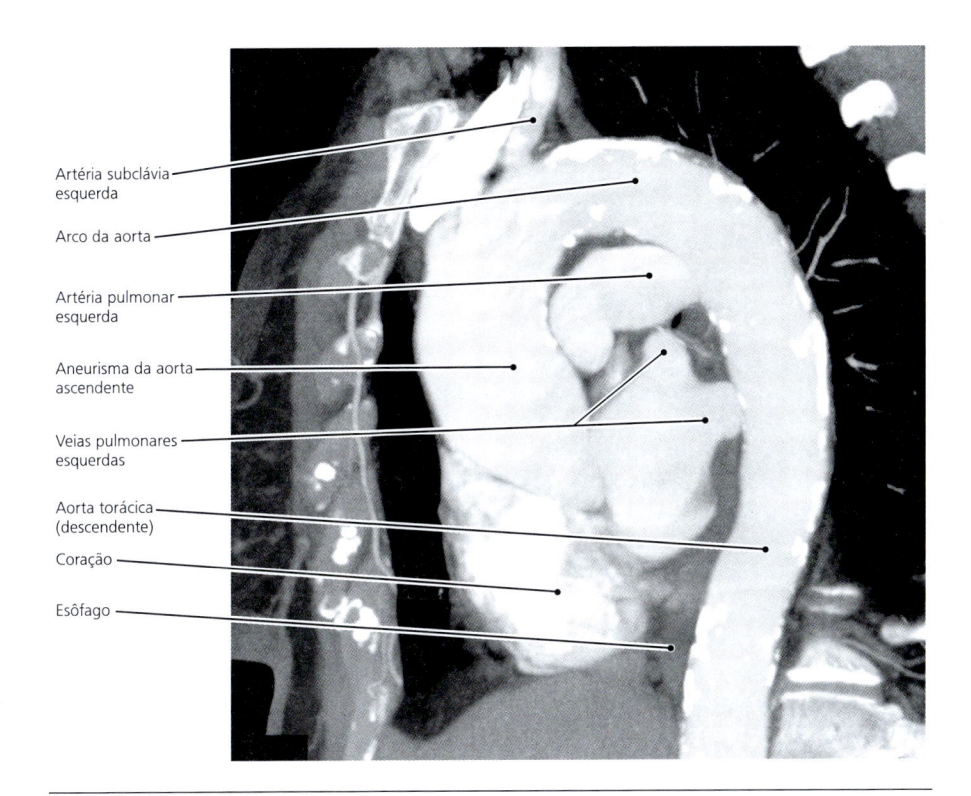

Mediastino, Vista Lateral Esquerda com Aneurisma

- Artéria subclávia esquerda
- Arco da aorta
- Artéria pulmonar esquerda
- Aneurisma da aorta ascendente
- Veias pulmonares esquerdas
- Aorta torácica (descendente)
- Coração
- Esôfago

CT com contraste sagital do mediastino esquerdo

- Um grande aneurisma da aorta ascendente pode comprimir a SVC, resultando em veias do pescoço distendidas. Compressão da traqueia ou brônquio por um aneurisma aórtico pode resultar em dispneia. Ocasionalmente, o esôfago pode ser comprimido e o paciente terá disfagia.
- Aneurismas aórticos podem ser assintomáticos, causar dor ou podem causar sinais secundários, comprimindo estruturas adjacentes.
- Aneurisma do arco da aorta pode estirar o nervo laríngeo recorrente esquerdo e causar rouquidão.

3 Esôfago Torácico

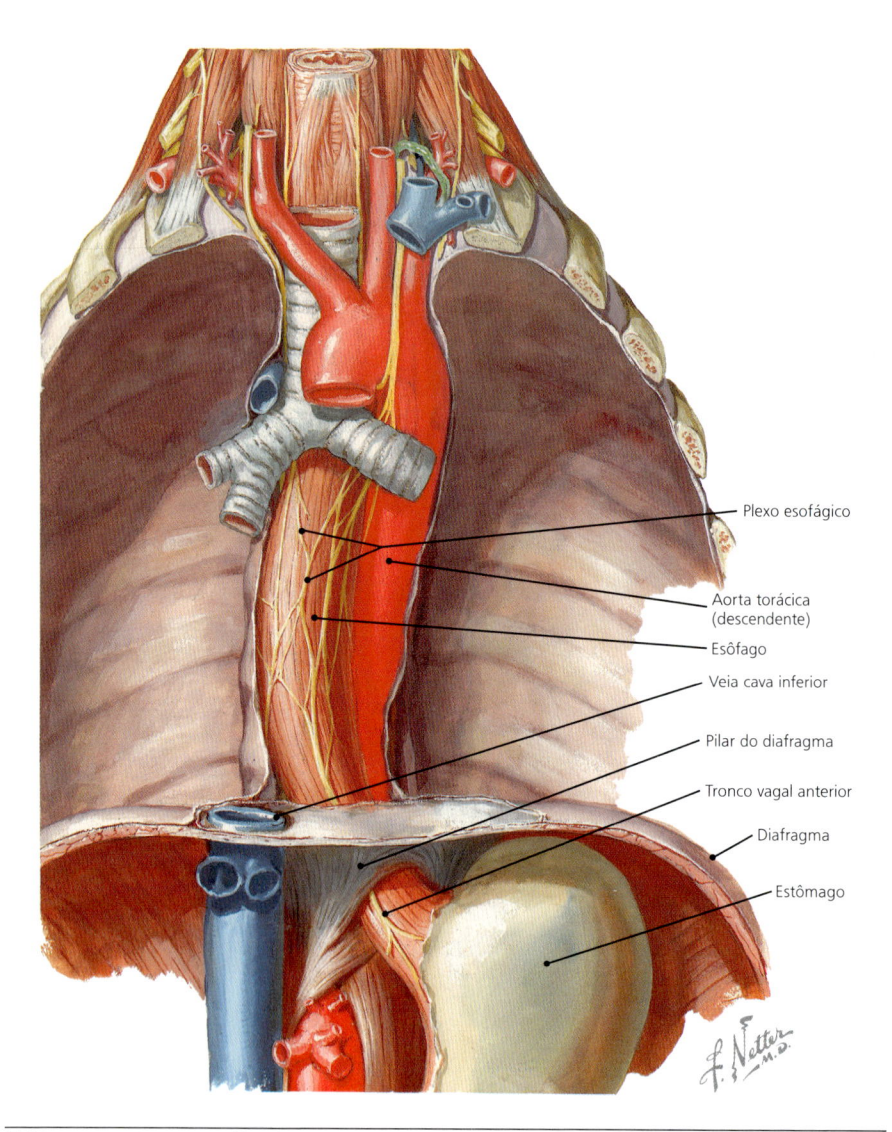

Esôfago e aorta no mediastino posterior *(Atlas of Human Anatomy, 6th edition, Plate 229)*

Labels: Plexo esofágico; Aorta torácica (descendente); Esôfago; Veia cava inferior; Pilar do diafragma; Tronco vagal anterior; Diafragma; Estômago

> **Nota Clínica** Vagotomia (ressecção do nervo vago ao longo do esôfago distal) foi, em certa época, um tratamento comum para doença ulcerosa. Vagotomia laparoscópica, interferindo na função gástrica, está emergindo como novo tratamento cirúrgico para obesidade mórbida.

Esôfago Torácico   3

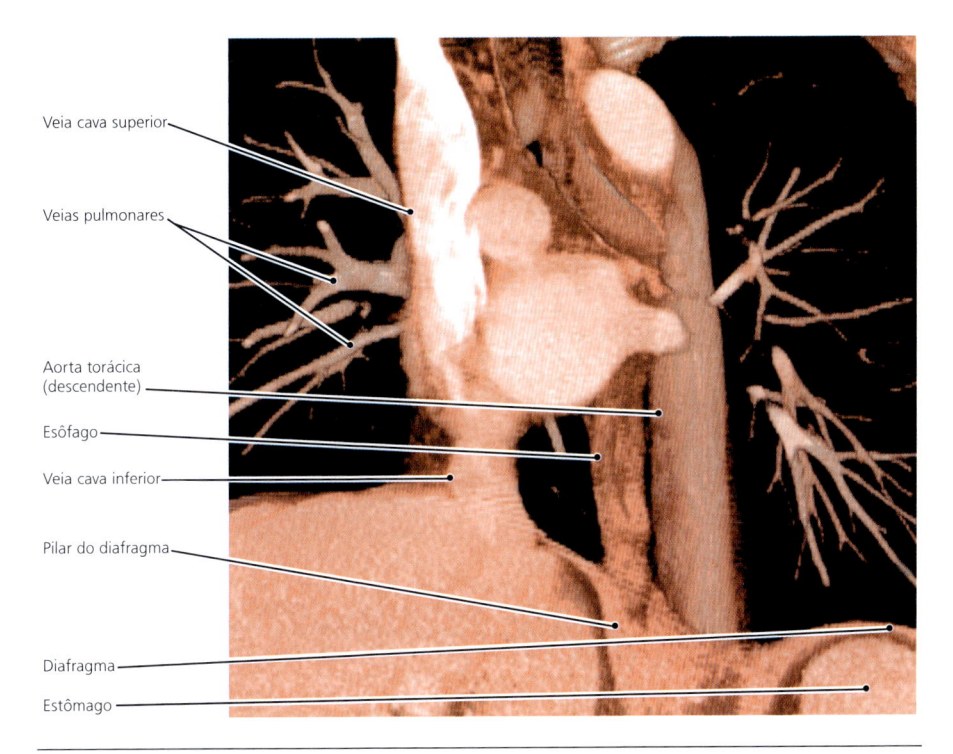

Veia cava superior
Veias pulmonares
Aorta torácica (descendente)
Esôfago
Veia cava inferior
Pilar do diafragma
Diafragma
Estômago

Corte de 30 mm sagital oblíquo, apresentação volumétrica, CT com contraste do tórax

- As três estruturas principais que atravessam o diafragma são a IVC em T8, o esôfago em T10, e a aorta em T12.
- Os nervos vagos esquerdo e direito formam um plexo sobre o esôfago (esquerdo, principalmente anterior, direito, principalmente posterior) que acompanha o esôfago adentro do abdome para fornecer inervação parassimpática a quase todas as vísceras abdominais.

Junção Esofagogástrica

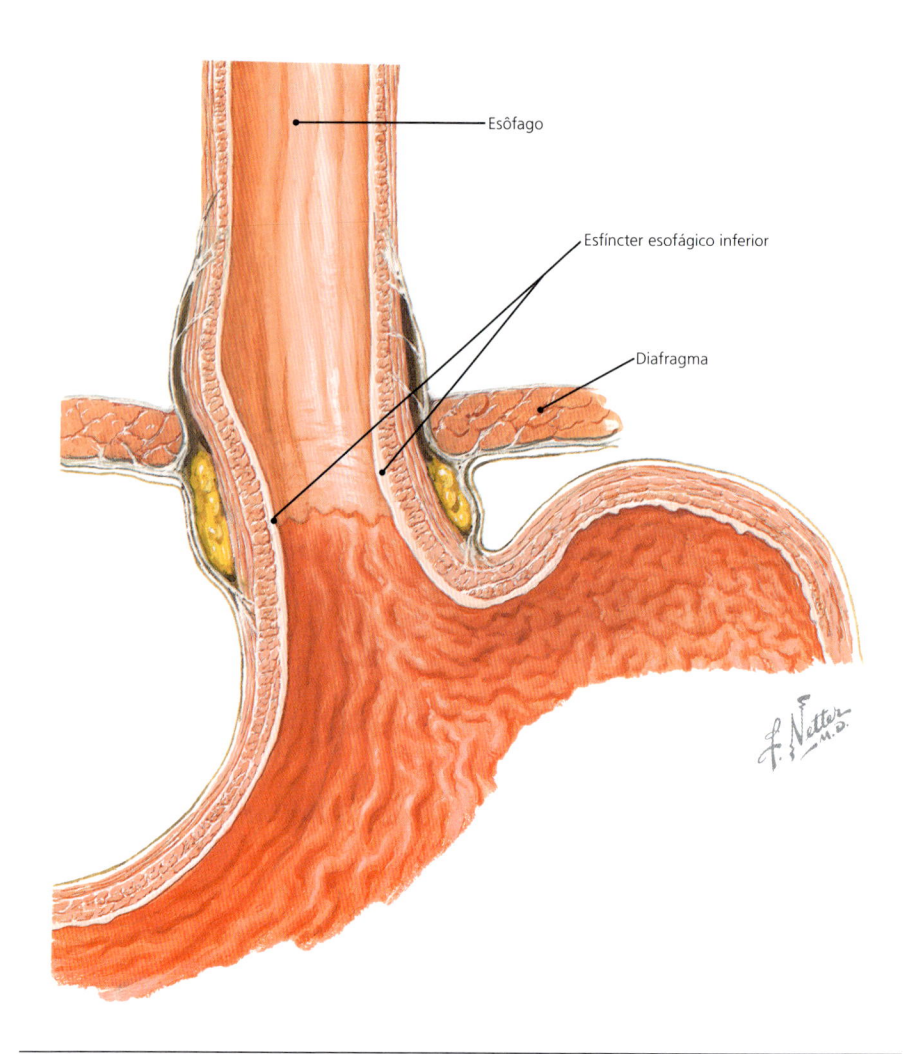

Corte coronal através da junção esofagogástrica *(Atlas of Human Anatomy, 6th edition, Plate 232)*

> **Nota Clínica** O "esfíncter" esofágico inferior é, às vezes, ineficiente, permitindo que conteúdo gástrico entre no esôfago inferior. Isto resulta em doença de refluxo gastroesofágico (GERD), que pode causar alterações deletérias no epitélio do esôfago.

Junção Esofagográstica

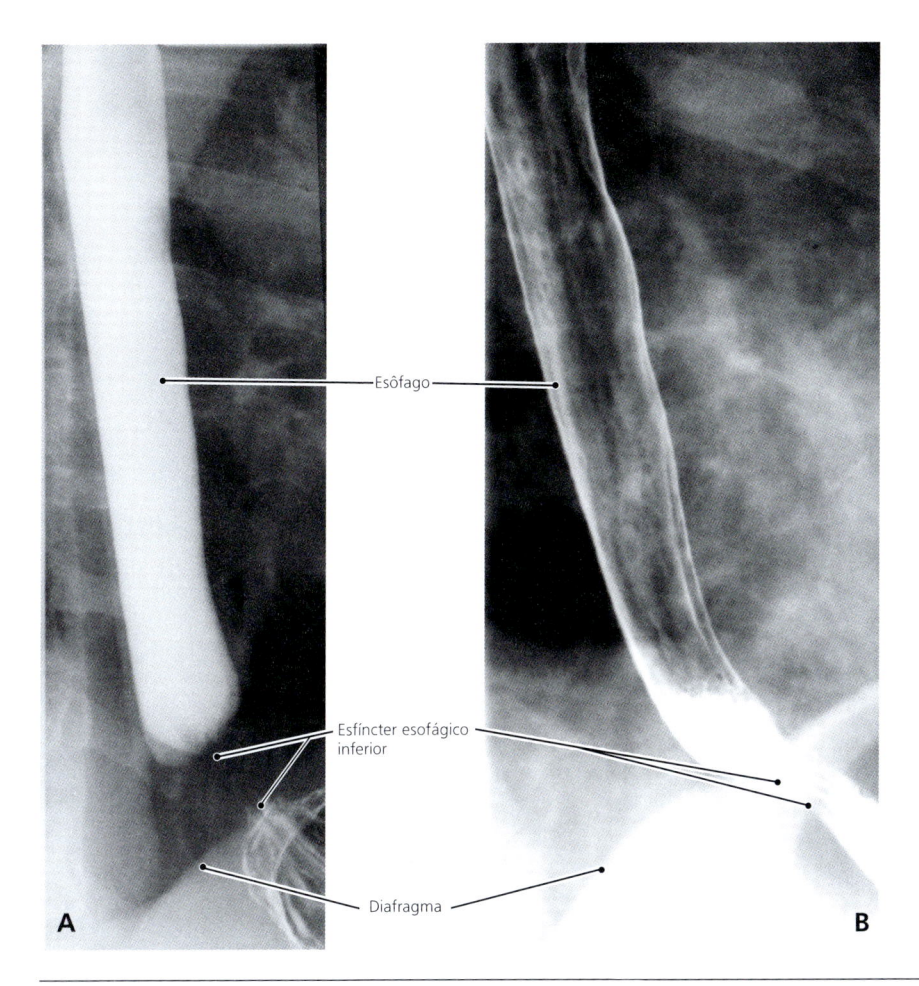

Projeções radiográficas de esofagografia com bário do mesmo paciente nas posições prona (A) e ereta (B)

- O esfíncter esofágico inferior é um esfíncter "fisiológico" mais do que uma estrutura anatômica. O pilar direito do diafragma, o ligamento frenicoesofágico, e algum músculo liso no esôfago distal, provavelmente todos contribuem para este "esfíncter".
- Esôfago de Barrett é uma condição pré-cancerosa em que o revestimento do esôfago se transforma do seu revestimento normal para um tipo que usualmente é encontrado nos intestinos. Esta alteração é considerada resultante de regurgitação crônica (refluxo) de conteúdo lesivo do estômago para dentro do esôfago. No processo de cura, metaplasia intestinal substitui as células de tipo escamoso normal que revestem o esôfago. Os pacientes com esôfago de Barrett têm risco 30 a 125 vezes mais alto de desenvolver câncer do esôfago do que a população geral.

3 Veias Ázigo e Hemiázigo

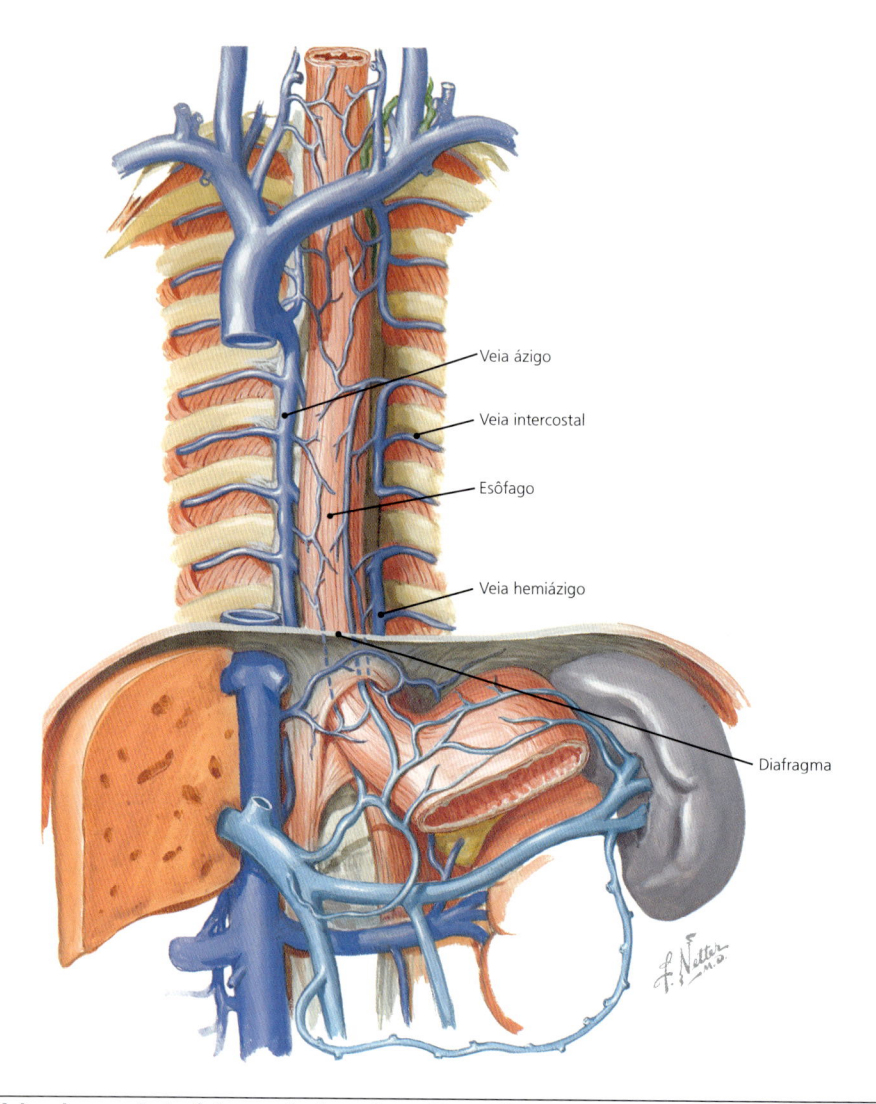

Veias da parede torácica posterior e do esôfago *(Atlas of Human Anatomy, 6th edition, Plate 234)*

> **Nota Clínica** Lesão das veias ázigos constitui mais comumente resultado de trauma penetrante; ocorre hemorragia grave que pode levar à morte se não tratada rapidamente.

216 Tórax

Veias Ázigo e Hemiázigo 3

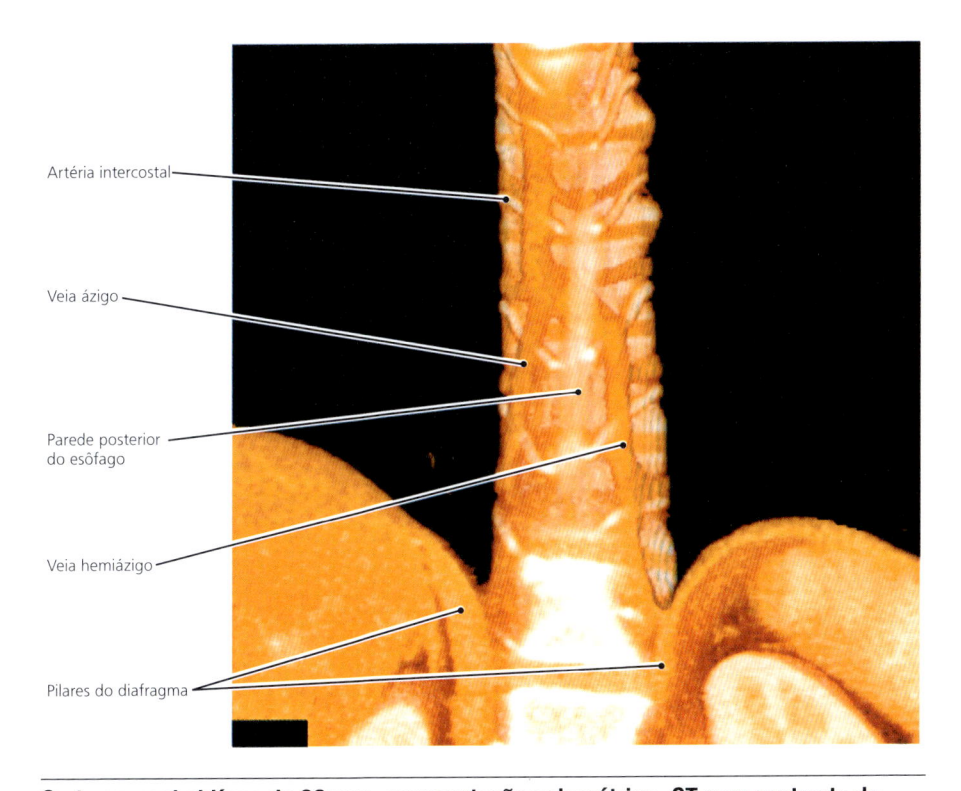

- Artéria intercostal
- Veia ázigo
- Parede posterior do esôfago
- Veia hemiázigo
- Pilares do diafragma

Corte coronal oblíquo de 30 mm, apresentação volumétrica, CT com contraste do tórax

- O sistema das veias ázigos retorna, principalmente, sangue de ambos os lados das estruturas da parede torácica ao coração por via das veias intercostais.
- Os componentes do sistema das veias ázigos (*i. e.,* veias ázigo, hemiázigo e hemiázigo acessória) são extremamente variáveis em sua disposição.

3 Pericárdio, Parte do Mediastino

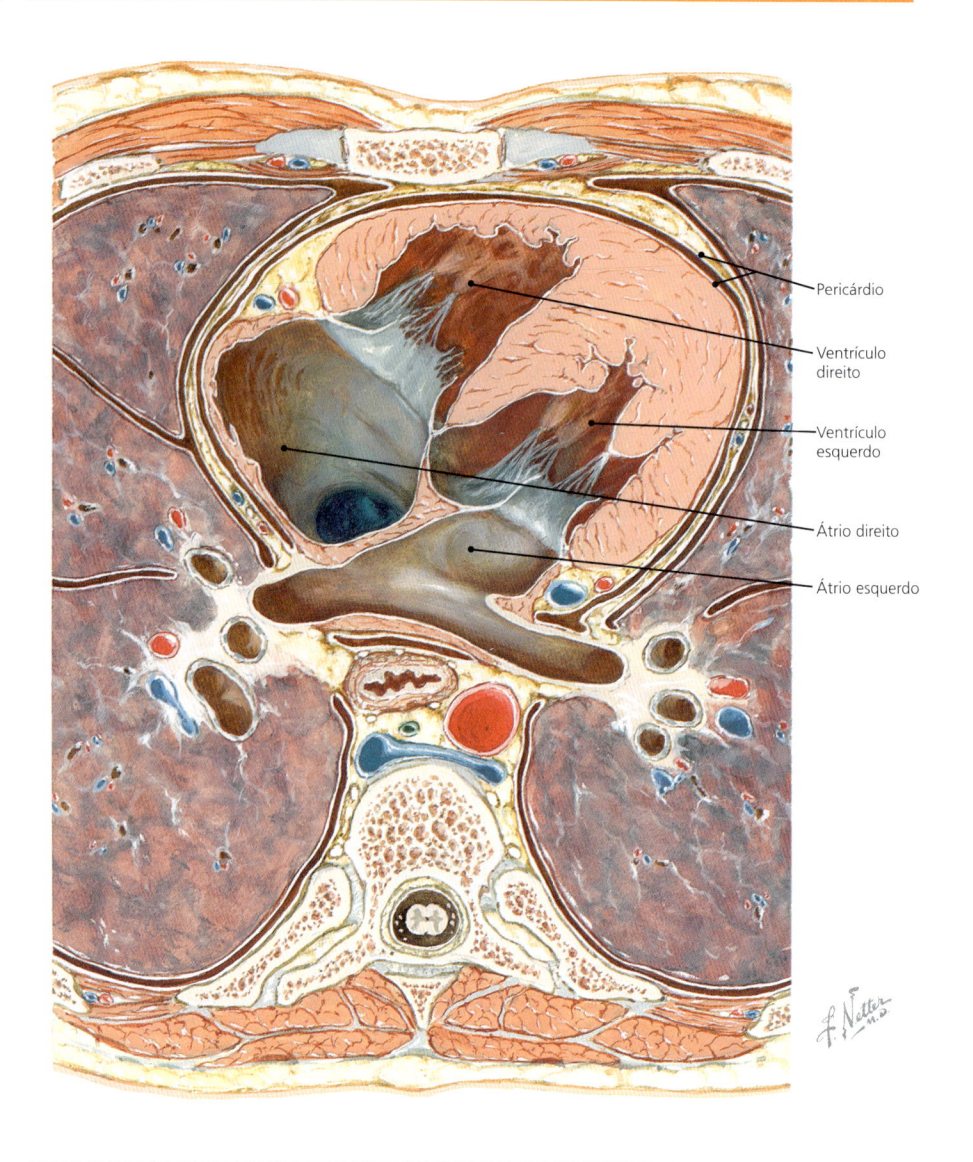

Pericárdio
Ventrículo direito
Ventrículo esquerdo
Átrio direito
Átrio esquerdo

Corte transversal do coração mostrando o pericárdio *(Atlas of Human Anatomy, 6th edition, Plate 213)*

Nota Clínica Derrame pericárdico, um acúmulo de excesso de líquido na cavidade pericárdica, está associado à pericardite e pode imitar sintomas de um infarto do miocárdio. Derrame pericárdico pode ser tratado por pericardiocentese.

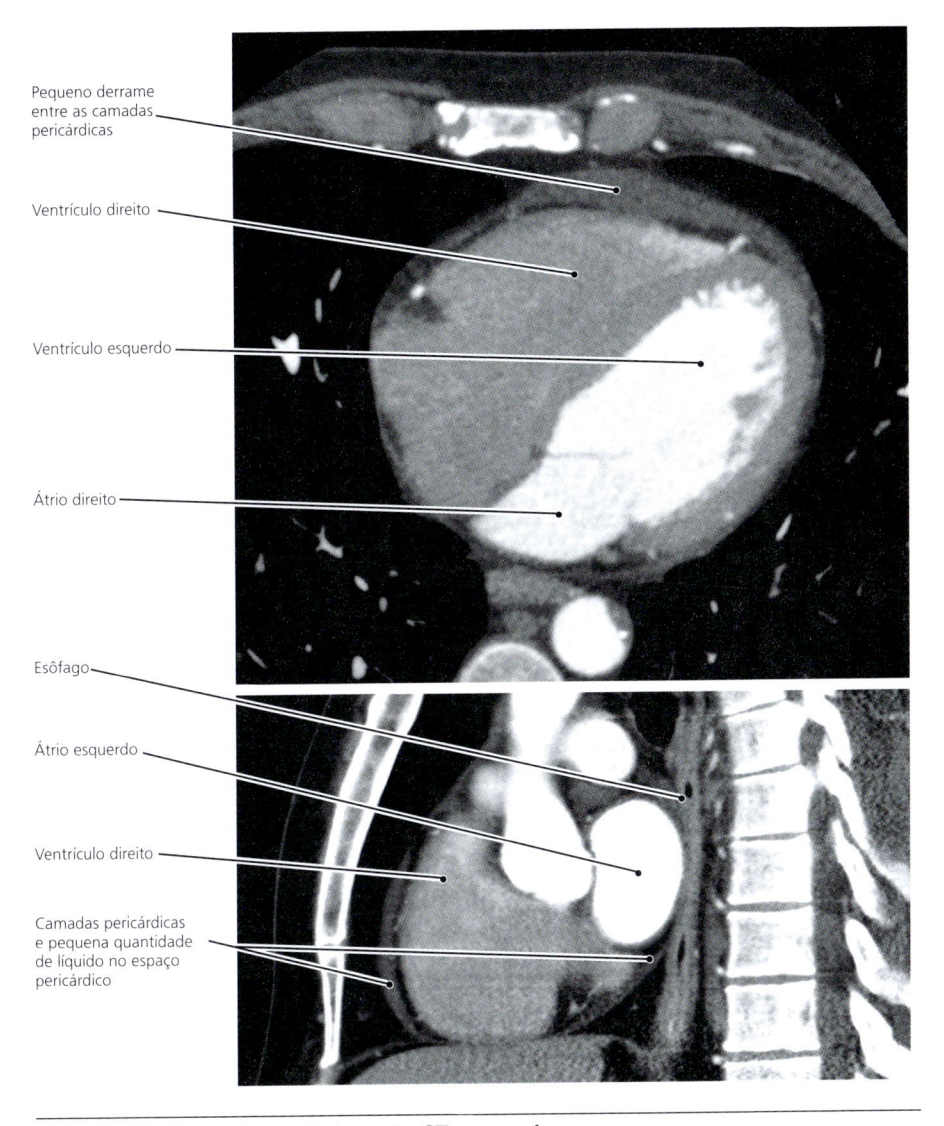

Pericárdio, Parte do Mediastino

Pequeno derrame entre as camadas pericárdicas

Ventrículo direito

Ventrículo esquerdo

Átrio direito

Esôfago

Átrio esquerdo

Ventrículo direito

Camadas pericárdicas e pequena quantidade de líquido no espaço pericárdico

Reconstruções axial e sagital, angio-CT coronariano

- A linha curva grossa em torno do coração nesta imagem de CT consiste nas duas camadas pericárdicas (cada extremamente fina e de difícil individualização) e uma pequena quantidade de líquido pericárdico.
- Tamponamento cardíaco resulta de líquido excessivo no saco pericárdico, impedindo o enchimento cardíaco.
- Dor a partir do pericárdio pode ser referida ao ombro pelos ramos sensitivos que acompanham o nervo frênico.

Seção 4   Abdome

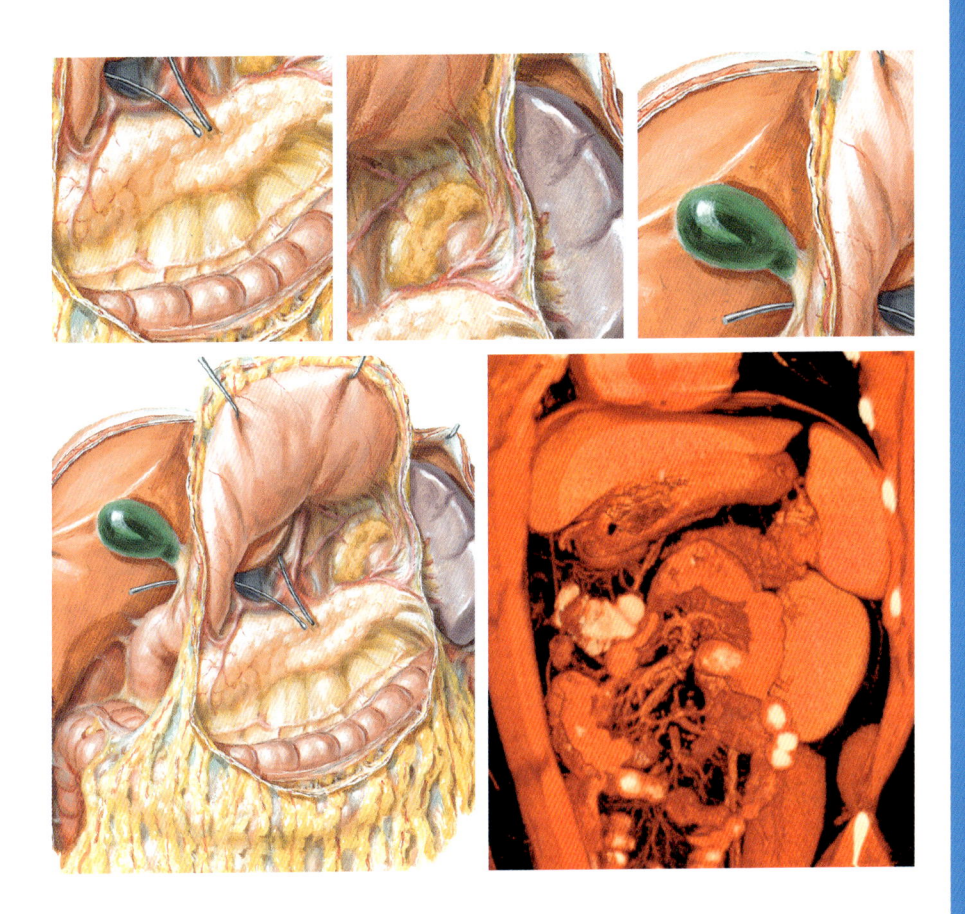

4 Reto do Abdome

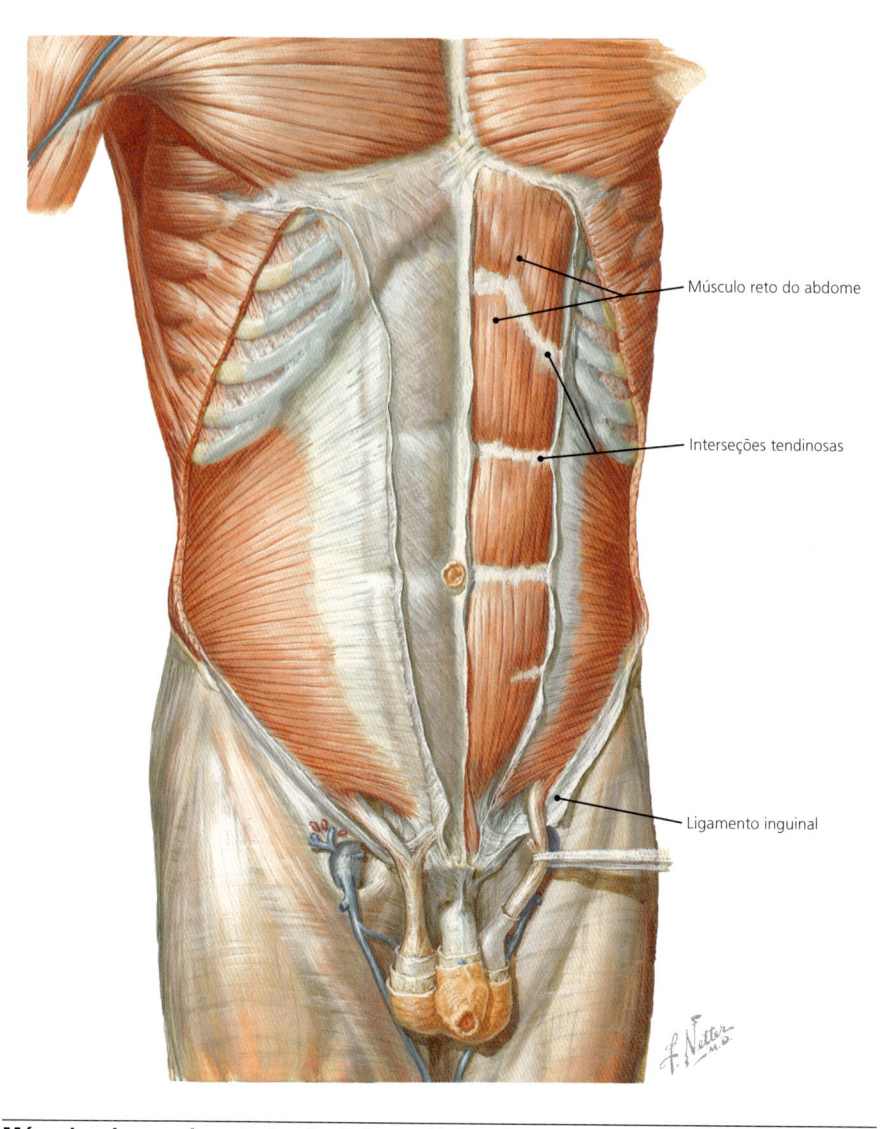

Músculos da parede anterior do abdome *(Atlas of Human Anatomy, 6th edition, Plate 246)*

Labels: Músculo reto do abdome; Interseções tendinosas; Ligamento inguinal

> **Nota Clínica** Incisões cirúrgicas através do reto do abdome podem ser feitas transversalmente porque os nervos abdominais correm nessa direção e a cicatriz curada parece muito semelhante a uma das intersecções tendinosas dentro do músculo.

Reto do Abdome 4

Músculo reto do abdome

Intersecções tendinosas

Ligamento inguinal

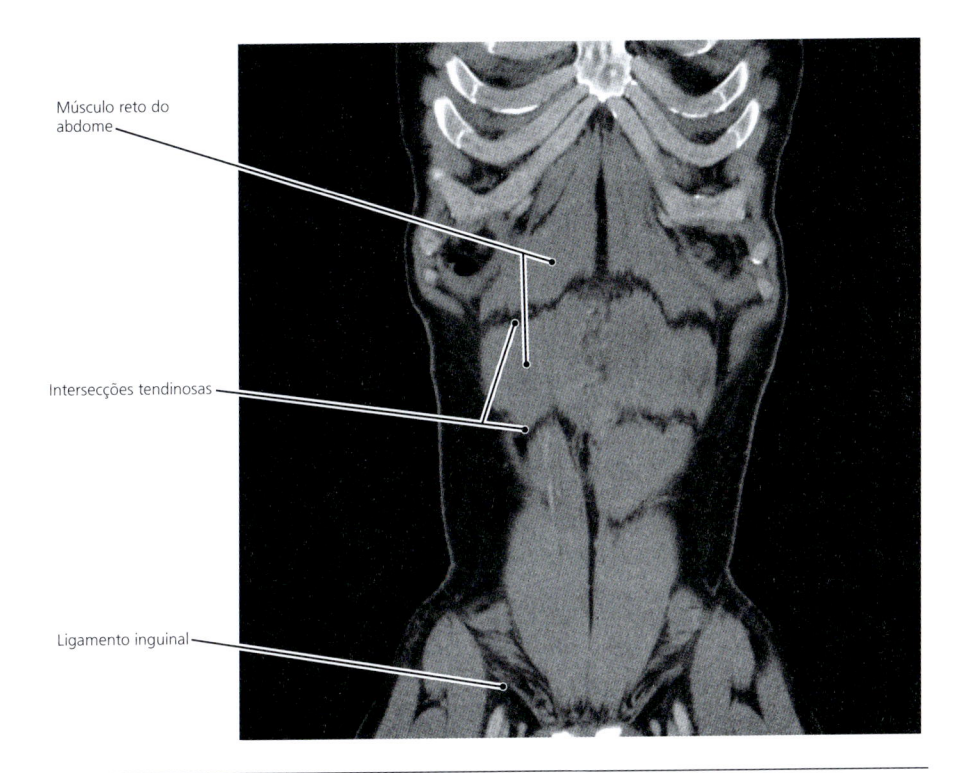

Reconstrução coronal curva, CT abdominal

- A bainha do reto é composta das aponeuroses dos músculos abdominais.
- O ligamento inguinal (de Poupart) é a margem inferior espessada da aponeurose do oblíquo externo.

4 Músculos da Parede Anterior do Abdome

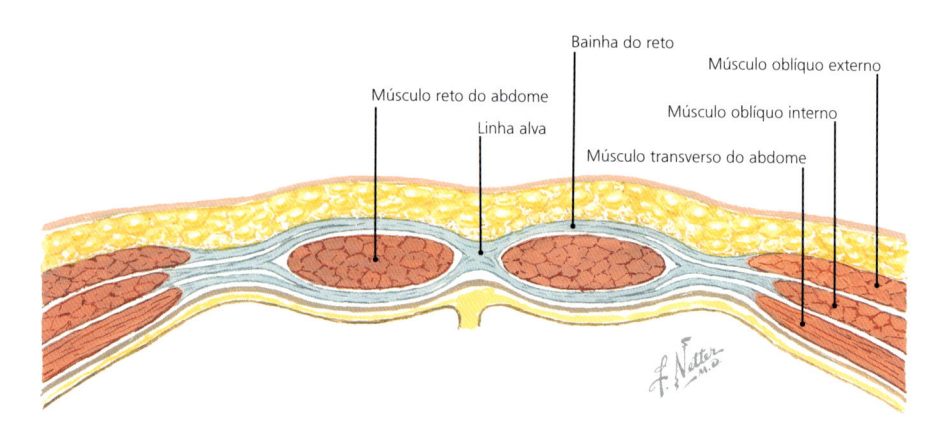

Corte transversal dos músculos da parede anterior do abdome *(Atlas of Human Anatomy, 6th edition, Plate 248)*

Labels: Músculo reto do abdome; Linha alva; Bainha do reto; Músculo oblíquo externo; Músculo oblíquo interno; Músculo transverso do abdome

Nota Clínica Em razão de a fáscia densa que reveste os músculos retos, um hematoma da bainha do reto, que pode ocorrer depois de lesão muscular em um paciente com coagulopatia, desenvolve-se dentro de um espaço apertado, inelástico, e pode tornar-se notavelmente firme.

Músculos da Parede Anterior do Abdome   4

Músculo reto do abdome
Linha alva
Músculo oblíquo externo
Músculo oblíquo interno
Músculo transverso do abdome

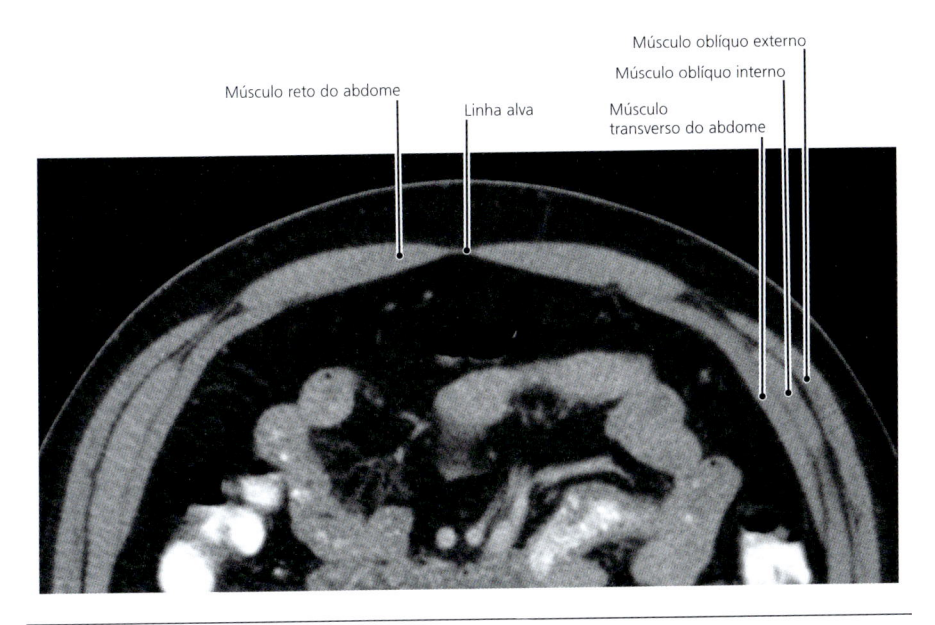

Corte axial, CT abdominal

- A linha alva é composta por fibras entrelaçadas das aponeuroses dos músculos abdominais e é importante, cirurgicamente, porque as incisões longitudinais nela são relativamente sem sangramento.
- A composição das camadas anterior e posterior da bainha do reto se altera de superior a inferior à linha arqueada (de Douglas), que é onde a artéria epigástrica inferior entra na bainha.

4 | Parede Abdominal, Vista Superficial

Veia torácica interna

Veia toracoepigástrica

Veias paraumbilicais

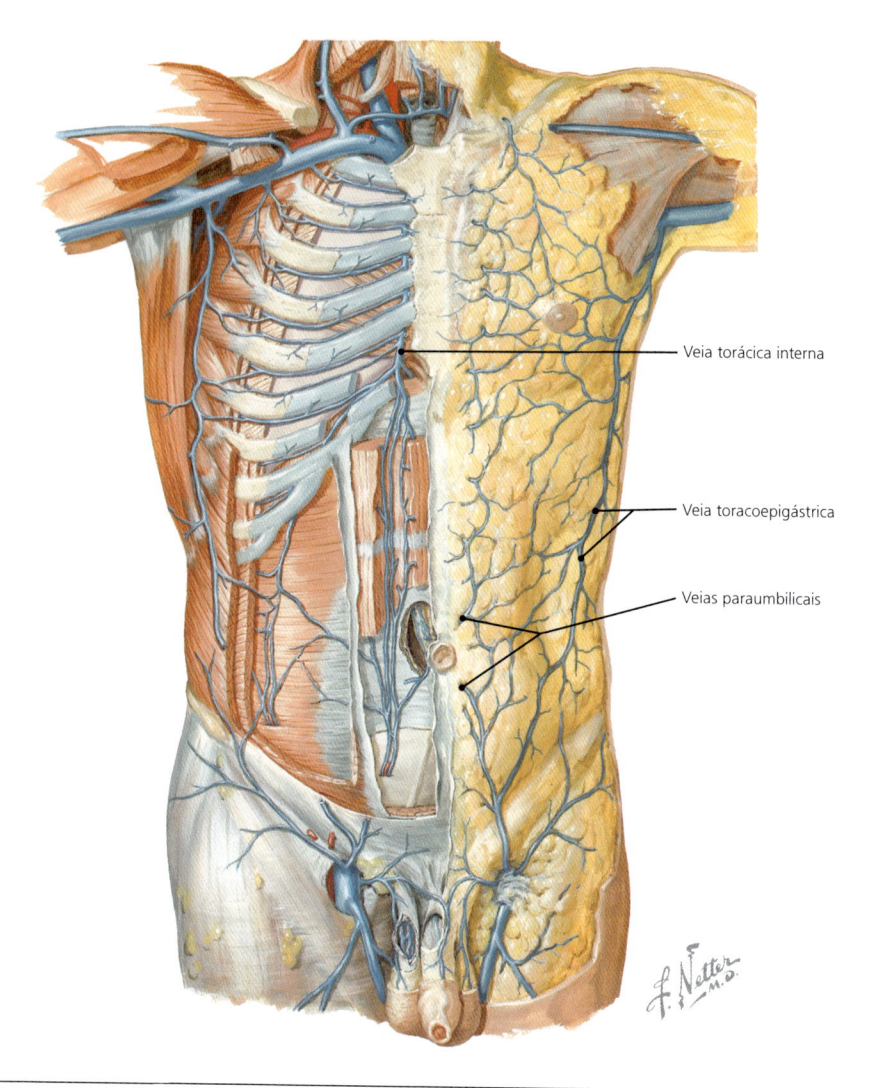

Veias da parede abdominal anterior *(Atlas of Human Anatomy, 6th edition, Plate 252)*

Nota Clínica Varicosidade das veias paraumbilicais está associada à hipertensão portal (muitas vezes causada por cirrose) e é chamada *caput medusae*. Varicosidade da veia toracoepigástrica é similarmente associada à hipertensão portal e também à pressão aumentada ou obstrução na IVC porque o sangue do corpo inferior, então, usa esta veia para retornar ao coração pela SVC.

Parede Abdominal, Vista Superficial

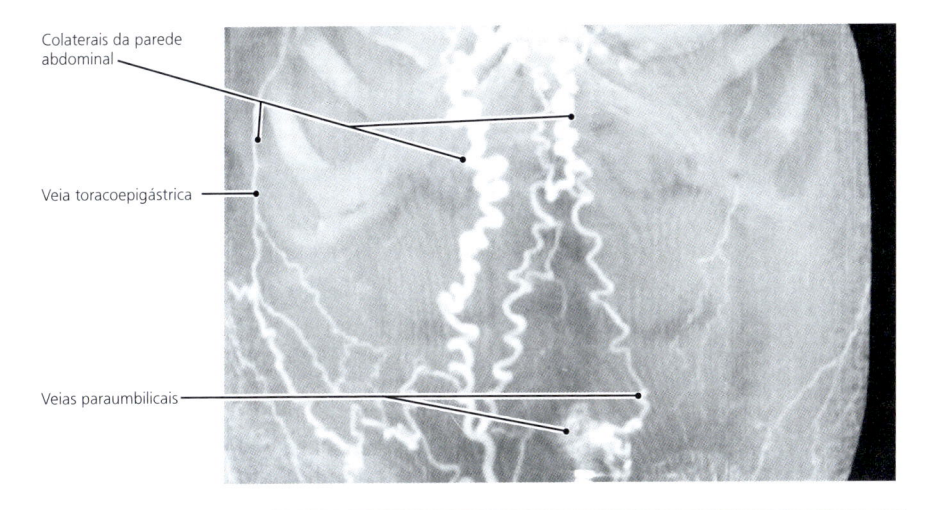

CT com contraste coronal volumétrico das veias da parede abdominal superficial
(De: Lawler LP, Fishman EK: Thoracic venous anatomy: Multidetector row CT evaluation. Radiol Clin North Am 41(3):545-560, 2003)

- Colaterais da parede abdominal se juntam às veias torácica interna (mamária) e torácica lateral para retornar sangue venoso à veia cava.
- As veias paraumbilicais se comunicam com a veia porta pela veia no ligamento redondo do fígado.
- Quando patologia obstrui o fluxo normal, os vasos colaterais podem-se dilatar e tornar-se tortuosos, conforme mostrado nesta CT.

4 Região Inguinal

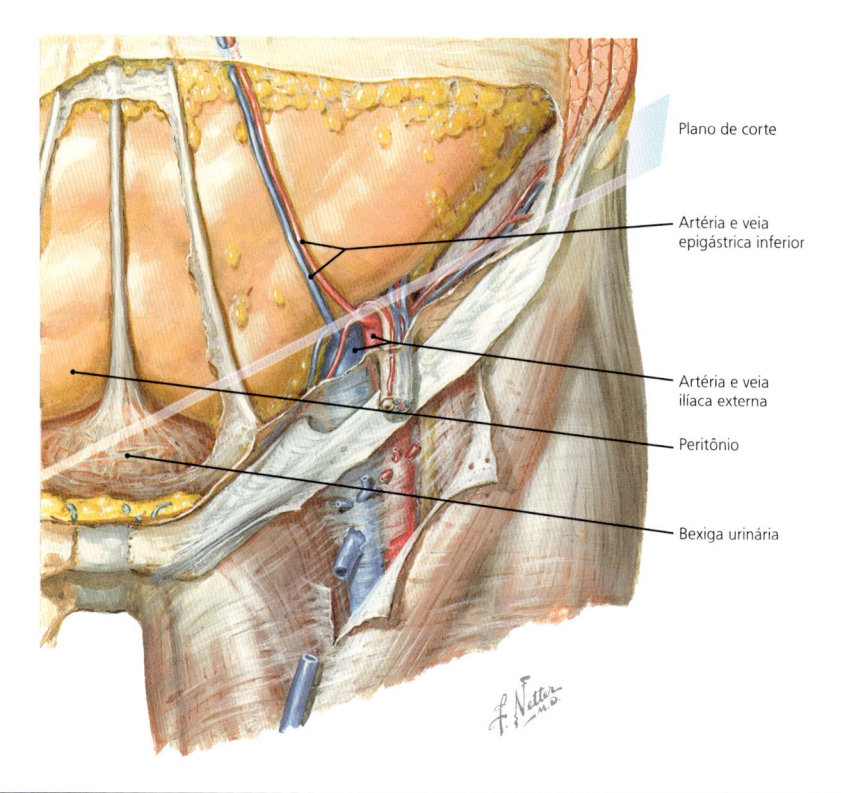

Vista anterior da região inguinal *(Atlas of Human Anatomy, 6th edition, Plate 257)*

Nota Clínica Quando a bexiga se enche, ela se expande no espaço extraperitonial entre o peritônio e a parede abdominal. Assim, a bexiga pode ser penetrada (cistotomia suprapúbica) para remoção de cálculos urinários, corpos estranhos ou pequenos tumores sem entrar na cavidade peritoneal.

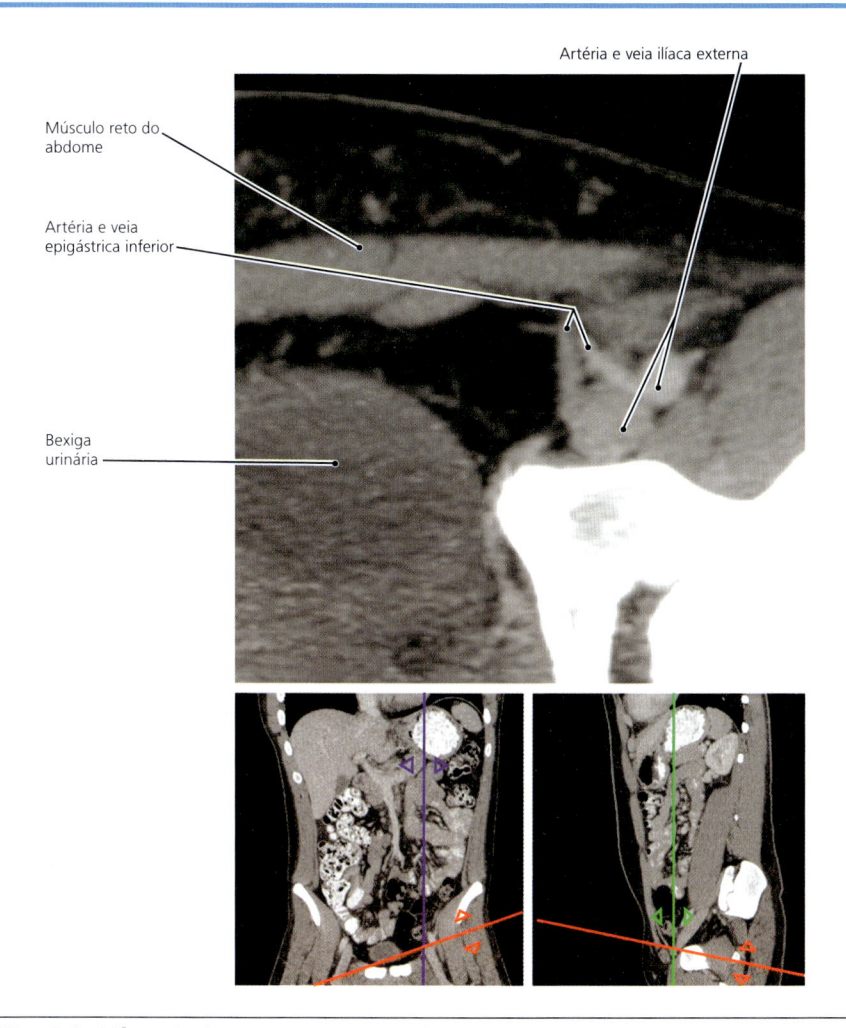

Região Inguinal 4

Artéria e veia ilíaca externa
Músculo reto do abdome
Artéria e veia epigástrica inferior
Bexiga urinária

MIP axial oblíqua de 6 mm de espessura, CT com contraste do abdome e pelve (*linhas vermelhas* nas imagens de referência indicam a posição e orientação da imagem principal)

- Os vasos epigástricos inferiores são um marco anatômico importante para diferenciar entre hérnias inguinais indiretas e diretas. Pulsações da artéria podem ser sentidas mediais ao colo de uma hérnia indireta e laterais ao colo de uma hérnia direta.

- Os vasos epigástricos inferiores entram na bainha do reto aproximadamente na linha arqueada, que é onde a formação da bainha se modifica. Inferiormente à linha arqueada, as aponeuroses de todos os músculos abdominais passam anteriormente ao músculo reto do abdome, enquanto superiormente à linha, metade da aponeurose do músculo oblíquo interno e toda a aponeurose do transverso do abdome passam posteriormente ao músculo reto.

4 Quadrado do Lombo

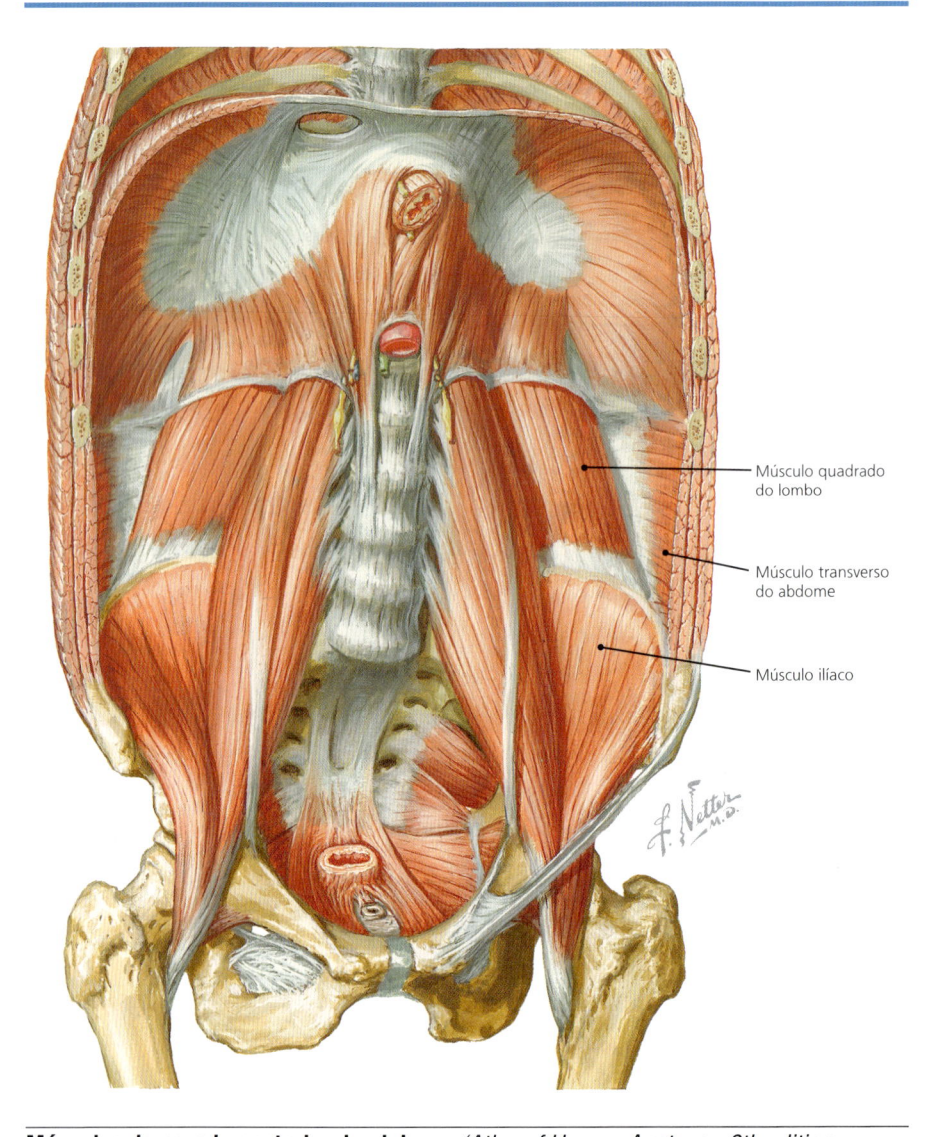

Músculos da parede posterior do abdome *(Atlas of Human Anatomy, 6th edition, Plate 258)*

Labels: Músculo quadrado do lombo; Músculo transverso do abdome; Músculo ilíaco

Nota Clínica Sinal de Grey-Turner, equimoses no flanco resultando de hemorragia retroperitoneal (mais frequentemente de pancreatite hemorrágica) ocorre à medida que o sangue se espalha do espaço pararrenal anterior para entre as duas lâminas da fáscia renal posterior, e, subsequentemente, para a margem lateral do músculo quadrado do lombo.

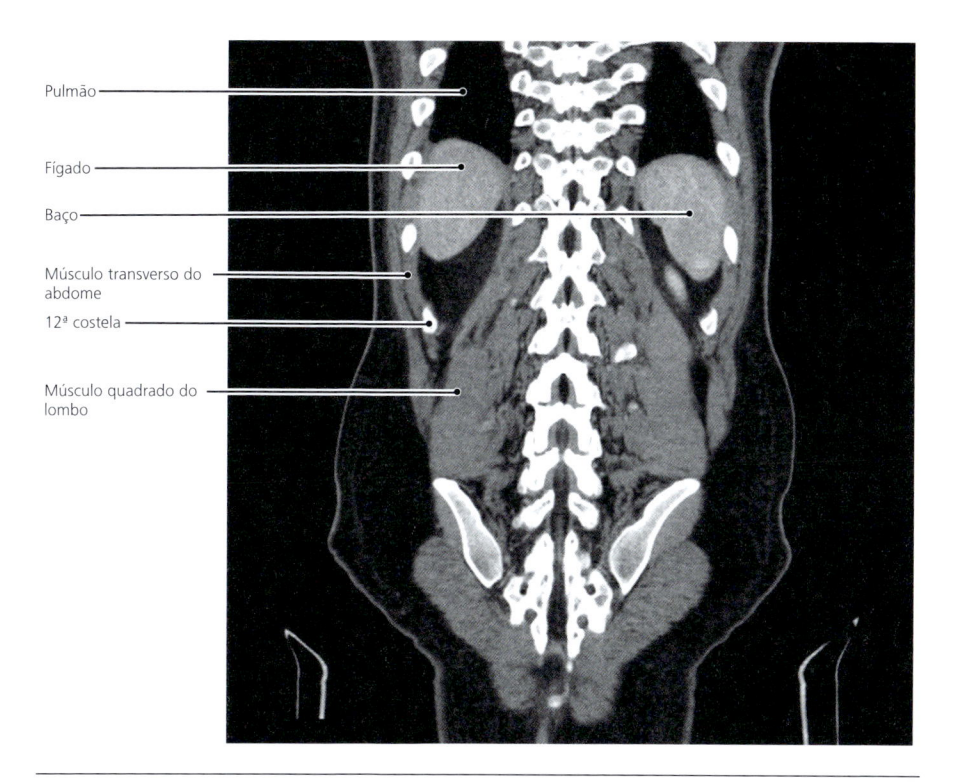

Quadrado do Lombo 4

Pulmão
Fígado
Baço
Músculo transverso do abdome
12ª costela
Músculo quadrado do lombo

Reconstrução coronal curva, CT toracolombar

- O músculo quadrado do lombo, principalmente, flexiona lateralmente o tronco quando atuando de modo unilateral
- O músculo quadrado do lombo se fixa na 12ª costela e, dessa maneira, pode atuar como um músculo respiratório acessório, possibilitando que o diafragma exerça maior força para baixo e impedindo movimento para cima da 12ª costela.

Psoas Maior

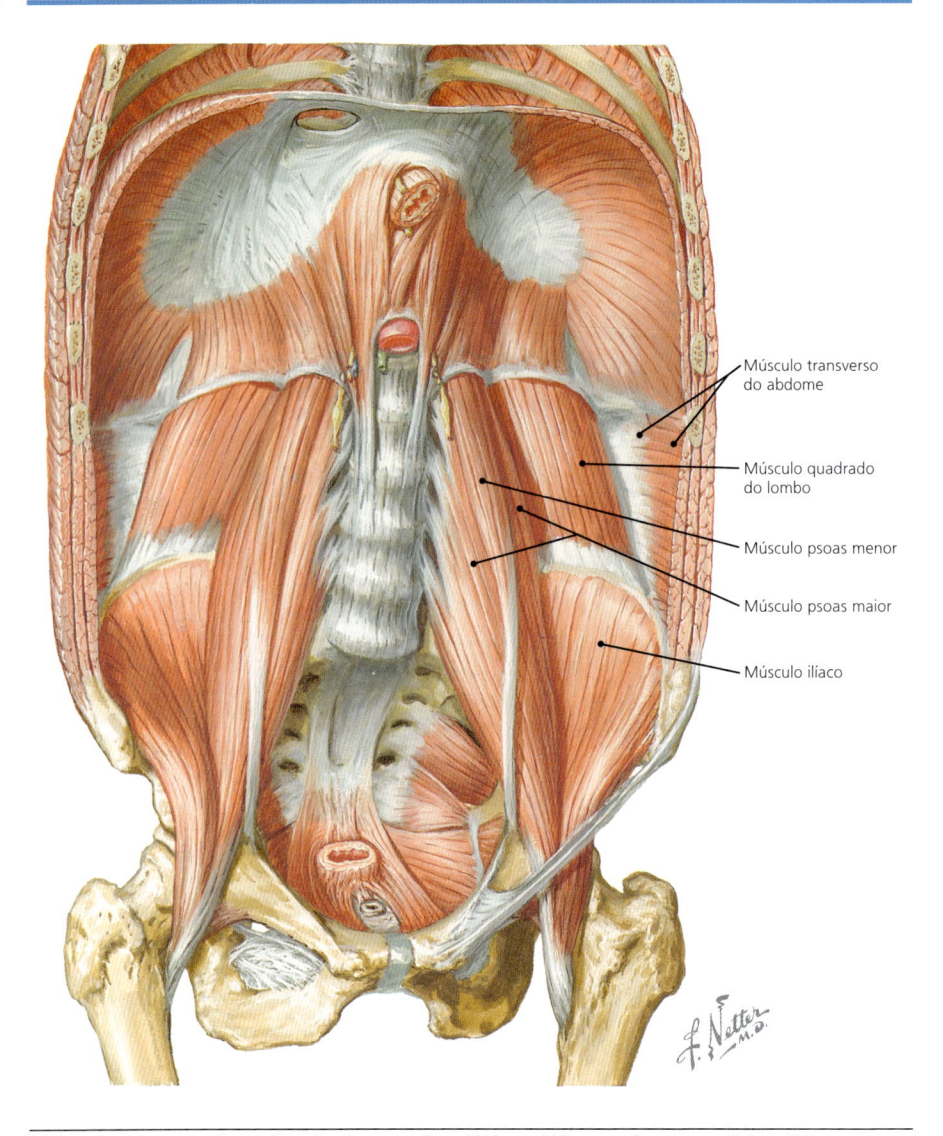

Músculos da parede abdominal posterior *(Atlas of Human Anatomy, 6th edition, Plate 258)*

Labels: Músculo transverso do abdome; Músculo quadrado do lombo; Músculo psoas menor; Músculo psoas maior; Músculo ilíaco

Nota Clínica Um abscesso do psoas geralmente resulta de doença das vértebras lombares, com o pus descendo para a bainha do músculo; ele pode causar uma tumoração na coxa proximal que refere a dor ao quadril, coxa ou joelho. A infecção é mais comumente tuberculosa ou estafilocócica. Antes da descoberta dos antibióticos, estas infecções constituíam uma ameaça à vida.

Psoas Maior   4

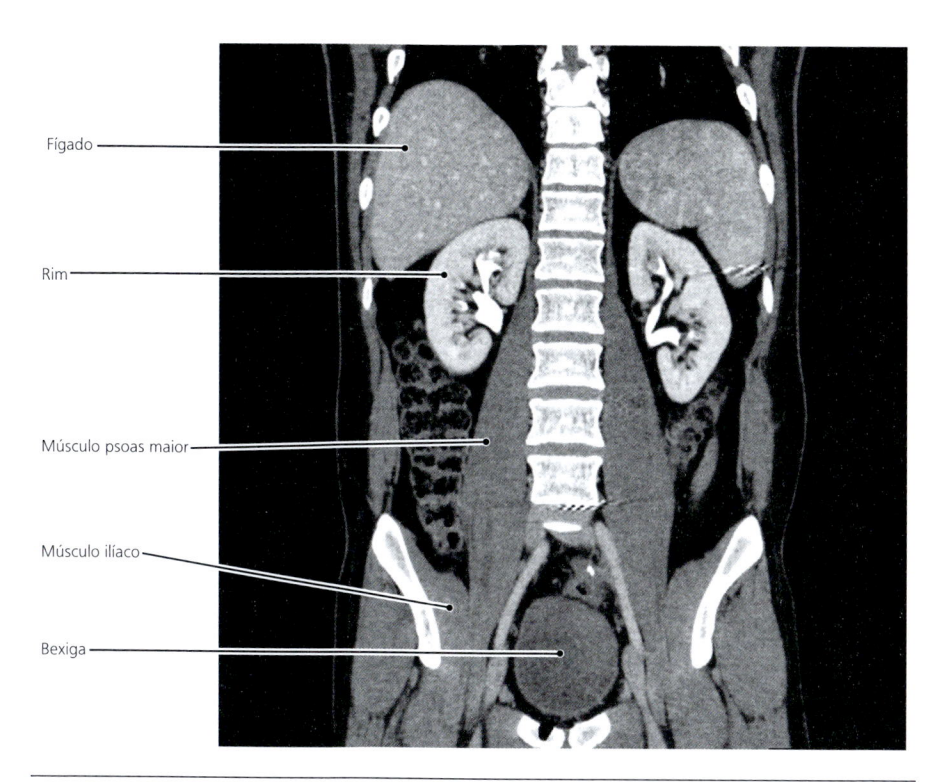

Fígado
Rim
Músculo psoas maior
Músculo ilíaco
Bexiga

Reconstrução coronal curva, CT do abdome

- O músculo psoas maior é um flexor primário do tronco.
- O psoas menor é um músculo inconstante que se insere no púbis; o maior se insere no trocânter maior.

4 Rins, Normal e Transplantado

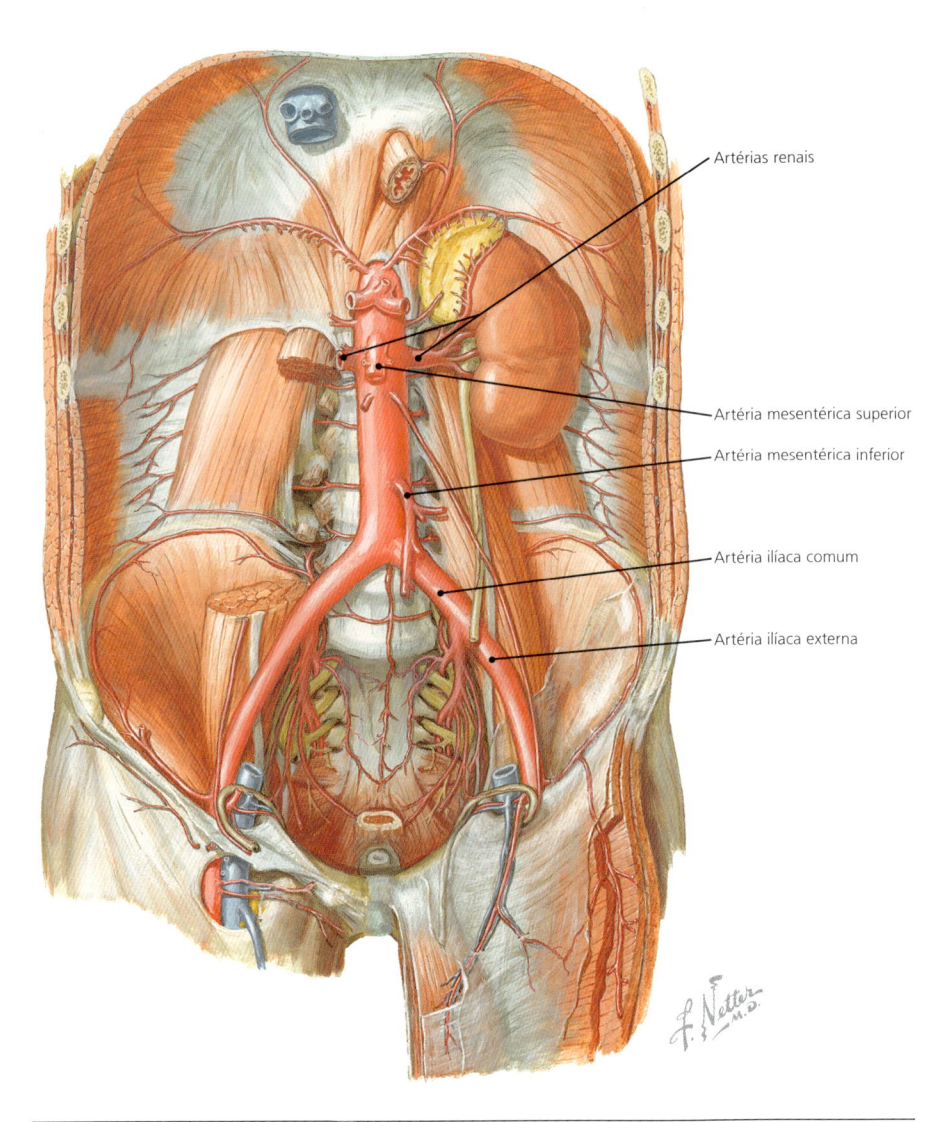

Artérias da parede abdominal posterior *(Atlas of Human Anatomy, 6th edition, Plate 259)*

> **Nota Clínica** Um rim transplantado em geral é colocado na pelve e sua artéria associada é conectada à artéria ilíaca externa, embora também possa ser conectada à artéria ilíaca comum, como mostrado na imagem de MR.

234 Abdome

Rins, Normal e Transplantado

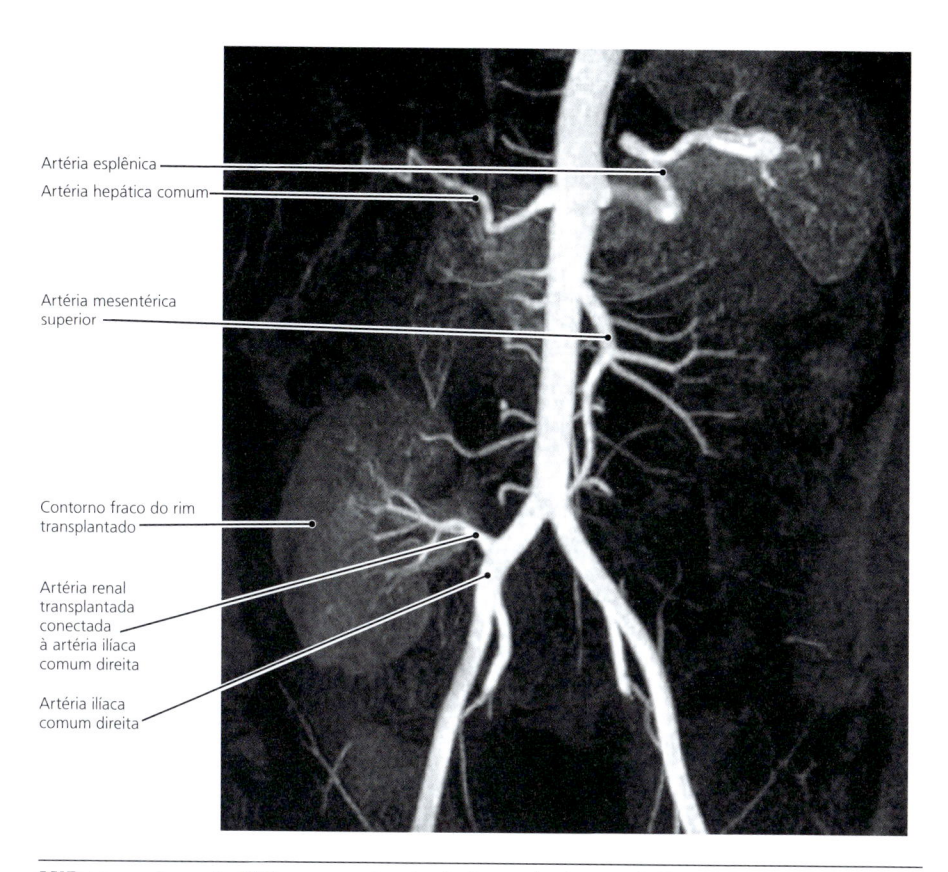

MIP coronal, angio-MR com contraste de transplante renal *(De: McGuigan EA, Sears ST, Corse WR, Ho VB: MR angiography of the abdominal aorta. Magn Reson Imaging Clin N Am 13(1):65-89, 2005)*

- Patência da anastomose (conexão) da artéria ilíaca à artéria renal transplantada está demonstrada.
- A indicação de transplante renal é doença renal terminal (ESRD). Diabetes é a causa mais comum de ESRD, seguida por glomerulonefrite.
- Receptores potenciais de transplante renal submetem-se à extensa avaliação imunológica para minimizar transplantes que fiquem em risco de rejeição hiperaguda mediada por anticorpo.
- O rim esquerdo é o preferido para transplante em razão da sua veia mais longa em comparação com o direito.

4 Regiões do Abdome

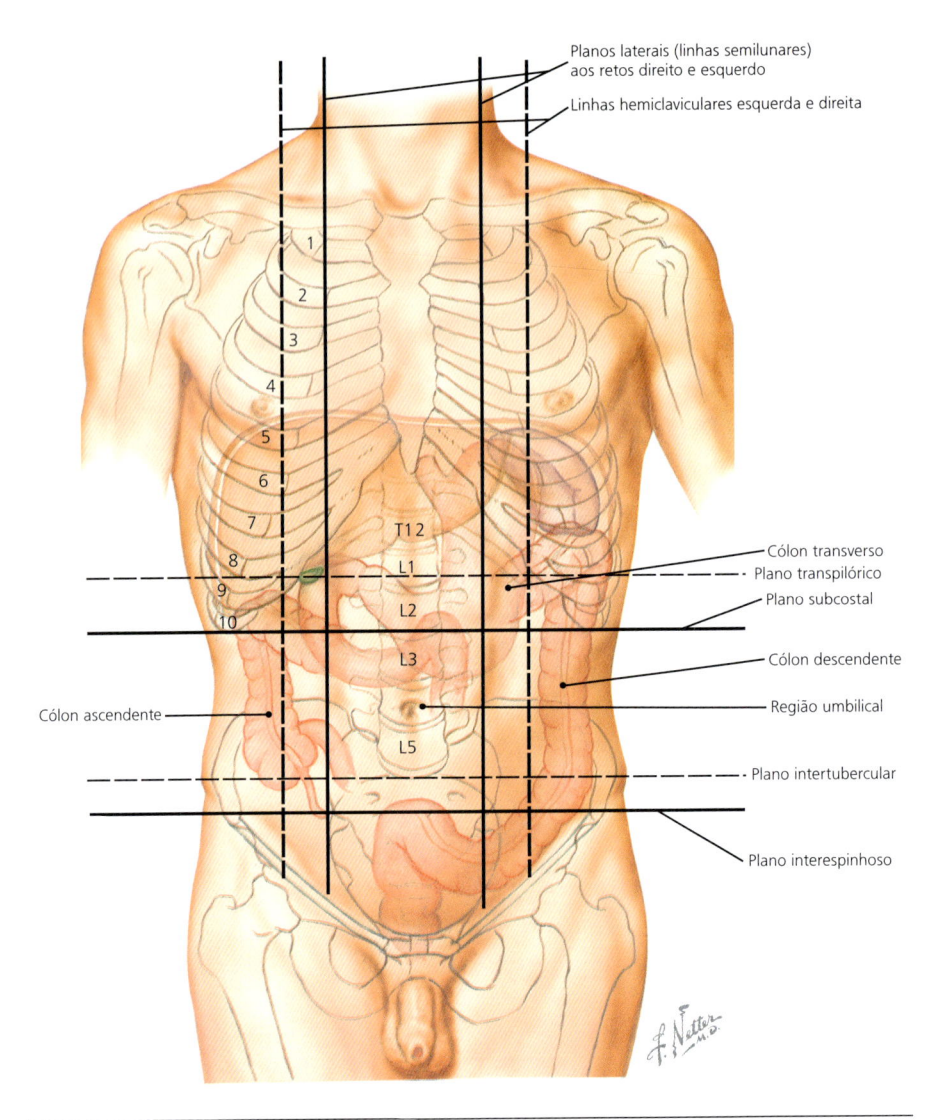

Planos laterais (linhas semilunares) aos retos direito e esquerdo
Linhas hemiclaviculares esquerda e direita

Cólon transverso
Plano transpilórico
Plano subcostal
Cólon descendente
Região umbilical
Plano intertubercular
Plano interespinhoso

Cólon ascendente

Relações das vísceras abdominais com as regiões anatômicas *(Atlas of Human Anatomy, 6th edition, Plate 244)*

Nota Clínica A região umbilical permanece uma região de fraqueza muscular abdominal após o nascimento, e hérnias umbilicais ou paraumbilicais podem-se desenvolver em qualquer idade.

Regiões do Abdome 4

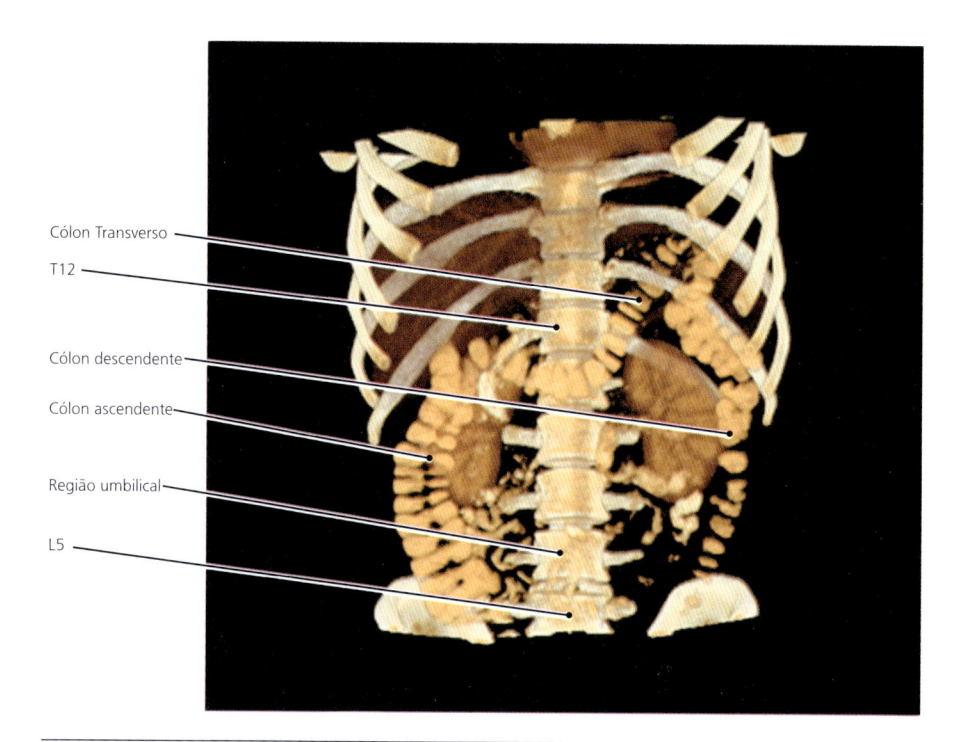

Cólon Transverso
T12
Cólon descendente
Cólon ascendente
Região umbilical
L5

Apresentação *renderizada* para volume, CT do abdome

- Classicamente, o abdome é dividido em quatro quadrantes definidos por planos vertical e horizontal através do umbigo. Mais recentemente, ele foi dividido em nove regiões com base nos planos subcostal, transtubercular e laterais aos retos direito e esquerdo (semilunares).
- Notar a maior altura da flexura cólica esquerda (esplênica) em comparação com a flexura hepática no lado direito.

4 Apêndice

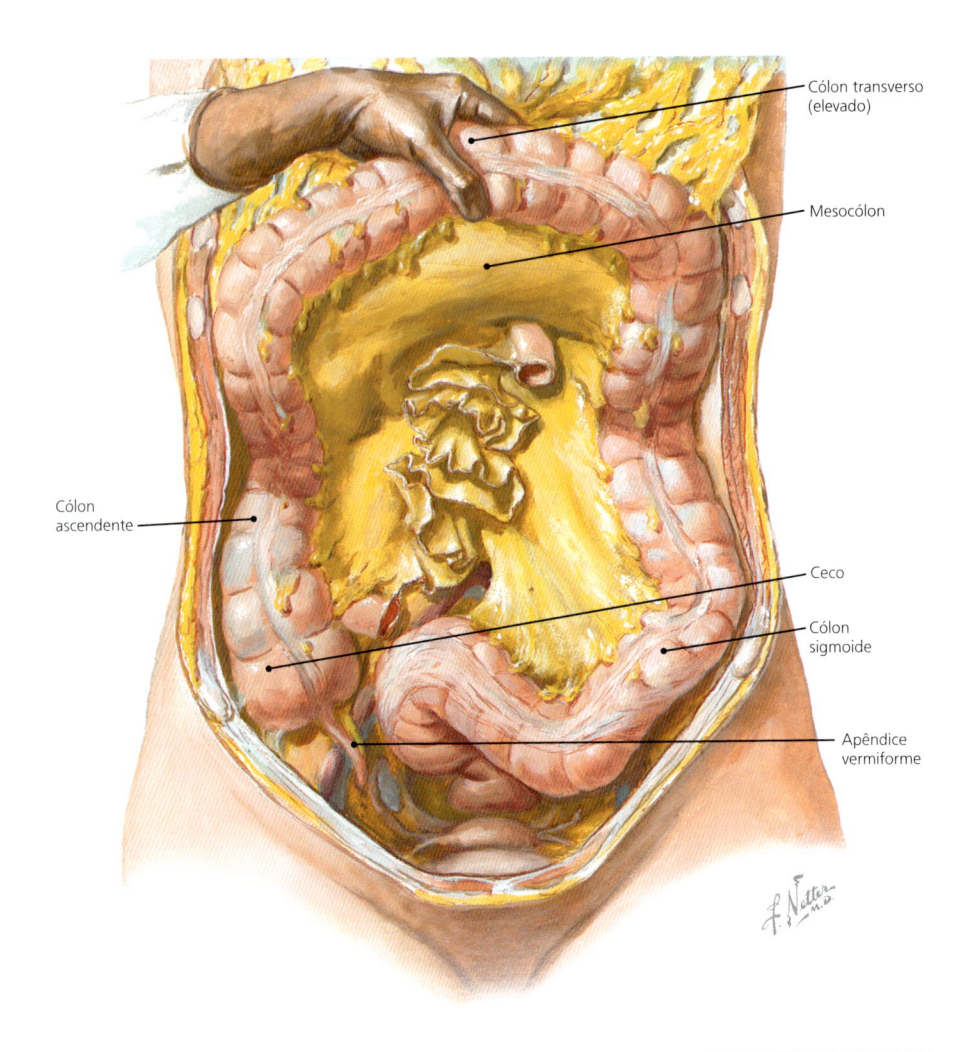

Apêndice, intestino grosso, mesocólon *(Atlas of Human Anatomy, 6th edition, Plate 265)*

Nota Clínica Apendicite é uma causa comum de dor abdominal aguda, que, usualmente, começa na região periumbilical e migra para o quadrante inferior direito por causa da irritação peritonial associada.

Apêndice 4

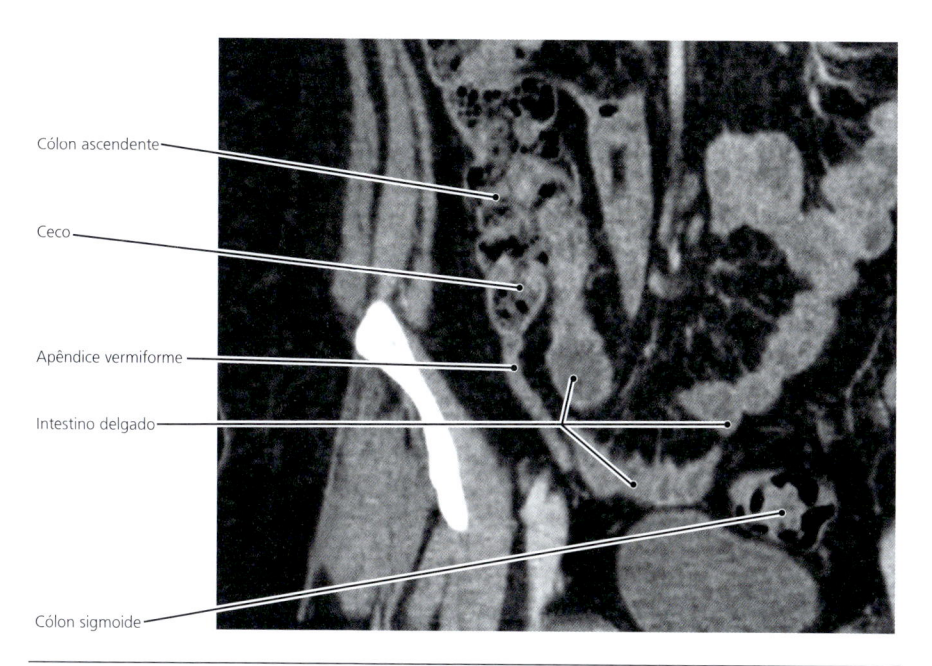

Cólon ascendente
Ceco
Apêndice vermiforme
Intestino delgado
Cólon sigmoide

Reconstrução coronal oblíqua, CT do abdome

- Conteúdo intestinal espessado pode levar ao desenvolvimento de um apendicólito, que é uma concreção calcificada que pode obstruir a luz proximal do apêndice; estase, excessivo crescimento bacteriano, infecção e edema (*i. e.*, apendicite) podem-se seguir, bem como ruptura eventual.
- O apêndice é altamente variável em sua localização, inclusive, ocasionalmente, sendo posterior ao ceco (retrocecal).

Vísceras do Abdome Superior

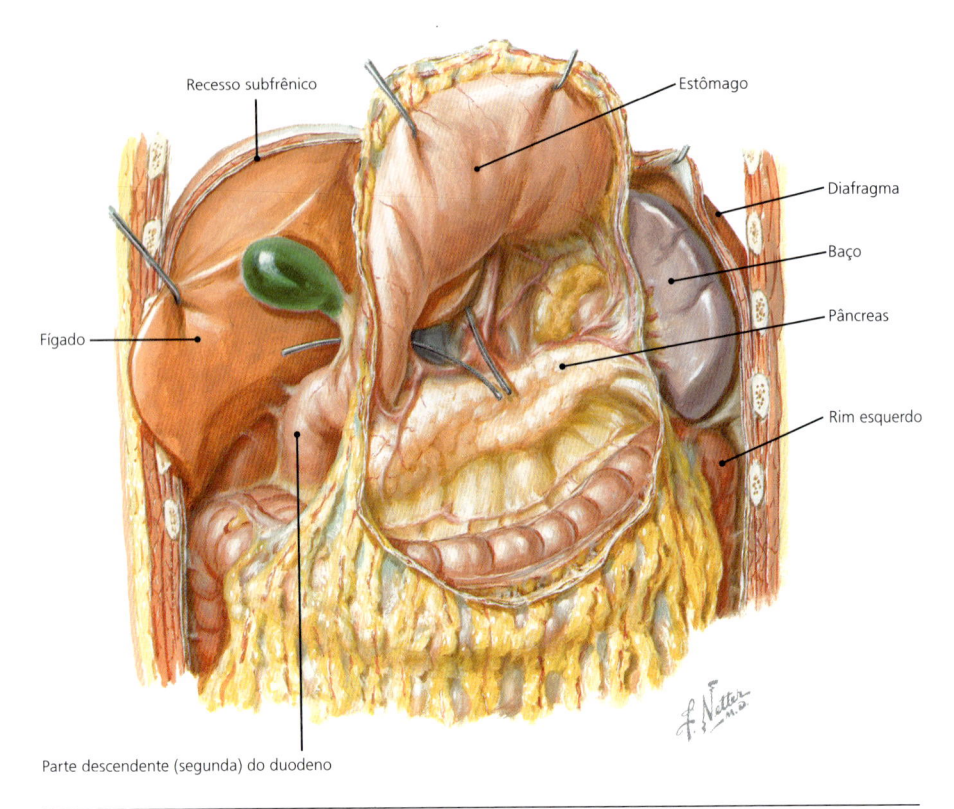

Vísceras abdominais superiores com estômago refletido, assim revelando a bolsa omental *(Atlas of Human Anatomy, 6th edition, Plate 266)*

> **Nota Clínica** Uma coleção de pus entre o diafragma e o fígado é conhecida como um abscesso subfrênico e pode ser secundária ao seguinte: (1) peritonite após uma úlcera péptica perfurada, apendicite, doença inflamatória pélvica ou infecção subsequente à cesariana; (2) trauma que rompe uma víscera oca e contamina a cavidade peritoneal; (3) uma laparotomia durante a qual a cavidade peritoneal é contaminada; e (4) um abscesso hepático roto. O tratamento é a colocação de um tubo de drenagem até que o abscesso se cure.

Vísceras do Abdome Superior 4

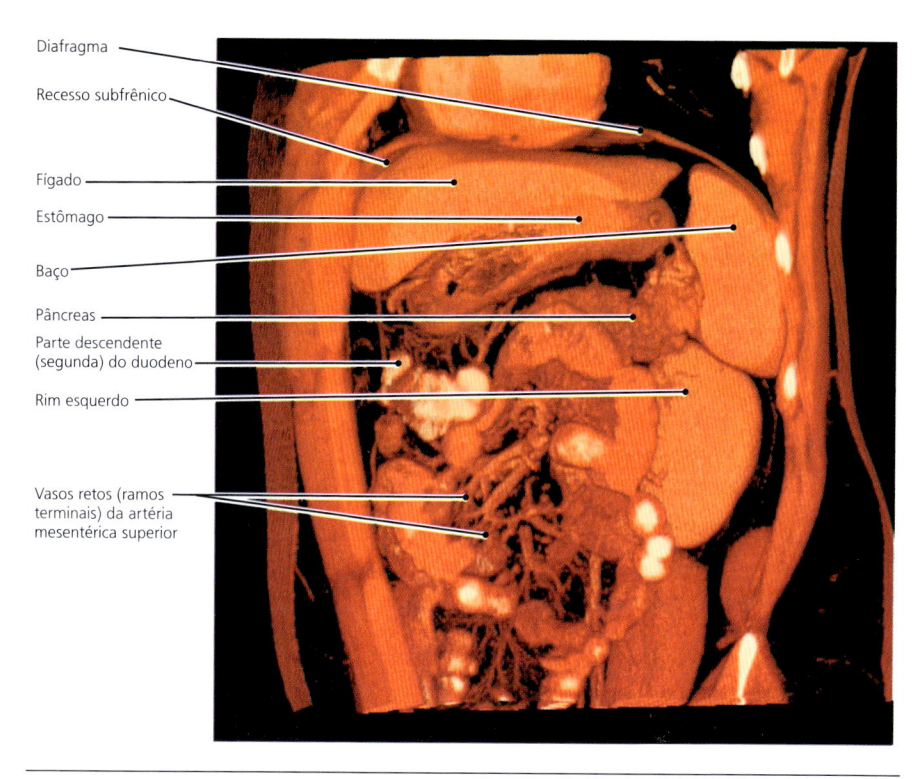

Diafragma
Recesso subfrênico
Fígado
Estômago
Baço
Pâncreas
Parte descendente (segunda) do duodeno
Rim esquerdo
Vasos retos (ramos terminais) da artéria mesentérica superior

Corte coronal oblíquo, apresentação volumétrica, CT abdominal

- O rim direito não aparece nesta imagem por causa da obliquidade da imagem (o plano da imagem "coronal" é angulado de tal modo que ele passa anterior ao rim direito, mas através do rim esquerdo).
- Os vasos retos (ramos terminais) da artéria mesentérica superior (SMA) suprem alças do intestino delgado.
- O segmento terminal ou quarto segmento do duodeno é afixado ao diafragma por uma banda variável de músculo liso conhecida como ligamento suspensor do duodeno (ligamento de Treitz). Ele não é identificável em imagens de CT.

4 | Bolsa Omental, Corte Oblíquo

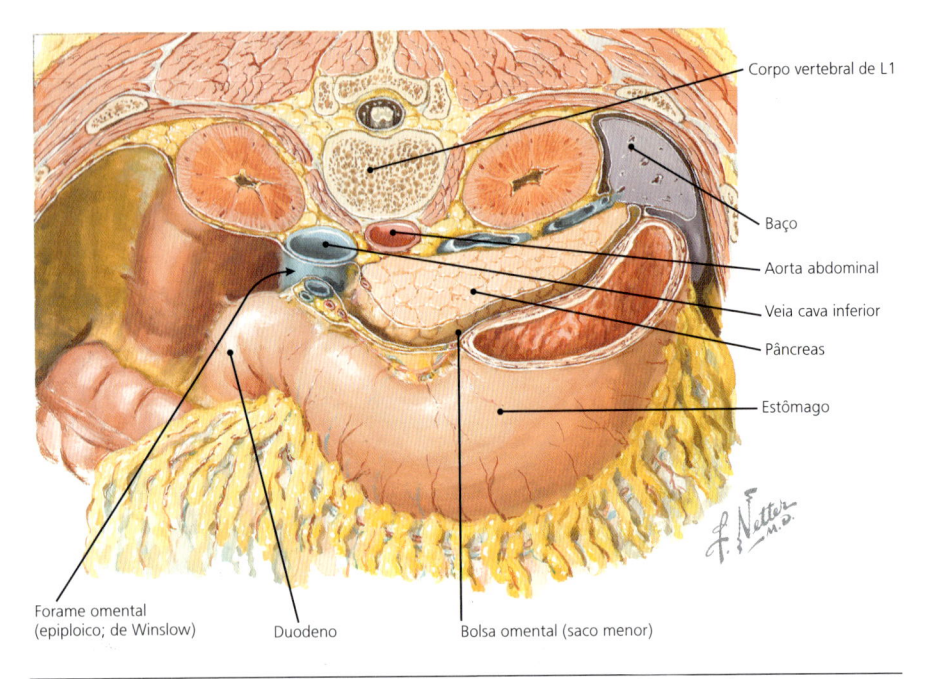

Corte oblíquo ao nível da primeira vértebra lombar *(Atlas of Human Anatomy, 6th edition, Plate 267)*

Nota Clínica Ascite é um acúmulo de excesso de líquido na cavidade peritoneal. O achado de uma quantidade desproporcional de ascite na bolsa pode ajudar a estreitar o diagnóstico diferencial para órgãos que se limitam com o saco menor.

Bolsa Omental, Corte Oblíquo 4

Corpo vertebral de L1

Baço
Aorta abdominal
Veia cava inferior

Pâncreas
Bolsa omental
Estômago

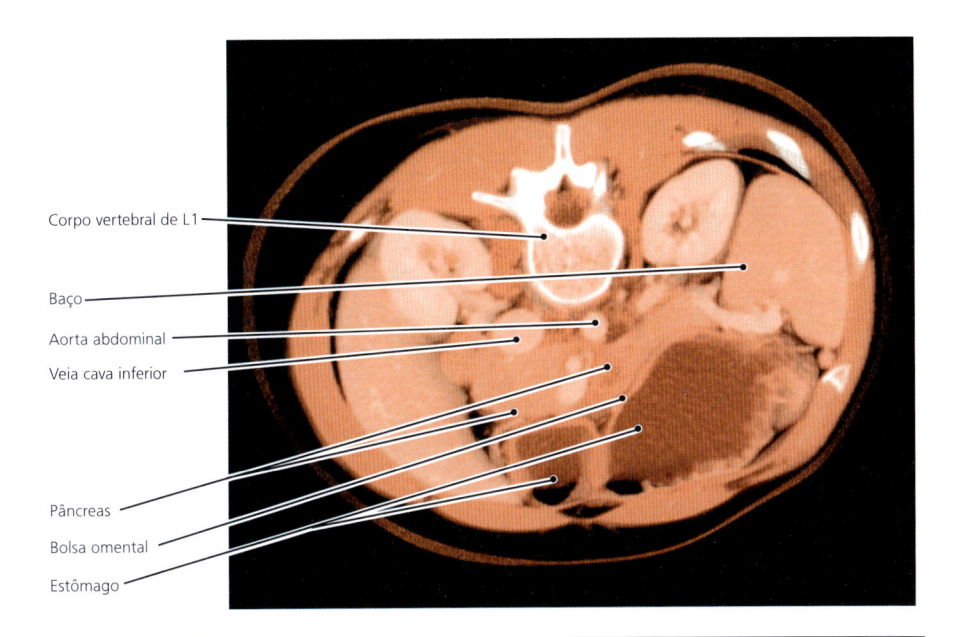

Apresentação volumétrica, CT com contraste do abdome

- A bolsa omental, também conhecida como saco menor, é a parte da cavidade peritoneal que está diretamente posterior ao estômago.
- A única conexão natural entre a bolsa omental e o resto da cavidade peritoneal (saco maior) é o forame epiploico (de Winslow).

4 Estômago *in situ*

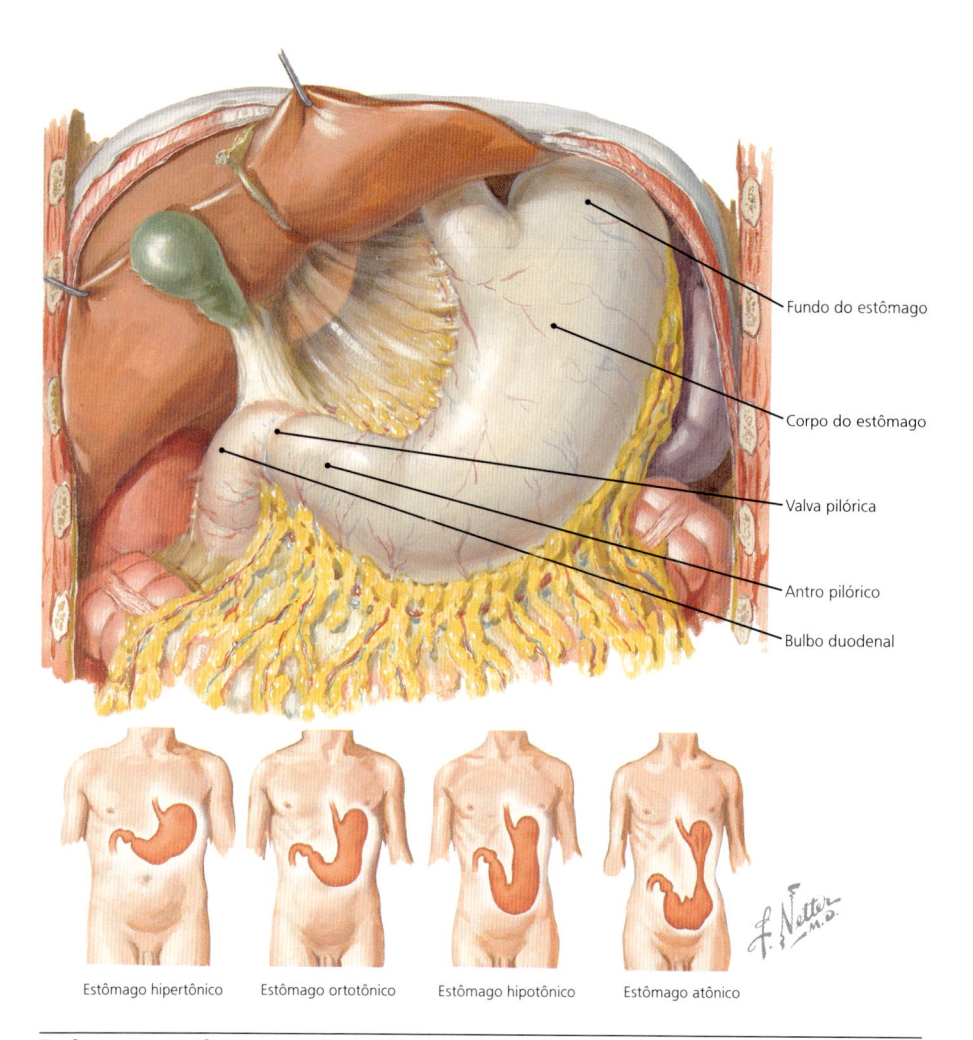

Fundo do estômago
Corpo do estômago
Valva pilórica
Antro pilórico
Bulbo duodenal

Estômago hipertônico   Estômago ortotônico   Estômago hipotônico   Estômago atônico

Estômago com fígado e vesícula biliar elevados *(em cima)*; variações nas posições do estômago *(embaixo)* (Atlas of Human Anatomy, 6th edition, Plate 269)

Nota Clínica Bandeamento gástrico ajustável, ou cirurgia de *lap band,* é uma forma de cirurgia restritiva para perder peso (cirurgia bariátrica) para pacientes obesos mórbidos com um índice de massa corporal (BMI) de 40 ou mais. A banda gástrica é um aparelho protético inflável de silicone que é colocado laparoscopicamente em torno do fundo do estômago para reduzir a quantidade de alimento que pode ser ingerida de cada vez.

Estômago *in situ* 4

Corpo do estômago

Bulbo duodenal

Válvula pilórica

Antro gástrico

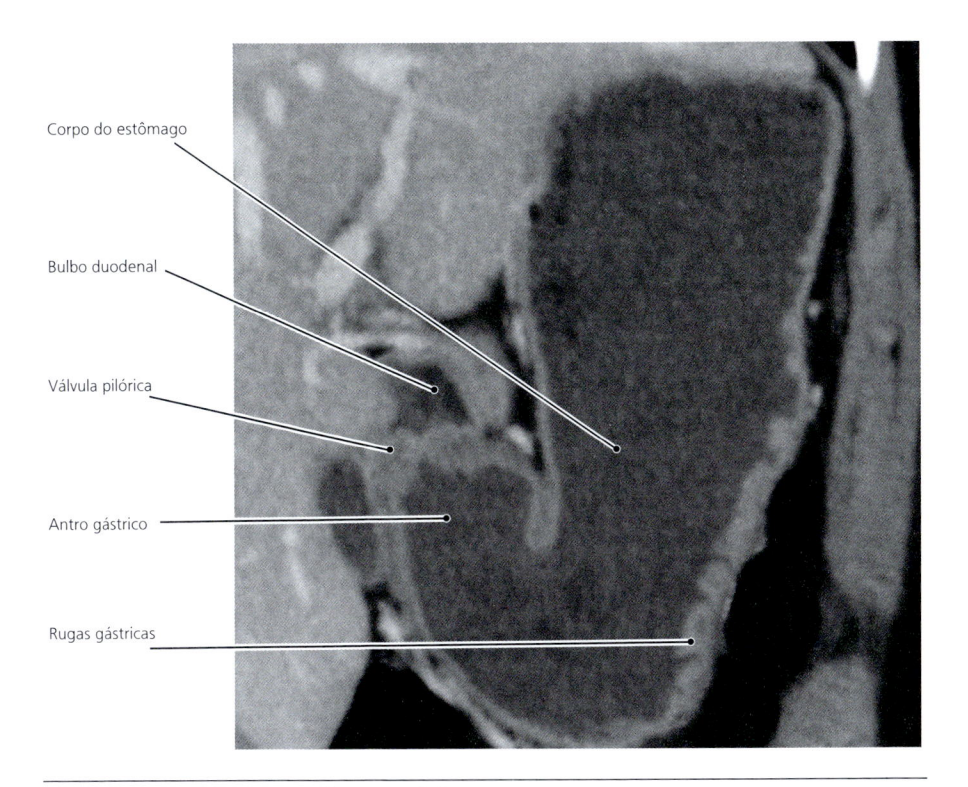

Rugas gástricas

CT com contraste curva oblíqua do abdome

- O estômago neste paciente está cheio de leite integral, cujo conteúdo de gordura diminui a densidade em CT do líquido do estômago a fim de aumentar as diferenças de contraste com outros tecidos, como a parede do estômago. Notar que a válvula pilórica está fechada, como ela está na maior parte do tempo.
- A posição do estômago é variável em relação ao hábito corporal. Este paciente tem um estômago "ortotônico".
- O termo *antro gástrico* é um termo clínico que se refere à parte distal do estômago imediatamente proximal à válvula pilórica (piloro). Anatomicamente, esta parte do estômago seria denominada antro gástrico.

4 | Estômago, Mucosa

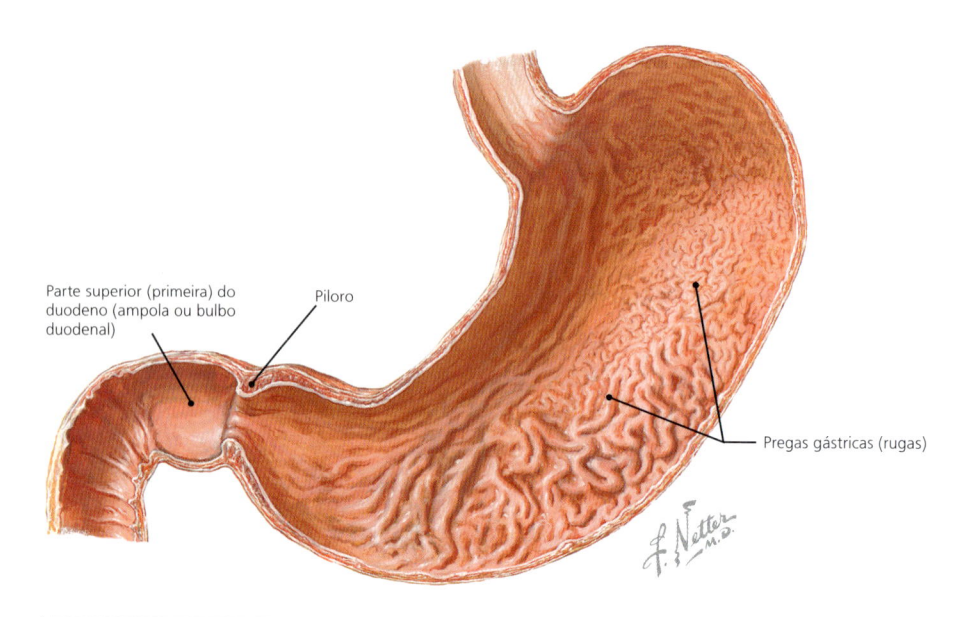

Parte superior (primeira) do duodeno (ampola ou bulbo duodenal)

Piloro

Pregas gástricas (rugas)

Corte longitudinal do estômago e duodeno proximal *(Atlas of Human Anatomy, 6th edition, Plate 270)*

Nota Clínica Úlceras gástricas são lesões na mucosa do estômago que são tipicamente associadas a uma infecção por bactérias *Helicobacter pylori*.

Estômago, Mucosa 4

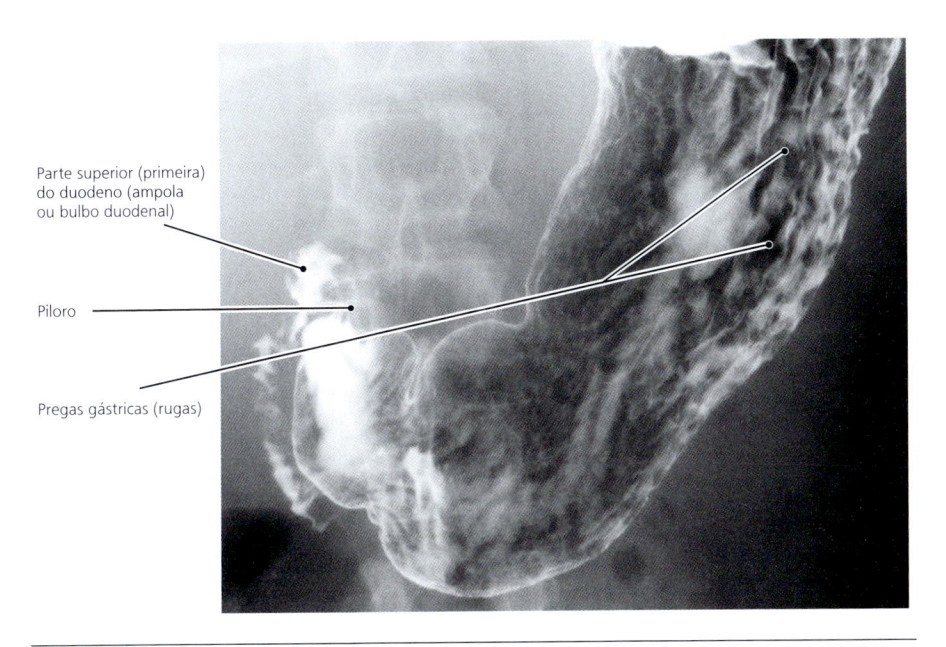

Parte superior (primeira) do duodeno (ampola ou bulbo duodenal)

Piloro

Pregas gástricas (rugas)

Seriografia de esôfago, estômago e duodeno (SEED)

- No exame GI superior com contraste de ar, a mucosa é revestida com uma camada fina de bário administrado por via oral e o estômago é distendido por CO_2 emitido por grânulos efervescentes deglutidos pelo paciente.
- Malignidades da mucosa podem ser excluídas com uma taxa muito baixa de falso-negativo por uma seriografia de esôfago, estômago e duodeno.
- Hérnia do estômago através do diafragma é chamada hérnia hiatal.

4 Duodeno e Pâncreas

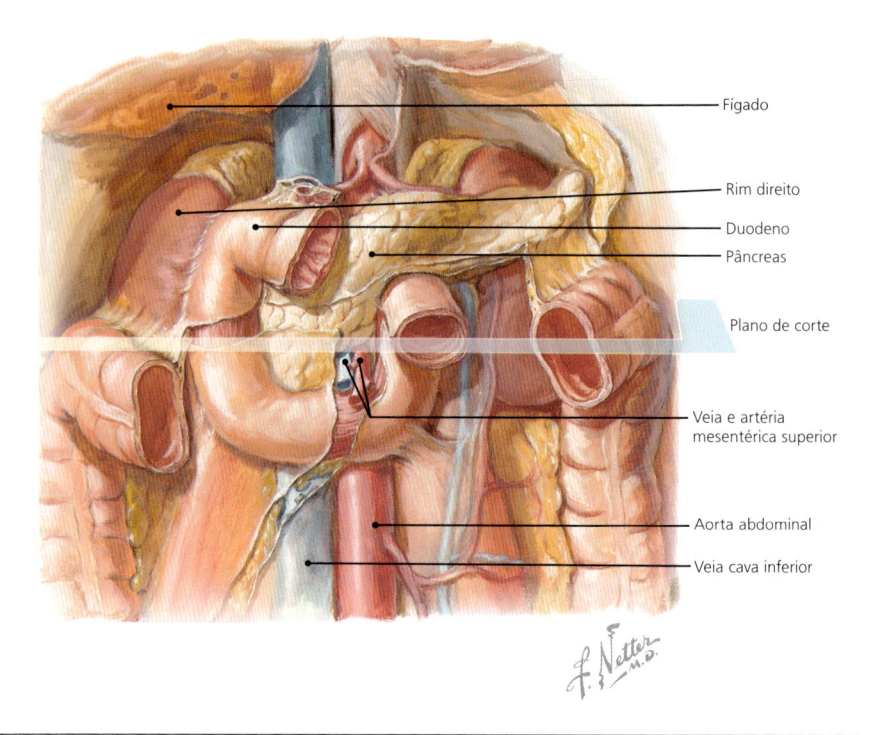

Duodeno, pâncreas e vasos associados *(Atlas of Human Anatomy, 6th edition, Plate 271)*

Nota Clínica Obstrução do ducto colédoco por malignidade pancreática frequentemente leva à icterícia como um sinal de apresentação daquela malignidade.

Duodeno e Pâncreas   4

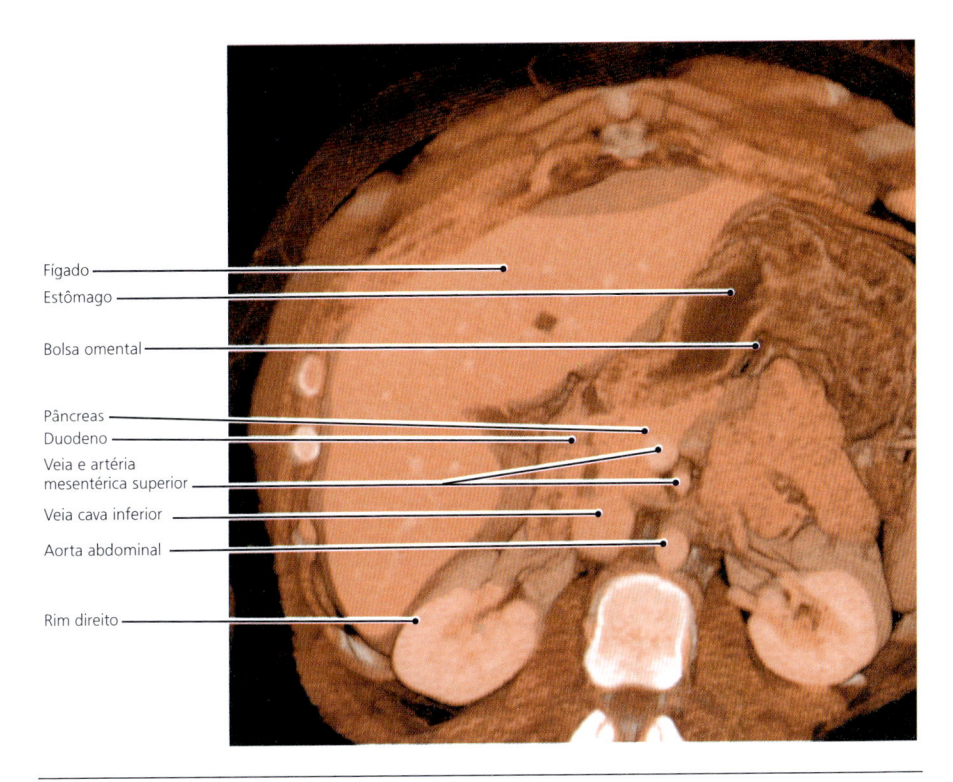

Fígado
Estômago

Bolsa omental

Pâncreas
Duodeno
Veia e artéria
mesentérica superior

Veia cava inferior

Aorta abdominal

Rim direito

Apresentação volumétrica, CT com contraste do abdome

- A parte do pâncreas que é posterior à SMA e veia mesentérica superior (SMV) é o processo uncinado.
- A bolsa omental está colapsada nesta imagem porque em um paciente sadio ela é um espaço potencial. Distensão da bolsa é um sinal de doença.

Abdome

4 | Fígado, Sistema Vascular

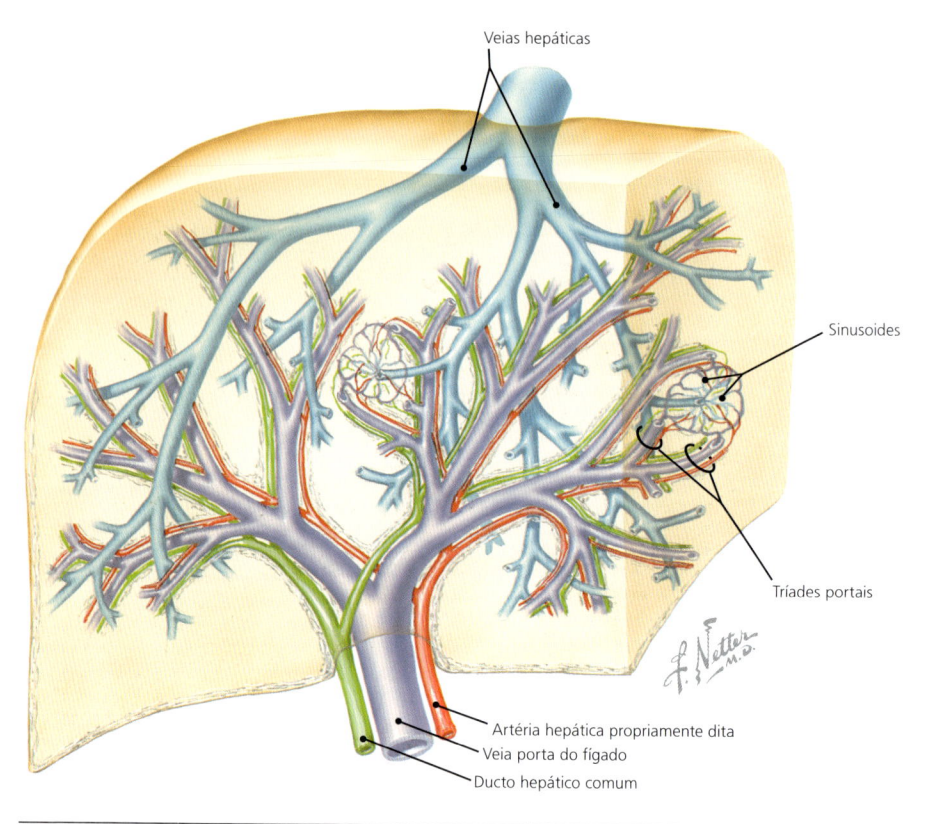

Sistema vascular e ductal intra-hepático *(Atlas of Human Anatomy, 6th edition, Plate 278)*

Nota Clínica Na cirrose do fígado, septos fibrosos confluentes ligam tratos portais uns com os outros e com veias hepáticas terminais. Isto interfere com a função hepática e resulta em a superfície do fígado se tornar rugosa em vez de lisa. Alcoolismo e hepatite C são as principais causas de cirrose do fígado nos Estados Unidos.

Fígado, Sistema Vascular 4

Veias hepáticas

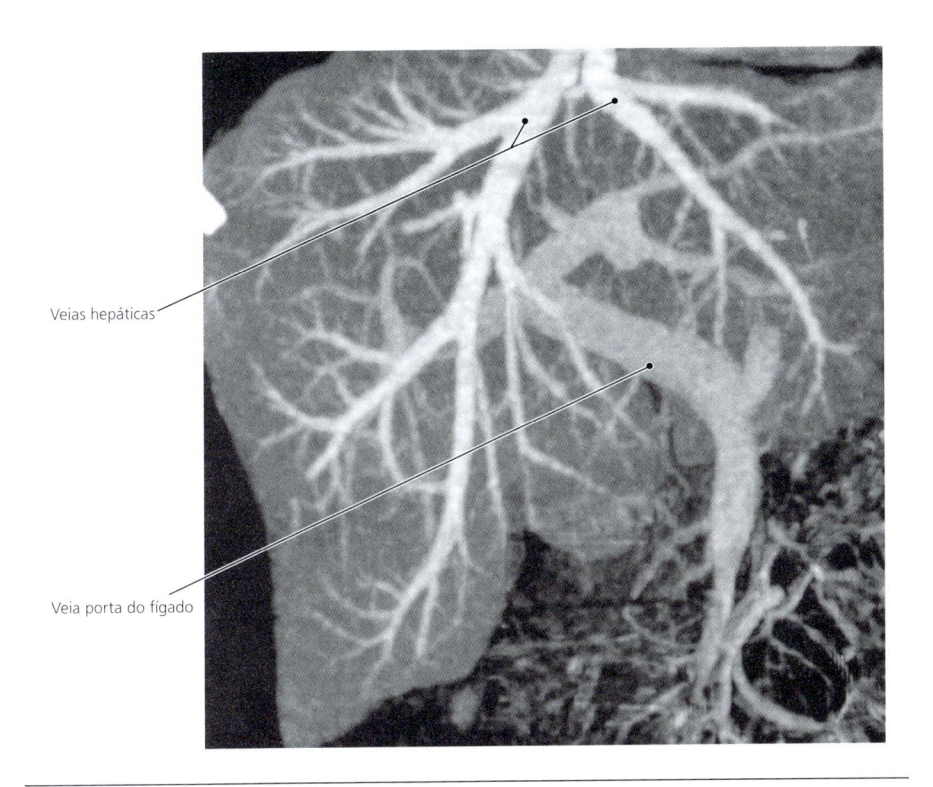

Veia porta do fígado

CT com contraste coronal MIP da circulação hepática/portal dentro do fígado
(De: Kamel IR, Liapi E, Fishman E: Liver and biliary system: Evaluation by multidetector CT. Radiol Clin North Am 43(6):977-997, 2005)

- Um sistema porta é aquele em que o sangue passa através de dois leitos vasculares antes de retornar ao coração.
- No fígado, o sangue passa através dos leitos capilares no trato digestório e no baço, e a seguir nos sinusoides hepáticos.
- Todas as veias hepáticas levam à IVC.

4 Ductos Biliares e Pancreáticos

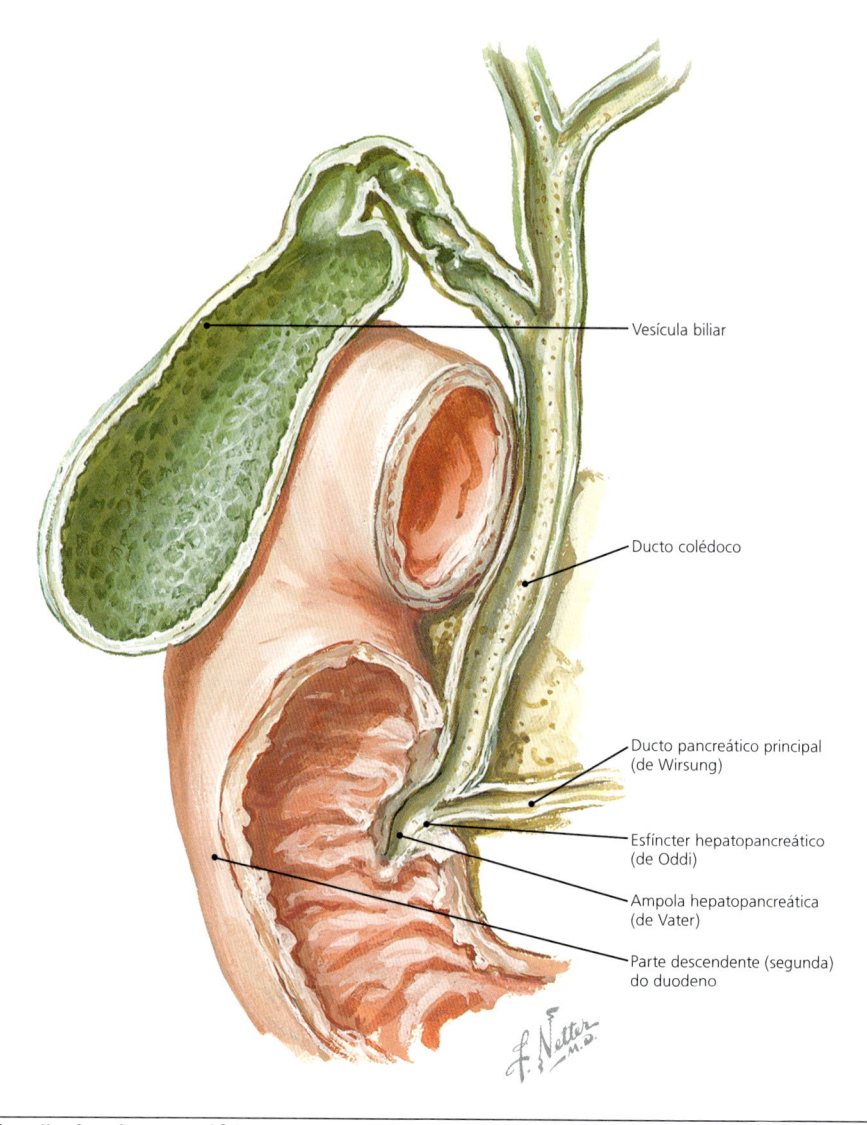

Junção dos ductos colédoco e pancreático principal ao entrarem no duodeno
(Atlas of Human Anatomy, 6th edition, Plate 280)

- Vesícula biliar
- Ducto colédoco
- Ducto pancreático principal (de Wirsung)
- Esfíncter hepatopancreático (de Oddi)
- Ampola hepatopancreática (de Vater)
- Parte descendente (segunda) do duodeno

Nota Clínica Obstrução dos ductos colédoco e pancreático causará icterícia obstrutiva e pode levar à pancreatite. Causas possíveis de obstrução podem ser um pequeno cálculo no esfíncter hepatopancreático (de Oddi) ou um tumor na ampola hepatopancreática (de Vater).

Ductos Biliares e Pancreáticos

Ducto colédoco

Ducto pancreático (principal) (de Wirsung)

Esfíncter hepatopancreático (de Oddi)

Ampola hepatopancreática (de Vater)

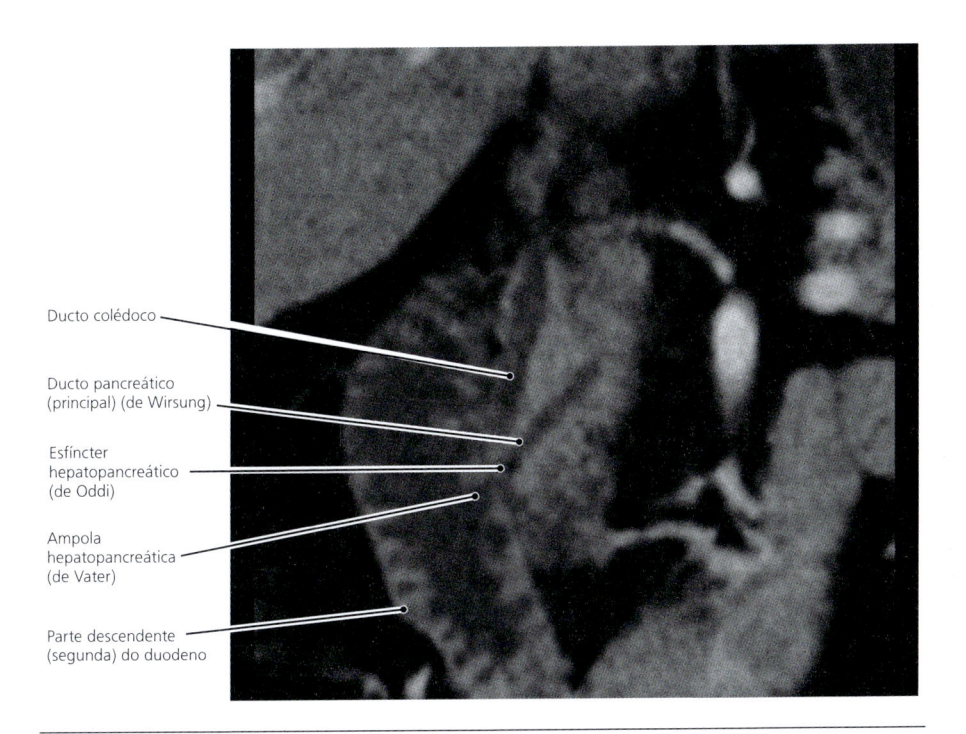

Parte descendente (segunda) do duodeno

Reconstrução coronal oblíqua, CT com contraste do abdome

- A "opacificação negativa" da luz duodenal é obtida com o paciente ingerindo leite integral antes do exame.
- Frequentemente há um ducto pancreático acessório (de Santorini) que pode oferecer uma via alternativa para as enzimas pancreáticas entrarem no duodeno.
- Há substancial variação na maneira pela qual se juntam os ductos colédoco e pancreático.

4 Baço *in situ*

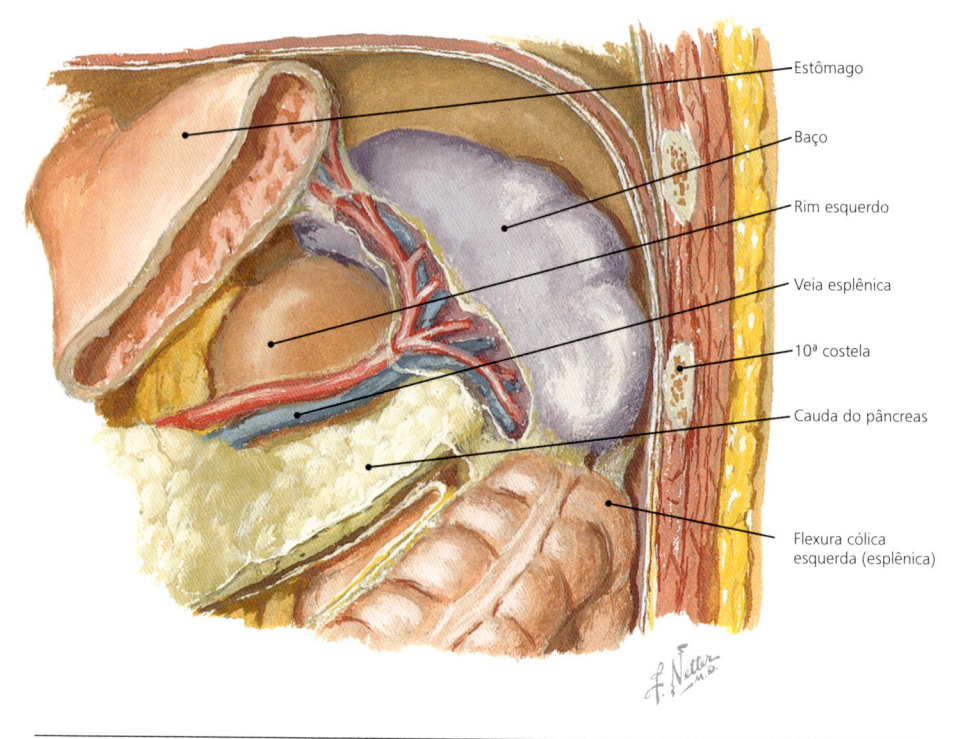

Baço, sua vasculatura e suas estruturas circundantes *(Atlas of Human Anatomy, 6th edition, Plate 282)*

> **Nota Clínica** O baço é o órgão abdominal mais comumente lesionado, porque ele é friável e pode ser facilmente perfurado por fragmentos de costelas ou danificado por trauma fechado. Se rompido, geralmente é removido a fim de evitar hemorragia grave.

Baço *in situ* **4**

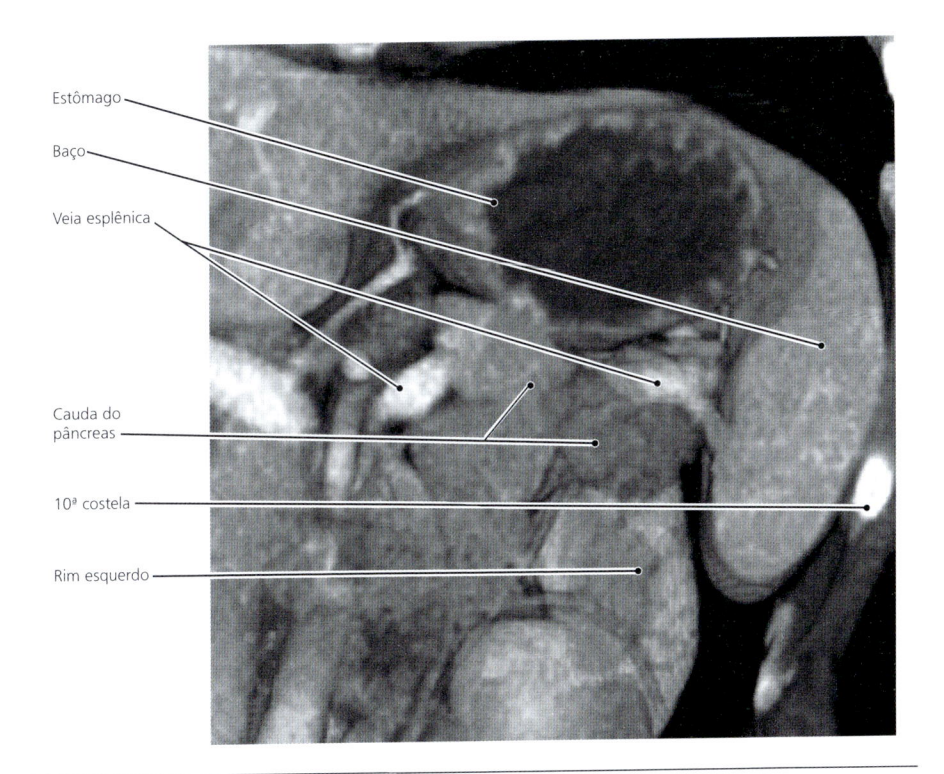

Estômago
Baço
Veia esplênica
Cauda do pâncreas
10ª costela
Rim esquerdo

Apresentação volumétrica, CT com contraste do abdome

- Baços acessórios são comuns e, muitas vezes, estão localizados na cauda do pâncreas.
- O baço é suportado por uma "prateleira" de peritônio, o ligamento frenicocólico.
- Os vasos esplênicos correm em um trajeto tortuoso do tronco celíaco para o baço, de modo que eles podem ser vistos mais de uma vez em um único plano de uma imagem tomográfica.

4 Artérias Gastroepiploicas

Baço
Fígado

Artéria gastroepiploica direita

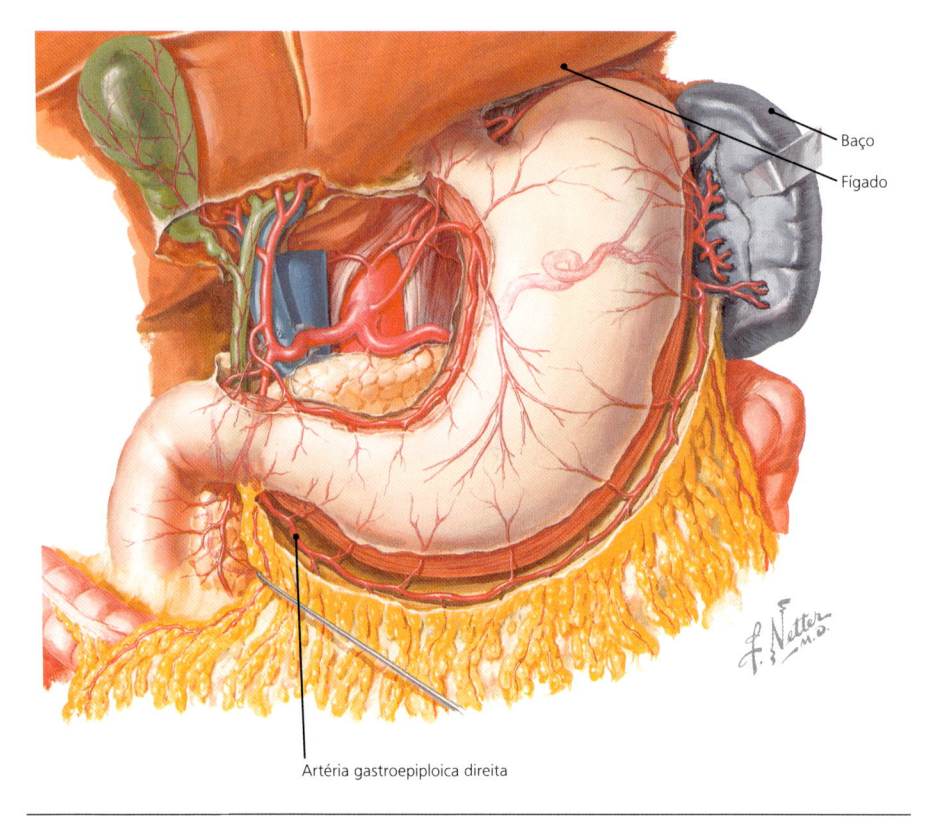

Suprimento arterial do estômago, fígado, baço e omento maior *(Atlas of Human Anatomy, 6th edition, Plate 283)*

Nota Clínica A artéria gastroepiploica direita é, às vezes, usada para enxerto de ponte em artéria coronária em casos de doença de artéria coronária.

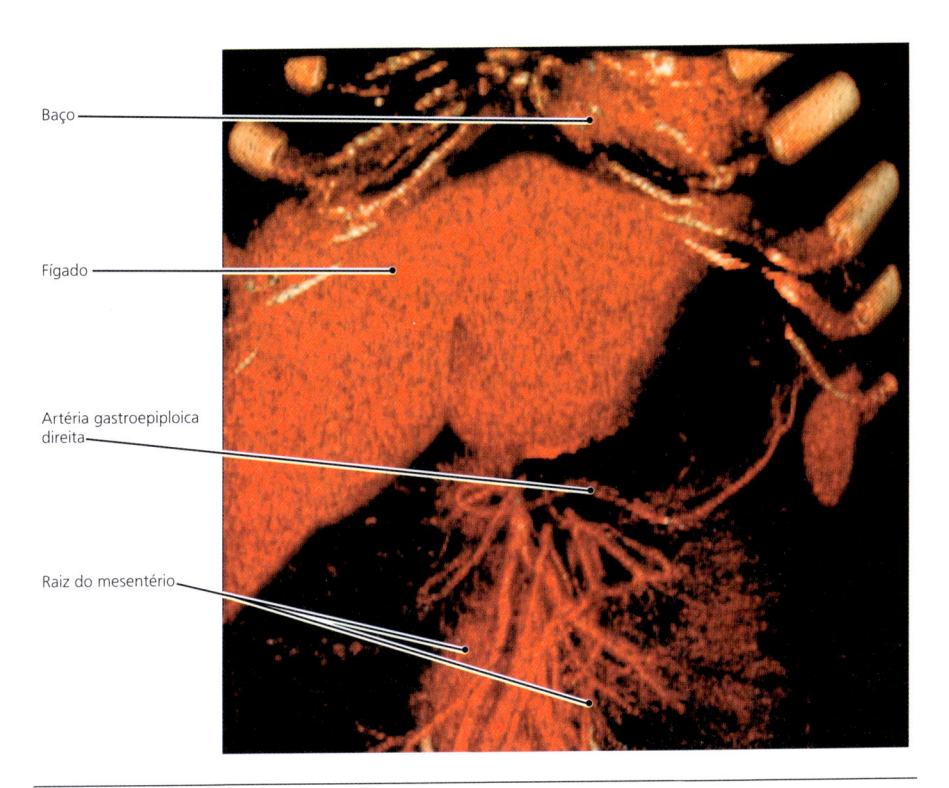

Artérias Gastroepiploicas 4

Baço —
Fígado —
Artéria gastroepiploica direita —
Raiz do mesentério —

Apresentação volumétrica, angio CT abdominal

- Uma vez que a angio-CT mostrada apresenta apenas tecidos acima de um valor limiar de densidade de CT, o próprio estômago não é visualizado.
- As artérias epiploicas fornecem suprimento arterial colateral redundante para o estômago.
- A artéria gastroepiploica direita origina-se da artéria gastroduodenal, e a artéria gastroepiploica esquerda provém da artéria esplênica. Uma vez que a curvatura maior do estômago é suprida a partir de ambos os lados, a artéria gastroepiploica direita pode ser colhida para uso como enxerto de uma ponte *(bypass)*.

4 | Porta do Fígado

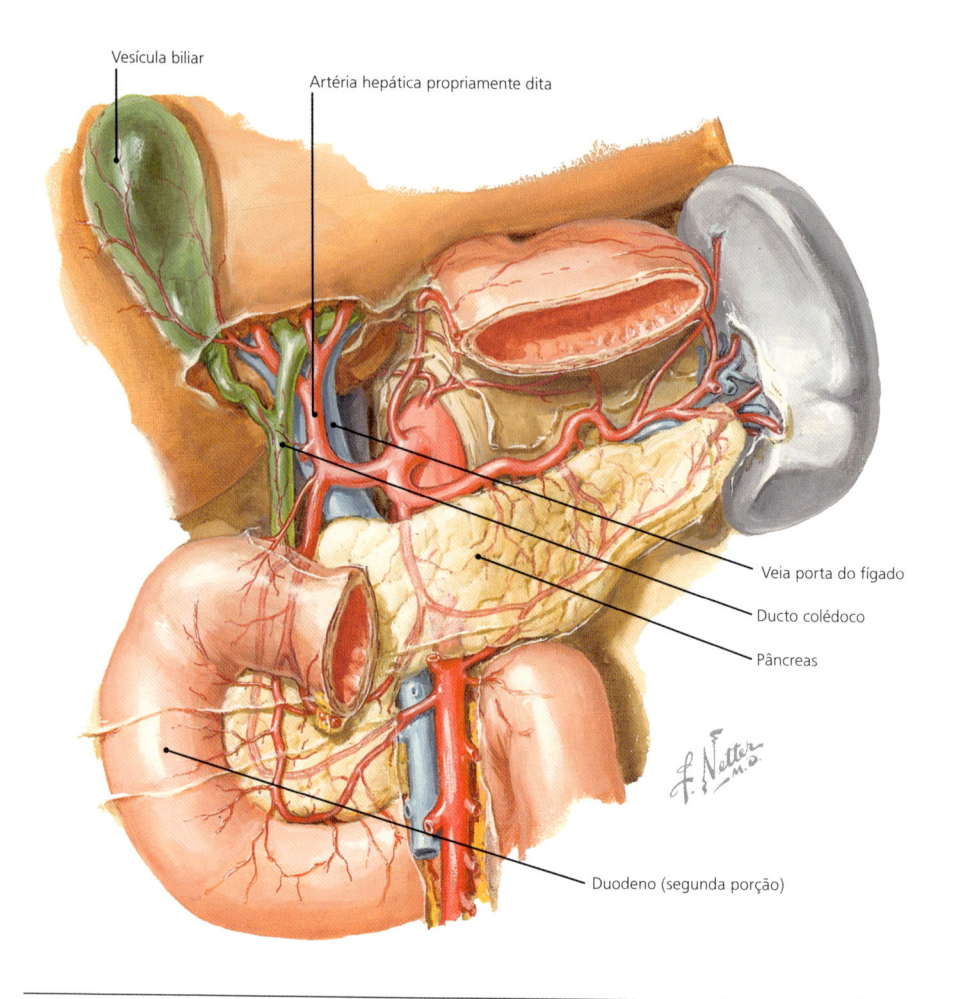

Vesícula biliar
Artéria hepática propriamente dita
Veia porta do fígado
Ducto colédoco
Pâncreas
Duodeno (segunda porção)

Vista anterior das estruturas que entram e saem do fígado *(Atlas of Human Anatomy, 6th edition, Plate 284)*

> **Nota Clínica** Em emergências cirúrgicas, como uma laceração do fígado causada por trauma fechado, todo o fluxo sanguíneo para o fígado pode ser interrompido pelo cirurgião ao passar um dedo indicador para dentro do forame epiploico (de Winslow), posteriormente, à veia porta, e comprimindo o ligamento hepatoduodenal com o polegar (manobra de Pringle).

Porta do Fígado

Artéria hepática propriamente dita

Veia porta do fígado

Vesícula biliar

Ducto colédoco

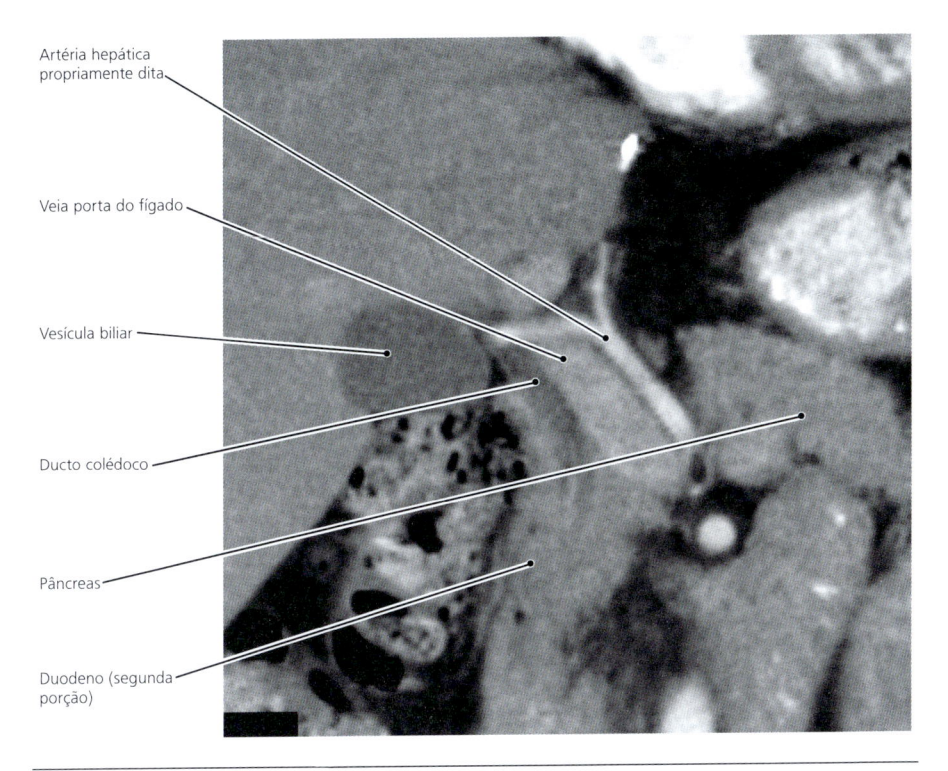

Pâncreas

Duodeno (segunda porção)

Reconstrução coronal oblíqua, CT com contraste do abdome

- A veia porta do fígado, artéria hepática propriamente dita e ducto colédoco (a tríade hepática) e seus ramos e tributárias são encontradas juntas, mesmo ao nível microscópico, dentro do fígado.
- A tríade hepática está no ligamento hepatoduodenal em uma relação relativamente constante um com outro; a veia porta é posterior, a artéria é anterior, e o ducto fica à direita (mnemônico: a porta é posterior, a artéria é anterior, e o ducto é dextro).

4 Tronco Celíaco, Normal e Variante

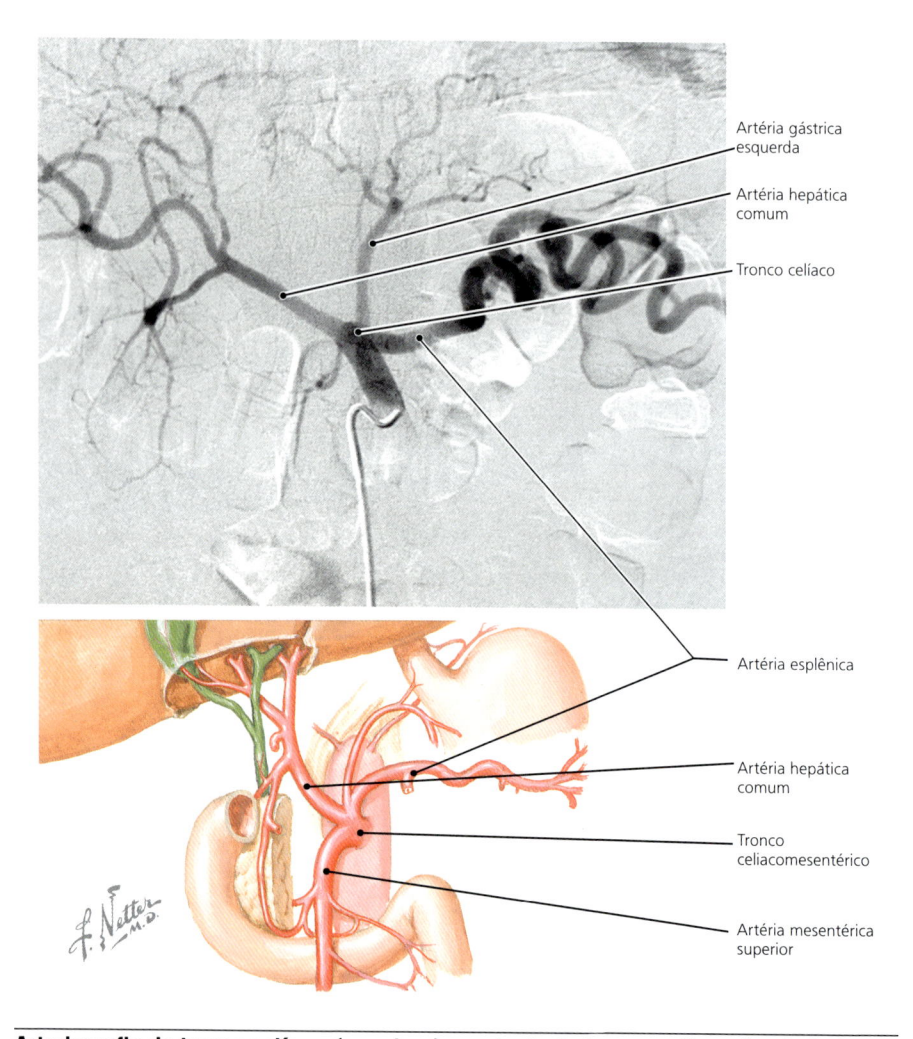

Arteriografia do tronco celíaco *(em cima)* e variante do tronco celíaco *(embaixo)*
(Atlas of Human Anatomy, 6th edition, Plate 285)

> **Nota Clínica** Um arteriografia padrão é um procedimento invasivo pelo qual um cateter é introduzido em uma artéria, enquanto a angio-CT exige apenas uma injeção IV. Sangramento arterial hepático e esplênico pode ser demonstrado com qualquer das duas técnicas. Variações no tronco celíaco são comuns e clinicamente importantes em qualquer via de acesso cirúrgica à região.

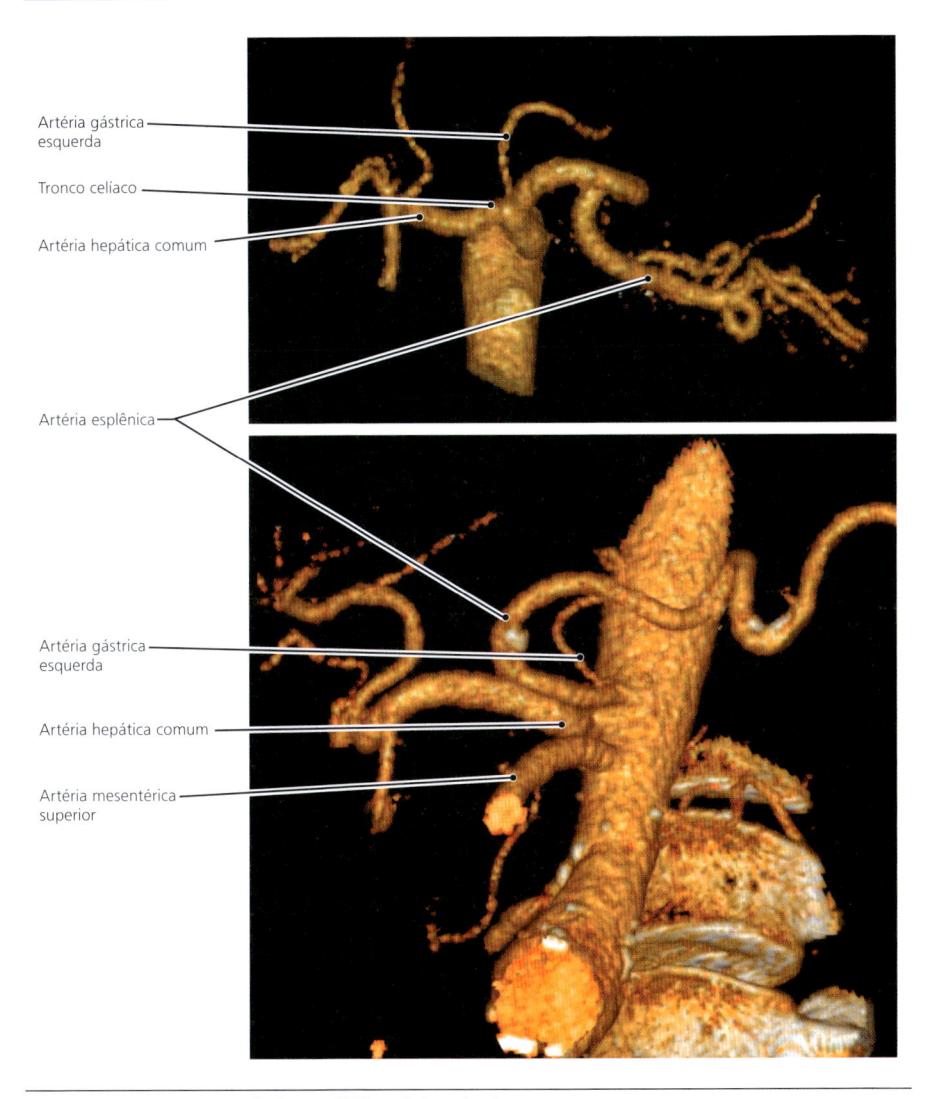

Tronco Celíaco, Normal e Variante 4

Artéria gástrica esquerda
Tronco celíaco
Artéria hepática comum

Artéria esplênica

Artéria gástrica esquerda
Artéria hepática comum
Artéria mesentérica superior

Apresentações volumétricas, CTAs abdominais

- A apresentação volumétrica menor e o desenho da variante de tronco celíaco mostram anatomia muito semelhante, com uma origem comum do tronco celíaco e artéria mesentérica superior.
- A artéria esplênica tem um caminho tortuoso ao longo da margem superior do pâncreas, suprindo muitos ramos a este órgão, inclusive as artérias pancreáticas dorsal e maior.
- A artéria gástrica esquerda supre o lado esquerdo da curvatura menor do estômago e também tem ramos que suprem a parte inferior do esôfago.

Abdome

4 Artérias do Intestino Delgado

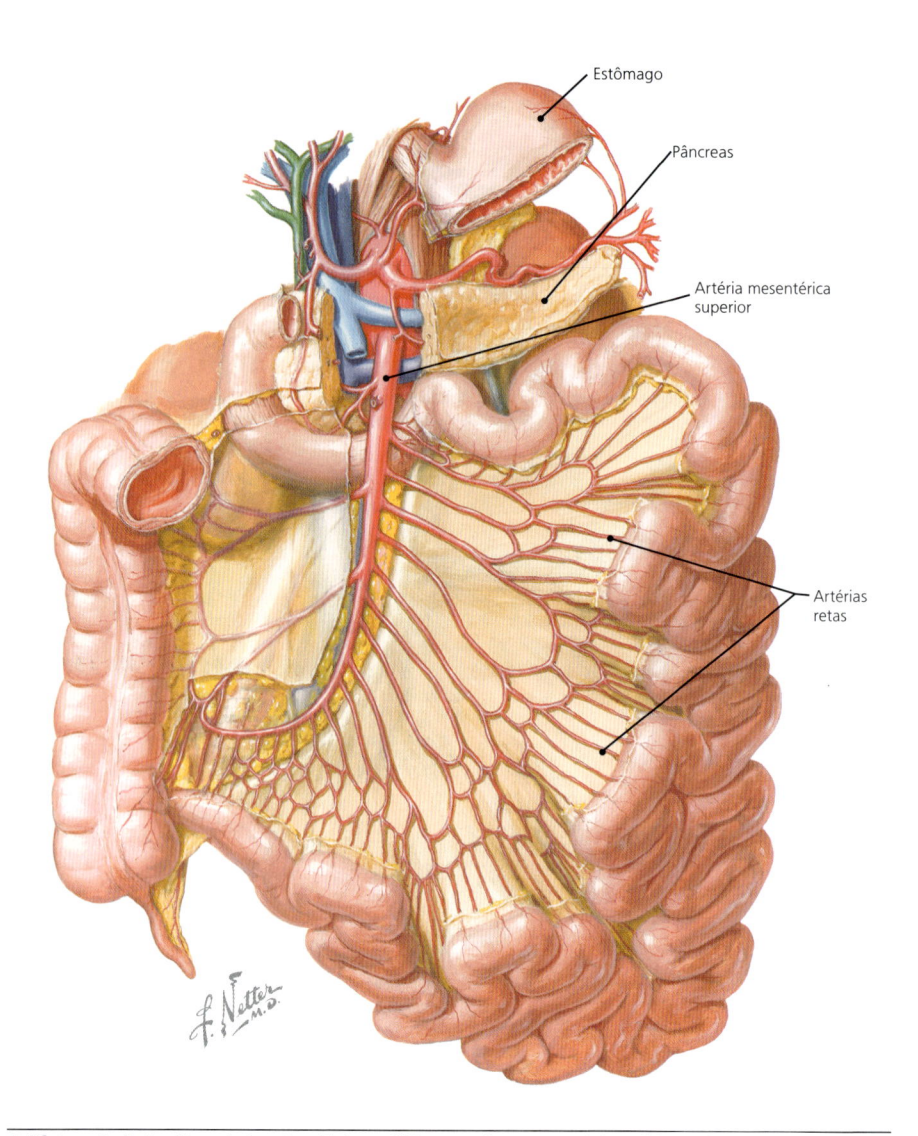

Artérias do intestino delgado *(Atlas of Human Anatomy, 6th edition, Plate 287)*

Nota Clínica Se a luz da artéria mesentérica superior (SMA) for obstruída e houver sangue colateral insuficiente suprido por ramos das artérias celíaca e mesentérica inferior, então dor abdominal pós-prandial (após alimentação) pode resultar da isquemia intestinal. Isto é chamado angina mesentérica. Em consequência, os pacientes tendem a não se alimentar e perdem peso rapidamente.

Artérias do Intestino Delgado

Estômago

Pâncreas

Artéria mesentérica superior

Artérias retas

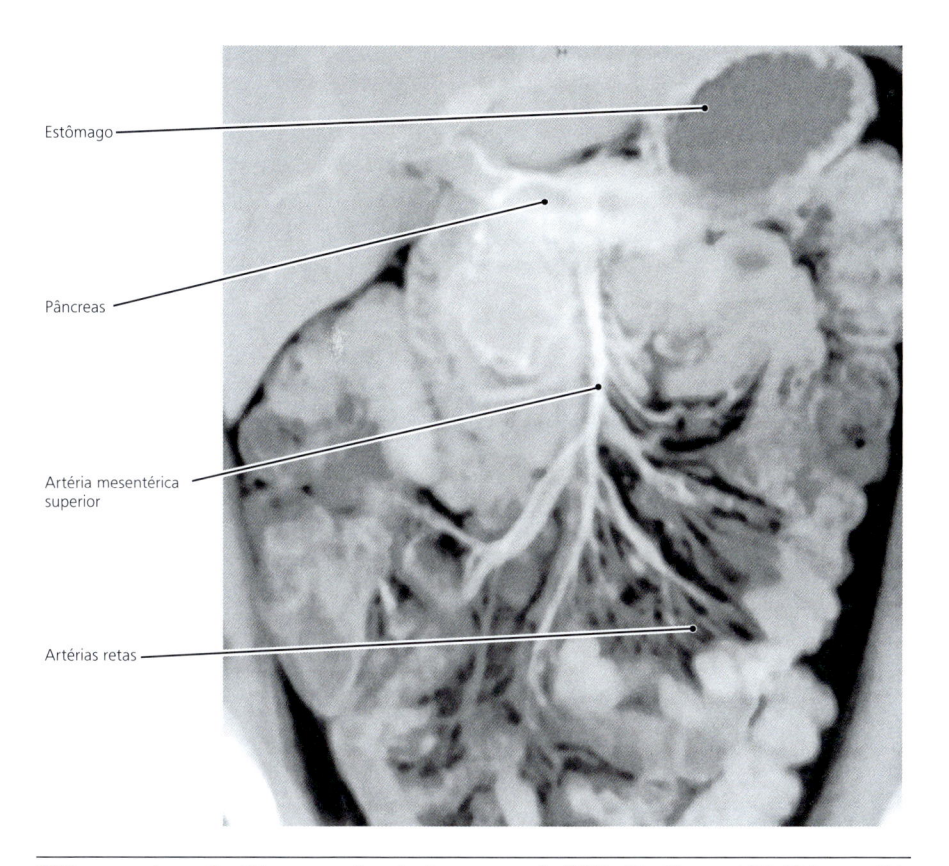

MIP coronal, angio-CT com contraste dos ramos da SMA *(De Horton KM, Fishman EK: The current status of multidetector row CT and three-dimensional imaging of the small bowel. Radiol Clin North Am 41(2):199-212, 2003)*

- A SMA passa posterior ao corpo do pâncreas, mas anterior à terceira porção do duodeno.
- Os vasos retos são "artérias retas" que correm das arcadas arteriais para as paredes das alças do intestino delgado.

4 Artéria Marginal (de Drummond)

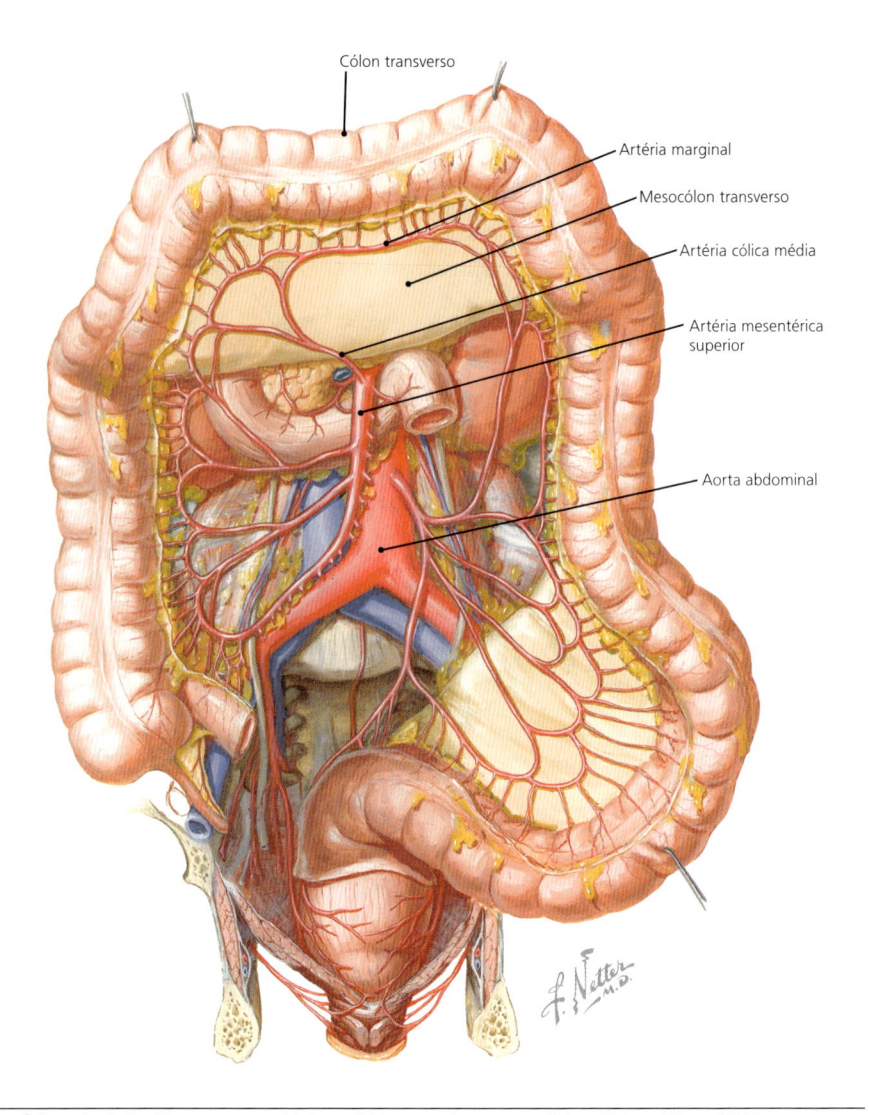

Artérias do intestino grosso *(Atlas of Human Anatomy, 6th edition, Plate 288)*

Nota Clínica A artéria marginal (de Drummond) corre paralela à margem mesentérica do cólon e recebe sangue tanto da SMA e quanto da artéria mesentérica inferior (IMA). Em razão deste duplo suprimento arterial, oclusão de uma geralmente não leva a comprometimento vascular.

Artéria Marginal (de Drummond) 4

Cólon transverso

Artéria marginal

Artéria cólica média

Artéria mesentérica superior

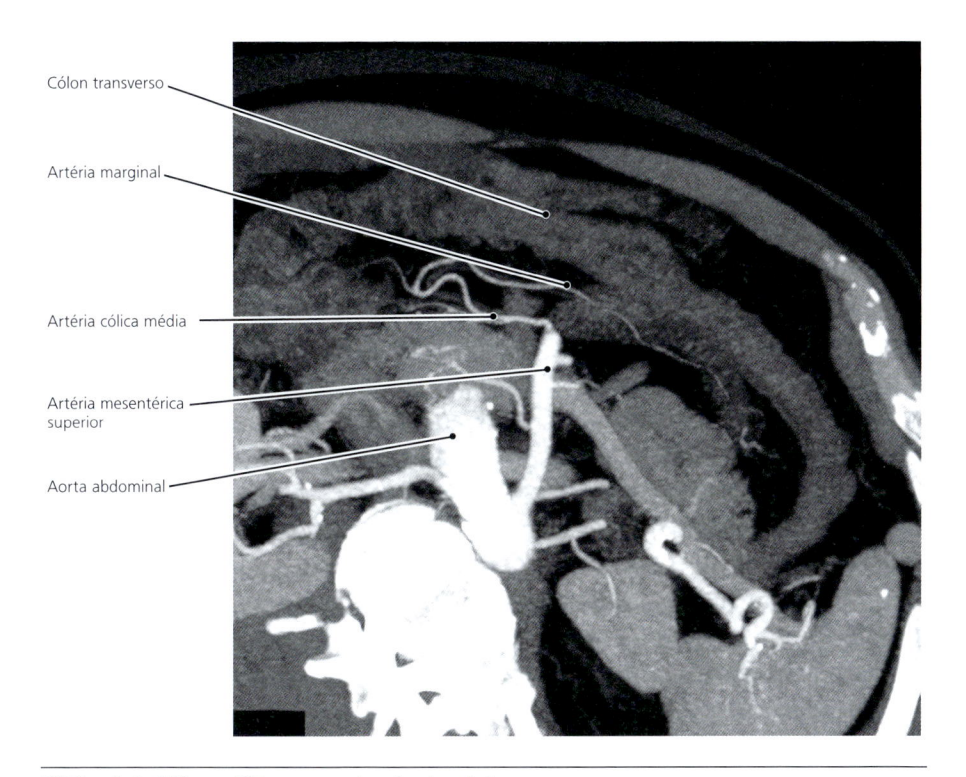

Aorta abdominal

MIP axial oblíqua, CT com contraste do abdome

- A artéria cólica média é o primeiro ramo da SMA. Ela corre no mesocólon transverso para alcançar o cólon transverso.
- Haustrações são as saculações do cólon causadas pelo músculo longitudinal do cólon, as tênias cólicas.

Abdome 265

4 Veias do Intestino Delgado

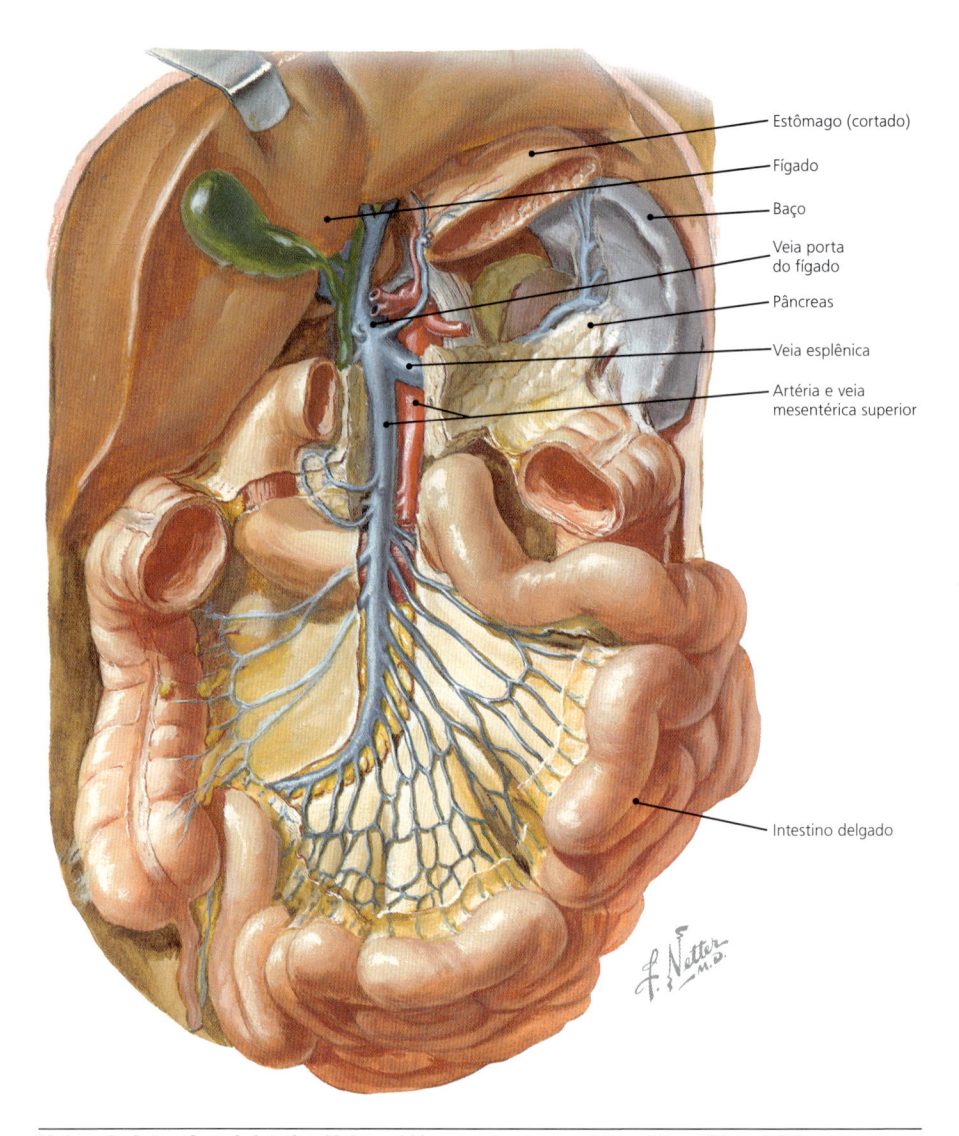

Veias do intestino delgado *(Atlas of Human Anatomy, 6th edition, Plate 290)*

Nota Clínica A SMV se junta à veia esplênica posteriormente ao colo do pâncreas para formar a veia porta. Câncer pancreático pode invadir e obstruir a SMV e a veia esplênica.

Veias do Intestino Delgado 4

Estômago
Fígado
Baço
Veia porta do fígado
Pâncreas
Veia esplênica
Artéria e veia mesentérica superior
Intestino delgado

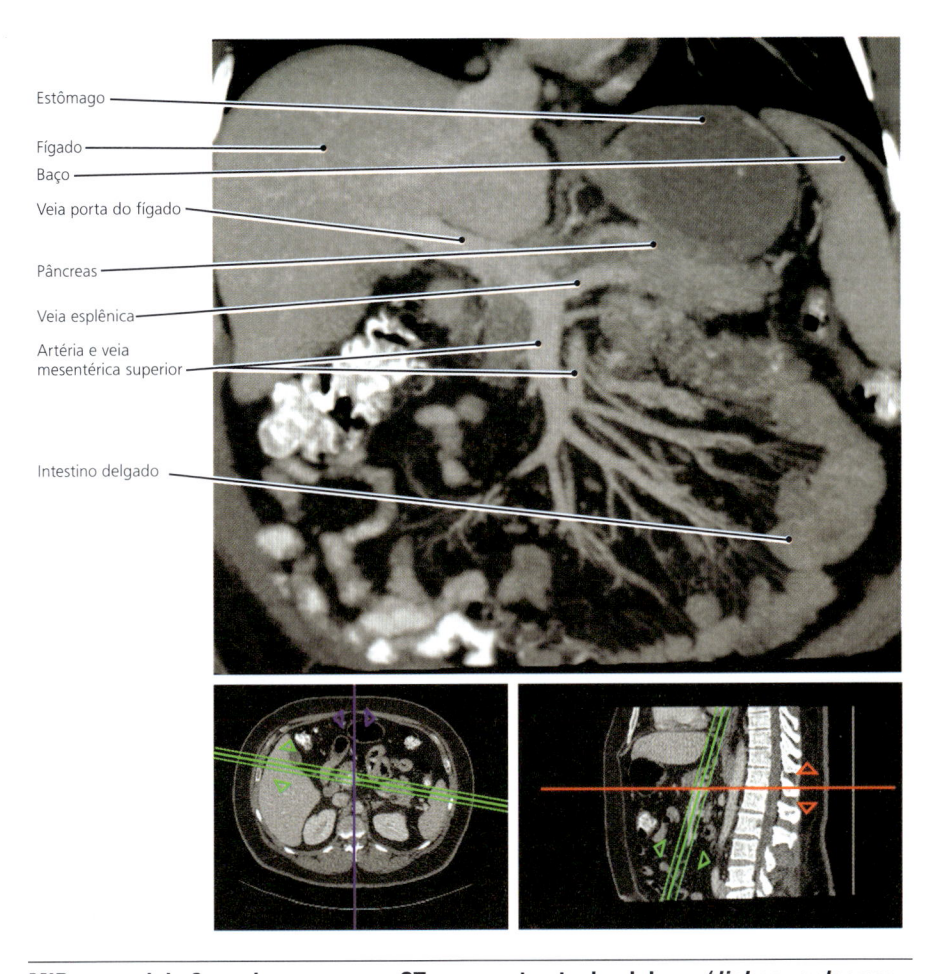

MIP coronal de 3 cm de espessura, CT com contraste do abdome (*linhas verdes* nas imagens de referência indicam posição e orientação da imagem principal)

- No estudo por imagem clínico típico, os segmentos intestinais podem não aparecer uniformemente opacificados. Se a patologia suspeitada for no abdome superior, o estudo com CT pode ser feito antes que o material de contraste tenha atingido o trato gastrointestinal distal.
- Esta imagem de CT foi feita durante a "fase venosa portal" do contraste hepático, aproximadamente 65 segundos depois de iniciada uma infusão IV de material de contraste iodado.
- Material de contraste oral de alta densidade (bário) é visto em algumas alças do intestino delgado e no cólon, até o nível da flexura esplênica; material de contraste oral de baixa densidade (água filtrada) é observado na luz gástrica.

4 Cisterna do Quilo

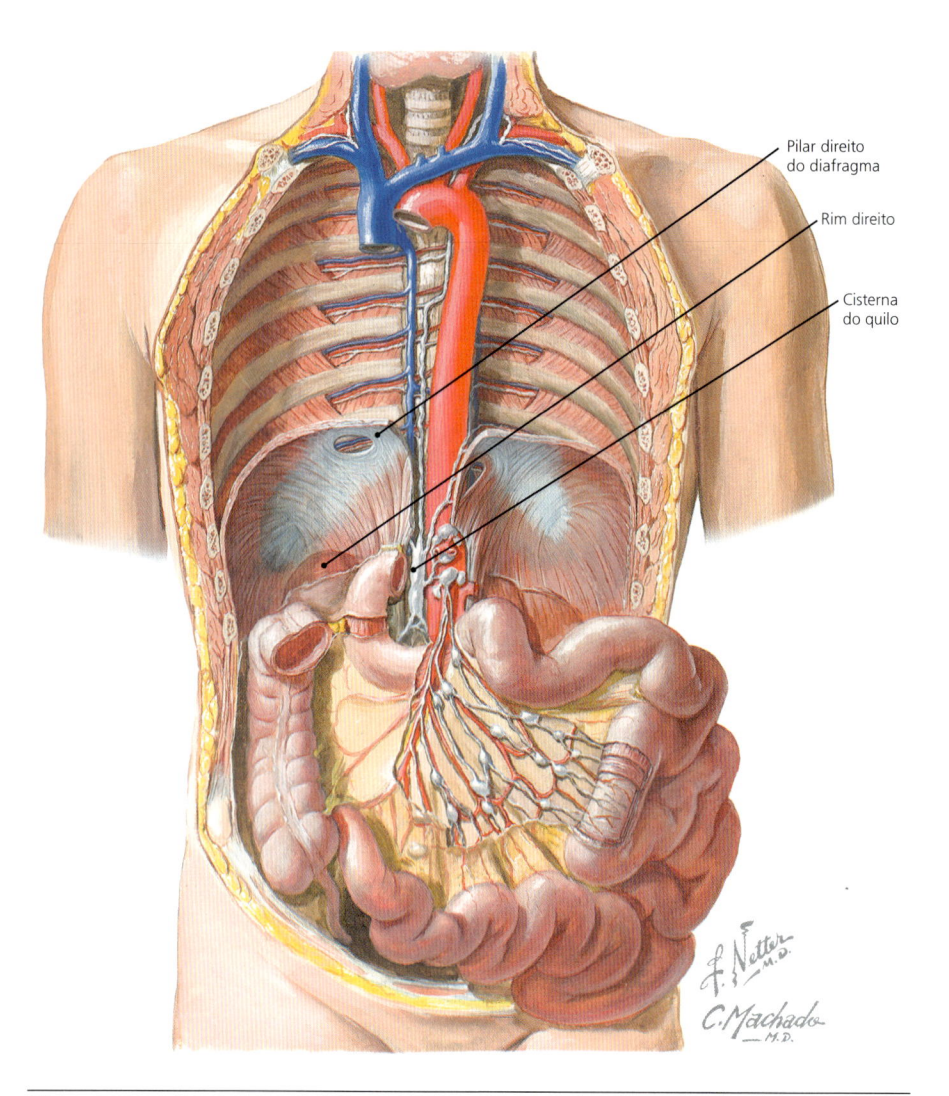

Cisterna do quilo e vasos linfáticos e linfonodos do intestino delgado *(Atlas of Human Anatomy, 6th edition, Plate 295)*

> **Nota Clínica** O ducto torácico, juntamente com a cisterna do quilo, é uma via linfática importante próxima da coluna vertebral toracolombar. Embora o sistema linfático seja muito delicado, quilorreia e quilotórax são complicações muito raras da cirurgia espinal.

268   Abdome

Cisterna do Quilo 4

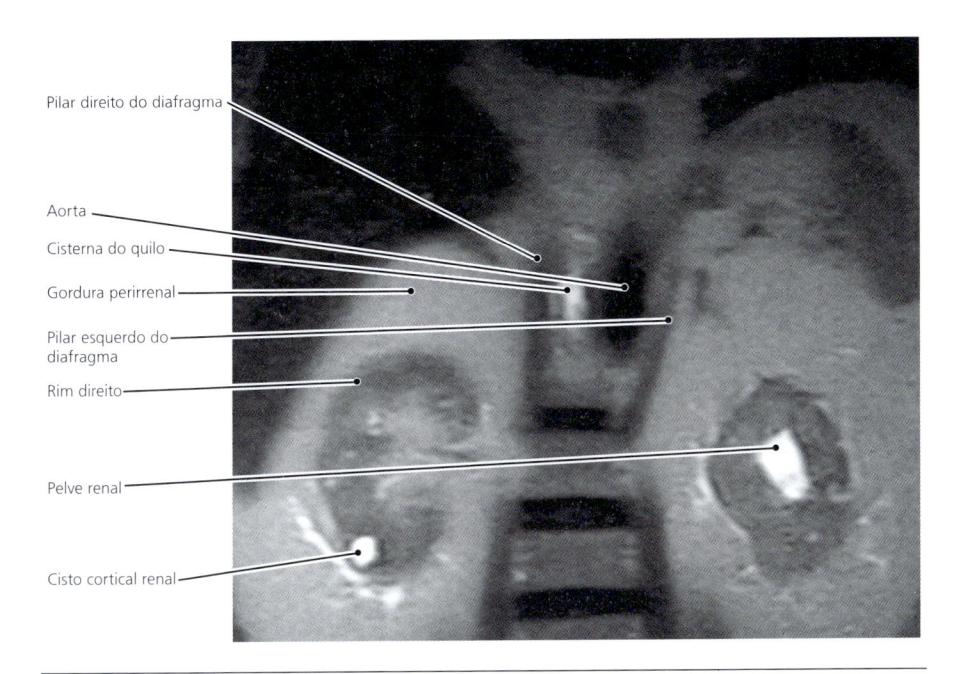

Pilar direito do diafragma
Aorta
Cisterna do quilo
Gordura perirrenal
Pilar esquerdo do diafragma
Rim direito
Pelve renal
Cisto cortical renal

Imagem de MR FSE *single shot* T2 coronal, abdome

- Os quatro principais canais linfáticos abdominais convergem, todos, para formar uma confluência abdominal de troncos linfáticos. A forma desta convergência é variável; ela pode ser singular, duplicada, triplicada ou plexiforme. Uma estrutura singular (fusiforme) é encontrada apenas ocasionalmente, mas é a forma mais associada ao termo *cisterna do quilo*.
- Mais tipicamente, a confluência linfática está localizada na margem inferior de T12 ou à altura do disco intervertebral toracolombar.
- O sinal alto da pelve renal à esquerda resulta porque a imagem passa através de uma parte maior do sistema coletor nesse lado, que contém líquido (urina).

4 Linfonodos Mesentéricos

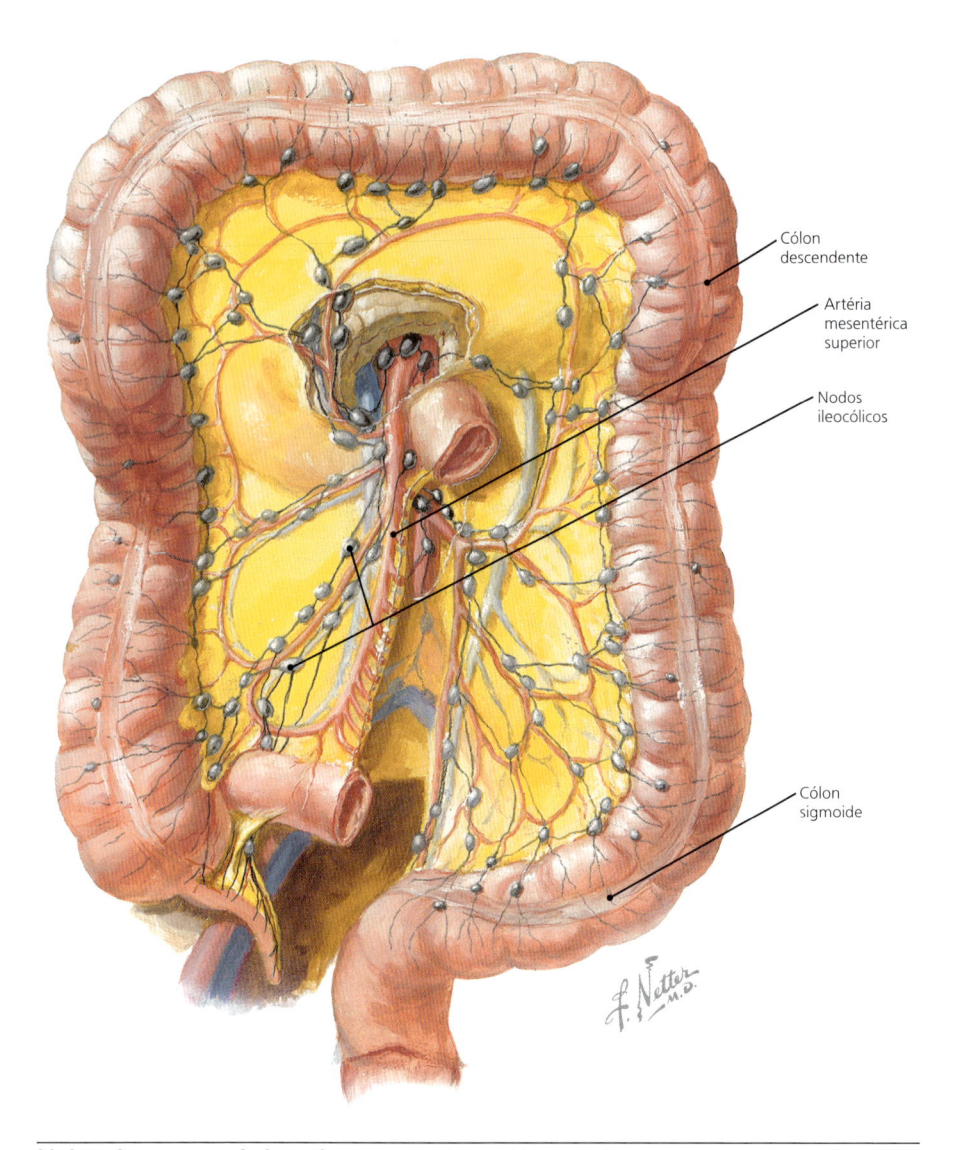

Linfonodos e vasos do intestino grosso *(Atlas of Human Anatomy, 6th editions, Plate 296)*

Nota Clínica Durante ressecção intestinal por malignidade, o cirurgião procura mobilizar o mesentério associado e remover tantos linfonodos infiltrados quanto possível.

Linfonodos Mesentéricos 4

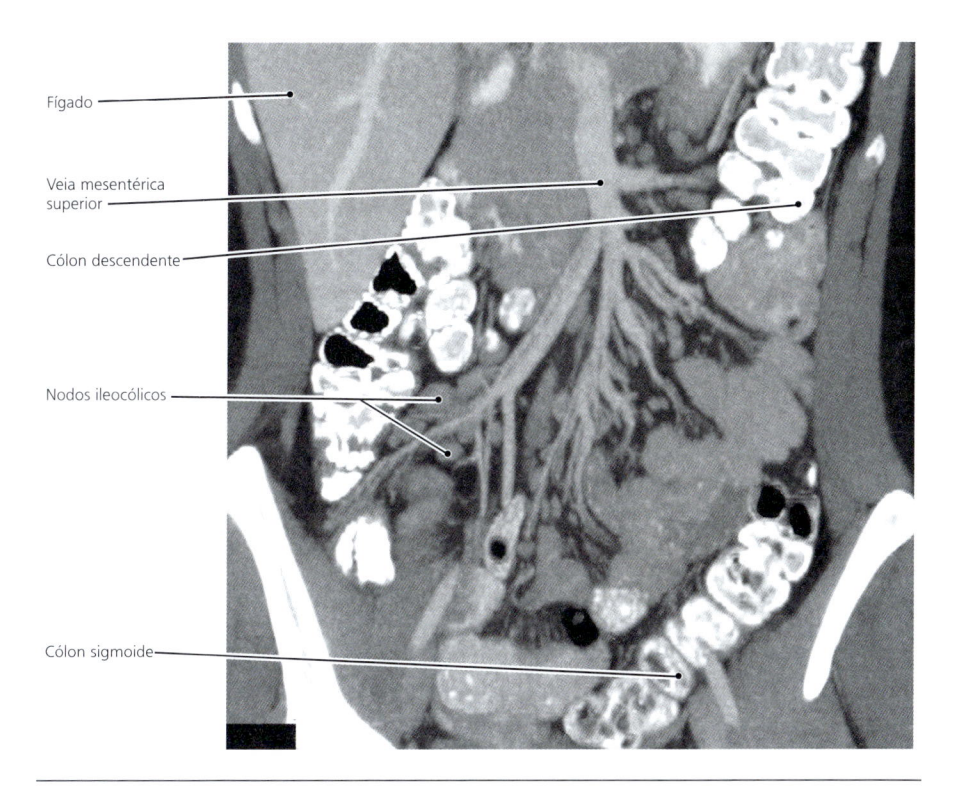

Fígado
Veia mesentérica superior
Cólon descendente
Nodos ileocólicos
Cólon sigmoide

CT com contraste MIP coronal do abdome de 2 cm de espessura

- Esta imagem é de uma mulher adulta jovem com adenopatia branda. A não ser que aumentados por doença, como neste caso, linfonodos são difíceis de discernir em imagens axiais.

- Em imagens axiais de pacientes normais, os linfonodos aparecem como estruturas redondas ou ovoides semelhantes, em tamanho, a alguns vasos mesentéricos, tornando, assim, problemática a diferenciação. Entretanto, reconstruções coronais possibilitam discriminação mais clara entre linfonodos e vasos.

4 Plexo Celíaco

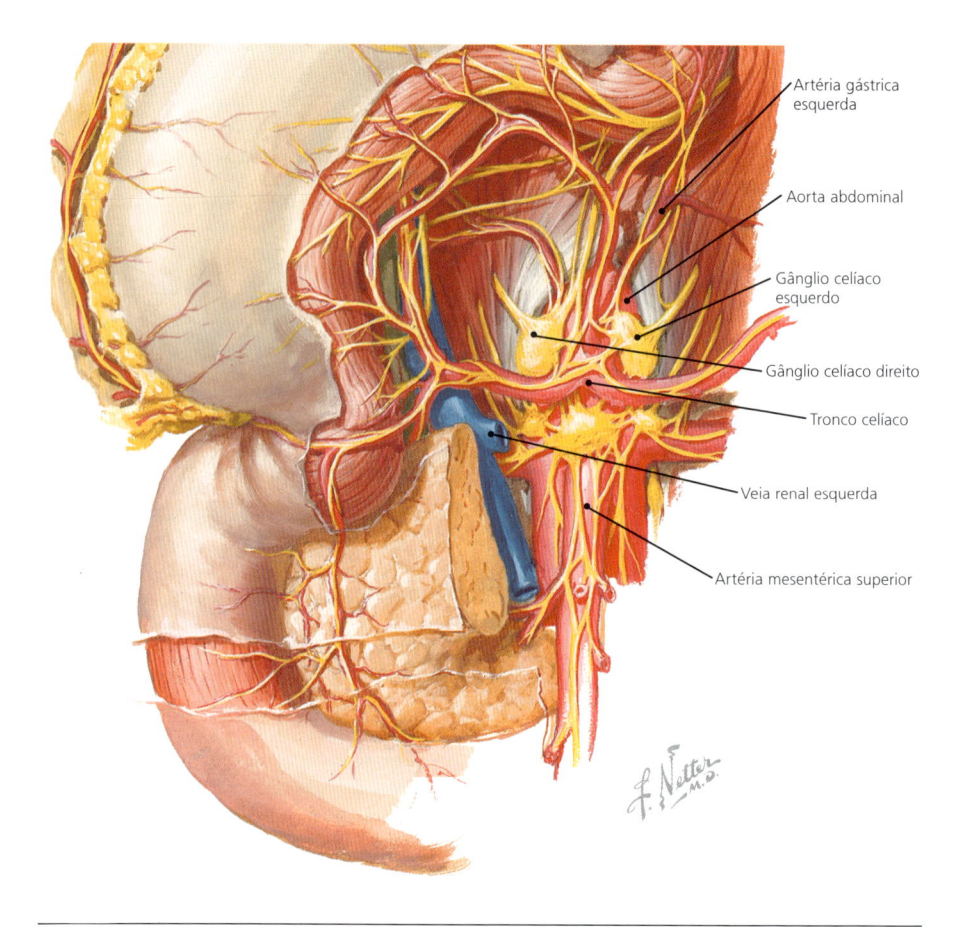

Vista anterior dos plexos e nervos autonômicos abdominais superiores
(Atlas of Human Anatomy, 6th edition, Plate 299)

> **Nota Clínica** Os gânglios celíacos fornecem inervação autonômica (predominantemente simpática) às vísceras abdominais superiores. Os gânglios recebem fibras pré-ganglionares aproximadamente dos nervos espinais T5-T10. As fibras aferentes viscerais acompanham tanto as fibras pré-ganglionares quanto as pós-ganglionares que estão associadas aos gânglios, transmitindo os impulsos de dor mal localizada (ou referida) que ocorrem com afecções das vísceras abdominais.

Plexo Celíaco 4

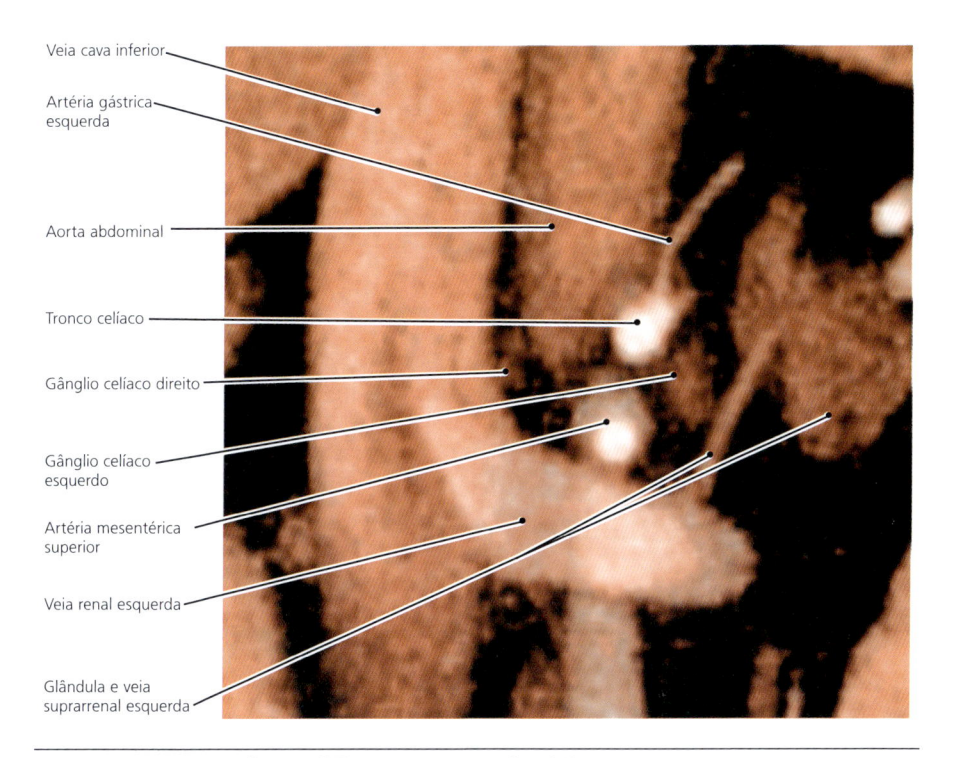

- Veia cava inferior
- Artéria gástrica esquerda
- Aorta abdominal
- Tronco celíaco
- Gânglio celíaco direito
- Gânglio celíaco esquerdo
- Artéria mesentérica superior
- Veia renal esquerda
- Glândula e veia suprarrenal esquerda

Apresentação volumétrica, CT com contraste do abdome

- As fibras que unem os gânglios celíacos direito e esquerdo em torno do tronco celíaco com os gânglios compreendem o plexo celíaco (solar).
- Dor pancreática intratável associada a câncer pancreático é, às vezes, tratada pela ablação dos gânglios celíacos.

4 Glândula Suprarrenal

Estômago

Baço

Glândula suprarrenal

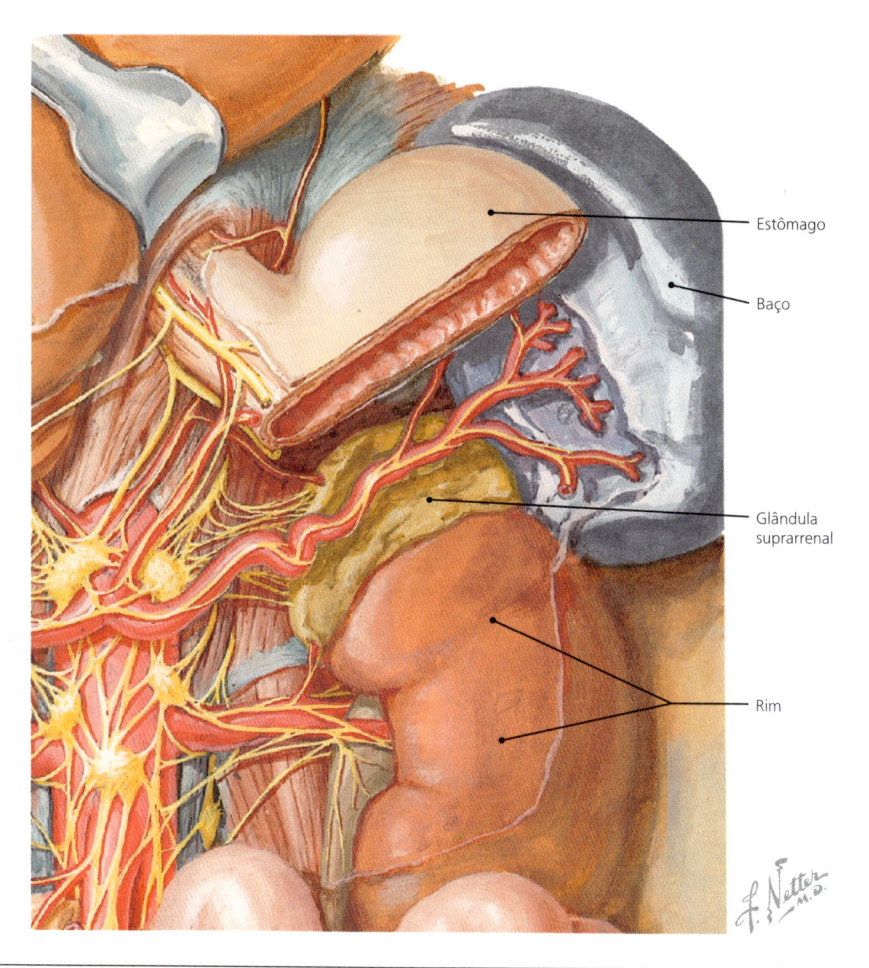

Rim

Glândula suprarrenal *(Atlas of Human Anatomy, 6th edition, Plate 301)*

Nota Clínica   Em MRI e CT. As glândulas suprarrenais normais mostram dois ou três ramos mais delgados, dependendo do plano de imagem. Esta aparência varia, muitas vezes, por causa de tumor. O tumor mais comum da suprarrenal é um adenoma benigno, que geralmente não é um tumor secretor de hormônio e, portanto, não tem importância clínica.

Glândula Suprarrenal 4

Aorta
Estômago
Baço
Glândula suprarrenal
Rim

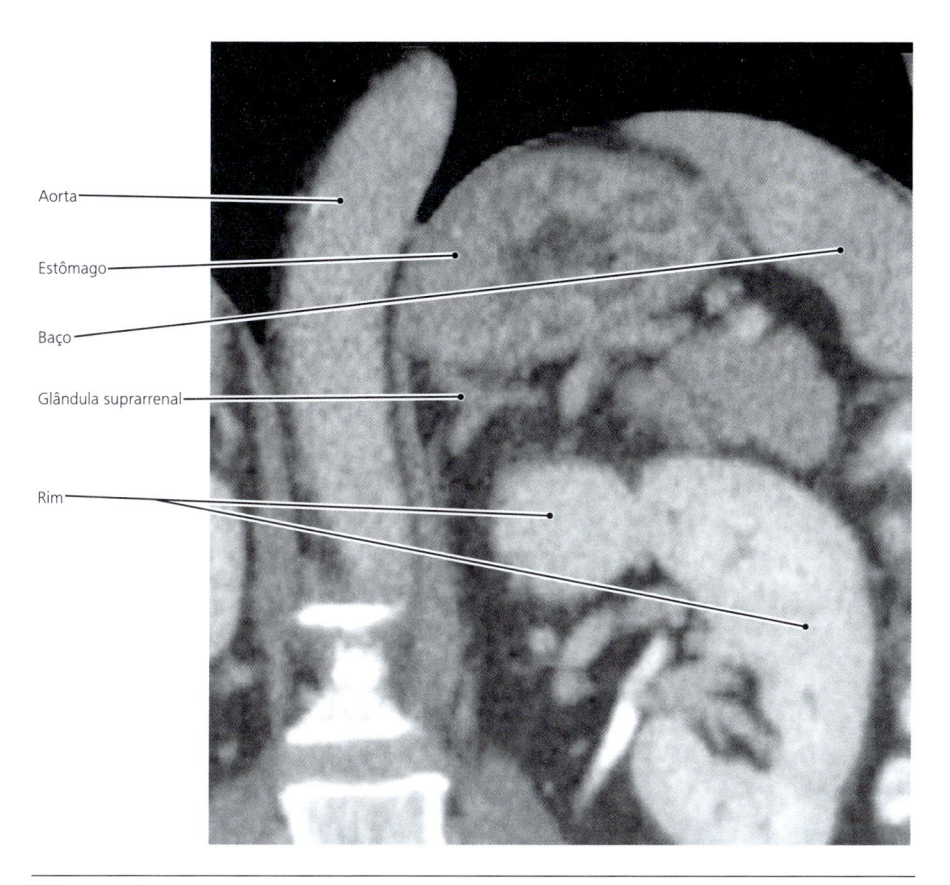

CT coronal

- O tecido adiposo retroperitoneal em que a glândula suprarrenal está inclusa pode explicar a diferença em aparência entre a glândula suprarrenal vista *in vivo* por imageamento diagnóstico e sua representação clássica em ilustrações de anatômica.

4 Glândulas Suprarrenais e Rins

Glândulas suprarrenais

Rim

Aorta abdominal

Pilares do diafragma

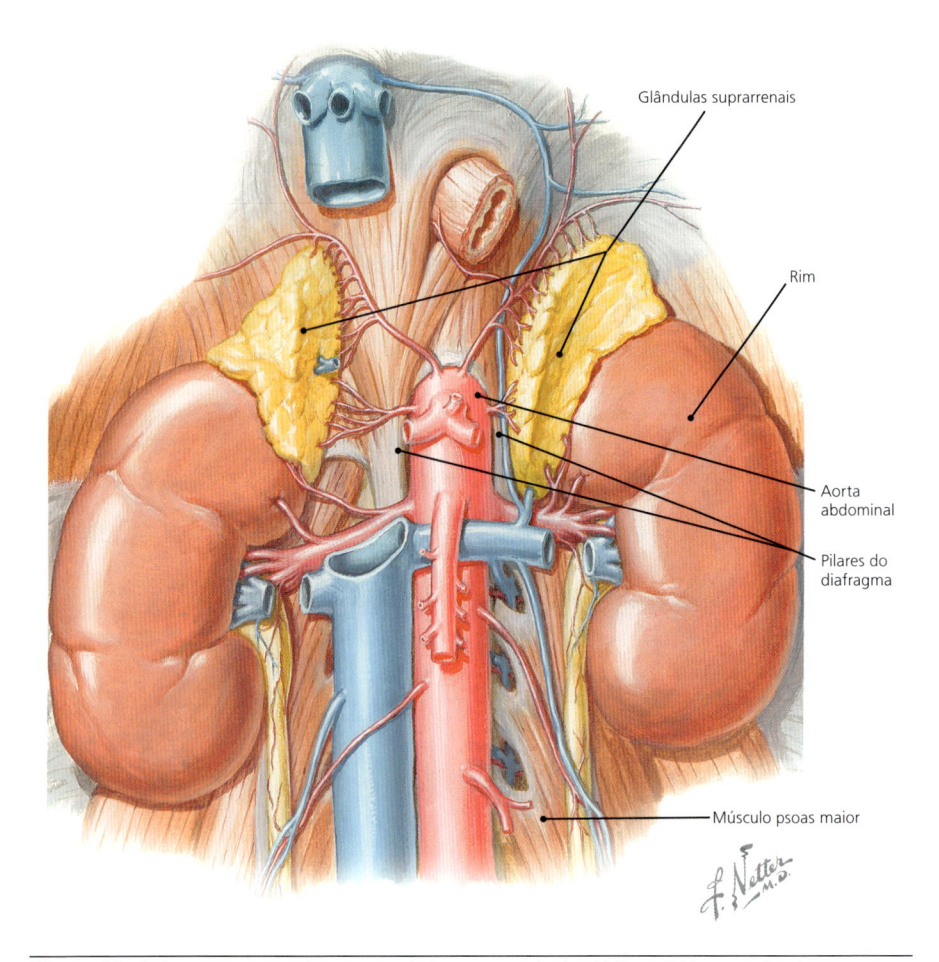

Músculo psoas maior

Rins, glândulas suprarrenais e vasculatura associada *(Atlas of Human Anatomy, 6th edition, Plate 310)*

> **Nota Clínica** O cortisol é um hormônio corticosteroide que é produzido pela glândula suprarrenal. Doenças das glândulas podem resultar em produção insuficiente de cortisol (doença de Addison) ou produção excessiva de cortisol (doença de Cushing).

Glândulas Suprarrenais e Rins 4

Baço
Estômago
Cauda do pâncreas
Fígado
Glândulas suprarrenais
Aorta abdominal
Rim direito
Pilares do diafragma
Músculo psoas maior

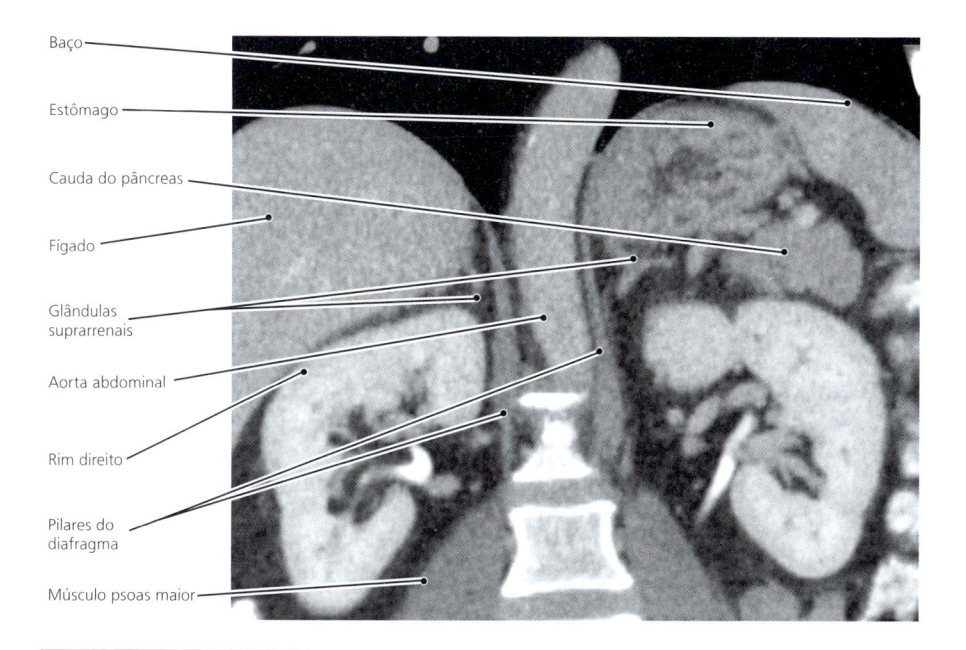

Reconstrução coronal, CT com contraste do abdome

- Os pilares do diafragma são as partes do diafragma que se originam dos corpos das vértebras lombares.
- A glândula suprarrenal tende a aparecer como uma estrela de três ramos em corte coronal.

4 | Rins e Aorta Abdominal

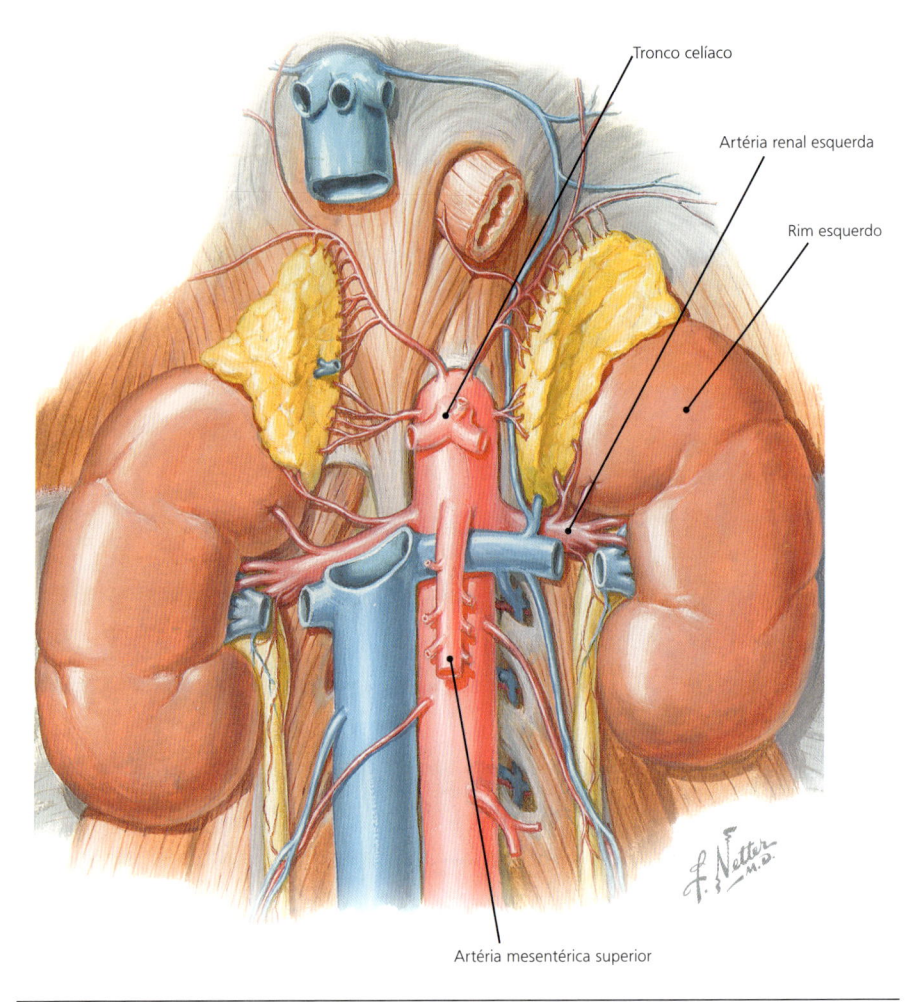

Rins, glândulas suprarrenais e vasos associados *(Atlas of Human Anatomy, 6th edition, Plate 310)*

> **Nota Clínica** A aorta abdominal é uma localização comum de aneurismas, que podem estar associados à dor abdominal ou no dorso, náusea e saciedade precoce, e podem levar à ruptura fatal especialmente quando maiores que 5 cm.

Rins e Aorta Abdominal 4

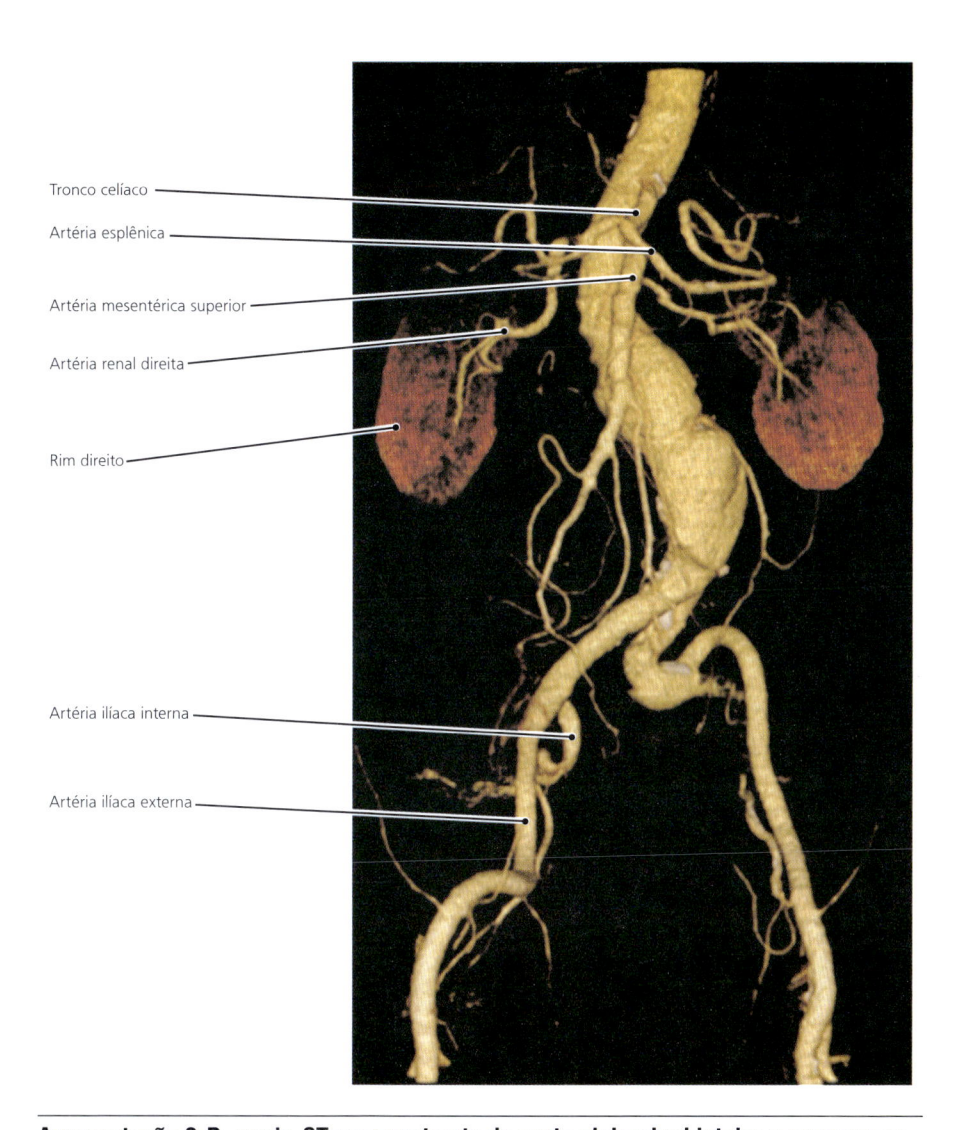

Tronco celíaco
Artéria esplênica
Artéria mesentérica superior
Artéria renal direita

Rim direito

Artéria ilíaca interna
Artéria ilíaca externa

Apresentação 3-D, angio-CT com contraste da aorta abdominal inteira e seus ramos principais *(De: Kundra V, Silverman PM: Impact of multislice CT on imaging of acute abdominal disease. Radiol Clin North Am 41(6):1083-1093, 2003)*

- Aneurismas brandos da aorta lombar e artéria ilíaca comum esquerda são visíveis nesta imagem.
- Os três ramos do tronco celíaco são as artérias hepática comum, esplênica e gástrica esquerda.

Abdome 279

4 Artérias Renais, Variação (Múltiplas)

Artérias renais direitas superiores

Artéria mesentérica superior

Aorta abdominal

Artéria renal direita inferior

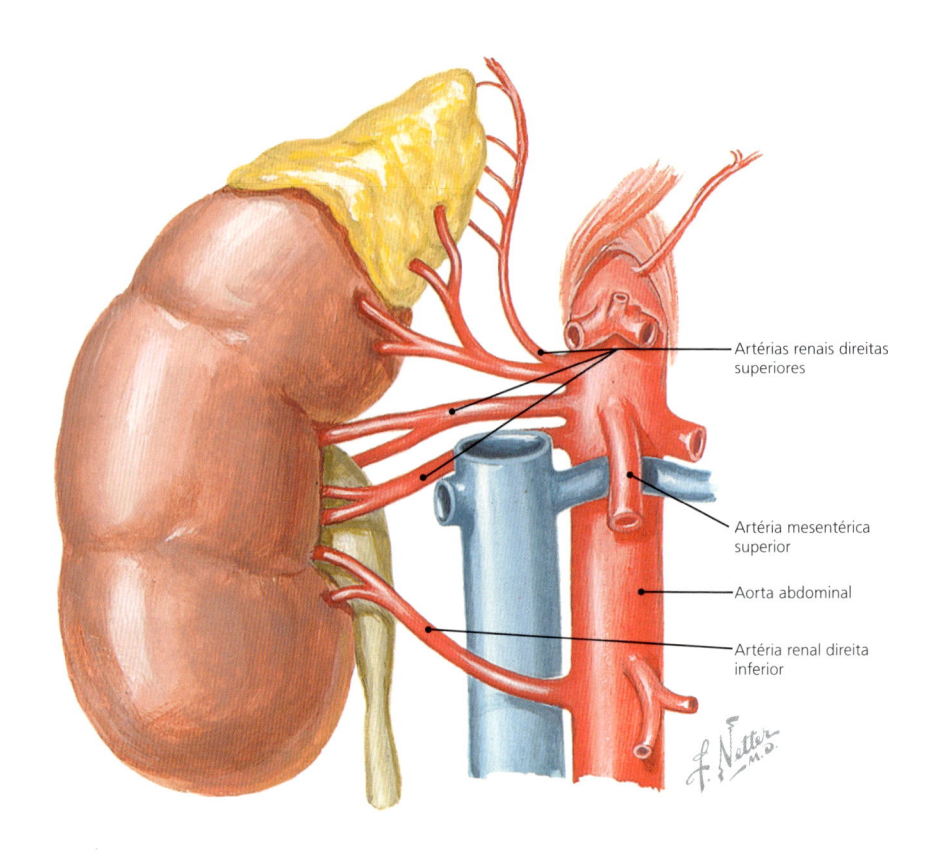

Artérias renais múltiplas com artéria inferior passando anterior à IVC

Nota Clínica Imagens radiográficas do suprimento vascular ao rim são importantes antes da remoção do órgão para transplante porque o cirurgião de transplante necessita conhecer o número de artérias renais presentes em cada lado. Embora o rim esquerdo seja tipicamente preferido para transplante por causa da sua veia mais longa, se o esquerdo tiver mais de uma artéria renal e o direito tiver só uma, o direito será usado.

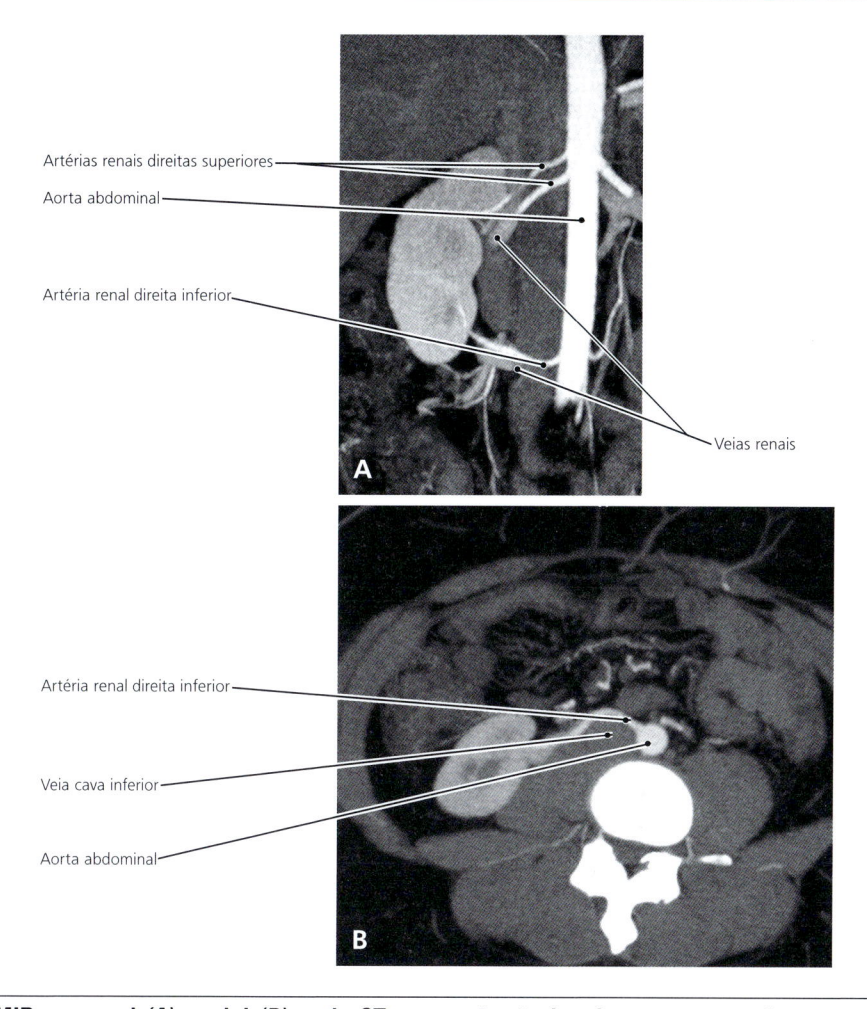

Artérias Renais, Variação (Múltiplas) 4

Imagem A (coronal):
- Artérias renais direitas superiores
- Aorta abdominal
- Artéria renal direita inferior
- Veias renais

Imagem B (axial):
- Artéria renal direita inferior
- Veia cava inferior
- Aorta abdominal

MIPs, coronal *(A)* e axial *(B)* angio-CT com contraste dos rins e vasos renais
(De: Kang PS, Spain JW: Multidetector CT angiography of the abdomen. Radiol Clin North Am 43(6):963-976, 2005)

- O rim esquerdo não é visível em B porque seu polo inferior é superior ao nível da imagem.
- A presença de artérias renais supranumerárias originando-se da aorta abdominal é comum (cerca de 28% dos casos). Esses vasos são mais comuns à esquerda e mais comuns superiores ao vaso principal do que inferiores a ele.
- As artérias renais também podem dar origem a vasos que normalmente não se originam delas, como as artérias frênicas inferiores, hepática e suprarrenais médias, gonadais, pancreáticas, algumas das artérias cólicas, e uma ou mais artérias lombares.

Abdome

4   Pelve Renal

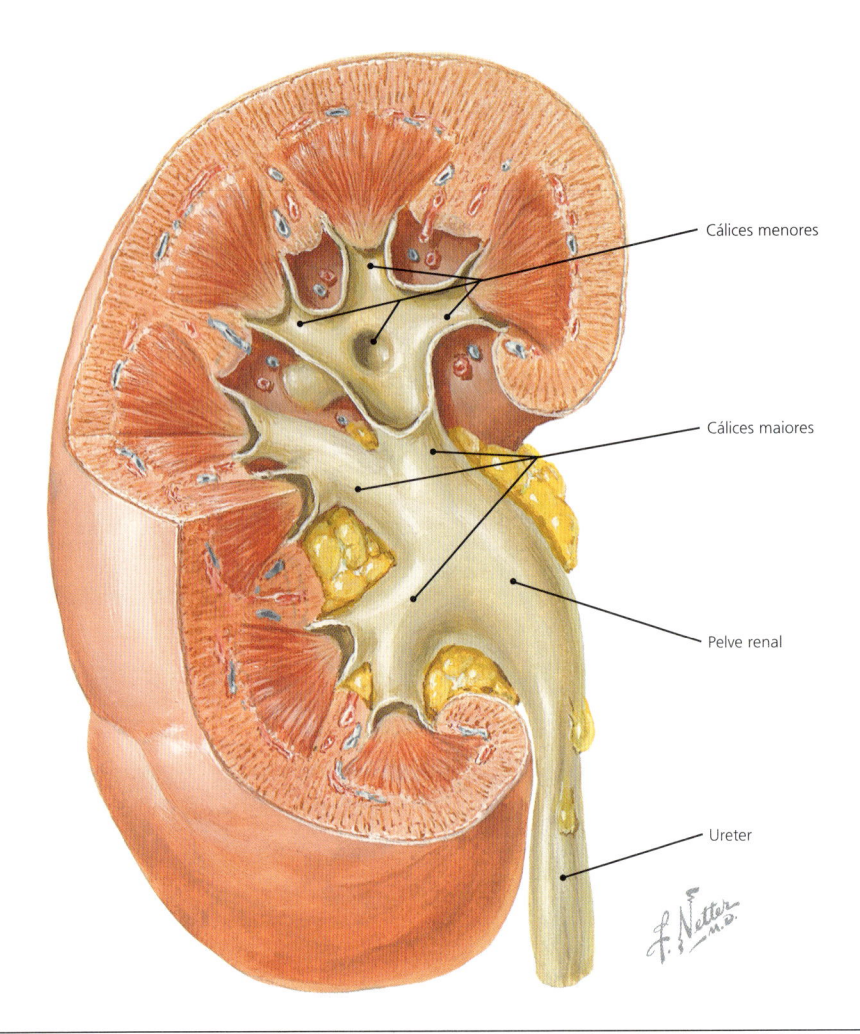

Rim direito cortado em vários planos, expondo a pelve e o parênquima renal
(Atlas of Human Anatomy, 6th edition, Plate 311)

Labels: Cálices menores; Cálices maiores; Pelve renal; Ureter

Nota Clínica   A dor grave da cólica renal, resultando de um ureter obstruído por um cálculo (pedra), parece desproporcional em relação ao tamanho de um cálculo, e a dor pouco localizada não identifica a localização do cálculo impactado.

Pelve Renal 4

Cálices menores

Cálices maiores

Pelve renal

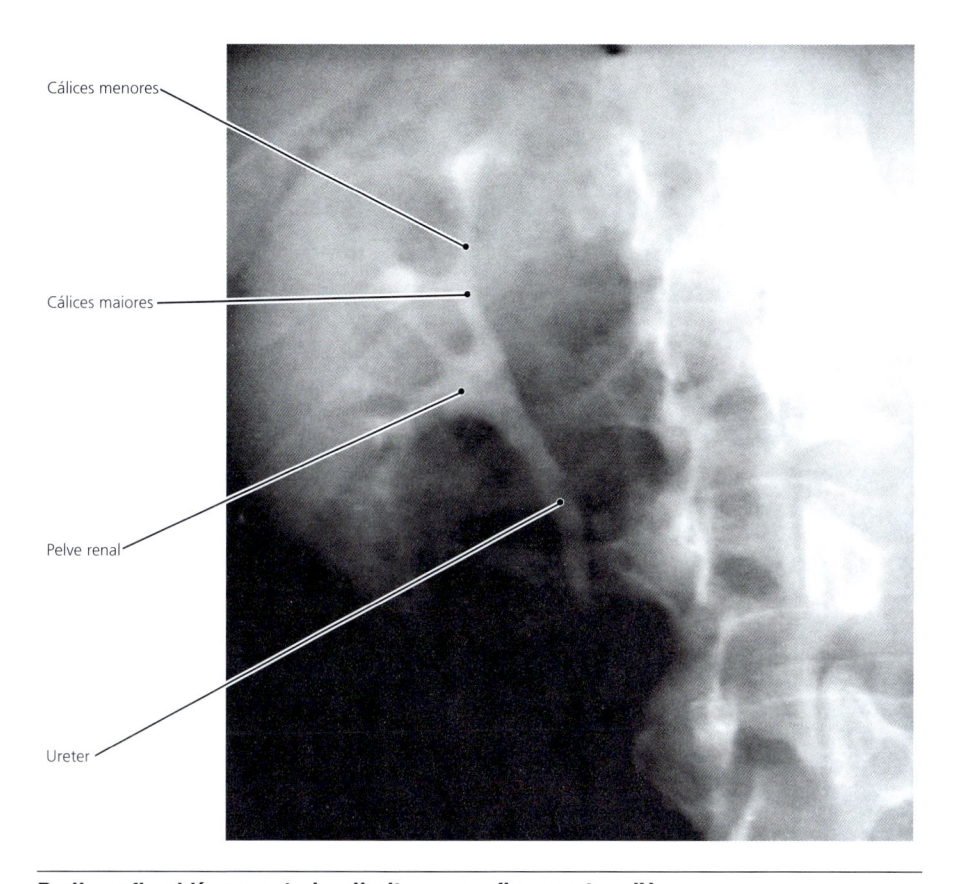

Ureter

Radiografia oblíqua posterior direita, urografia excretora IV

- O complexo desenvolvimento embriológico do sistema urinário pode resultar em duplicação do sistema coletor e ureter. Similarmente, agenesia renal pode ocorrer uni ou bilateralmente, isolada ou combinada com outras anormalidades (agenesia bilateral não é compatível com a vida).
- Urina formada no rim passa através de uma papila no ápice da pirâmide para dentro de um cálice menor e, em seguida, para um cálice maior (infundíbulo) antes de passar através da pelve renal para o ureter.

4 Ureter, Aspecto Pélvico

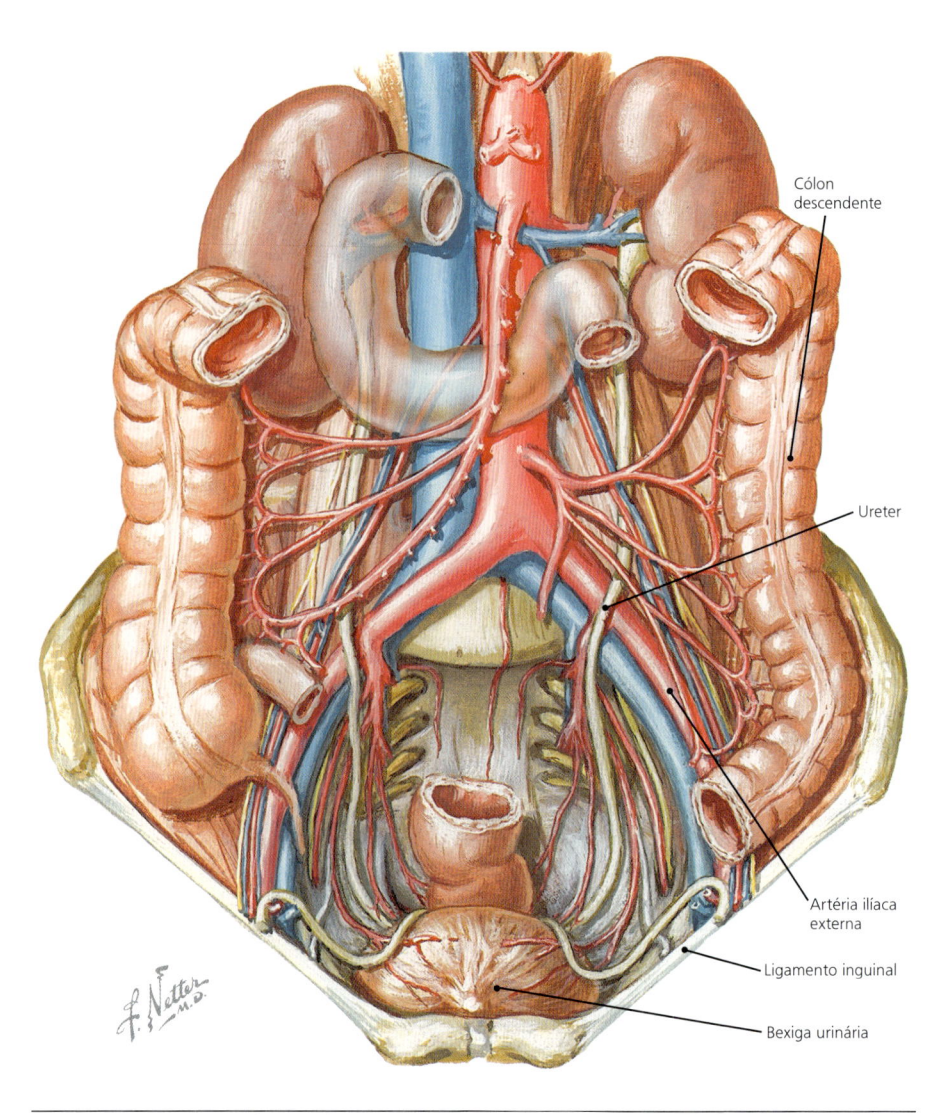

Ureteres cruzando artérias ilíacas externas para entrar na pelve *(Atlas of Human Anatomy, 6th edition, Plate 313)*

> **Nota Clínica** Cirurgia pélvica é a causa mais comum de lesão iatrogênica ao ureter. Se isto ocorrer, os pacientes geralmente têm dor no flanco, dor à palpação na região costovertebral, íleo, febre e pequena elevação na creatinina sérica.

Ureter, Aspecto Pélvico

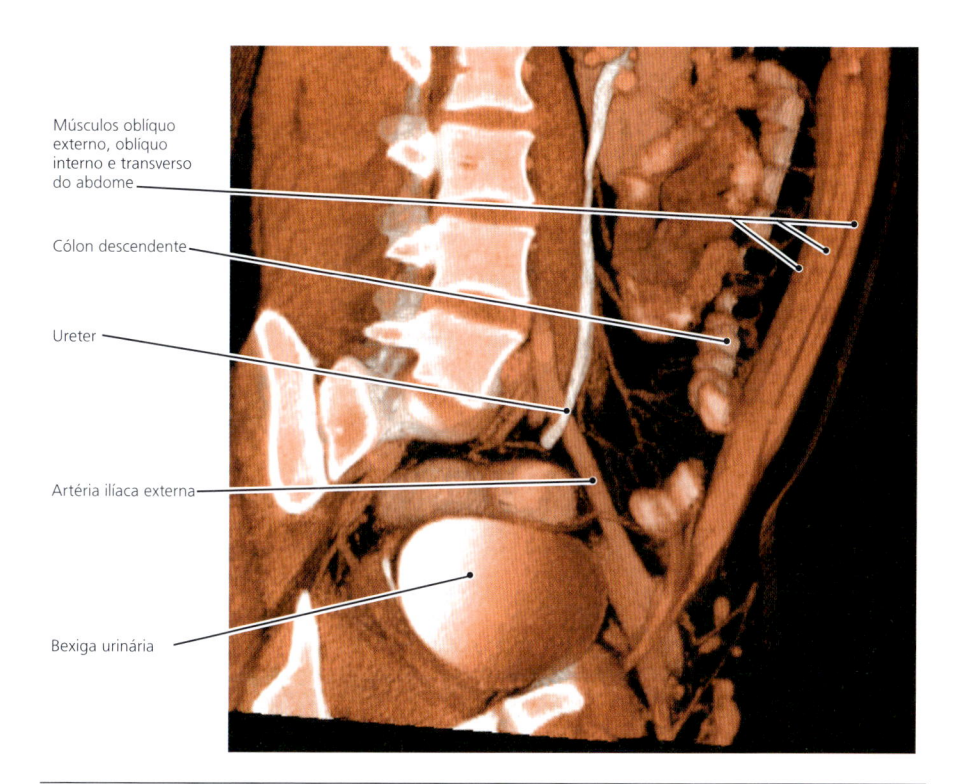

Músculos oblíquo externo, oblíquo interno e transverso do abdome

Cólon descendente

Ureter

Artéria ilíaca externa

Bexiga urinária

Corte oblíquo, imagem volumétrica, CT com contraste do abdome e pelve

- O ureter não é visto entrando na bexiga nesta imagem porque ele passa posterior ao plano de reconstrução da imagem.
- As três camadas da musculatura da parede abdominal são visíveis na imagem de CT.
- As artérias ilíacas externas esquerda e direita se ramificam das artérias ilíacas comuns ao nível do disco intervertebral lombossacral e tornam-se as artérias femorais quando passam profundamente em relação aos ligamentos inguinais.

4 Rins e Ureteres

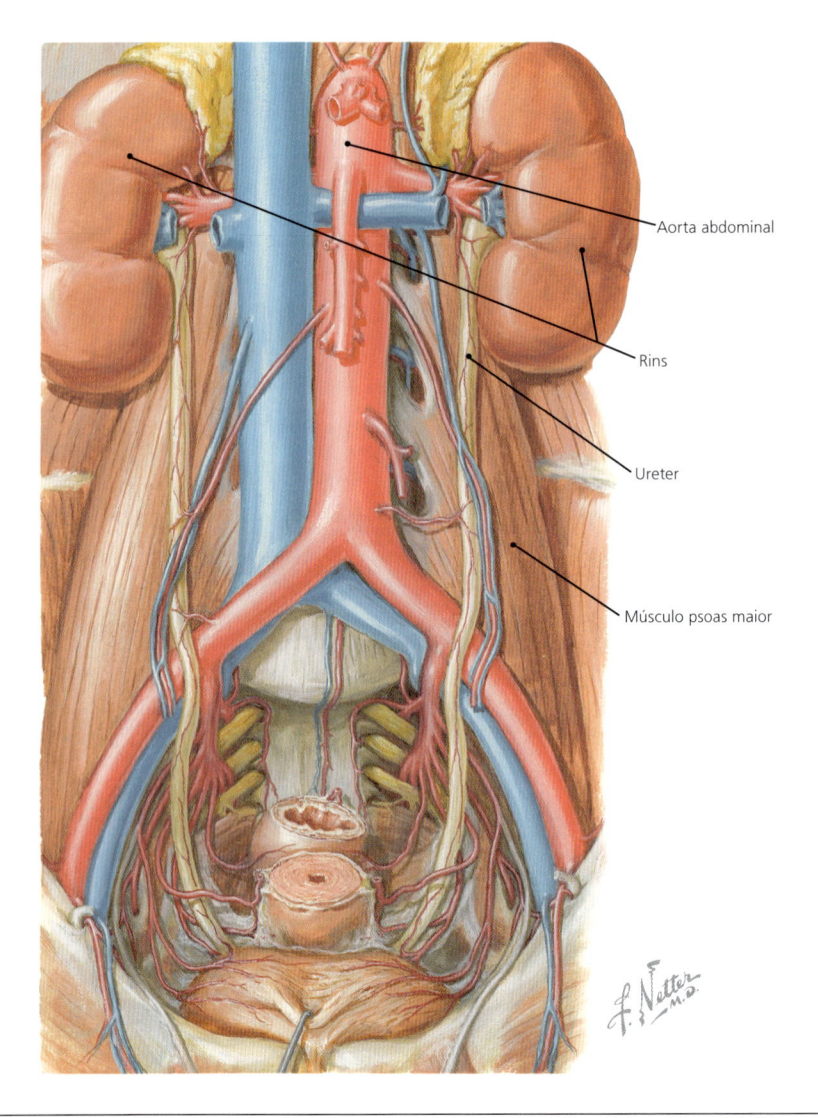

Rins, ureteres e bexiga *in situ* (Atlas of Human Anatomy, 6th edition, Plate 314)

> **Nota Clínica** Cálculos renais (pedras nos rins) se formam dentro do sistema de drenagem de qualquer um dos rins, mas tendem a se alojar e causar dor excruciante em um de três locais: junção pieloureteral, onde o ureter cruza o rebordo pélvico, e onde o ureter entra na bexiga (junção ureterovesical).

Rins e Ureteres 4

11ª costela

Rins

Músculo psoas maior

Cálculo coraliforme composto de cistina

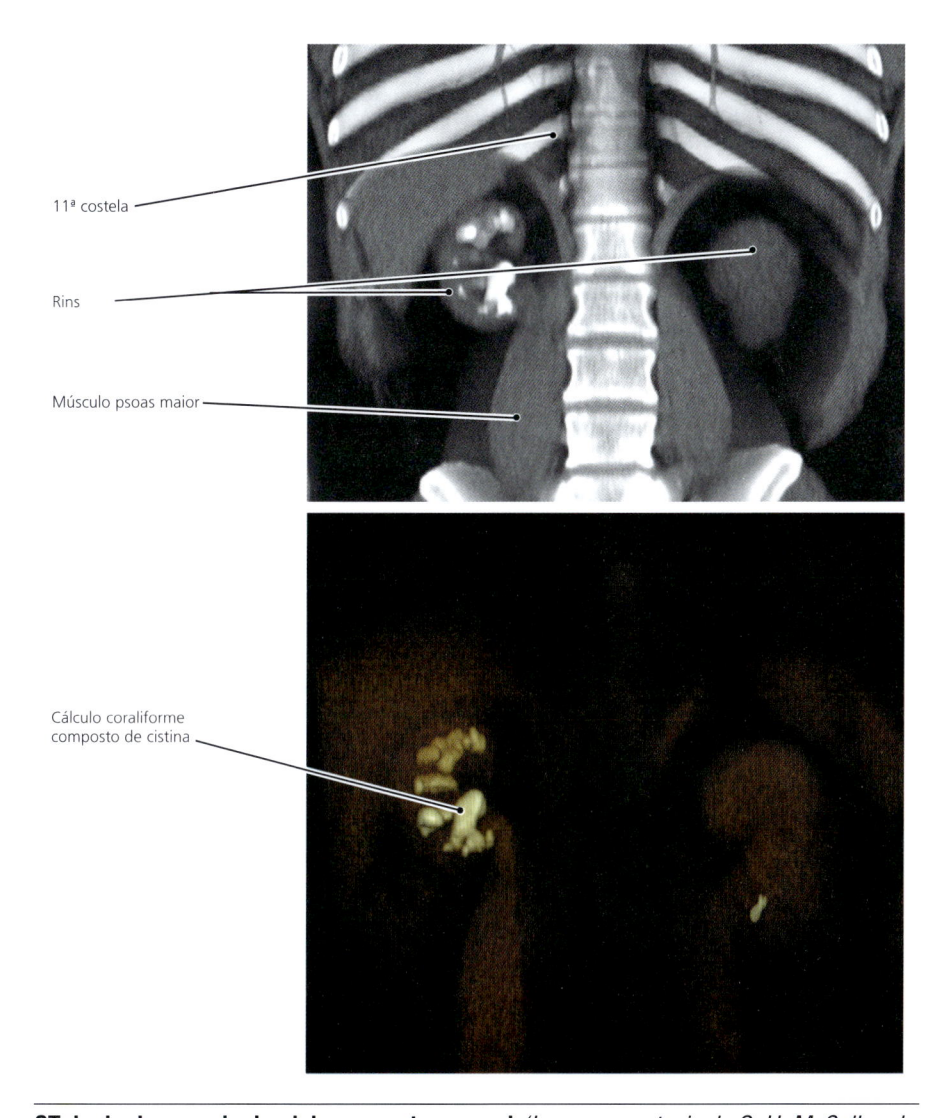

CT de dupla energia do abdome, corte coronal *(Imagens cortesia de C. H. McCollough, PhD, Mayo Clinic College of Medicine)*

- *Reconstrução* 3-D semitransparente dos rins mostra cálculo coraliforme enchendo o sistema coletor do rim direito e pequeno cálculo no polo inferior do rim esquerdo.
- Dados adquiridos usando-se uma técnica de CT de dupla energia, que é capaz de usar a dependência de energia dos valores da CT para determinar a composição do cálculo. Os cálculos neste paciente demonstraram ser cálculos de cistina.

Abdome 287

4 Rins e Vasos Associados

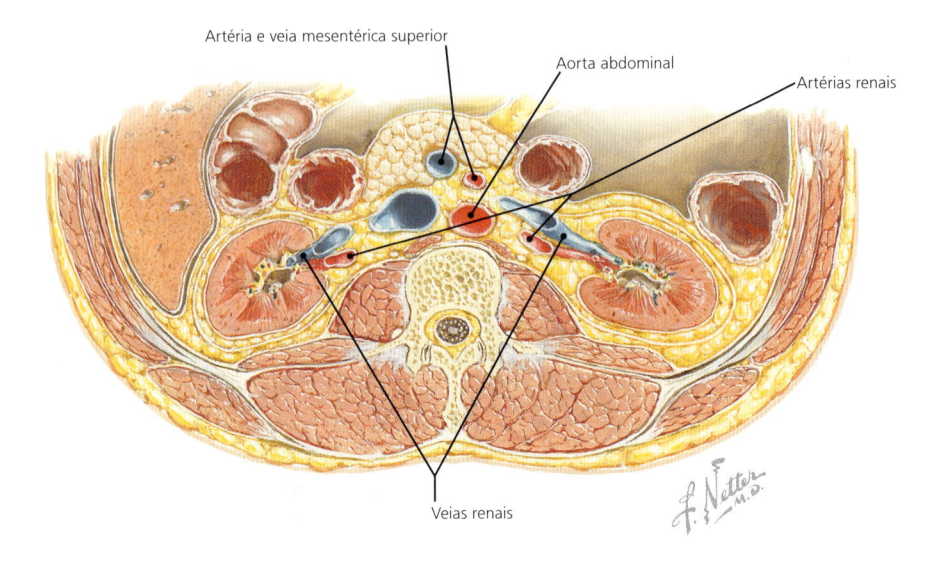

Artéria e veia mesentérica superior
Aorta abdominal
Artérias renais
Veias renais

Rins e vasos associados *(Atlas of Human Anatomy, 6th edition, Plate 315)*

Nota Clínica O SMA passa anterior à veia renal esquerda, que pode ser comprimida entre ela e a aorta, produzindo a "síndrome do quebra-nozes".

Rins e Vasos Associados 4

Extremidade superior da veia mesentérica superior, unindo-se à veia esplênica para formar a veia porta

Artéria mesentérica superior

Veia esplênica

Veia renal esquerda

Artéria renal esquerda

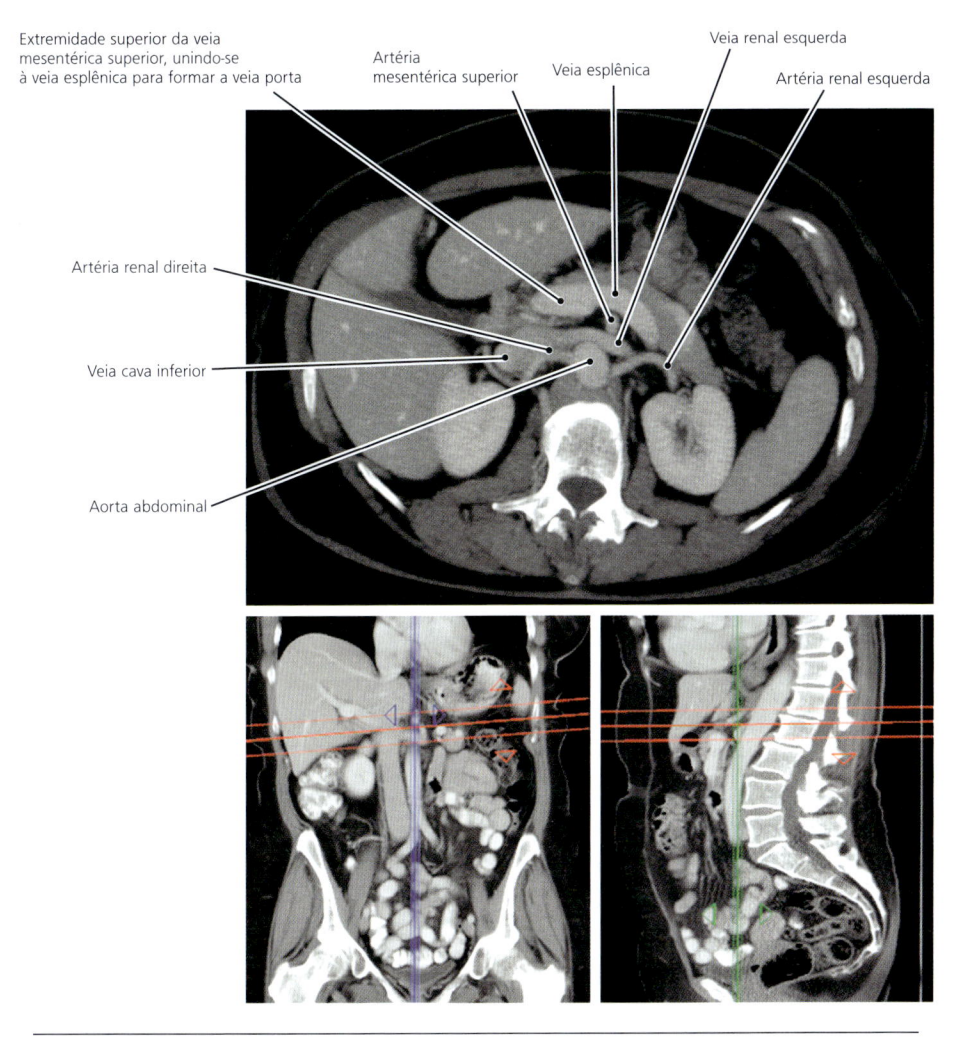

Artéria renal direita

Veia cava inferior

Aorta abdominal

MIP de 3 cm de espessura, CT com contraste do abdome (*linhas vermelhas* nas imagens de referência indicam posição e orientação da imagem principal, e a espessura do corte MIP)

- O corte grosso de MIP permite melhor visualização dos vasos do que uma imagem de CT ou MR axial.
- As relações estreitas dos vasos renais uns com os outros e o SMA oferecem um marco anatômico importante e facilmente reconhecível durante ultrassonografia abdominal.

Rim, Corte Sagital Oblíquo

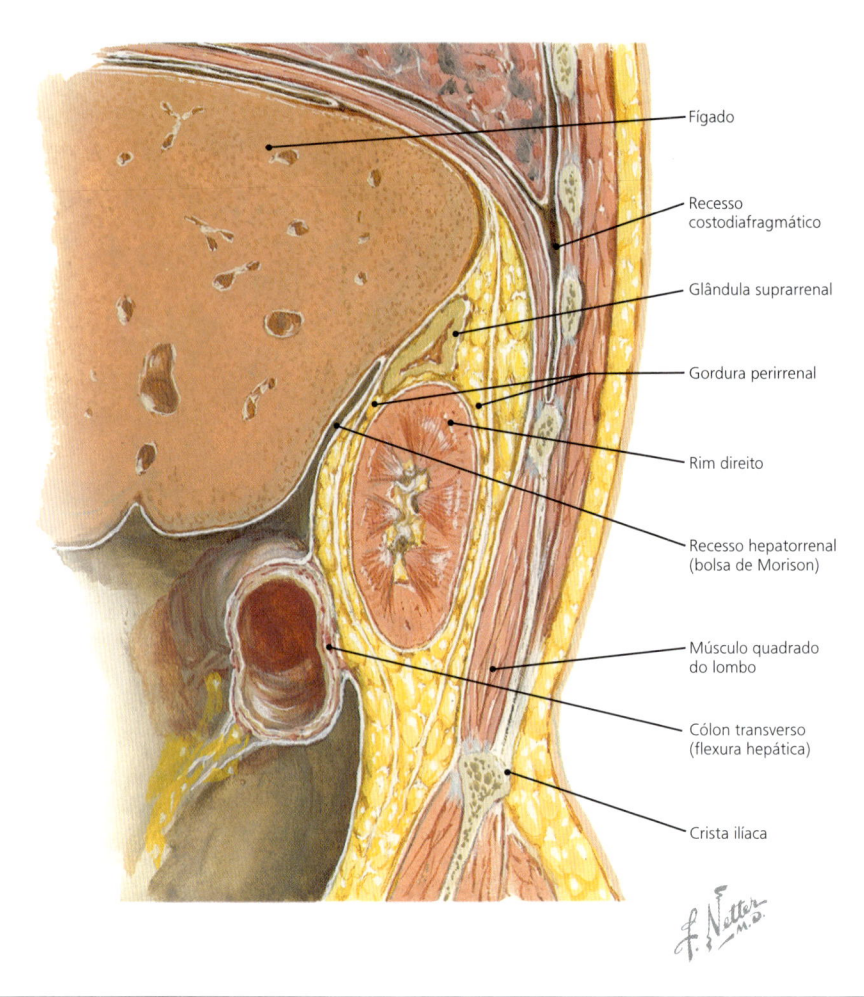

Corte sagital através do rim mostrando a extensão vertical da gordura e fáscia renais, e a posição posterior do recesso hepatorrenal *(Atlas of Human Anatomy, 6th edition, Plate 315)*

> **Nota Clínica** O recesso hepatorrenal (bolsa de Morison) é um espaço peritoneal que está situado entre o fígado, anteriormente, e o rim direito e a glândula suprarrenal, posteriormente. Na posição supina ele pode se encher com líquido peritoneal proveniente de qualquer sepse intraperitoneal, por exemplo, doença da vesícula biliar.

Rim, Corte Sagital Oblíquo

Fígado

Recesso costodiafragmático

Glândula suprarrenal

Gordura perirrenal

Rim direito

Recesso hepatorrenal (bolsa de Morison)

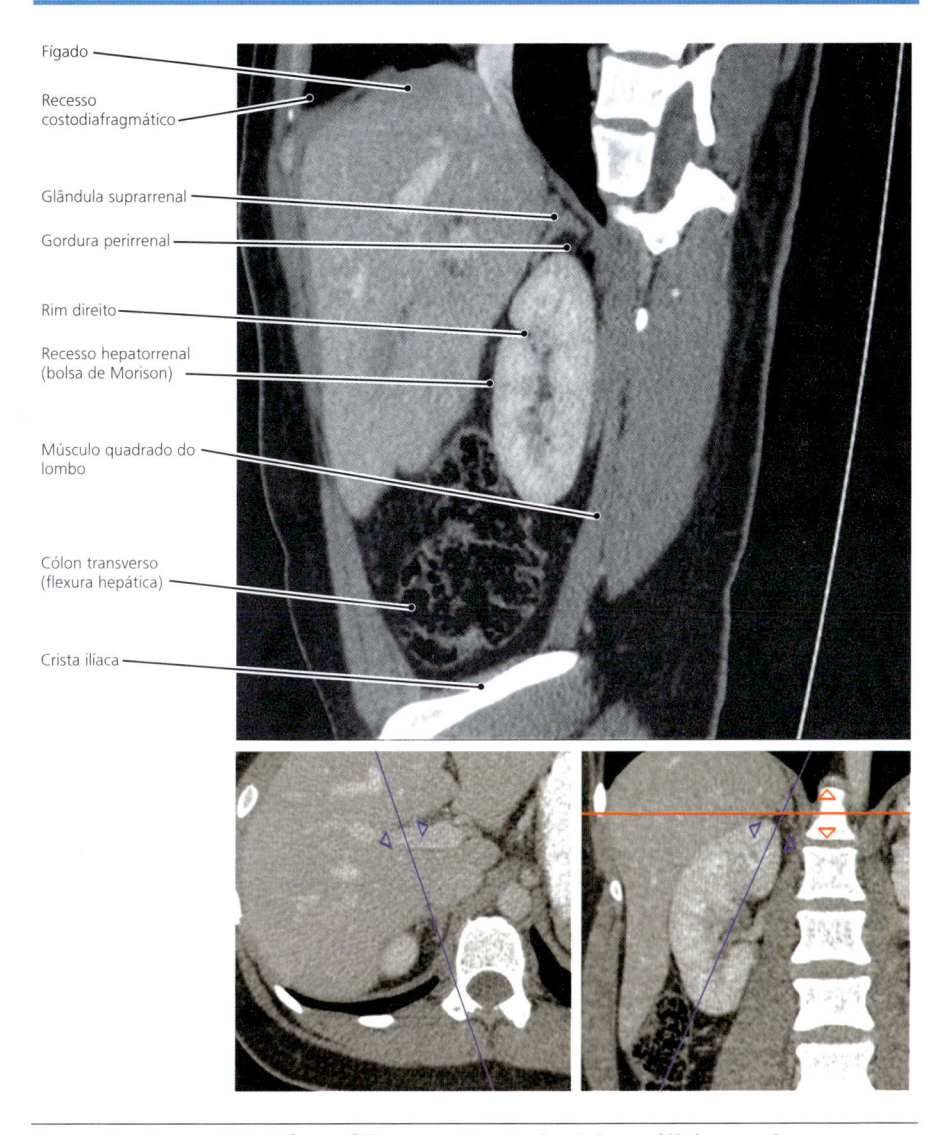

Músculo quadrado do lombo

Cólon transverso (flexura hepática)

Crista ilíaca

Reconstrução sagital oblíqua, CT com contraste do abdome (*linhas azuis* nas imagens de referência indicam a posição e orientação da imagem principal)

- Observar que a cavidade pleural e o pulmão descem posteriores ao fígado, conforme indicado pelo recesso costodiafragmático.
- Em razão da estreita relação entre o fígado e o rim direito, a apresentação clínica de dor causada por estiramento da cápsula do fígado pode, inicialmente, ser confundida com dor no flanco direito causada por doença do rim direito.

4 Vasculatura Renal Direita

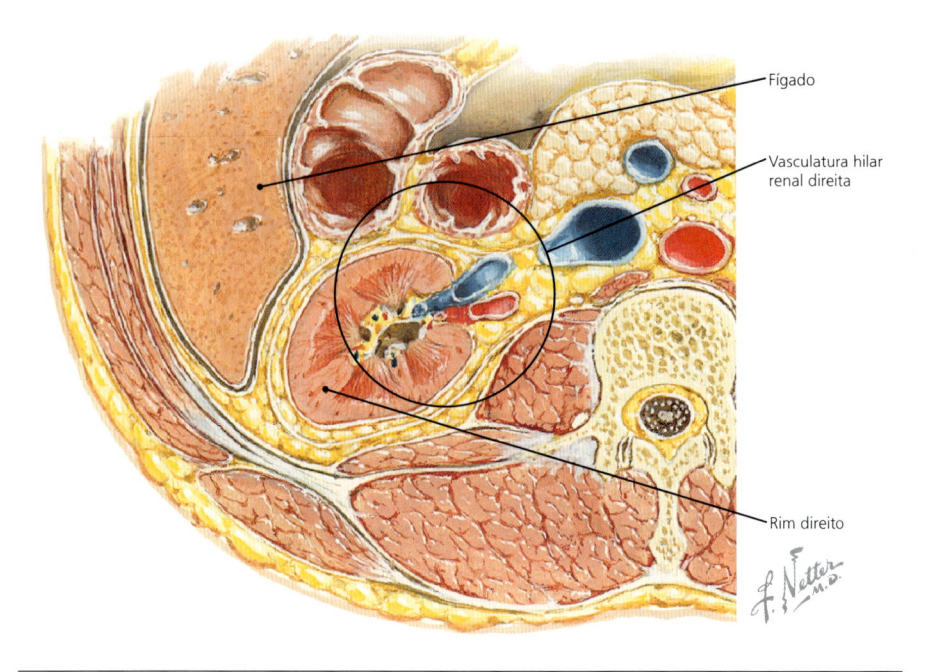

Fáscias renais *(Atlas of Human Anatomy, 6th edition, Plate 315)*

Nota Clínica Ultrassonografia (US) renal com estudo por Doppler do fluxo arterial renal quanto a uma suspeita de hipertensão renovascular pode ser diagnóstica, mas a sensibilidade e a especificidade deste exame são variáveis. US renal pode revelar massa renal ou suprarrenal que poderia causar hipertensão. US dos rins pode ser feita para excluir hidronefrose. A massa renal mais comum é um cisto simples (muitas vezes múltiplos no mesmo paciente) que, dependendo do biotipo do paciente, pode, seguramente ser diagnosticada como um cisto simples por US.

Vasculatura Renal Direita 4

Fígado

Vasculatura hilar renal direita

Rim direito

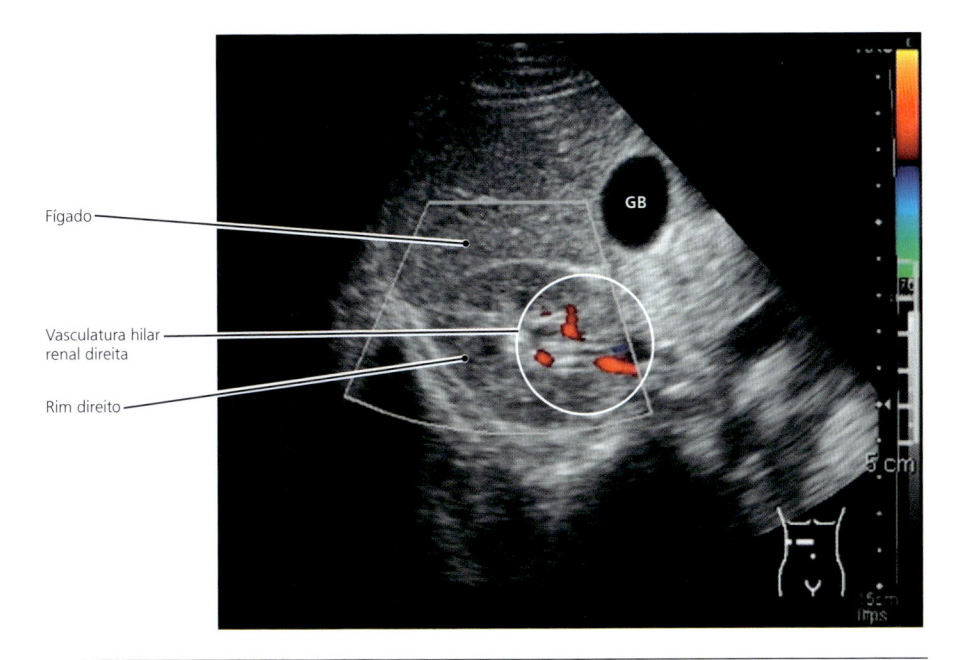

US axial através do rim direito com Dopplerfluxometria colorida

- A vasculatura no hilo renal direito é realçada por *pixels* de cores nas localizações onde existe sinal Doppler a partir de sangue fluindo.
- A textura homogênea do fígado fornece uma "janela" ultrassonográfica que permite boa visualização do rim direito em estudos de US.

Vísceras Abdominais, Corte Parassagital

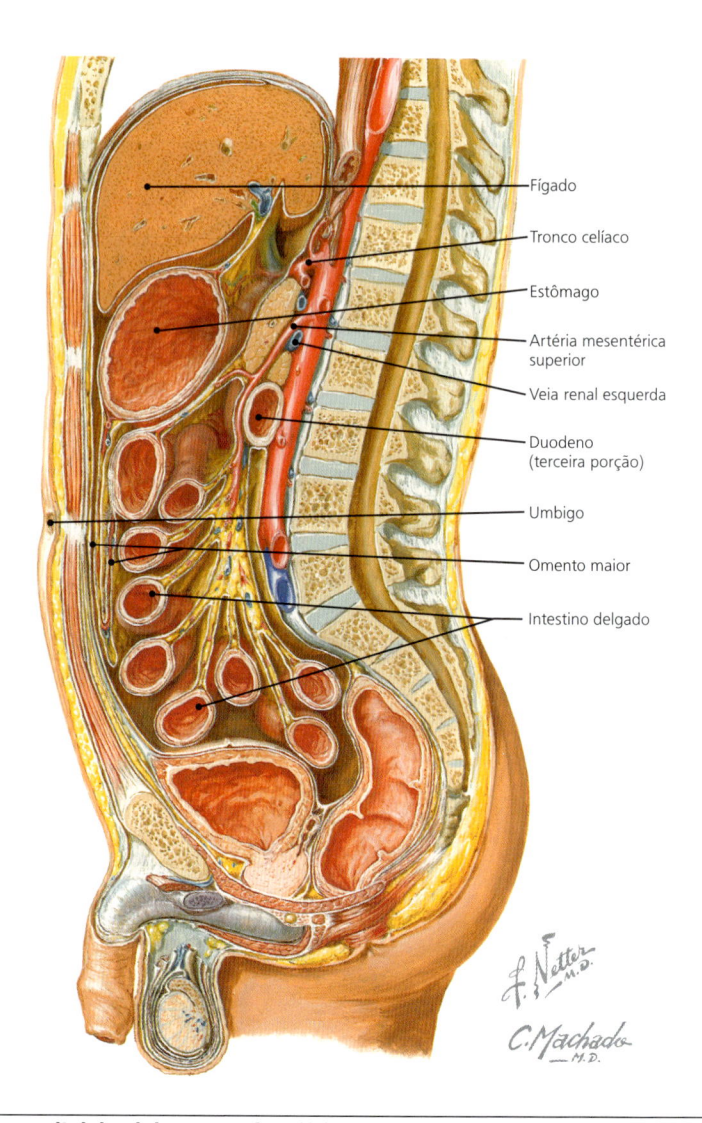

Corte parassagital de abdome e pelve *(Atlas of Human Anatomy, 6th edition, Plate 321)*

> **Nota Clínica** Na síndrome da artéria mesentérica superior (de Wilkie), os órgãos supridos pela SMA descem, fazendo a SMA comprimir a terceira porção do duodeno, resultando em dor epigástrica e outros sintomas de obstrução intestinal.

Vísceras Abdominais, Corte Parassagital

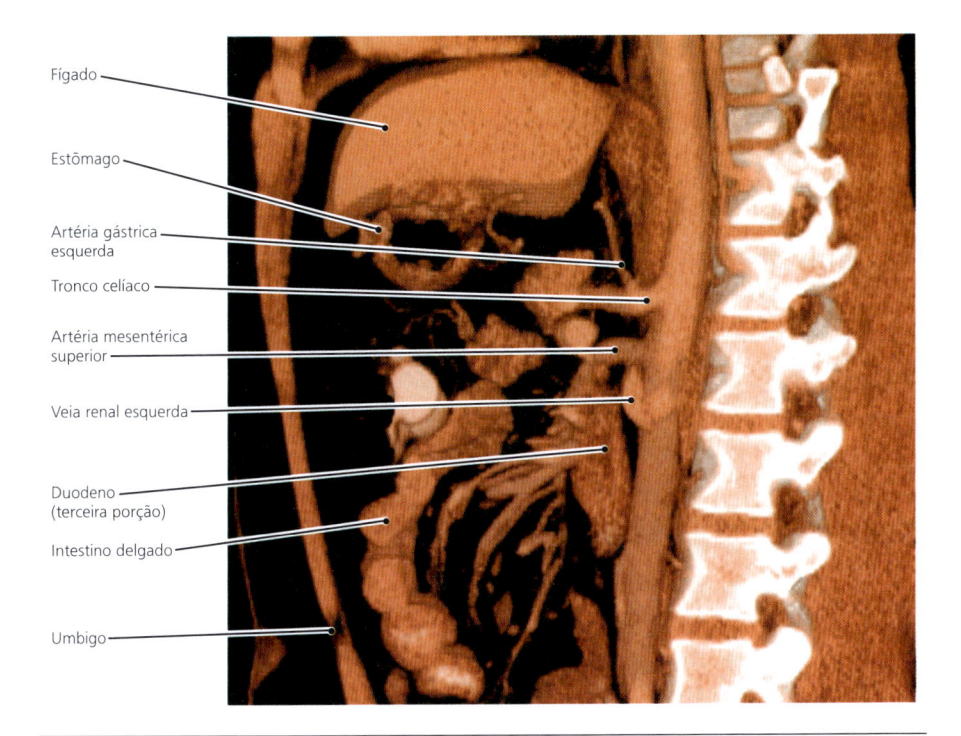

- Fígado
- Estômago
- Artéria gástrica esquerda
- Tronco celíaco
- Artéria mesentérica superior
- Veia renal esquerda
- Duodeno (terceira porção)
- Intestino delgado
- Umbigo

Corte sagital de 30 mm, reconstrução volumétrica, CT com contraste do abdome

- A veia renal esquerda geralmente passa anterior à aorta abdominal para entrar na IVC.
- A artéria gástrica esquerda é o menor ramo do tronco celíaco e supre a curvatura menor do estômago e a parte inferior do esôfago.

Seção 5 Pelve e Períneo

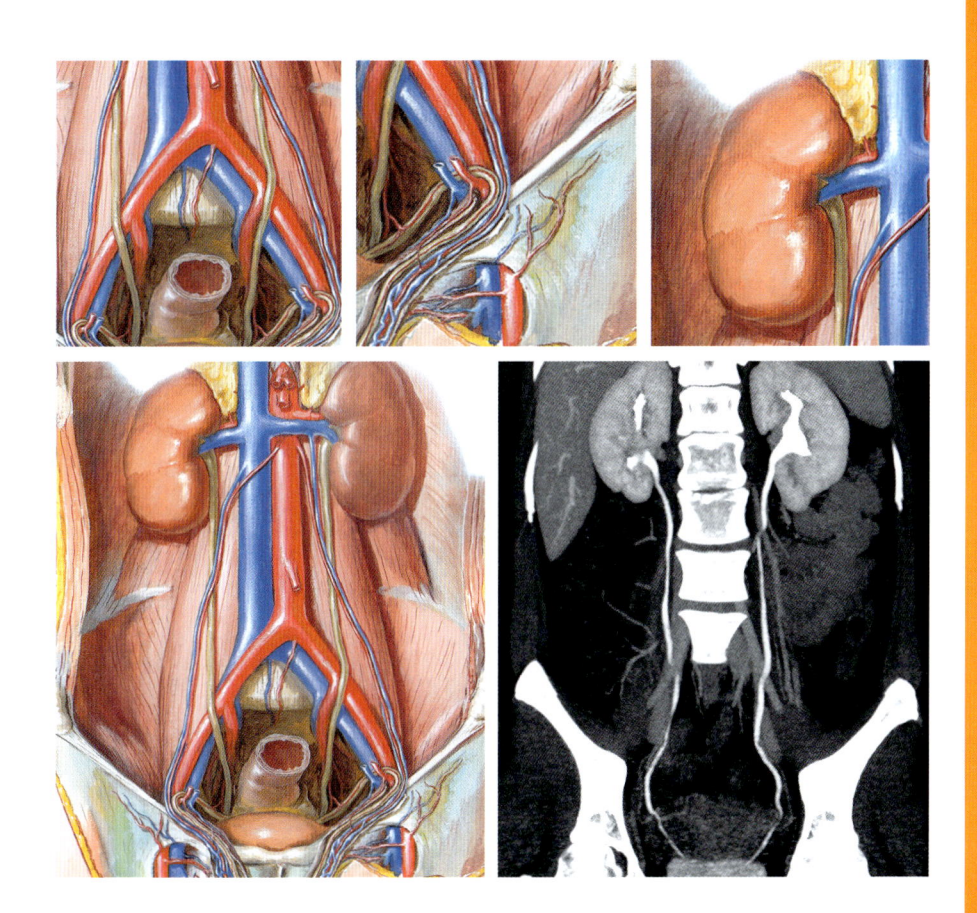

5 Pelve

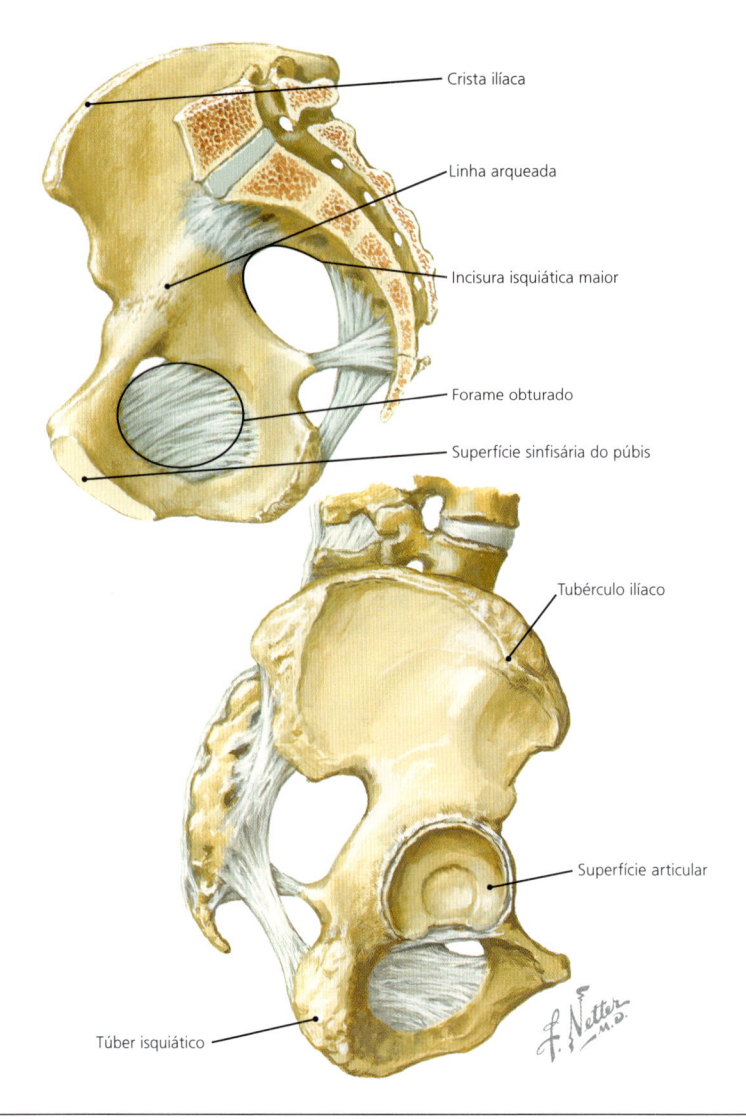

Ossos e ligamentos da pelve *(Atlas of Human Anatomy, 6th edition, Plate 334)*

Crista ilíaca
Linha arqueada
Incisura isquiática maior
Forame obturado
Superfície sinfisária do púbis
Tubérculo ilíaco
Superfície articular
Túber isquiático

> **Nota Clínica** A crista do ílio é o local mais comum para colheita de medula óssea vermelha para transplantação alogênica ou autóloga após perda de medula causada por doença, ou tratamento quimioterápico ou com radiação para câncer. Ela também é o local para obter pequenas amostras de medula para finalidades diagnósticas.

Pelve 5

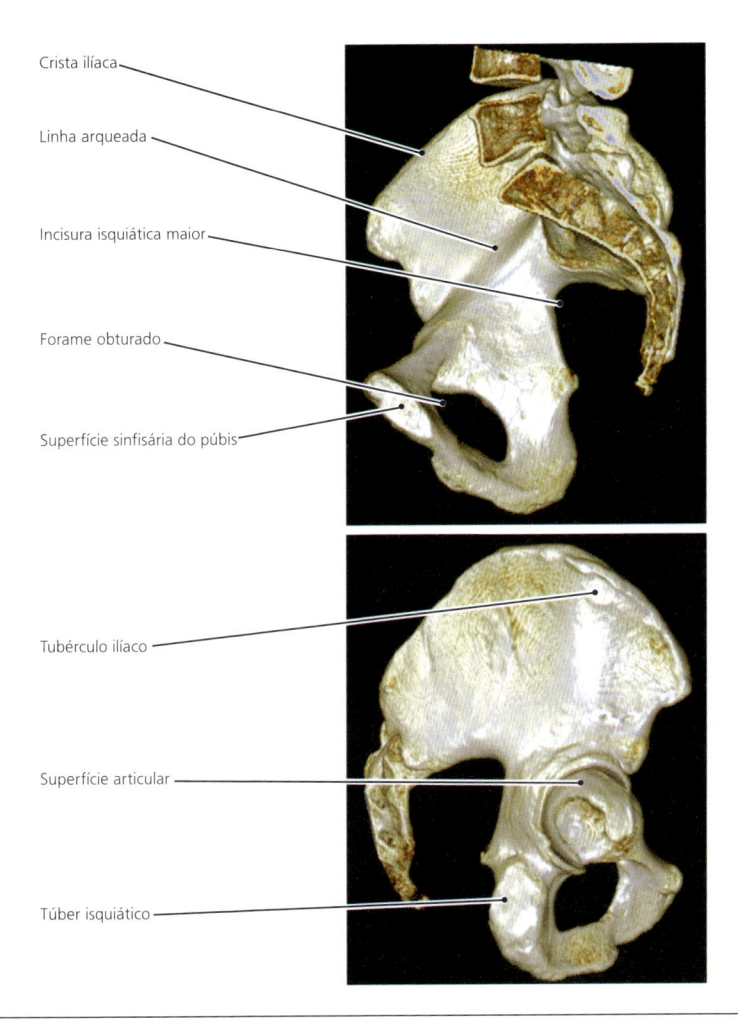

Crista ilíaca
Linha arqueada
Incisura isquiática maior
Forame obturado
Superfície sinfisária do púbis

Tubérculo ilíaco
Superfície articular
Túber isquiático

Reconstrução volumétrica, CT da pelve

- A superfície externa da lâmina ilíaca é o local de fixação dos músculos glúteo médio e mínimo. Estes dois músculos são fundamentalmente responsáveis pela manutenção da estabilidade pélvica quando um pé é levantado do solo (p. ex., durante a fase de balanço da marcha). Eles se inserem, ambos, no trocanter maior do fêmur.
- A superfície semilunar é a parte articular do acetábulo.
- A superfície sinfisária do púbis sofre alterações previsíveis com o envelhecimento, de modo que ela pode ser usada para estimar a idade do material esquelético coletado médico-legal ou arqueologicamente.

Pelve e Períneo

5 Pelve Feminina, Ligamento Redondo e Ovário

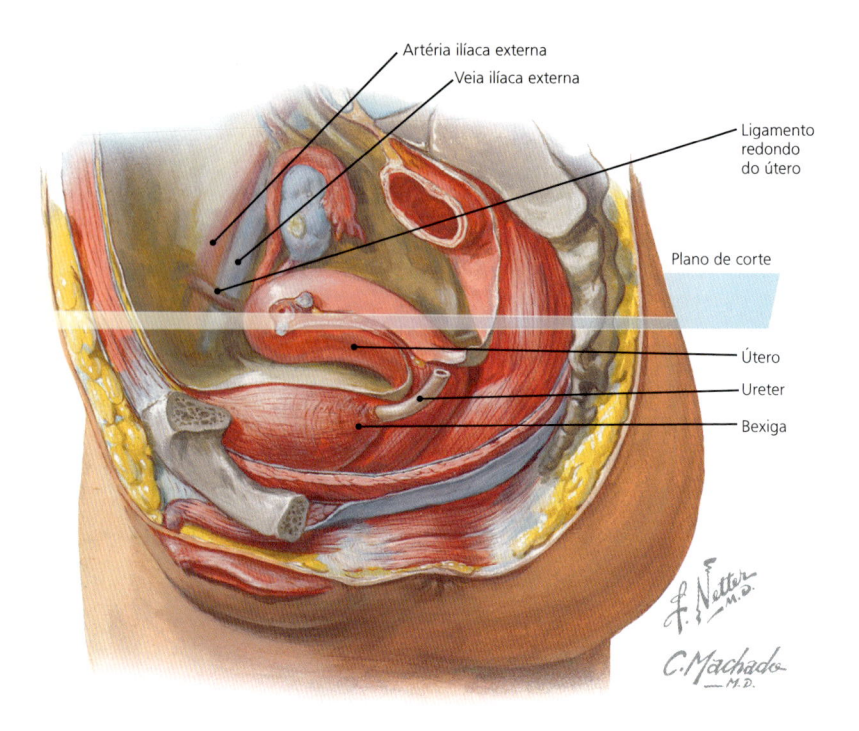

Vista parassagital das vísceras pélvicas femininas *(Atlas of Human Anatomy, 6th edition, Plate 340)*

> **Nota Clínica** Lipomas do ligamento redondo podem imitar sinais de hérnia. Eles devem ser suspeitados em mulher com dor na virilha cujo exame físico é normal.

Pelve Feminina, Ligamento Redondo e Ovário 5

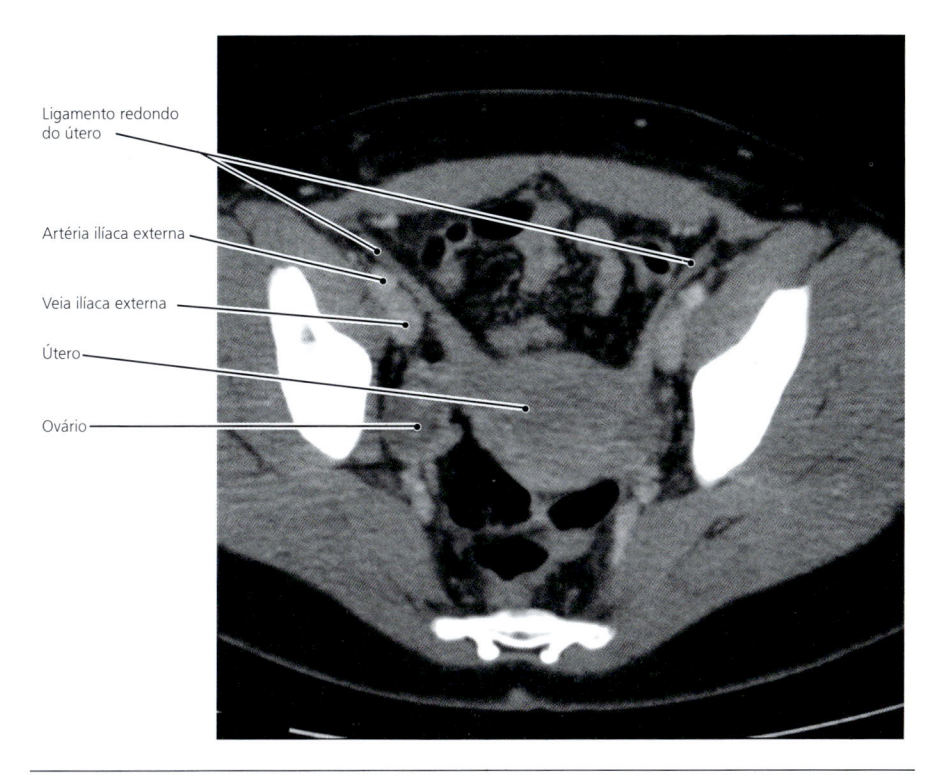

CT com contraste axial da pelve

- O ligamento redondo passa através do canal inguinal para atingir o lábio maior. Vasos linfáticos viajam com o ligamento, de modo que alguma linfa do útero drena para os nodos inguinais.
- A posição do ovário pode variar em uma paciente com a quantidade de distensão da bexiga e intestino e a posição da paciente.

Vísceras Pélvicas Femininas, Vista Sagital

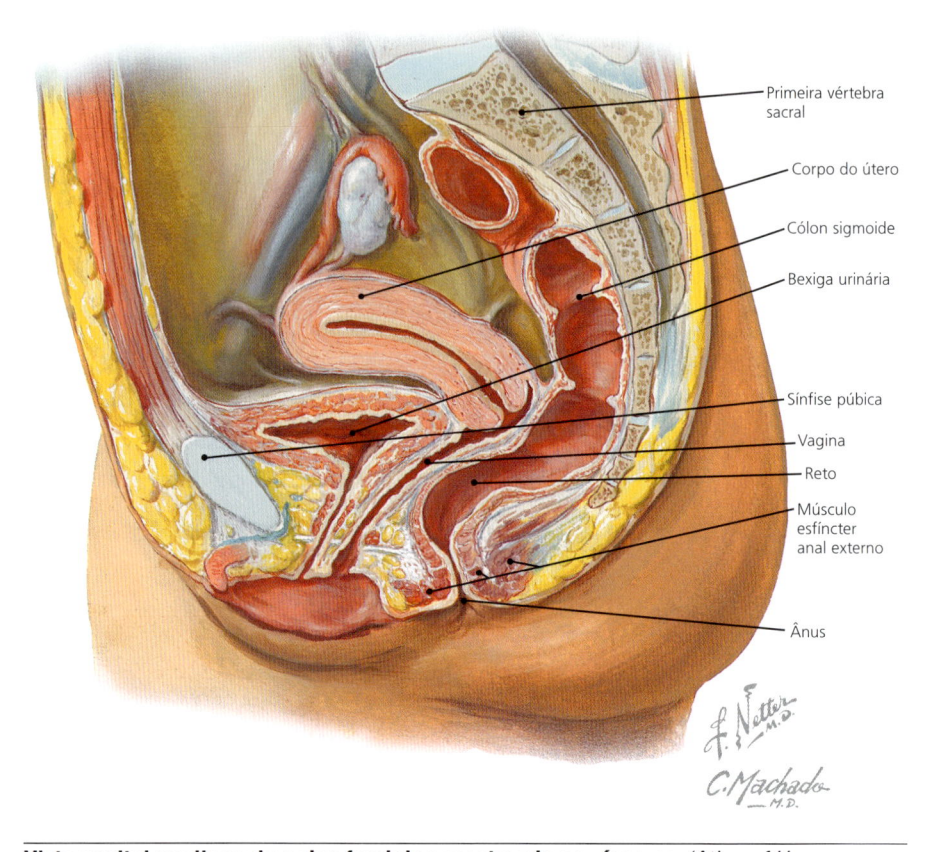

Primeira vértebra sacral
Corpo do útero
Cólon sigmoide
Bexiga urinária
Sínfise púbica
Vagina
Reto
Músculo esfíncter anal externo
Ânus

Vista sagital mediana da pelve feminina mostrando as vísceras *(Atlas of Human Anatomy, 6th edition, Plate 340)*

Nota Clínica Uma retocele ocorre quando a parede anterior do reto faz saliência para dentro da vagina; isto ocorre por causa de fraquezas nos mecanismos de sustentação pélvica (*i. e.*, ligamentos pélvicos) que, às vezes, estão associadas a estiramento repetido causado por múltiplas gravidezes.

Vísceras Pélvicas Femininas, Vista Sagital 5

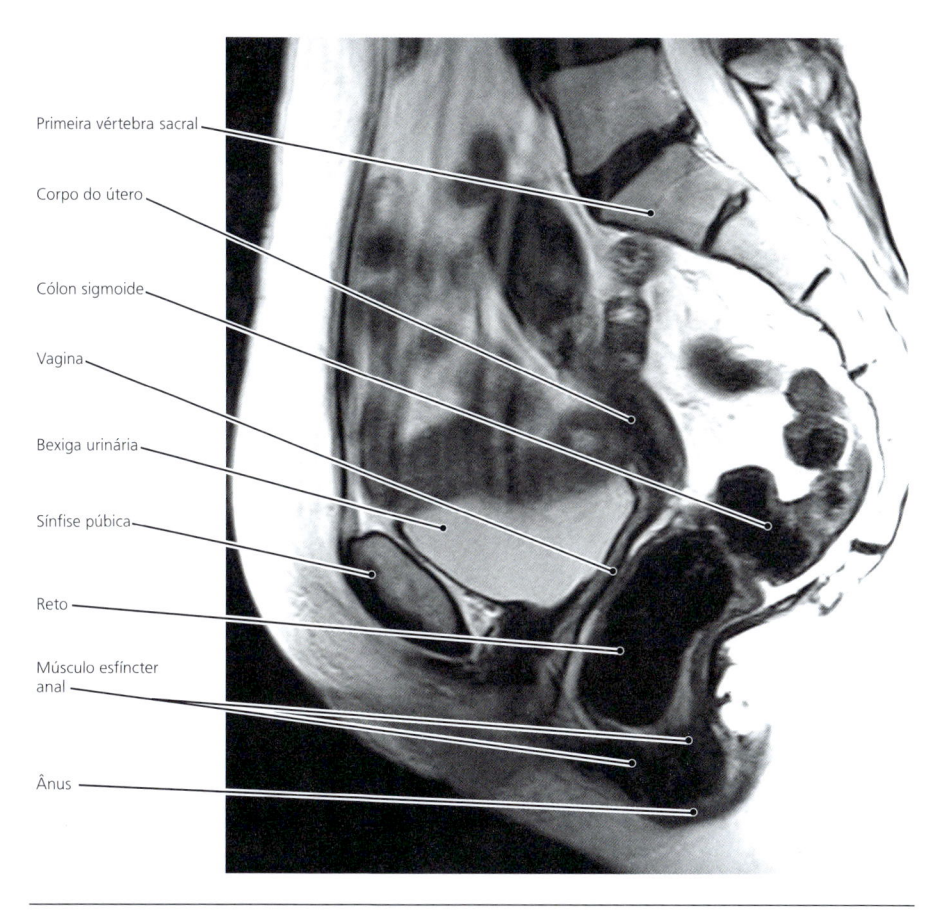

Primeira vértebra sacral
Corpo do útero
Cólon sigmoide
Vagina
Bexiga urinária
Sínfise púbica
Reto
Músculo esfíncter anal
Ânus

Imagem de MR T2 sagital da pelve

- O esfíncter anal possui divisões interna (inervada pelos nervos esplâncnicos pélvicos [parassimpáticos]) e externa (inervada pelos nervos retais inferiores [somáticos]).
- O útero não está bem visto nesta paciente porque grande parte dele se estende para um lado, fora do plano desta imagem sagital mediana. Essa "inclinação" e outras variações do útero são comuns e devem ser mantidas em mente quando se está vendo imagens de corte transversal, para que não sejam tiradas conclusões erradas a respeito de condições uterinas.

Pelve e Períneo

5 | Tubas Uterinas (de Falópio)

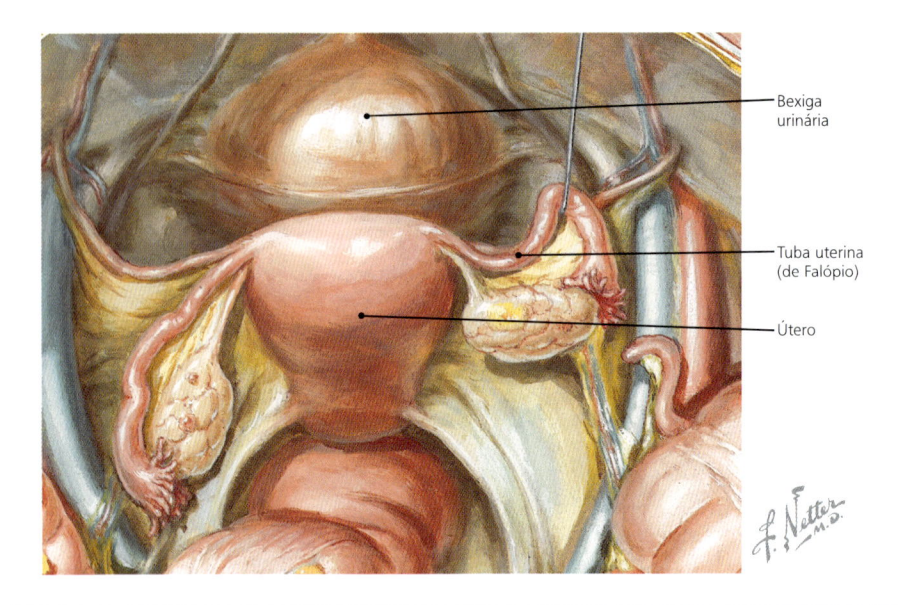

- Bexiga urinária
- Tuba uterina (de Falópio)
- Útero

Tubas Uterinas (de Falópio) *(Atlas of Human Anatomy, 6th edition, Plate 341)*

Nota Clínica Ligadura das tubas uterinas, antigamente um procedimento cirúrgico comum para esterilização eletiva, agora é, frequentemente, feita com dispositivos inseridos nas tubas uterinas durante histeroscopia. Histerossalpingografia (HSG) é usada para identificar oclusão tubária como causa de infertilidade e para documentar oclusão tubária após esterilização eletiva.

Tubas Uterinas (de Falópio)

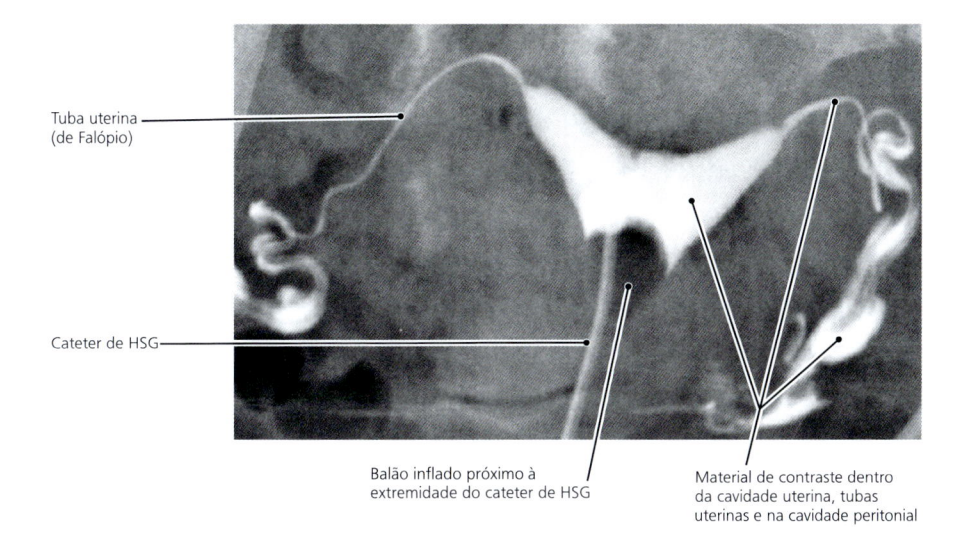

Radiografia AP durante HSG

- Os cornos da cavidade uterina conduzem às tubas uterinas.
- As tubas uterinas podem ser muito móveis.
- As extremidades fimbriadas das tubas uterinas se abrem para a cavidade peritoneal.

5 Bulbo do Pênis, Corte Coronal

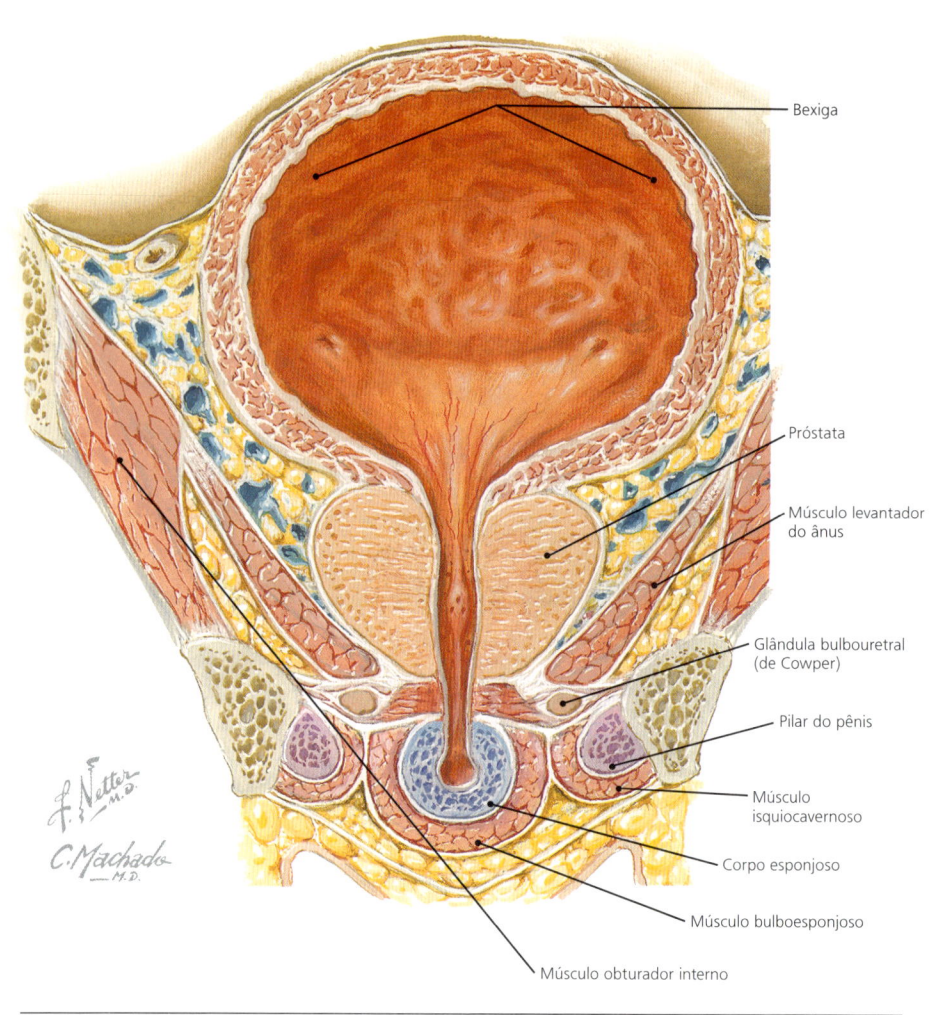

- Bexiga
- Próstata
- Músculo levantador do ânus
- Glândula bulbouretral (de Cowper)
- Pilar do pênis
- Músculo isquiocavernoso
- Corpo esponjoso
- Músculo bulboesponjoso
- Músculo obturador interno

Corte coronal através da bexiga, próstata e bulbo do pênis *(Atlas of Human Anatomy, 6th edition, Plate 348)*

Nota Clínica Um cisto de Cowper ou siringocele é uma tumoração semelhante a um cisto de uma glândula bulbouretral ou um dos seus ductos. Esta condição é, tipicamente, encontrada em meninos jovens ou, ocasionalmente, em homens mais velhos.

Bulbo do Pênis, Corte Coronal 5

Bexiga
Próstata
Músculo levantador do ânus
Glândula bulbouretral (de Cowper)
Pilar do pênis
Músculo isquiocavernoso
Corpo esponjoso
Músculo bulboesponjoso
Músculo obturador externo

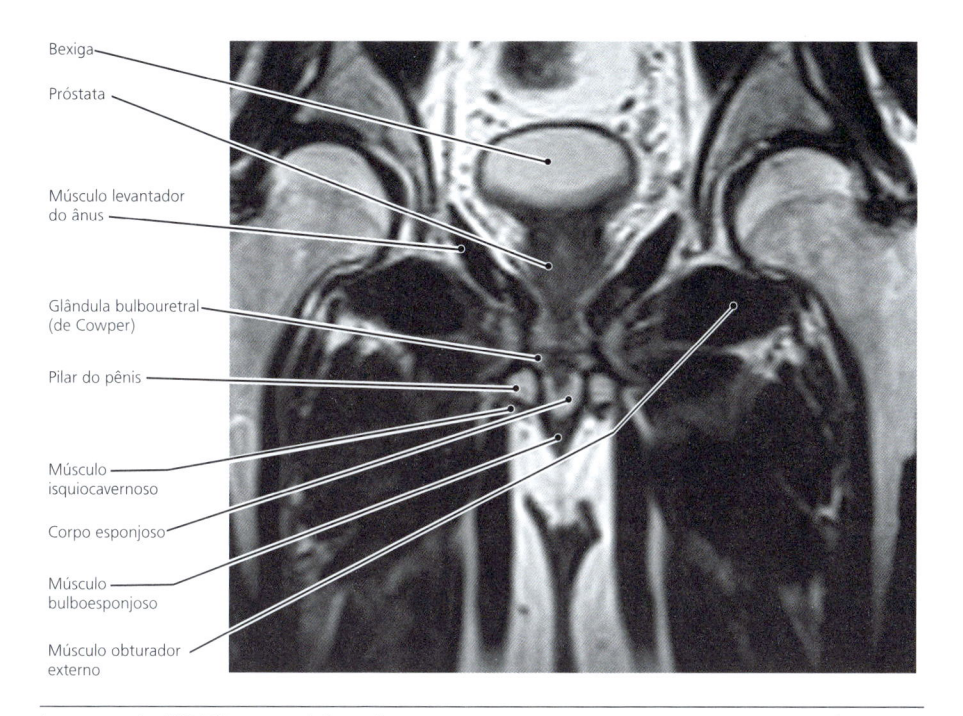

Imagem de MR T2 coronal da pelve

- O músculo levantador do ânus compreende a maior parte do diafragma pélvico e é fundamental para a manutenção da continência urinária e fecal.
- O músculo bulboesponjoso é um esfíncter da uretra e pode desempenhar um papel em manter uma ereção ao forçar sangue para dentro do pênis distal.
- Os músculos isquiocavernosos também funcionam dessa maneira para manter uma ereção.

5 Útero e Tuba Uterina

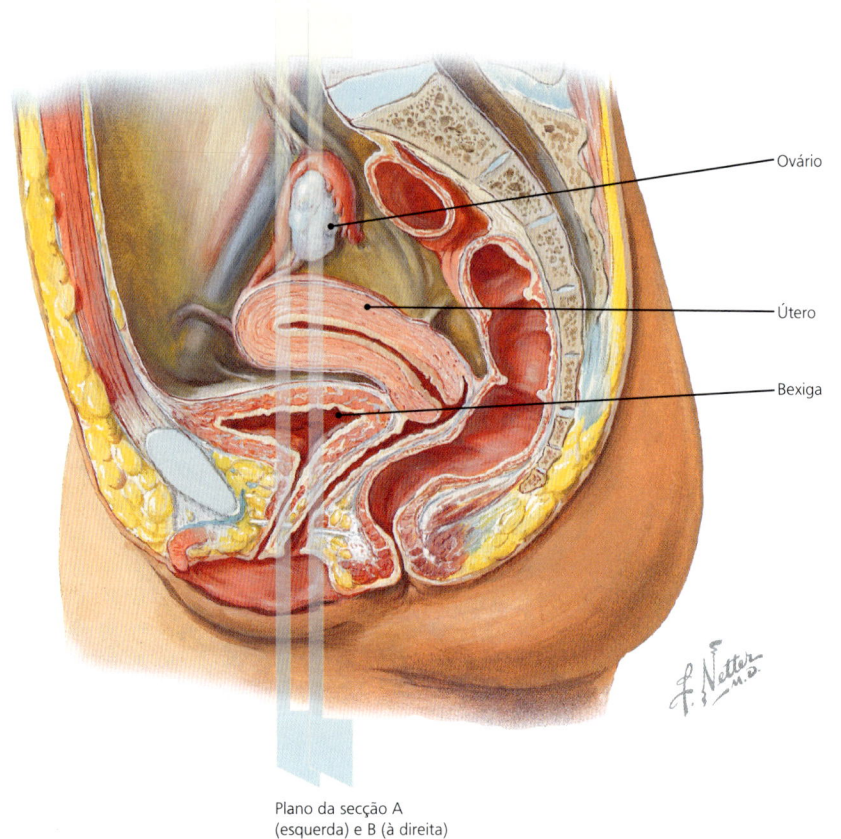

Ovário

Útero

Bexiga

Plano da secção A (esquerda) e B (à direita)

Vista mediossagital da pelve feminina mostrando as vísceras *(Atlas of Human Anatomy, 6th edition, Plate 340)*

Nota Clínica Conforme mostrado na imagem superior na página oposta, o contraste intrínseco de tecido mole em MRI é clinicamente útil ao examinar o útero. Observar o endométrio hiperintenso (brilhante) central rodeado pela zona transicional hipointensa (mais escura), bem como o sinal intermediário a alto do miométrio. Fibromas uterinos, adenomiose e hiperplasia e carcinoma endometrial são claramente mostrados em MRI pélvica.

Útero e Tuba Uterina 5

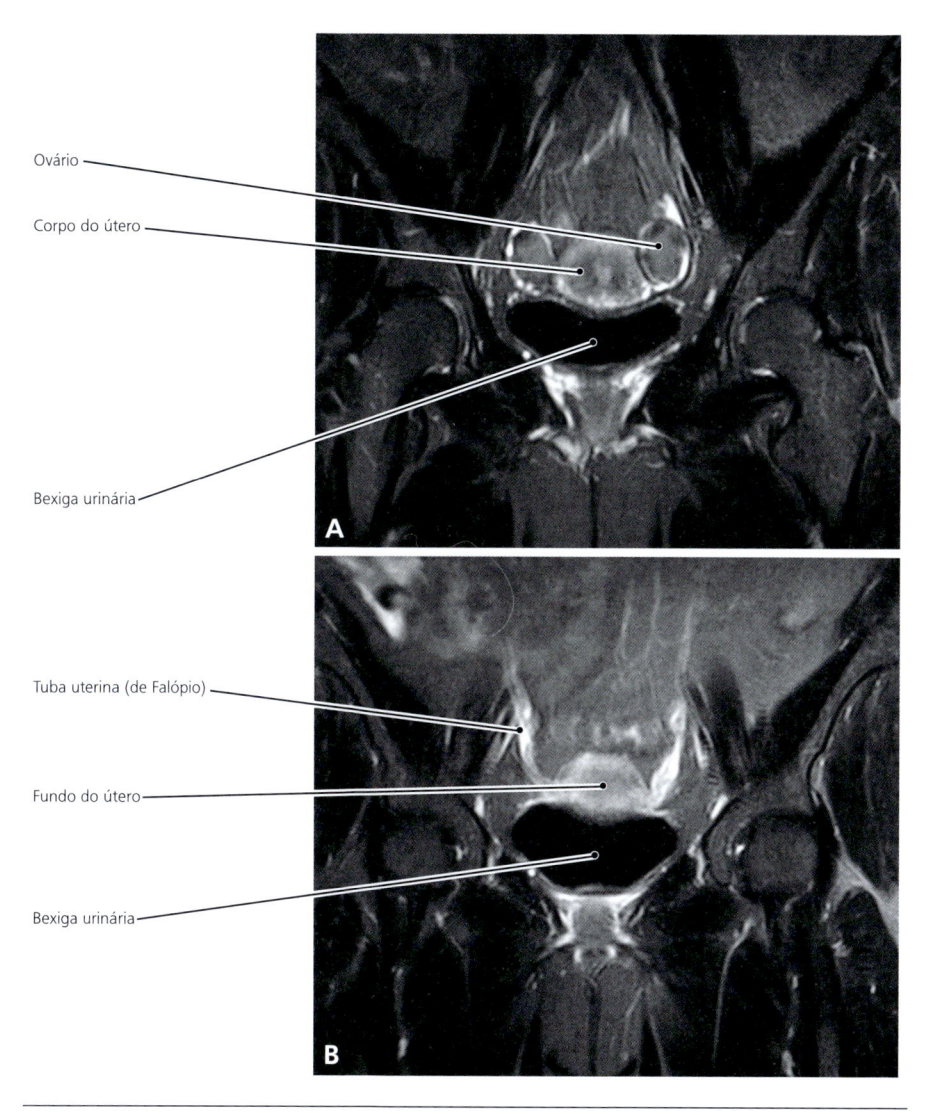

Imagens de MR T2 FS coronais da pelve; a imagem *A* é anterior a *B*

- A imagem é um corte transversal ao longo do eixo curto do útero, que está na sua posição comum antevertida.
- Notar os pequenos focos arredondados de alto sinal T2 na periferia de ambos os ovários, representando pequenos folículos cheios de líquido

5 Útero e Anexos

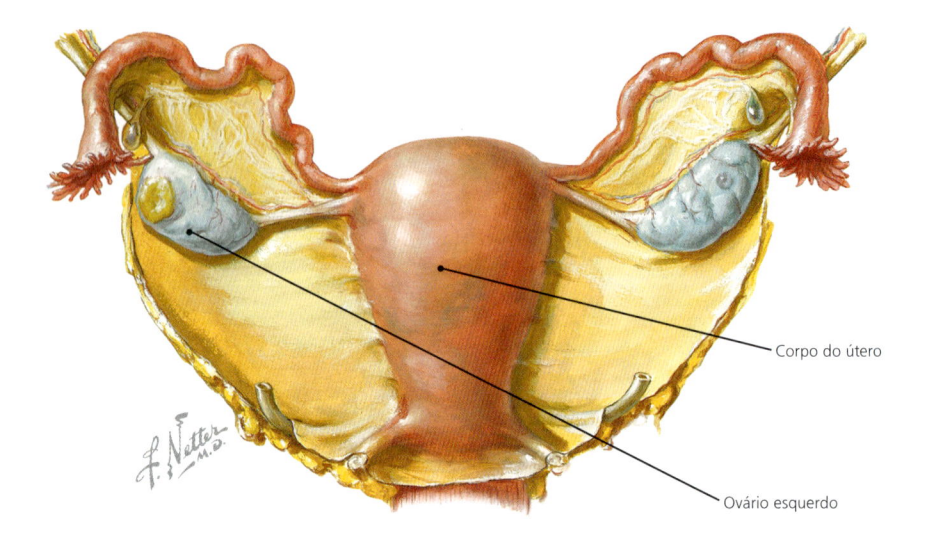

Corpo do útero

Ovário esquerdo

Vista posterior do útero e estruturas associadas *(Atlas of Human Anatomy, 6th edition, Plate 352)*

Nota Clínica Dor pélvica em pacientes femininas pode ter muitas causas – por exemplo, cistos ovarianos, gravidez ectópica, endometriose e doença inflamatória pélvica (PID). Ultrassonografia oferece um procedimento relativamente fácil (e não ionizante) que pode confirmar ou excluir muitas destas condições.

Útero e Anexos 5

Parede abdominal anterior

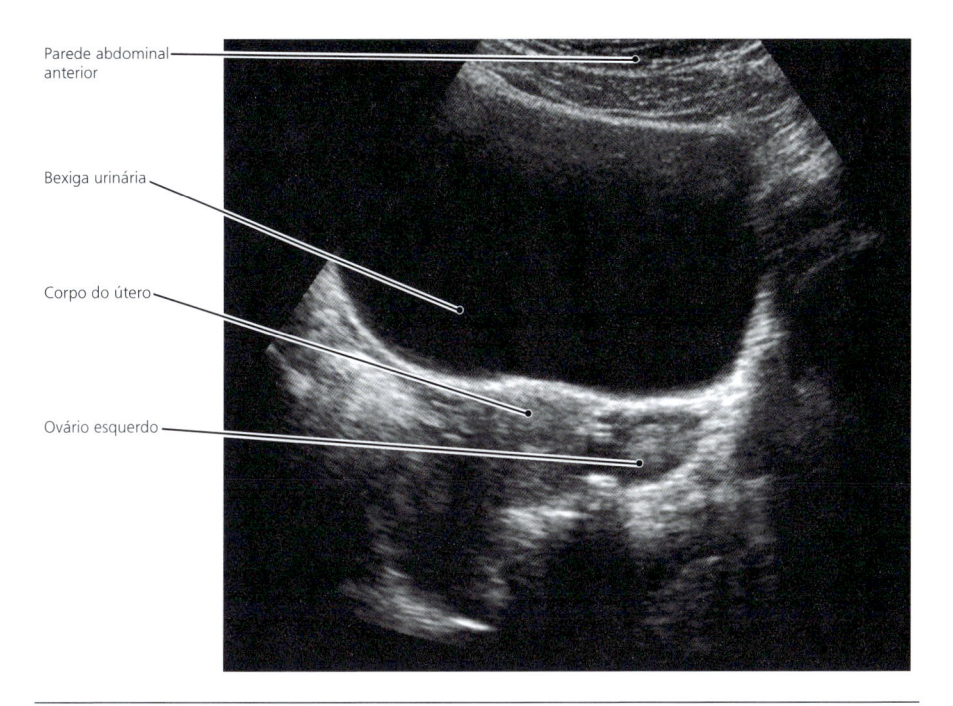

Bexiga urinária

Corpo do útero

Ovário esquerdo

Ultrassonografia transabdominal da pelve feminina, imagem transversa

- O transdutor de ultrassom usado para gerar esta imagem foi colocado sobre a parede abdominal anterior e a bexiga cheia de líquido forneceu uma "janela" através da qual as estruturas mais posteriores foram imageadas.
- O ovário direito está obscurecido pelo sombreamento por uma alça intestinal cheia de gás. Em razão da mobilidade das alças intestinais e ovários, bem como as variadas orientações do útero, obter imagens de ultrassom ideais das estruturas pélvicas pode ser difícil com escaneamento transabdominal. Escaneamento com ultrassonografia transvaginal é, por essa razão, usado comumente.

5 Períneo Feminino

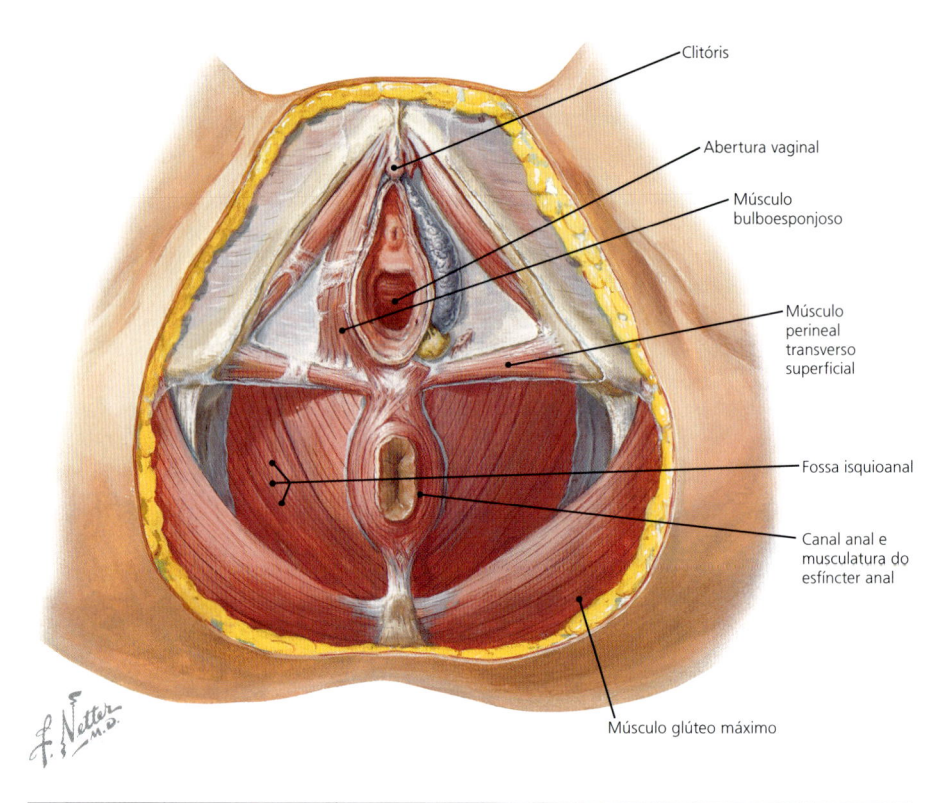

Dissecção superficial do períneo feminino *(Atlas of Human Anatomy, 6th edition, Plate 356)*

> **Nota Clínica** Lesões obstrutivas congênitas da vagina – hidrometrocolpo e hematocolpo – se apresentam em várias idades. Apresentações típicas em recém-nascidas são massa abdominal, sepse neonatal e angústia respiratória. Em adolescentes, a apresentação inclui dor abdominal, disfunção para urinar e dor nas costas. Adultas podem-se apresentar com infertilidade ou incapacidade de ter intercurso (ou ambas).

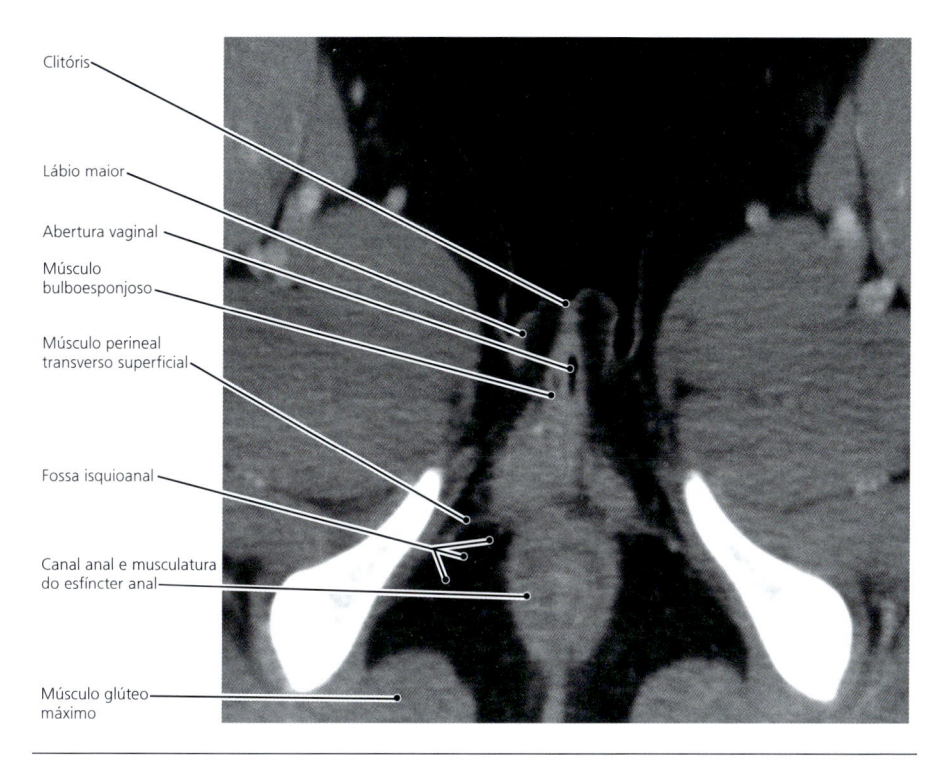

Períneo Feminino 5

Clitóris
Lábio maior
Abertura vaginal
Músculo bulboesponjoso
Músculo perineal transverso superficial
Fossa isquioanal
Canal anal e musculatura do esfíncter anal
Músculo glúteo máximo

Reconstrução axial oblíqua, CT com contraste da pelve

- O clitóris é um corpo erétil composto apenas do corpo cavernoso.
- O músculo perineal transverso superficial se fixa ao corpo perineal e fornece suporte a esta região.
- O músculo bulboesponjoso é um esfíncter da vagina.

5 Períneo e Períneo Profundo Femininos

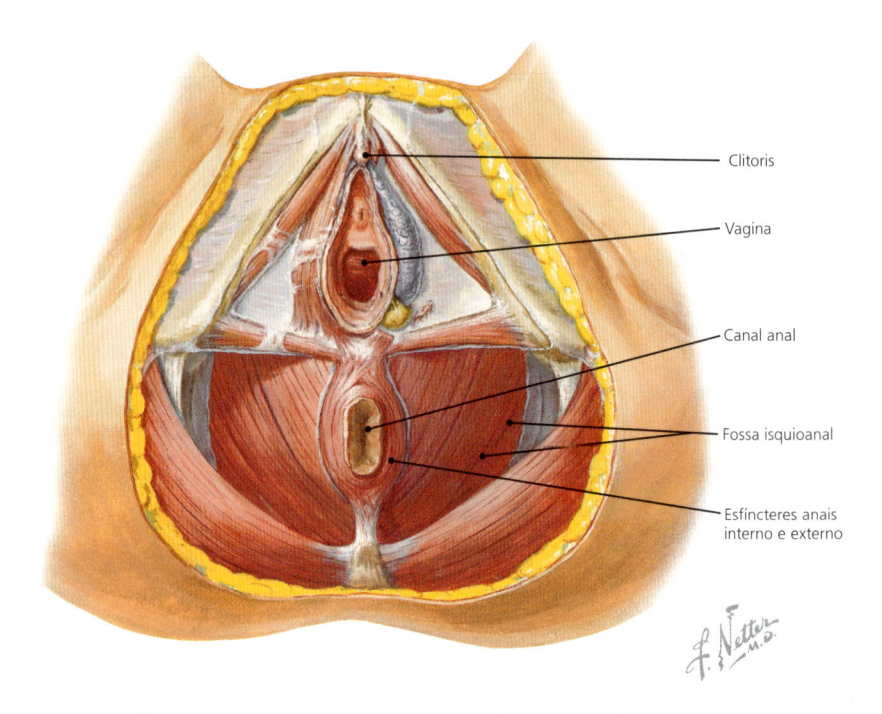

Períneo e períneo profundo femininos *(Atlas of Human Anatomy, 6th edition, Plate 356)*

> **Nota Clínica** Ultrassonografia perineal não é um procedimento comum, mas é usada algumas vezes durante o parto para avaliar a progressão fetal, e, em mulheres, para avaliar incontinência de esforço.

Períneo e Períneo Profundo Femininos

Labels on image: Vagina; Canal anal; Fossa isquioanal; Esfíncteres anais interno e externo

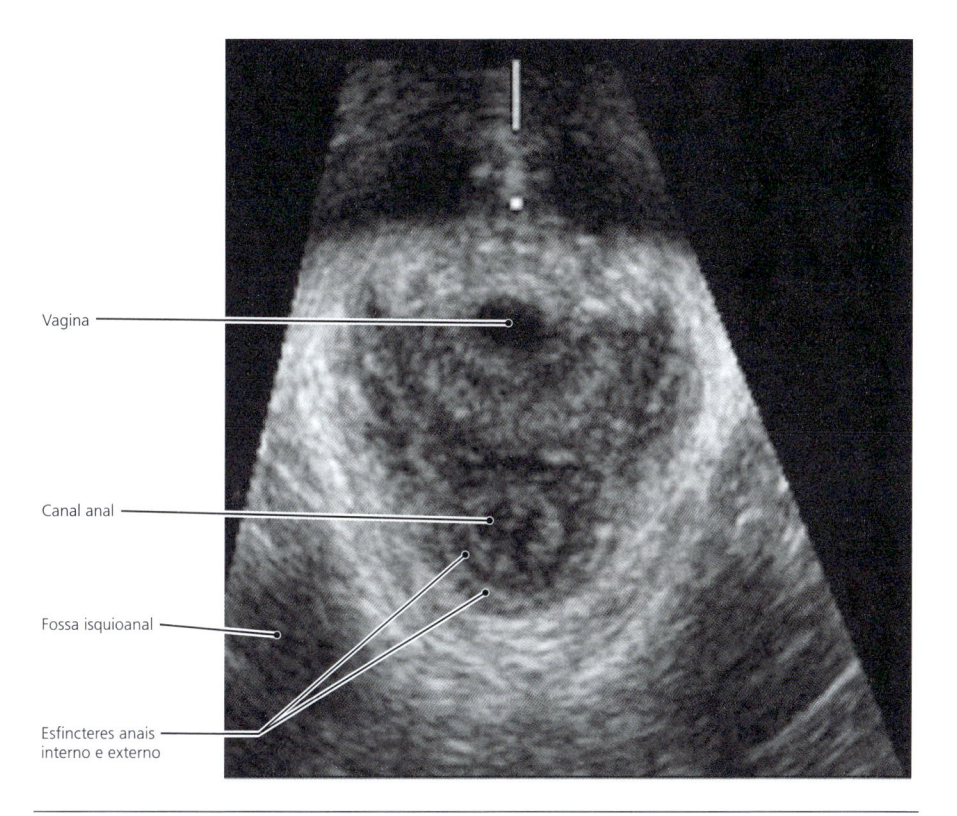

US perineal *(De: Unger CA, Weinstein MM, Pretorius DH: Pelvic floor imaging. Ultrasound Clin 5:313-330, 2010)*

- Pregas mucosas do canal anal são hiperecoicas (brilhantes) e nitidamente aparentes na imagem.
- O fino anel do esfíncter anal interno hipoecoico rodeia a mucosa. O esfíncter anal externo é um anel de tecido hiperecoico. A diferença em ecogenicidade das duas camadas musculares reflete diferente arquitetura interna.

5 Pênis, Corte Transversal

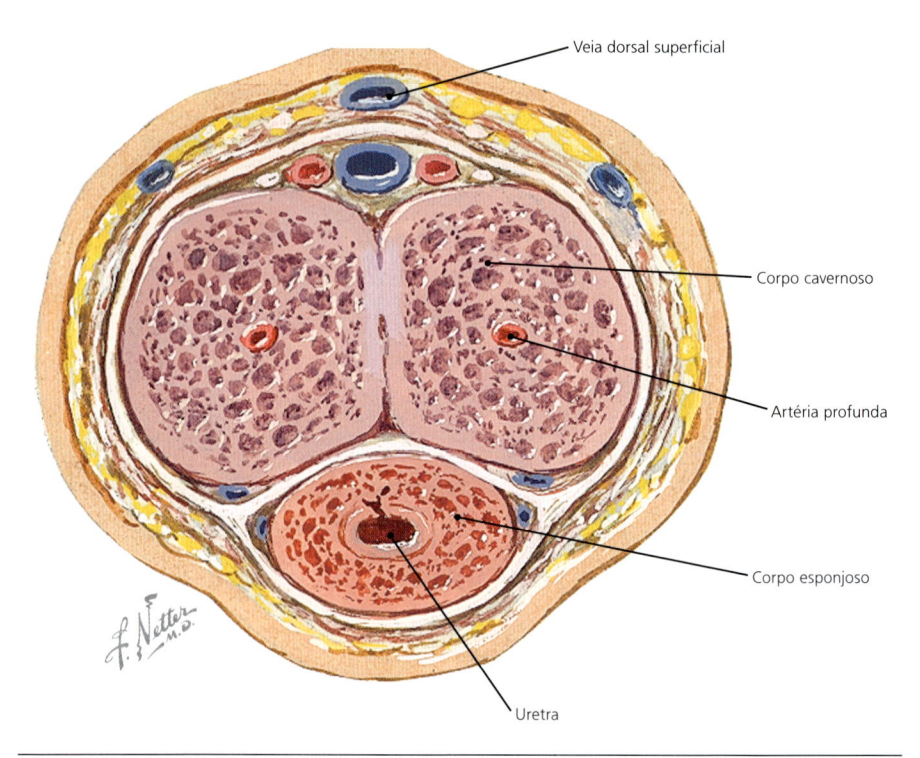

Corte transversal através do corpo do pênis *(Atlas of Human Anatomy, 6th edition, Plate 359)*

Labels: Veia dorsal superficial; Corpo cavernoso; Artéria profunda; Corpo esponjoso; Uretra

Nota Clínica Hipospadia é a anormalidade congênita mais comum do pênis; na hipospadia a uretra se abre no lado inferior (ventral) do pênis ou do escroto.

Pênis, Corte Transversal 5

Veia dorsal superficial

Corpo cavernoso

Corpo esponjoso

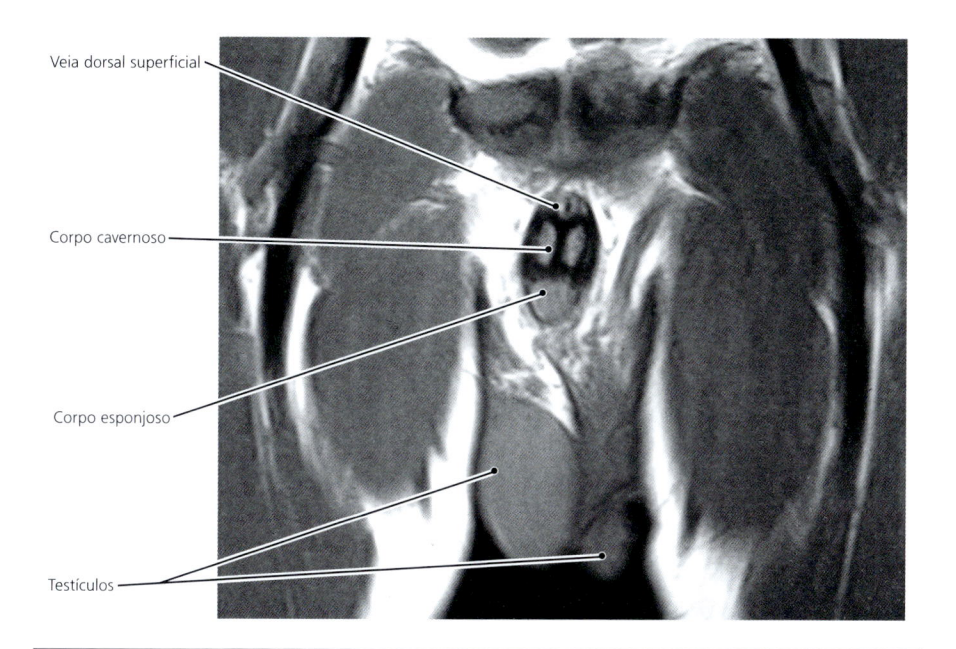

Testículos

Imagem de MR T1 coronal através do pênis

- As paredes finas da uretra normalmente estão colapsadas e são indistinguíveis do corpo esponjoso circundante em MRI. Se uma imagem fosse tirada durante micção, a uretra apareceria em escuro *(flow void)* nesta imagem de T1.

- Ingurgitamento dos corpos cavernosos com sangue é o principal responsável pela ereção peniana. O sangue é derivado da artéria pudenda interna através das artérias profunda e dorsal do pênis.

Pelve e Períneo

5   Vesículas Seminais

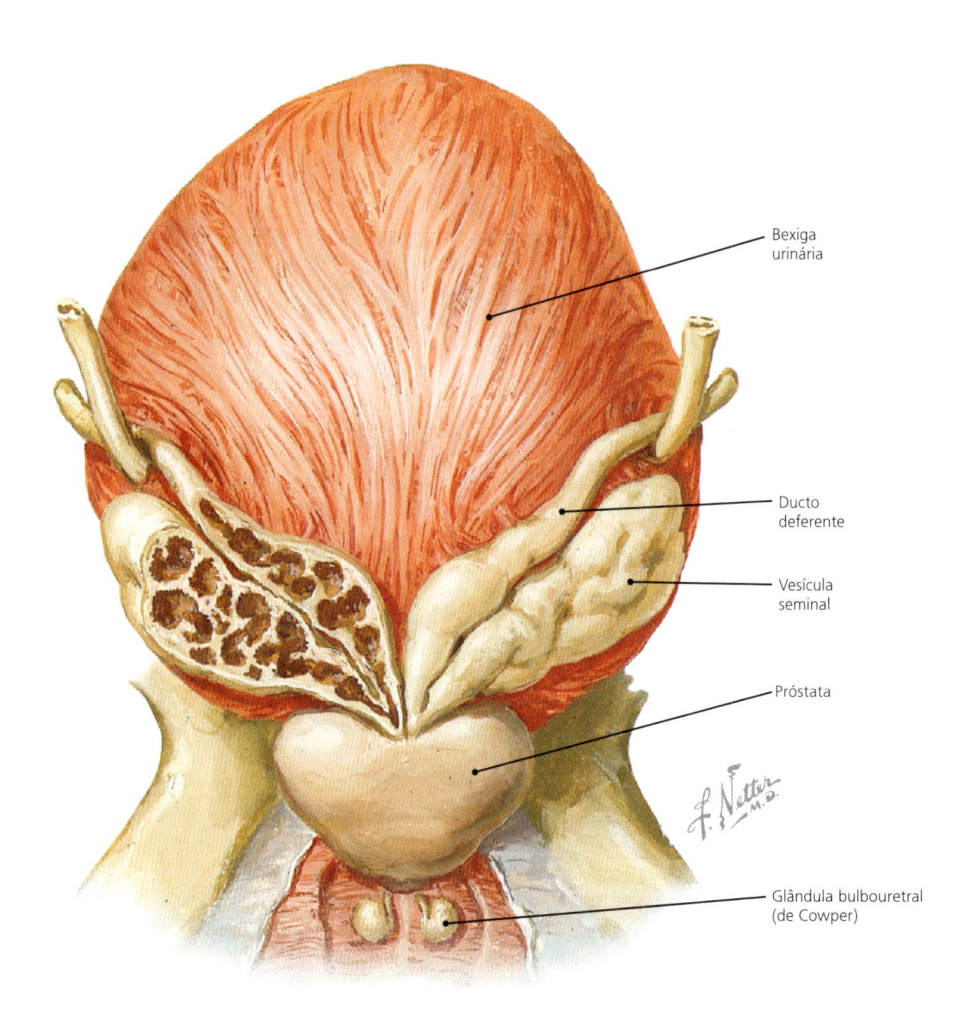

Vista posterior das vesículas seminais *(Atlas of Human Anatomy, 6th edition, Plate 362)*

> **Nota Clínica**   Dilatação das vesículas seminais é associada à obstrução de ducto ejaculatório e infertilidade e é visível em uma imagem de ultrassom transretal (TRUS) (ver p. 319).

Vesículas Seminais 5

Ducto deferente
Vesículas seminais
Próstata
Bulbo do pênis

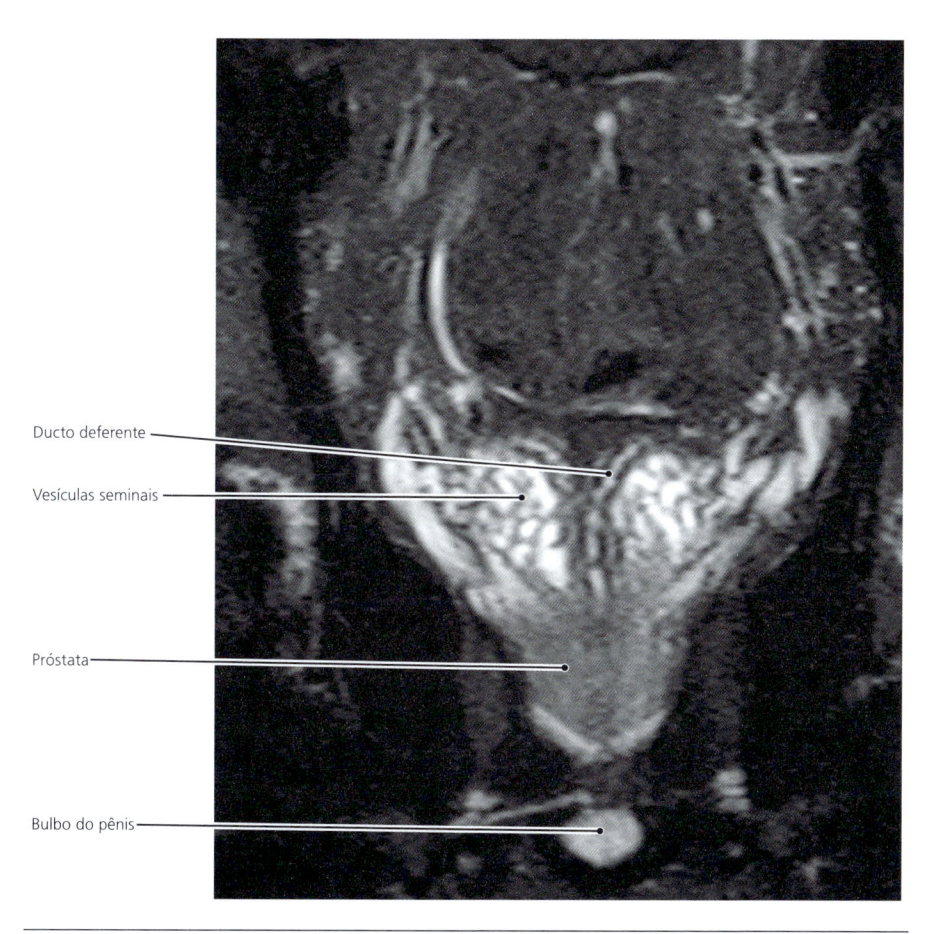

Imagem de MR coronal T2 das vesículas seminais

- A bexiga não é visível nesta imagem porque ela é anterior a este corte coronal.
- A ampola do ducto deferente e o ducto da vesícula seminal se combinam para formar o ducto ejaculatório.

5 Próstata, Vista Coronal

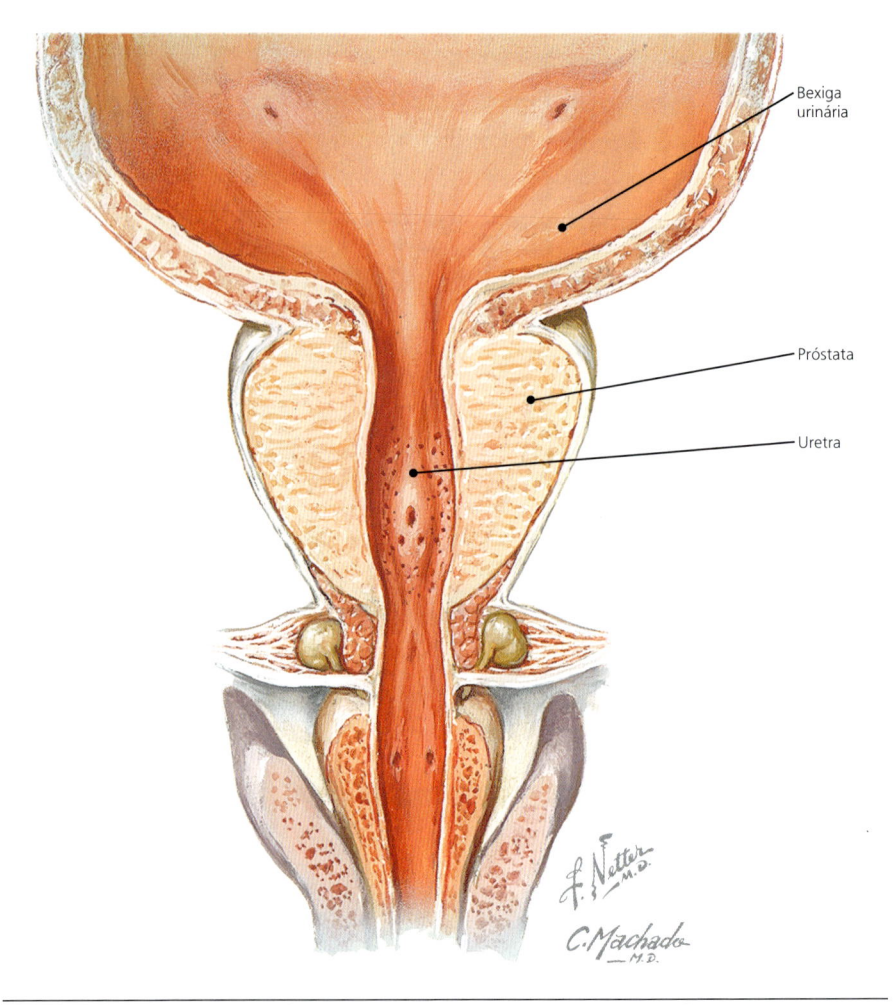

Corte coronal da bexiga, próstata e porção bulbar da uretra esponjosa
(Atlas of Human Anatomy, 6th edition, Plate 362)

> **Nota Clínica** Carcinoma da próstata (câncer da próstata) é o câncer visceral mais comum em homens. Em mais de 70% dos casos, o câncer se origina na zona periférica da glândula, classicamente em uma localização posterior, e assim é palpável por meio de um exame retal.

Próstata, Vista Coronal

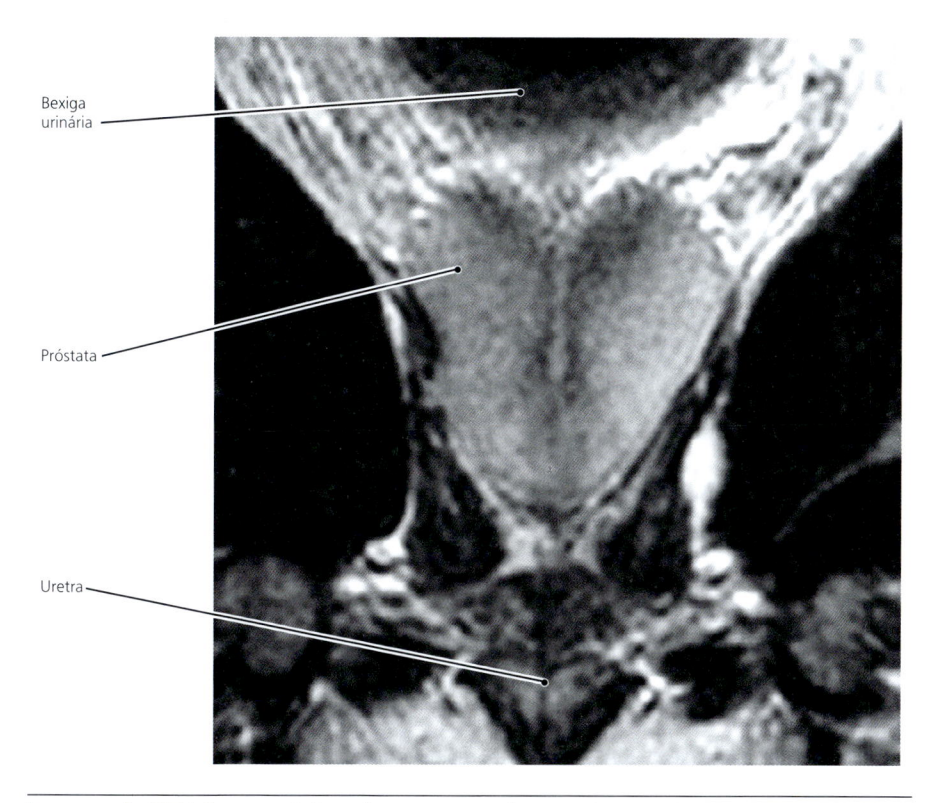

Imagem de MR T2 coronal da próstata em um homem jovem *(De: Rajesh A, Coakley FV: MR imaging and MR spectroscopic imaging of prostate cancer. Magn Reson Imaging Clin N Am 12(3):557-579, 2004)*

- A próstata é pequena neste paciente e diferenciação zonal não é apreciável.
- Diferenciação zonal se torna mais aparente com envelhecimento e, em contraste com carcinoma, hipertrofia prostática benigna (BPH) geralmente tem origem na zona transicional.
- Diferenciação zonal pode ser mais bem apreciada em uma imagem de TRUS.
- Os nervos cavernosos (parassimpáticos) que estimulam ereção peniana aderem à próstata e têm que ser "descascados" da glândula durante prostatectomia radical para câncer a fim de evitar impotência.

5   Testículo e Epidídimo

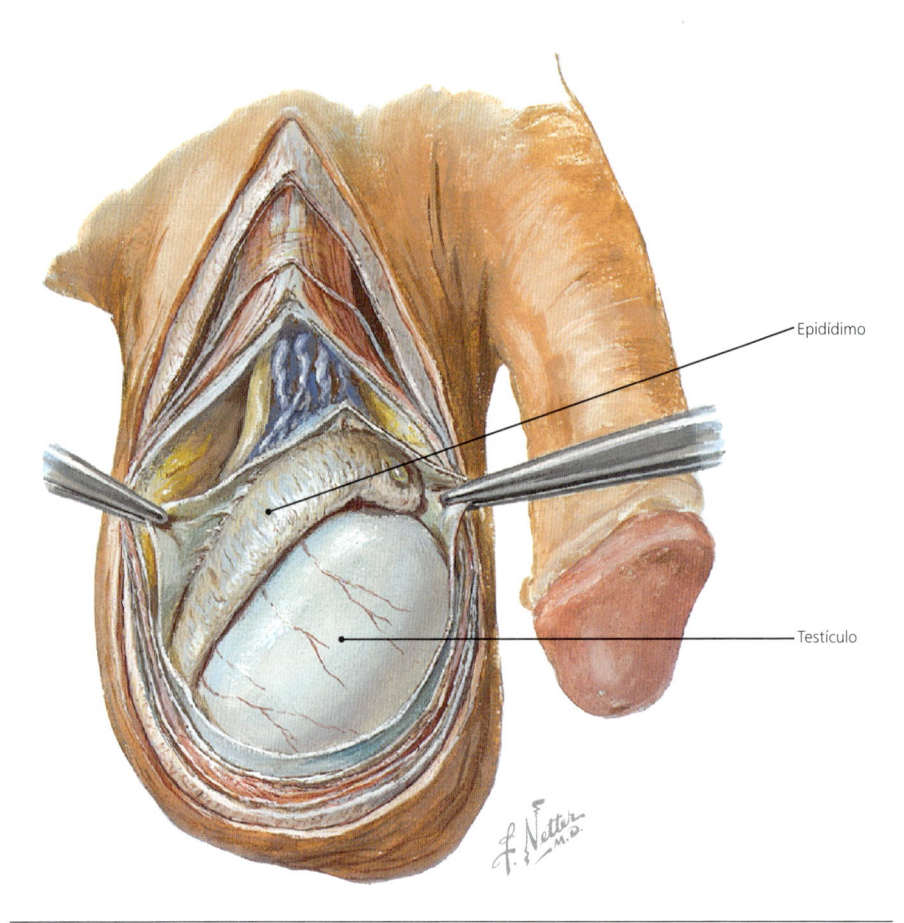

Pênis, testículo e epidídimo *(Atlas of Human Anatomy, 6th edition, Plate 365)*

Nota Clínica   Inflamação aguda do epidídimo, epididimite, resulta em edema do escroto e dor no testículo. Ela pode ser demonstrada em ultrassonografia com Doppler de fluxo em cores.

Testículo e Epidídimo 5

Epidídimo

Testículo

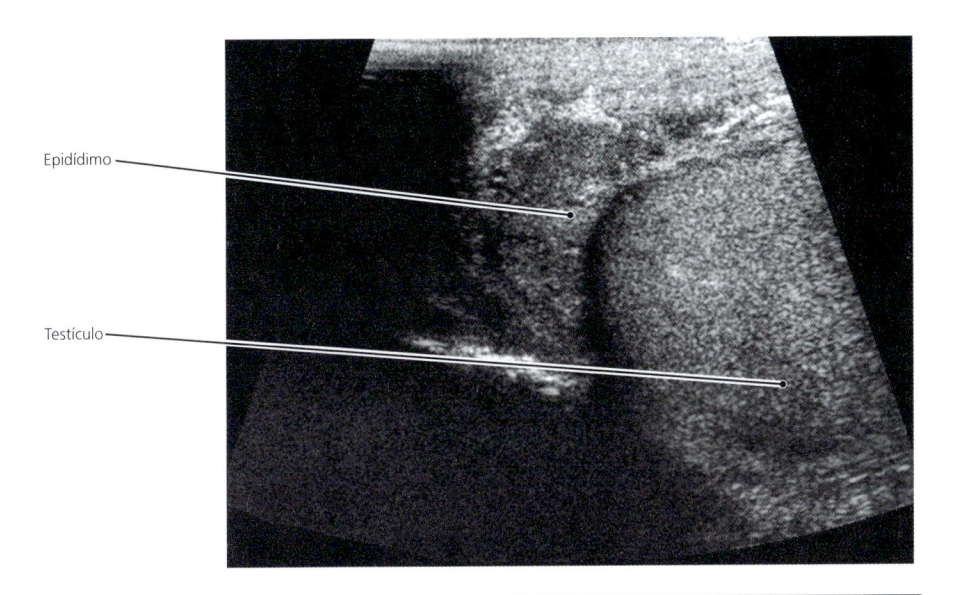

Ultrassonografia do testículo e epidídimo

- Ultrassonografia é o procedimento de escolha para uma massa testicular suspeita porque a ecogenicidade das massas testiculares é capaz de diferenciá-las claramente do tecido testicular normal.
- O epidídimo permite armazenamento e maturação de espermatozoides; ele está localizado entre o testículo e o ducto deferente.

5 Fossa Isquioanal

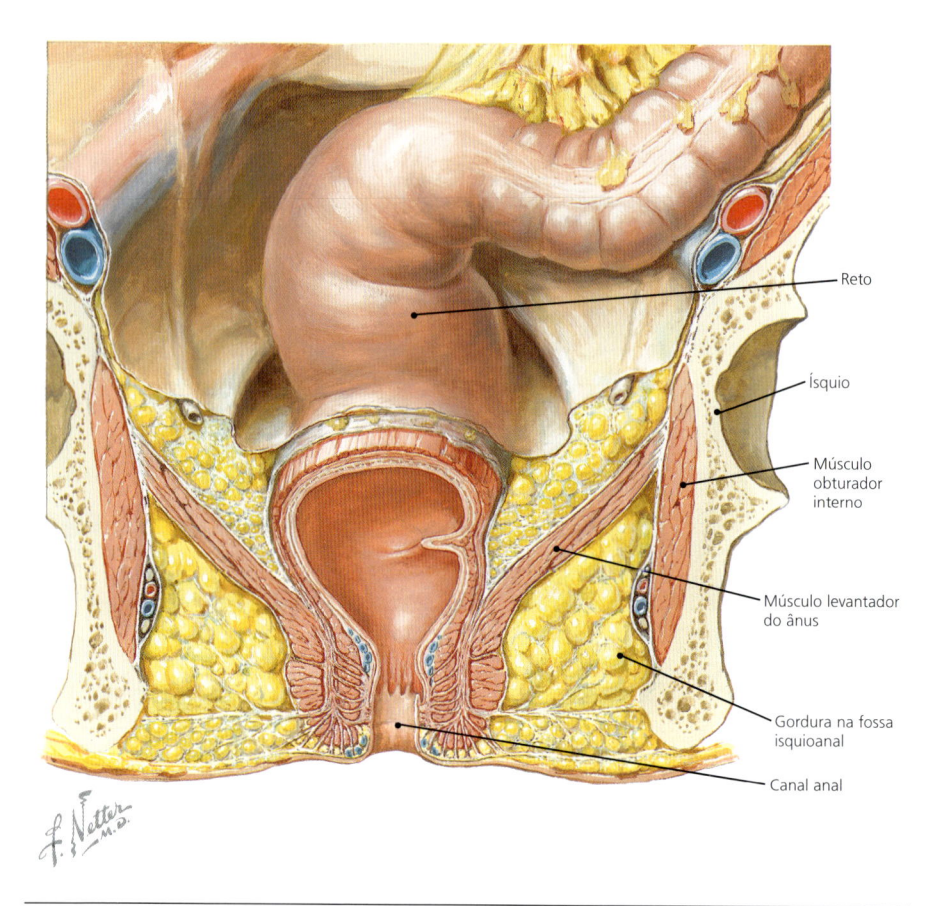

- Reto
- Ísquio
- Músculo obturador interno
- Músculo levantador do ânus
- Gordura na fossa isquioanal
- Canal anal

Vista coronal do cólon sigmoide inferior, reto e canal anal, e fossa isquioanal
(Atlas of Human Anatomy, 6th edition, Plate 370)

> **Nota Clínica** É importante se os processos de doença comprometem ou não a fossa isquioanal, para determinar a extensão de ampla variedade de processos de doença, incluindo lesões congênitas e do desenvolvimento (p. ex., fístula anal); condições inflamatórias, traumáticas e hemorrágicas (p. ex., doença de Crohn); e tumores.

Fossa Isquioanal 5

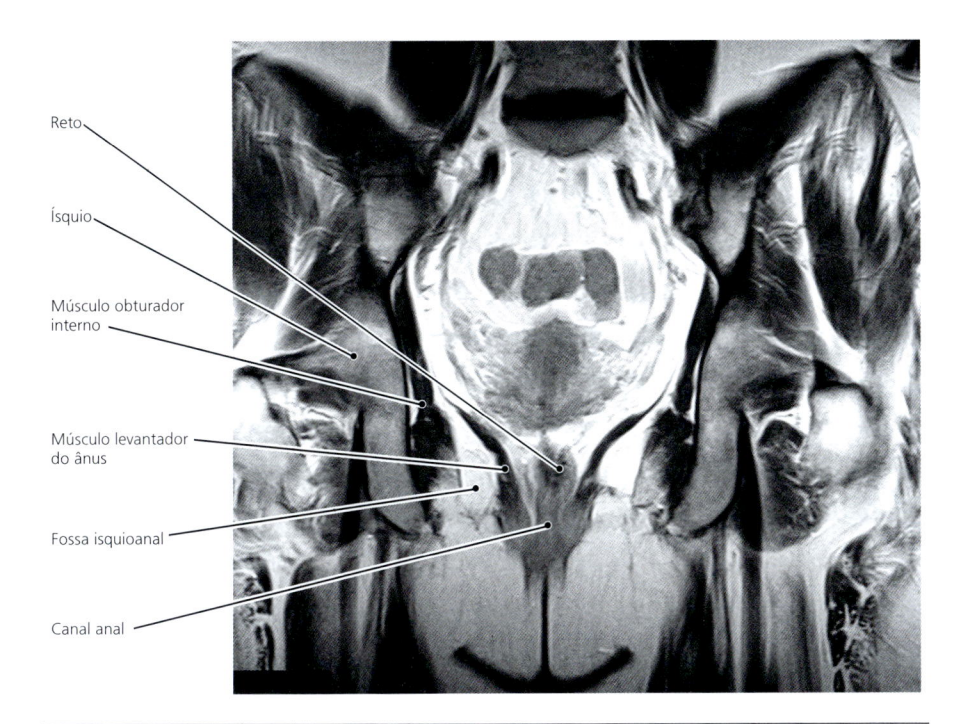

Imagem de MR T1 coronal da pelve

- A gordura dentro da fossa isquioanal permite a distensão do canal anal à medida que as fezes são expelidas.
- O músculo levantador do ânus compreende a maior parte do diafragma pélvico e é o músculo que é contraído durante os exercícios de Kegel, que podem ser feitos em mulheres para reduzir incontinência urinária.

5 Esfíncteres Anais

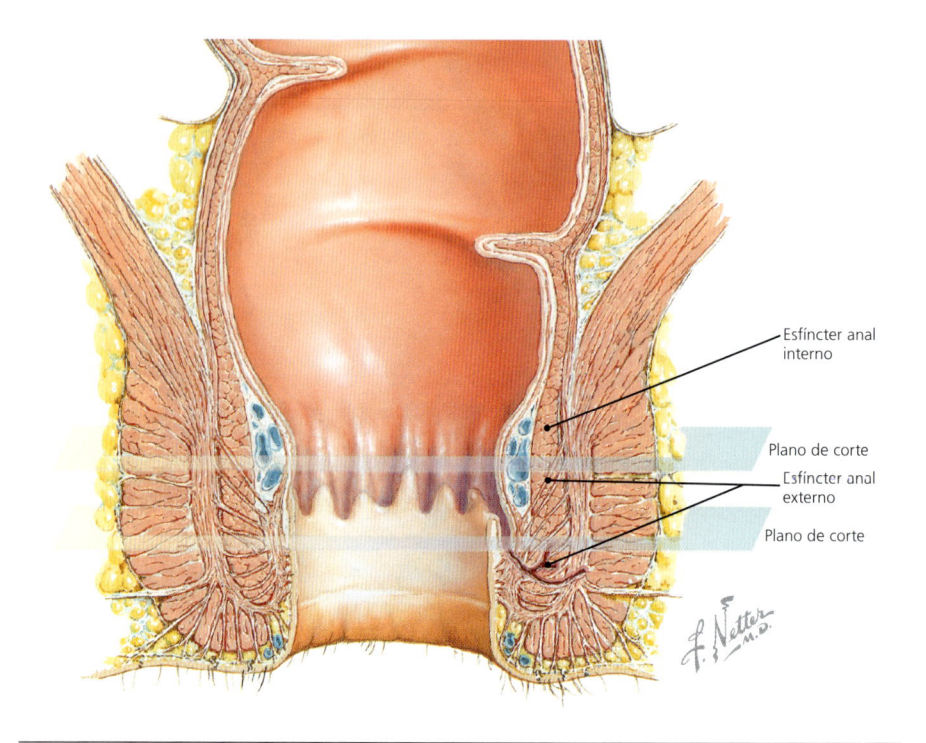

Esfíncteres anais *(Atlas of Human Anatomy, 6th edition, Plate 371)*

> **Nota Clínica** Ultrassonografia transretal (TRUS) é usado para avaliar pacientes com incontinência fecal considerada resultando de causas estruturais. TRUS também é usada para exame da próstata e para dirigir biópsia de agulha da próstata.

Esfíncteres Anais

Esfíncter anal interno

Esfíncter anal externo

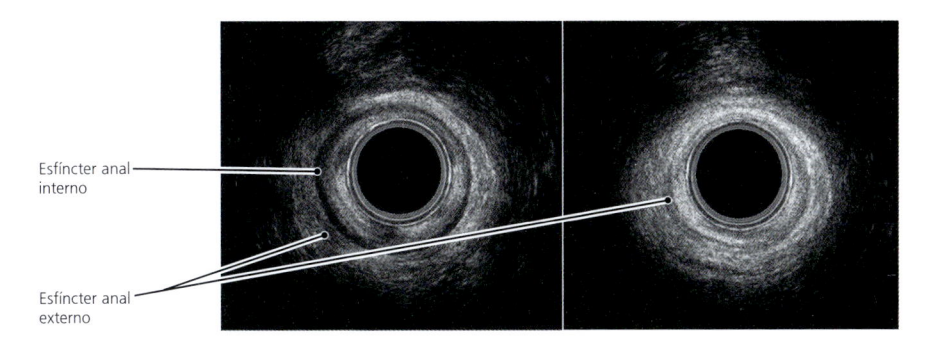

TRUS média e distal *(De: Uger CA, Weinstein MM, Pretorius DH: Pelvic floor imaging. Ultrasound Clin 5:313-330, 2010)*

- O esfíncter anal interno está sob controle autonômico (parassimpático), enquanto o esfíncter externo está sob controle somático.
- O músculo puborretal, que faz parte do músculo levantador do ânus, tem função de manter a continência e é visto em imagens de US endoanal mais proximais do que aqui mostrado.
- O esfíncter anal interno é hipoecoico e não se estende até o canal anal distal, enquanto o esfíncter anal externo é hiperecoico e se prolonga distalmente. Esta diferença em ecogenicidade se correlaciona com diferenças histológicas nestes músculos (liso e estriado).

5 Ureteres

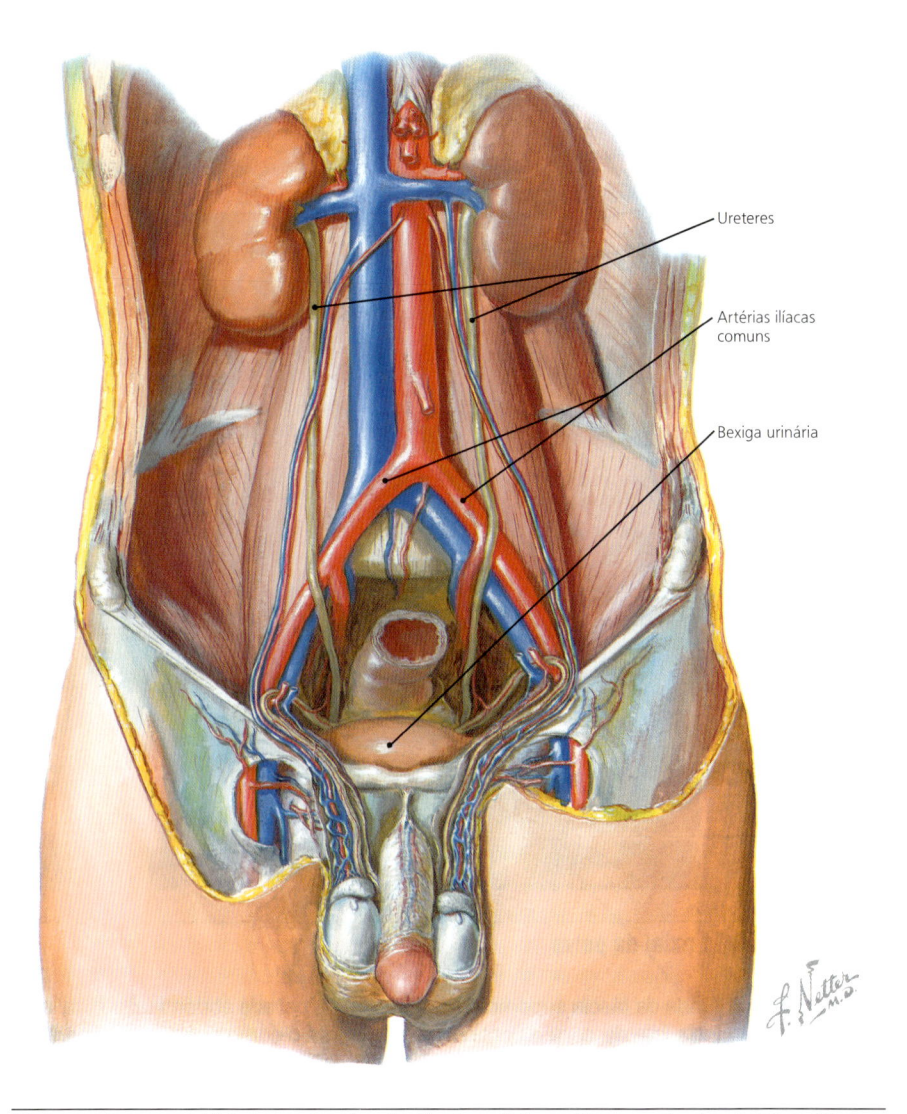

- Ureteres
- Artérias ilíacas comuns
- Bexiga urinária

Rins, ureteres e artérias e veias dos testículos *(Atlas of Human Anatomt, 6th edition, Plate 379)*

Nota Clínica Os ureteres são altamente suscetíveis à lesão iatrogênica durante cirurgia abdominal e pélvica por causa dos seus longos trajetos abdominais e pélvicos. Essas lesões têm que ser corrigidas tão logo seja possível a fim de evitar o desenvolvimento de estenoses ureterais, fístulas e/ou perda de função renal.

332   Pelve e Períneo

Ureteres

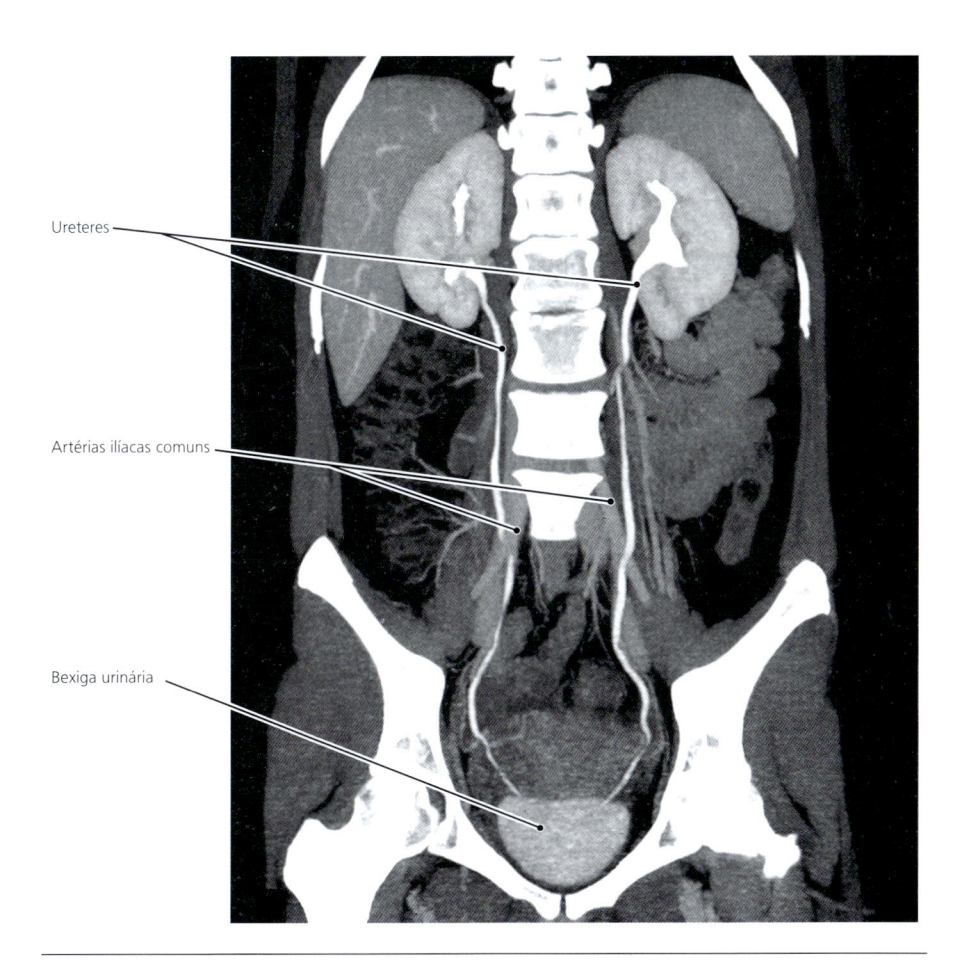

CT com contraste, MIP coronal do abdome e pelve

- A dor de um cálculo ureteral é referida às áreas cutâneas que são associadas aos nervos viscerais que suprem o ureter, e muda à medida que o cálculo é mobilizado. Tipicamente, a dor se desloca do flanco à virilha.
- Imagem em qualquer momento não tende a mostrar a extensão completa de ambos os ureteres em razão das contrações peristálticas destas estruturas musculares que forçam o contraste para fora da luz.
- É normal os ureteres parecerem estreitos onde cruzam vasos, porque suas paredes podem ser comprimidas por branda pressão extrínseca.

5 Artérias Ilíacas Comum, Interna e Externa

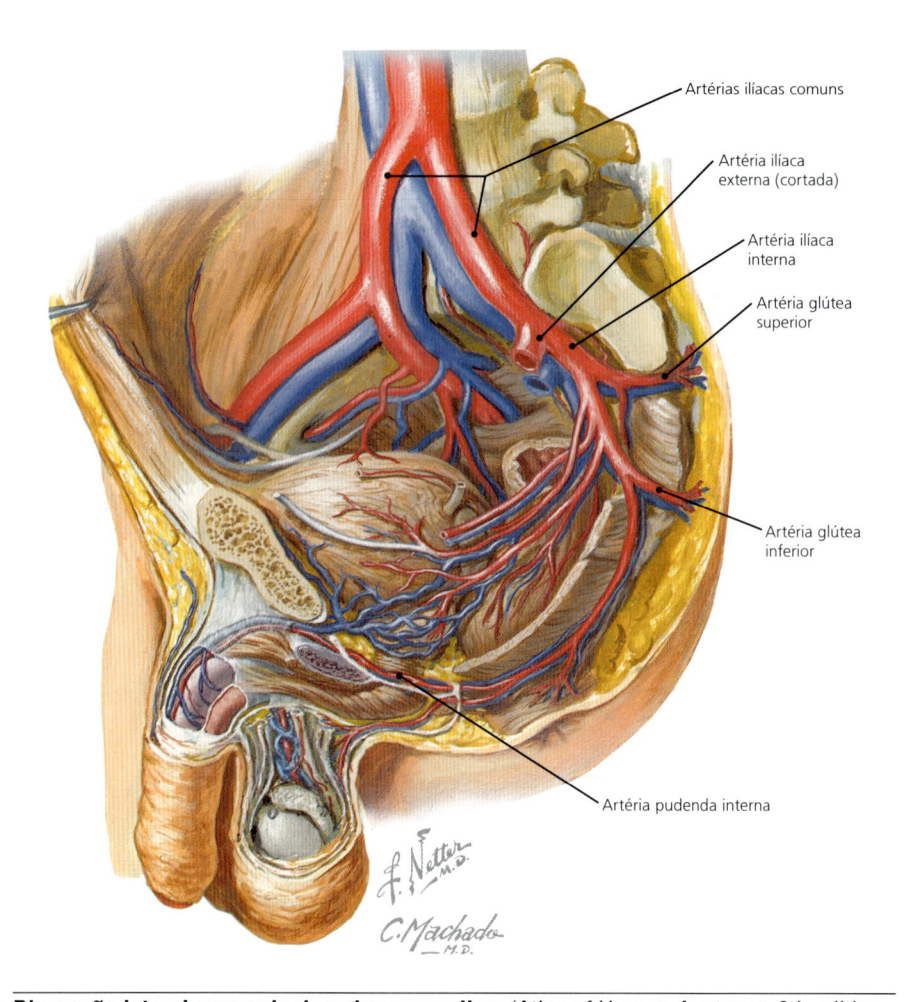

Artérias ilíacas comuns
Artéria ilíaca externa (cortada)
Artéria ilíaca interna
Artéria glútea superior
Artéria glútea inferior
Artéria pudenda interna

Dissecção lateral esquerda da pelve masculina *(Atlas of Human Anatomy, 6th edition, Plate 381)*

Nota Clínica A artéria glútea superior corre risco de laceração em fraturas da pelve que comprometam a incisura isquiática maior. Uma lesão iatrogênica pode resultar de procedimentos na região da incisura, como a colheita de um enxerto ósseo do ílio.

Artérias Ilíacas Comum, Interna e Externa 5

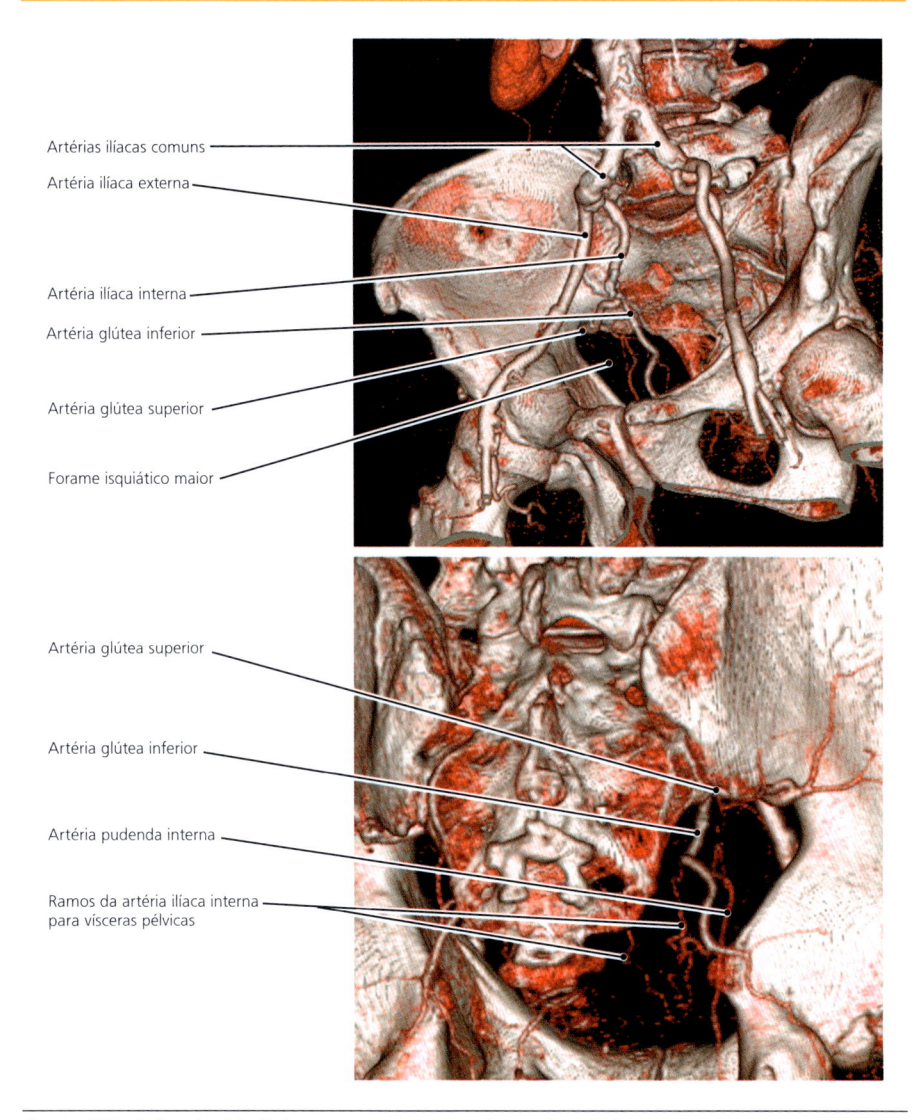

Artérias ilíacas comuns
Artéria ilíaca externa

Artéria ilíaca interna
Artéria glútea inferior

Artéria glútea superior

Forame isquiático maior

Artéria glútea superior

Artéria glútea inferior

Artéria pudenda interna

Ramos da artéria ilíaca interna para vísceras pélvicas

Angio-TC abdominal/pélvica com reconstruções volumétricas

- Ambas as artérias glúteas superior e inferior se ramificam da artéria ilíaca interna dentro da pelve e, a seguir, passam através do forame isquiático maior para suprir os músculos glúteos. Elas são acompanhadas por nervos com nomes semelhantes que inervam os músculos (superior: glúteo médio e mínimo; inferior: glúteo máximo).
- A artéria pudenda interna é o principal suprimento vascular do períneo; nesta região a artéria tem muitos ramos, incluindo as artérias dorsal e profunda do pênis ou clitóris.

Pelve e Períneo

5 Linfonodos Inguinais

Nodos inguinais superficiais

Artéria femoral

Veia femoral

Nodos inguinais profundos

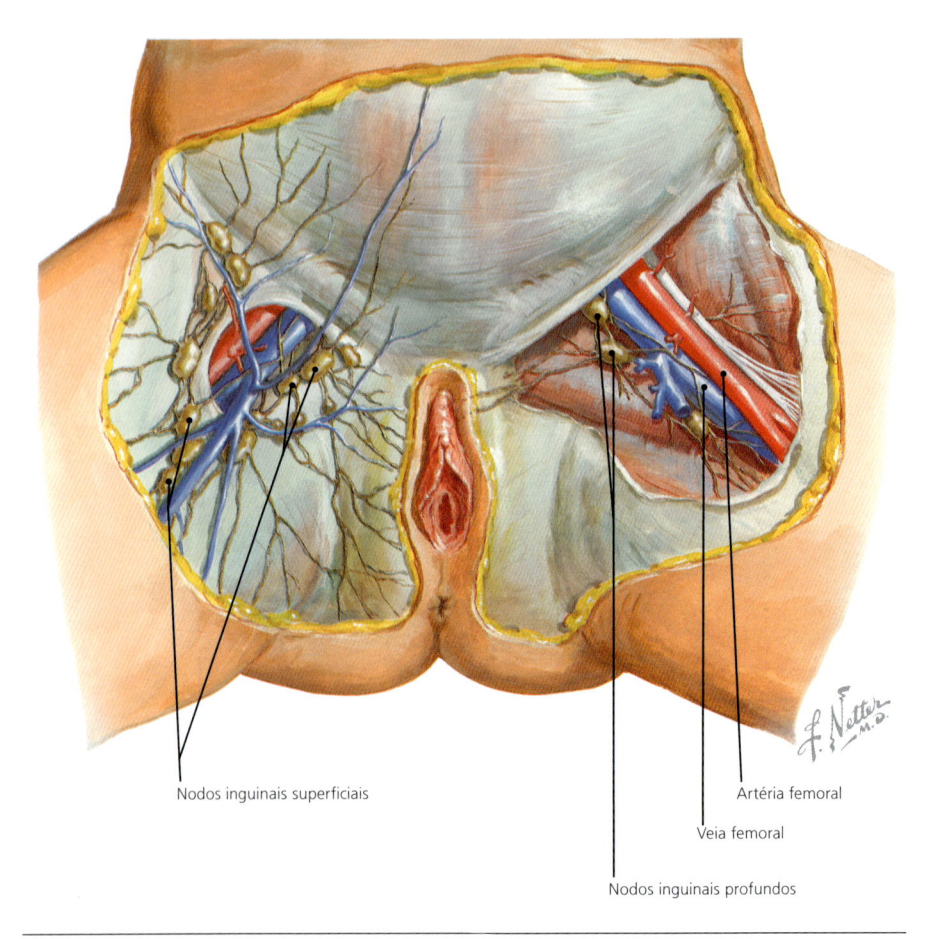

Linfonodos inguinais superficiais e profundos (Atlas of Human Anatomy, 6th edition, Plate 385)

Nota Clínica Aumento dos linfonodos inguinais (adenopatia) pode ocorrer como resultado de infecções ou tumores em uma grande área: o membro inferior inteiro, períneo, tronco inferior ao umbigo, e o útero por vasos acompanhando o ligamento redondo.

Linfonodos Inguinais 5

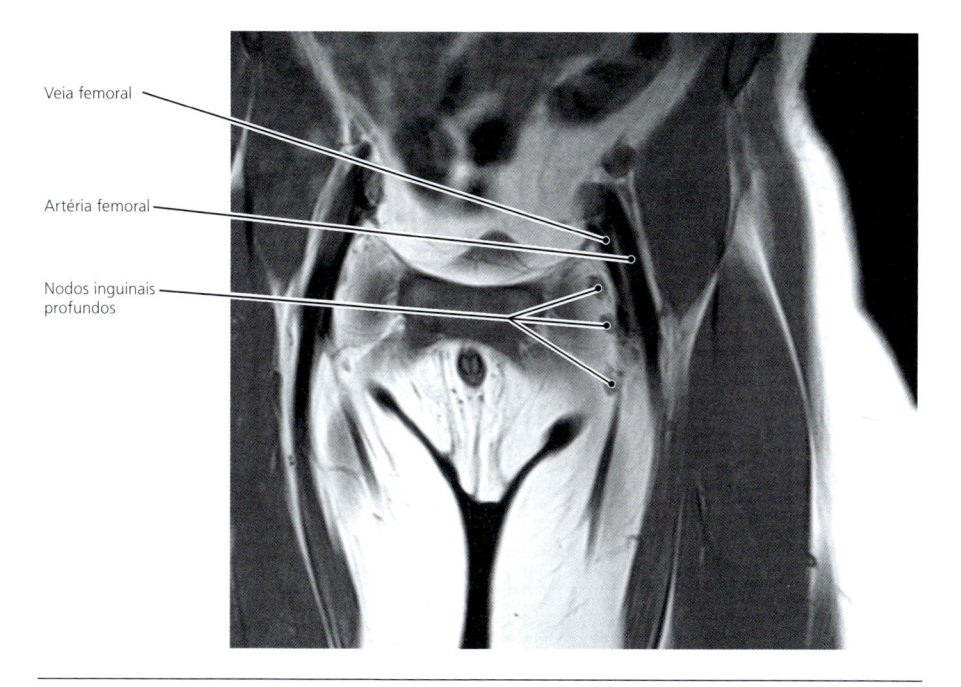

Veia femoral
Artéria femoral
Nodos inguinais profundos

Imagem de MR T1 coronal da região inguinal

- Embora patologia usualmente resulte em aumento dos linfonodos, mesmo nodos de tamanho normal podem conter malignidade. Técnicas mais recentes de imagem, como tomografia de emissão de prótons (PET), podem ser usadas para identificar doença nesses linfonodos.

- A linfa a partir dos nodos inguinais superficiais e profundos passa para dentro da pelve, para os nodos ilíacos, e, a seguir, para os troncos linfáticos lombares.

Pelve e Períneo

5 Linfonodos Pré-Aórticos, Ilíacos e Inguinais

Linfonodos pré-aórticos

Linfonodo ilíaco interno

Linfonodo ilíaco externo

Linfonodo inguinal

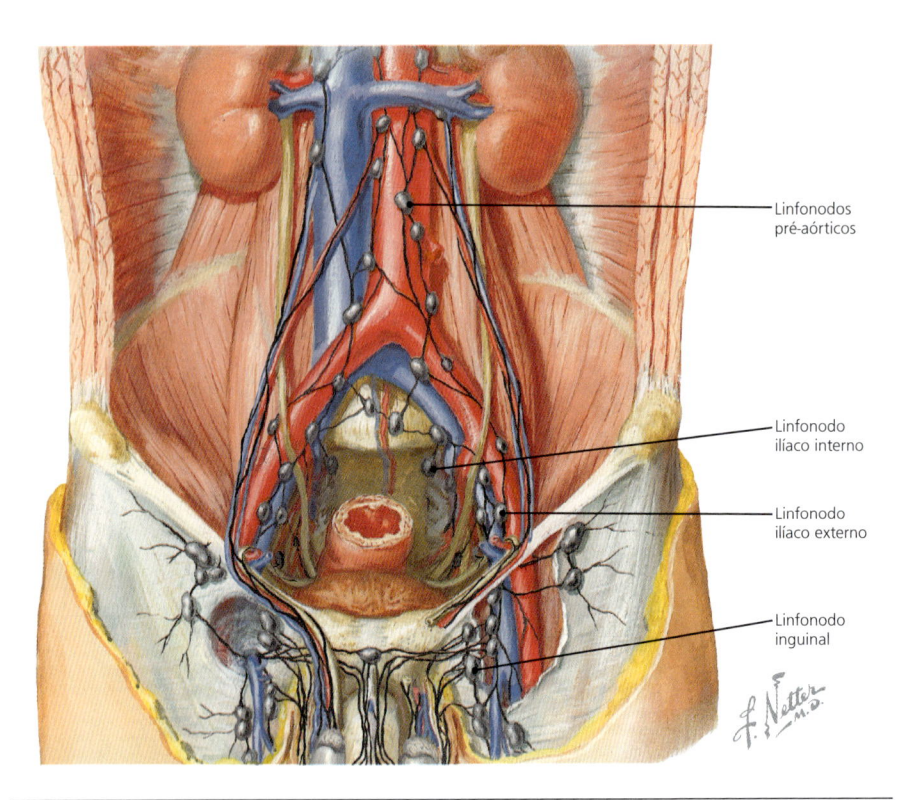

Linfonodos *(Atlas of Human Anatomy, 6th edition, Plate 386)*

Nota Clínica Tumores nos linfonodos ou lesão por radioterapia podem levar ao linfedema no membro. Em razão dos diferentes padrões de drenagem linfática das malignidades gonadais e da genitália externa, o estadiamento dos tumores exige dissecção linfonodal inguinal ou pré-aórtica.

Linfonodos Pré-Aórticos, Ilíacos e Inguinais 5

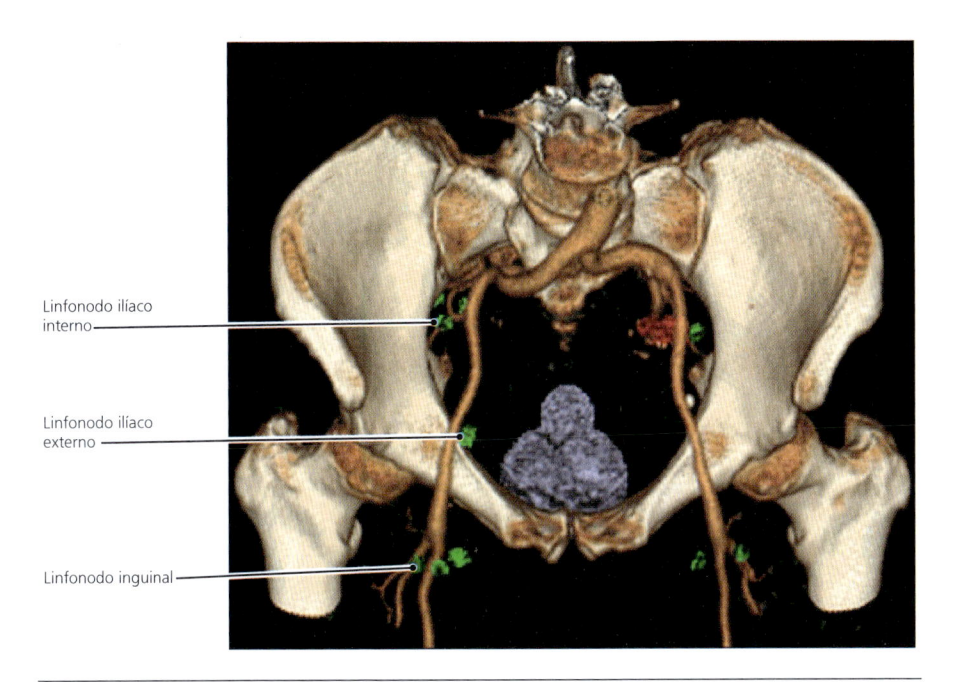

Estudo dos linfonodos derivados com MRI superposto a dados de CT do mesmo paciente *(Cortesia de Mukesh Harisinghani, MD, Harvard Medical School, Cambridge, Mass.)*

- Os linfonodos na pelve estão no caminho de drenagem do membro inferior.
- A drenagem linfática dos testículos e ovários vai diretamente para os nodos pré-aórticos, enquanto a drenagem linfática da genitália externa vai primeiro para os linfonodos inguinais.

Pelve e Períneo

Seção 6　　Membro Superior

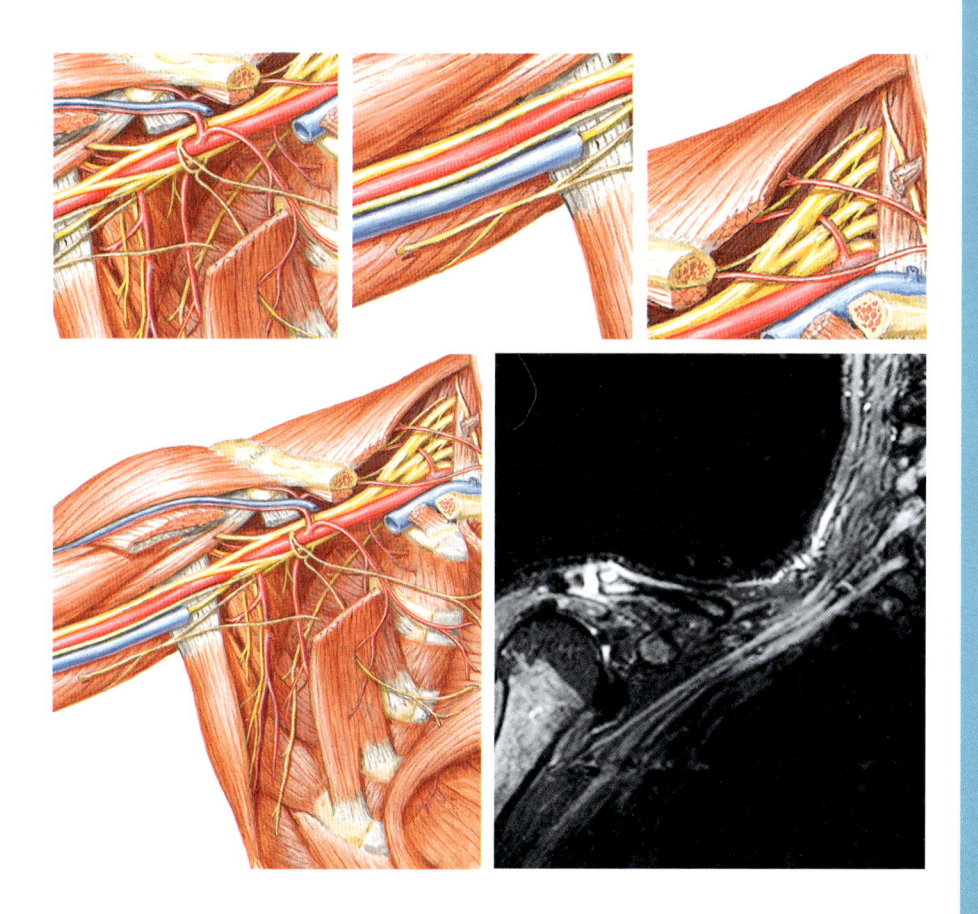

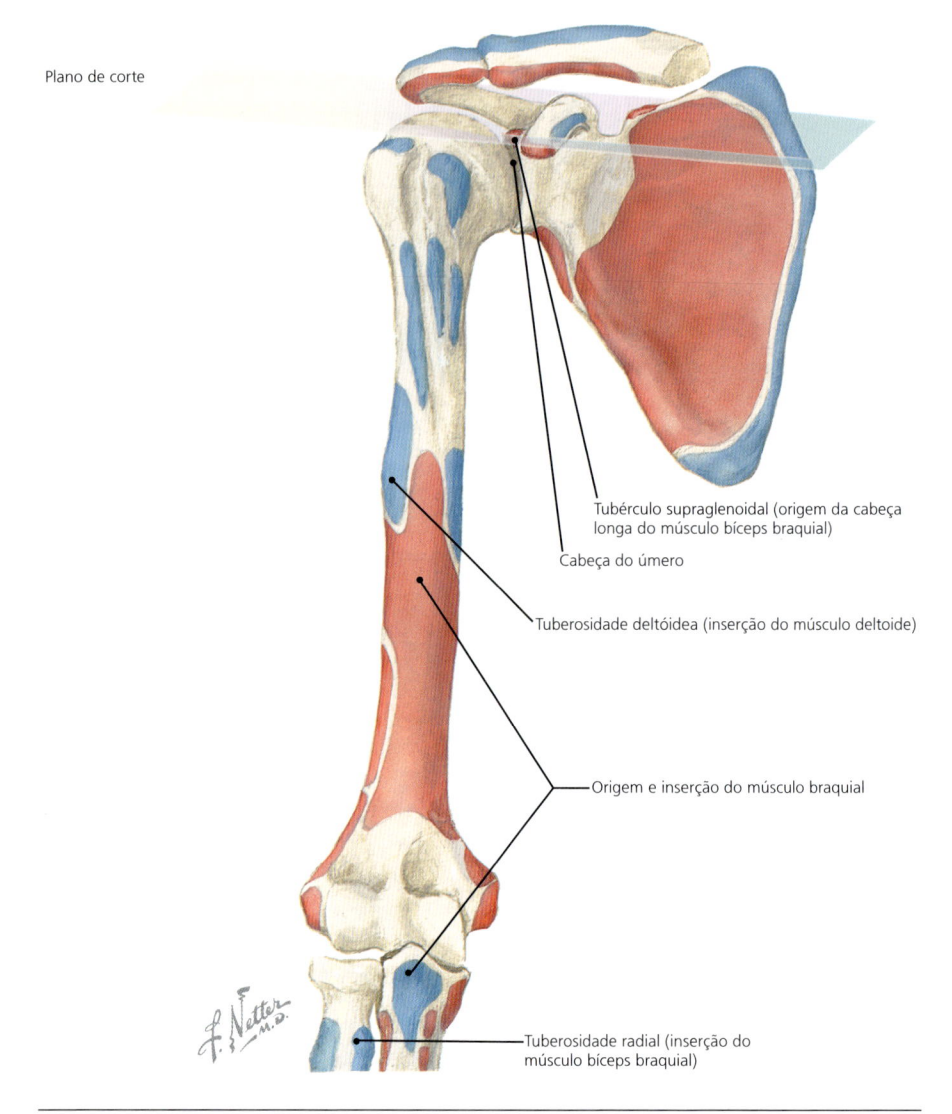

6 Vista Anterior da Cintura Escapular

Plano de corte

Tubérculo supraglenoidal (origem da cabeça longa do músculo bíceps braquial)
Cabeça do úmero
Tuberosidade deltóidea (inserção do músculo deltoide)
Origem e inserção do músculo braquial
Tuberosidade radial (inserção do músculo bíceps braquial)

Origens *(vermelho)*, inserções *(azul)* dos músculos da cintura escapular
(Atlas of Human Anatomy, 6th edition, Plate 405)

Nota Clínica O *labrum* glenoidal é um anel fibrocartilaginoso que circunda e aprofunda a cavidade glenoidal. A cabeça longa do tendão bíceps braquial se fixa no topo do *labrum* no tubérculo supraglenoidal (âncora do bíceps). Uma laceração de anterior a posterior no *labrum* superior (SLAP) ocorre com atividades de arremesso acima da cabeça, como no lançamento da bola de beisebol.

Vista Anterior da Cintura Escapular   6

Tendão da cabeça longa do músculo bíceps braquial

Músculo deltoide

Cabeça do úmero

Tubérculo supraglenoidal (origem da cabeça longa do músculo bíceps braquial)

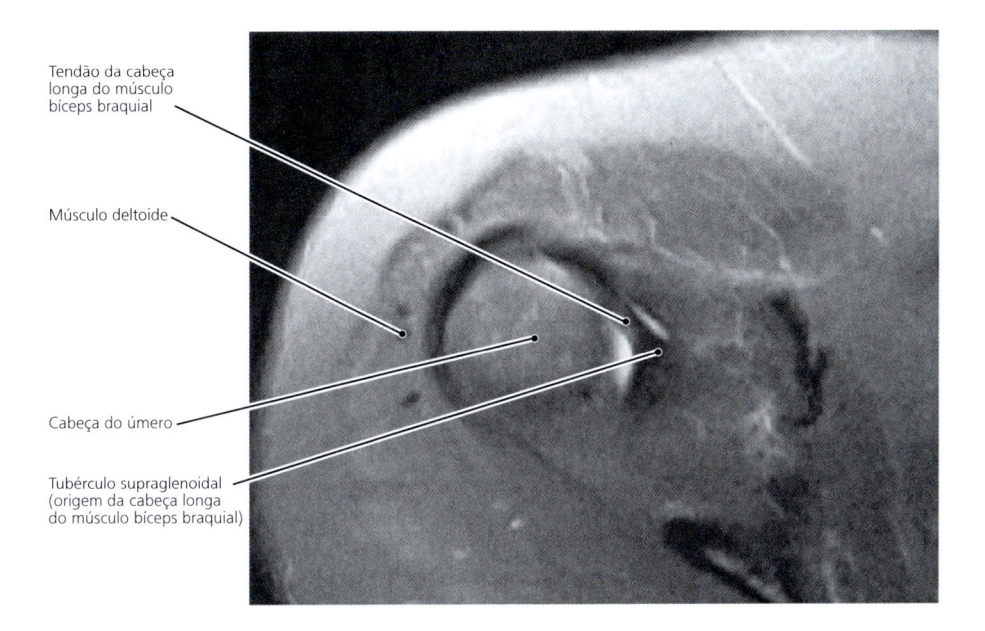

Artro-MR T1 FS axial do ombro

- O tendão da cabeça longa do músculo bíceps braquial, coberto por membrana sinovial, corre dentro da cápsula fibrosa da articulação glenoumeral e é, portanto, intracapsular mas extrassinovial (*i. e.,* fora da cápsula sinovial).
- Em virtude da sua inserção na tuberosidade radial, o bíceps supina e flexiona o antebraço. Em contraste, o braquial é um flexor puro do cotovelo.

6 Articulação do Ombro, Cavidade Glenoidal

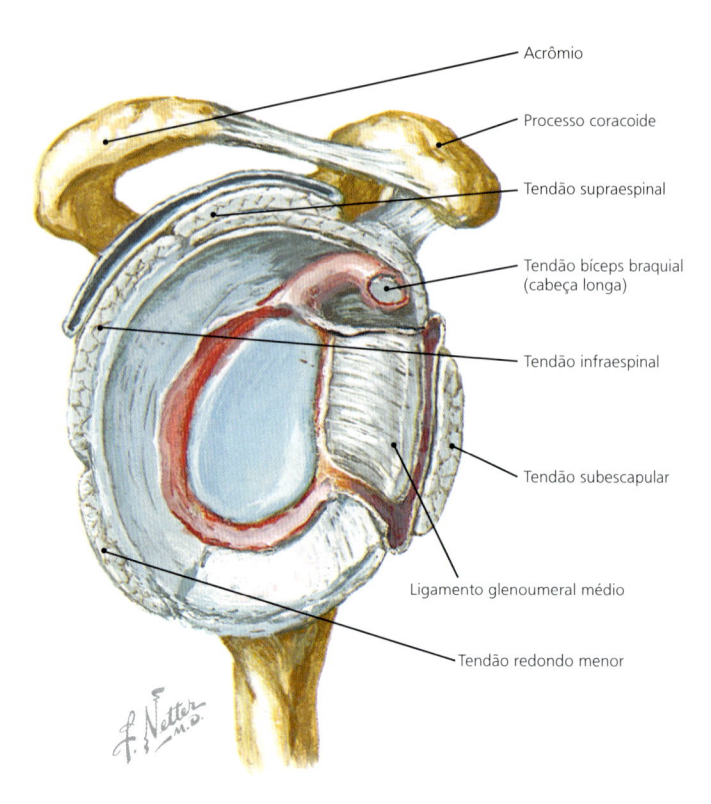

Vista lateral da cavidade glenoidal *(Atlas of Human Anatomy, 6th edition, Plate 408)*

Nota Clínica Lacerações dos tendões supraespinal anterior e subescapular superior podem resultar em luxação anteromedial do tendão da cabeça longa do bíceps braquial.

Articulação do Ombro, Cavidade Glenoidal 6

Clavícula
Acrômio
Tendão supraespinal
Tendão bíceps braquial (cabeça longa)
Tendão infraespinal
Ligamento glenoumeral médio
Tendão subescapular
Músculo deltoide
Tendão redondo menor

A

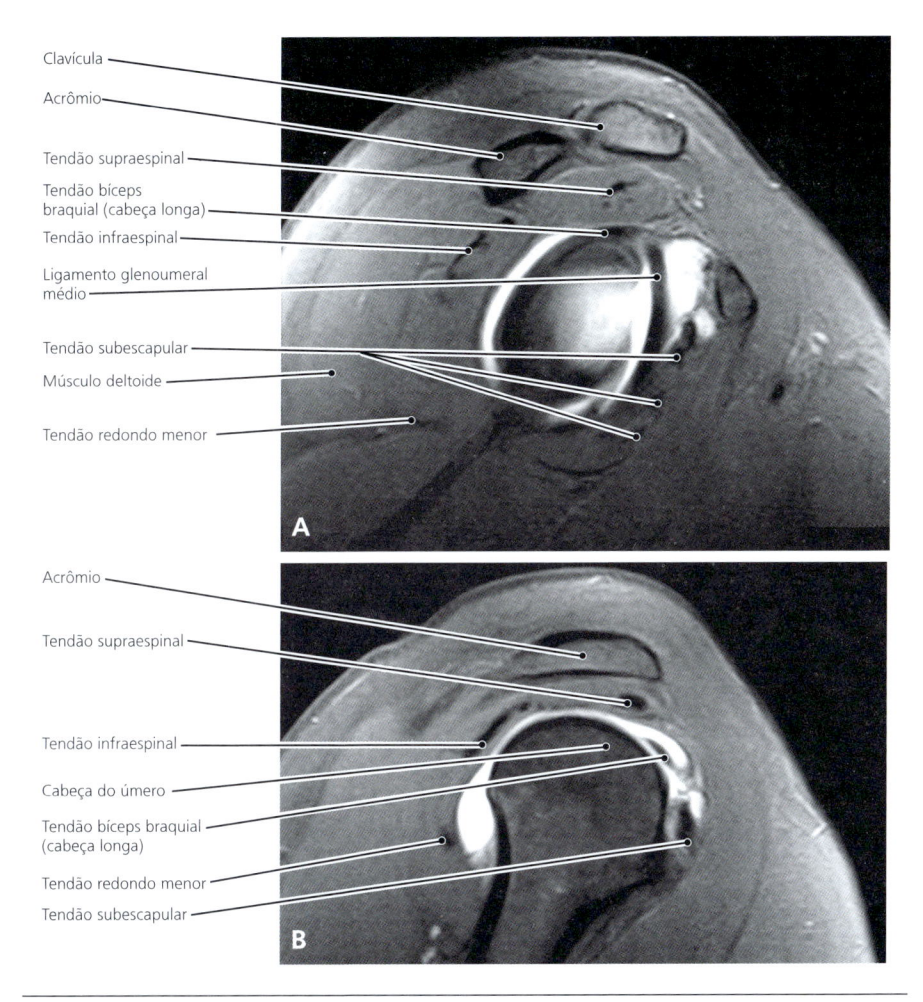

Acrômio
Tendão supraespinal
Tendão infraespinal
Cabeça do úmero
Tendão bíceps braquial (cabeça longa)
Tendão redondo menor
Tendão subescapular

B

Imagens artro-MR T1 FS sagitais do ombro; *A* é ao nível da articulação do ombro propriamente dito, *B* é mais lateral

- Na ausência de derrame articular, a parte intra-articular do tendão da cabeça longa do bíceps braquial pode ser difícil de avaliar em MRI de rotina. Entretanto, o tendão é muito aparente em uma artro-RM do ombro.
- Todos os músculos do manguito rotador (supraespinal, infraespinal subescapular redondo menor), bem como a cabeça longa do músculo tríceps braquial, funcionam para minimizar a probabilidade de luxações glenoumerais.

6 Articulação Esternoclavicular

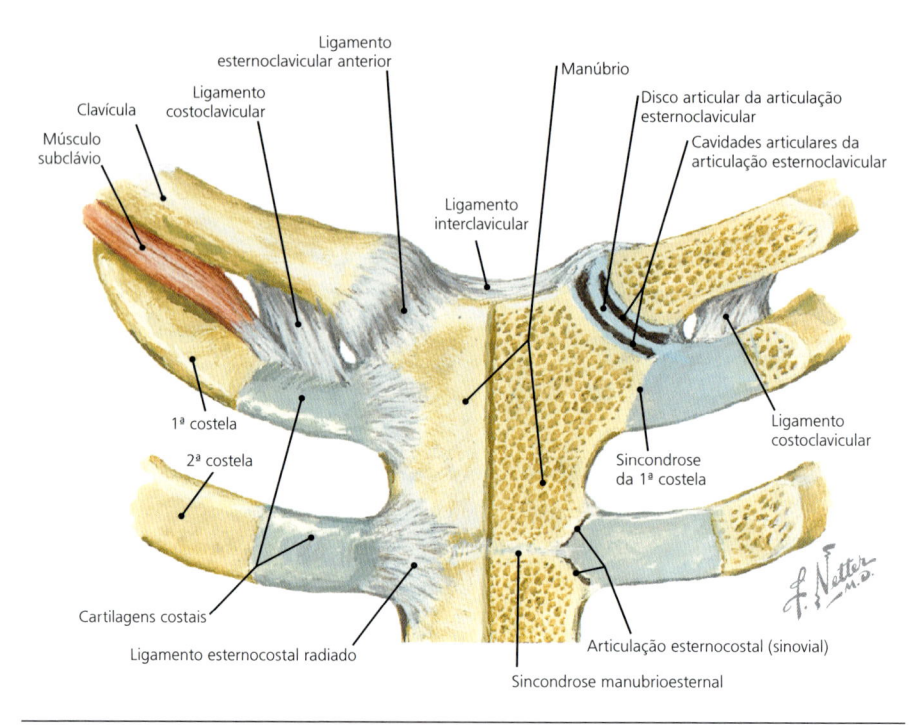

Articulação esternoclavicular *(Atlas of Human Anatomy, 6th edition, Plate 404)*

> **Nota Clínica**
>
> - A articulação esternoclavicular (SCJ) é muito forte, de modo que a clavícula, muitas vezes, se fratura antes que esta articulação seja luxada.
> - Entretanto, uma força importante (direta ou indireta) no ombro pode causar uma luxação traumática da SCJ.
> - A SCJ é sujeita a uma variedade de condições artríticas, geralmente se apresentando com dor e edema em decorrência de espessamento dos tecidos periarticulares.

Articulação Esternoclavicular 6

Legendas da imagem:
- 1ª costela
- Extremidade medial da clavícula
- Manúbrio
- Corpo do esterno
- Cartilagem costal da 2ª costela

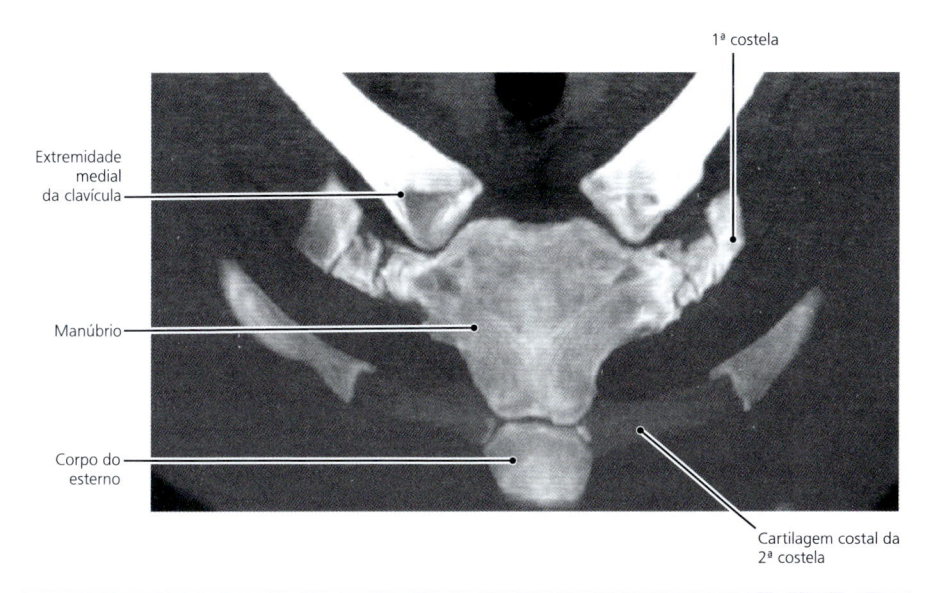

MIP coronal oblíqua a partir de CT do tórax

- A SCJ é uma articulação tipo sela que possibilita livre movimento da clavícula em quase todos os planos. A capacidade de projetar o membro superior e o ombro para a frente exige função normal desta articulação.

- A cápsula que rodeia a SCJ é mais fraca inferiormente, mas ela é reforçada nos aspectos superior, anterior e posterior pelos ligamentos interclaviculares, esternoclaviculares anterior e posterior, e costoclavicular.

- Conforme está mostrado claramente na imagem de CT, menos de 50% da superfície articular da clavícula está realmente contida na concavidade óssea do manúbrio, e assim é a cápsula e os ligamentos circundantes que dão a esta articulação sua estabilidade.

Membro Superior

6 Articulação do Ombro, Músculo Supraespinal

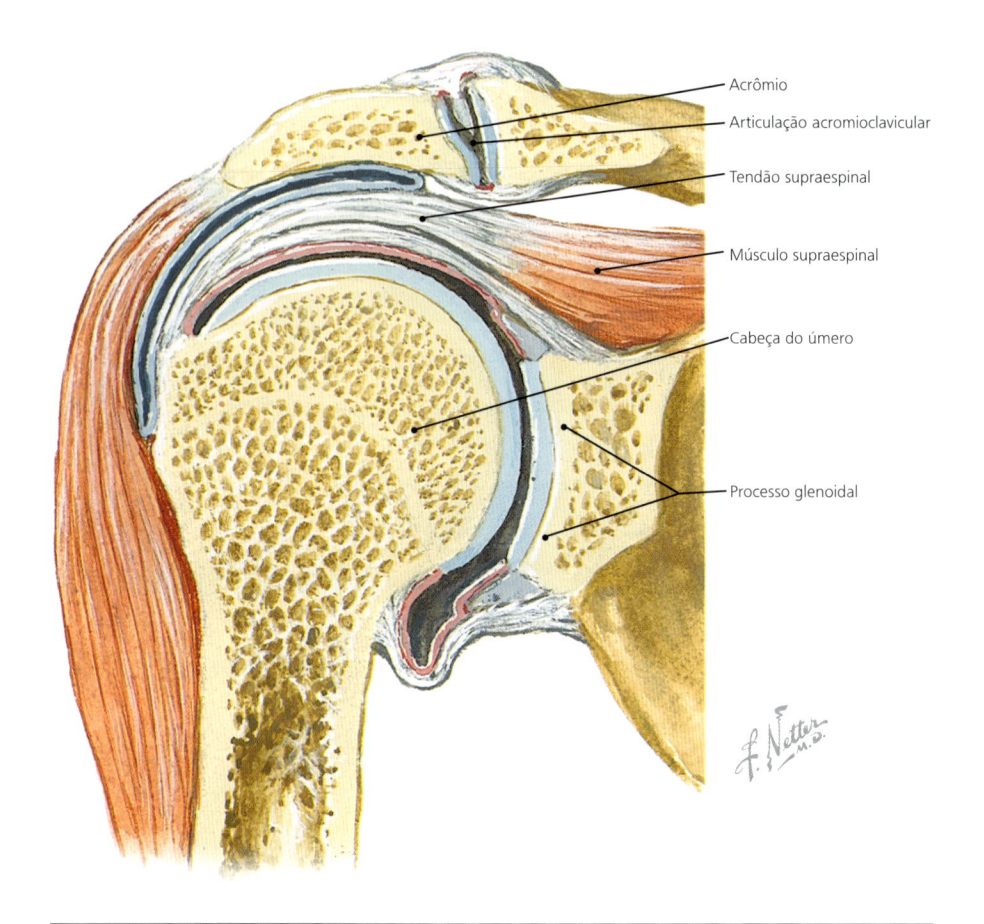

Corte coronal através da articulação do ombro *(Atlas of Human Anatomy, 6th edition, Plate 408)*

Nota Clínica O tendão supraespinal passa através de um espaço relativamente constringido entre o processo acrômio e a cabeça do úmero, e está, portanto, sujeito ao impacto e à subsequente degeneração; essa degeneração pode levar à ruptura.

Articulação do Ombro, Músculo Supraespinal 6

Articulação acromioclavicular
Acrômio
Músculo supraespinal
Tendão supraespinal
Cabeça do úmero
Cavidade glenoidal

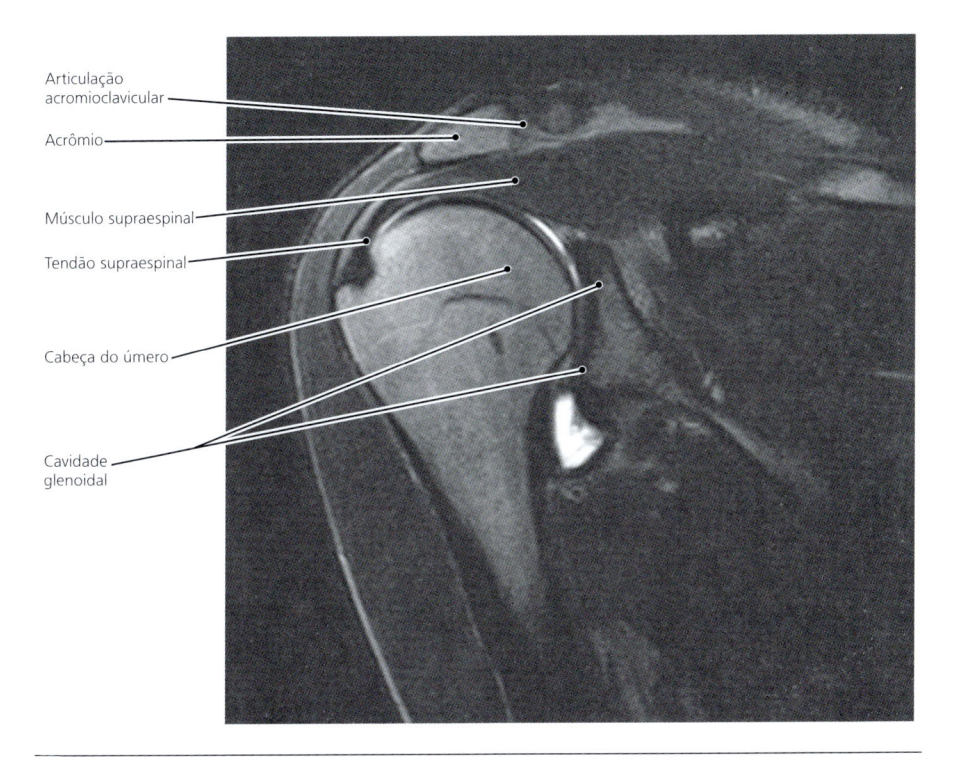

Imagem de MR coronal oblíqua do ombro

- Observar o quanto a cavidade glenoidal é rasa em relação à cabeça umeral, explicando a facilidade com a qual esta articulação pode ser luxada; na maioria das luxações a cabeça umeral se torna subcoracóidea (luxação anterior).

- Enquanto osteoartrite da articulação acromioclavicular é relativamente comum, osteoartrite da articulação do ombro propriamente dita (articulação glenoumeral) é relativamente rara. Na osteoartrite da articulação acromioclavicular, esporões ósseos marginais podem impactar sobre o tendão supraespinal.

6 Articulação do Ombro, Músculo Supraespinal

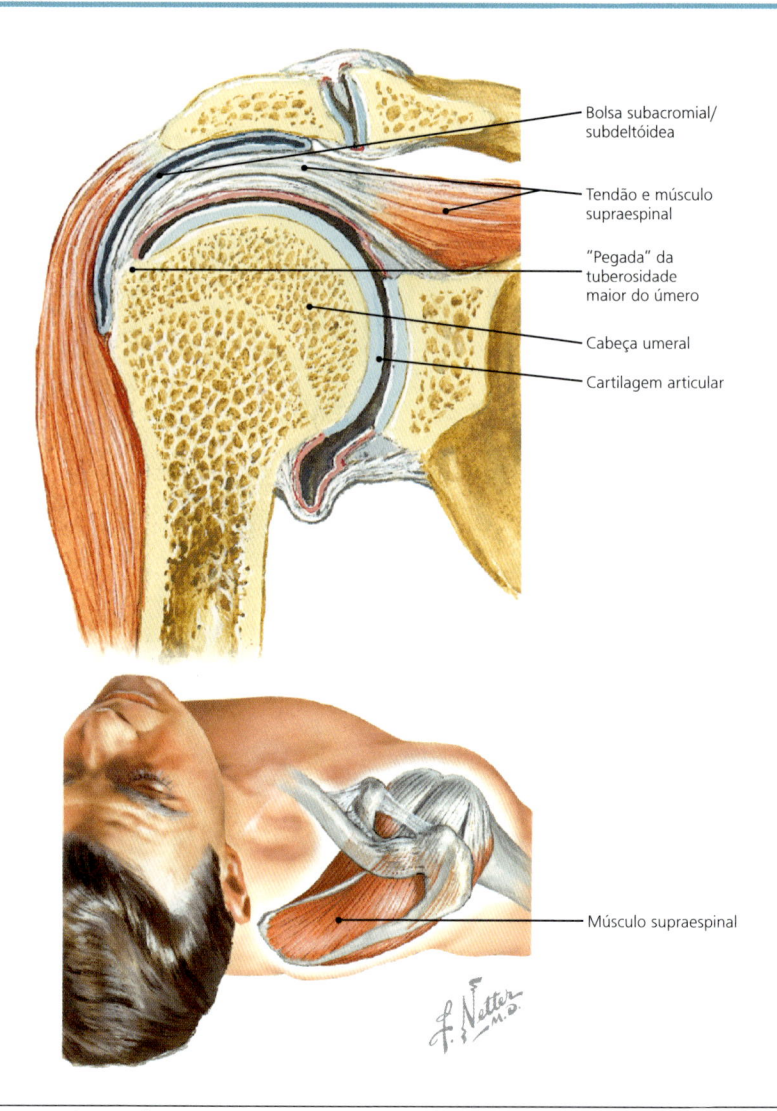

Corte coronal através da articulação do ombro *(Atlas of Human Anatomy, 6th edition, Plates 408 e 411)*

Nota Clínica As rupturas de espessura total mais comuns do manguito rotador comprometem o tendão supraespinal. Estas podem ser vistas em MRI e US. Bursite subacromial/subdeltóidea resultaria em uma coleção líquida ultrassonograficamente visível entre o músculo deltoide e o tendão supraespinal.

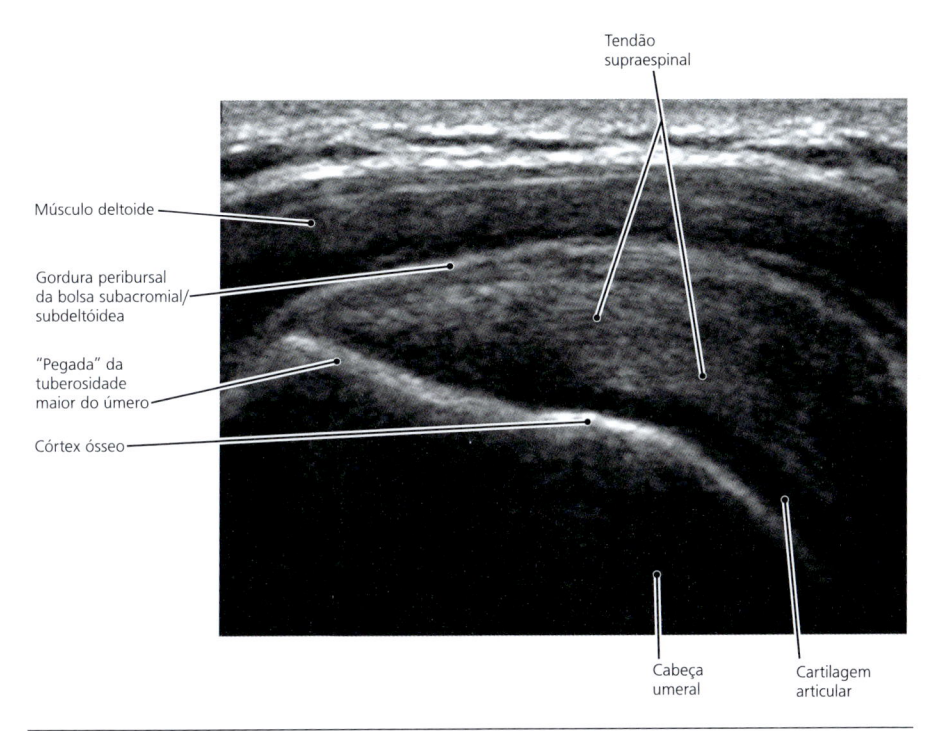

Articulação do Ombro, Músculo Supraespinal

Labels na imagem:
- Músculo deltoide
- Gordura peribursal da bolsa subacromial/subdeltóidea
- "Pegada" da tuberosidade maior do úmero
- Córtex ósseo
- Tendão supraespinal
- Cabeça umeral
- Cartilagem articular

US coronal oblíqua ("eixo longitudinal") do tendão supraespinal distal

- Contração do músculo supraespinal inicia abdução do braço. A alavanca curta do músculo gera grandes forças de tração no tendão; rupturas deste tendão são comuns.
- A bolsa subdeltóidea/subacromial normal não é aparente na imagem de ultrassom; as camadas finas da bolsa estão em aposição. Entretanto, a camada de gordura peribursal associada é bem mostrada por ultrassonografia.

Membro Superior

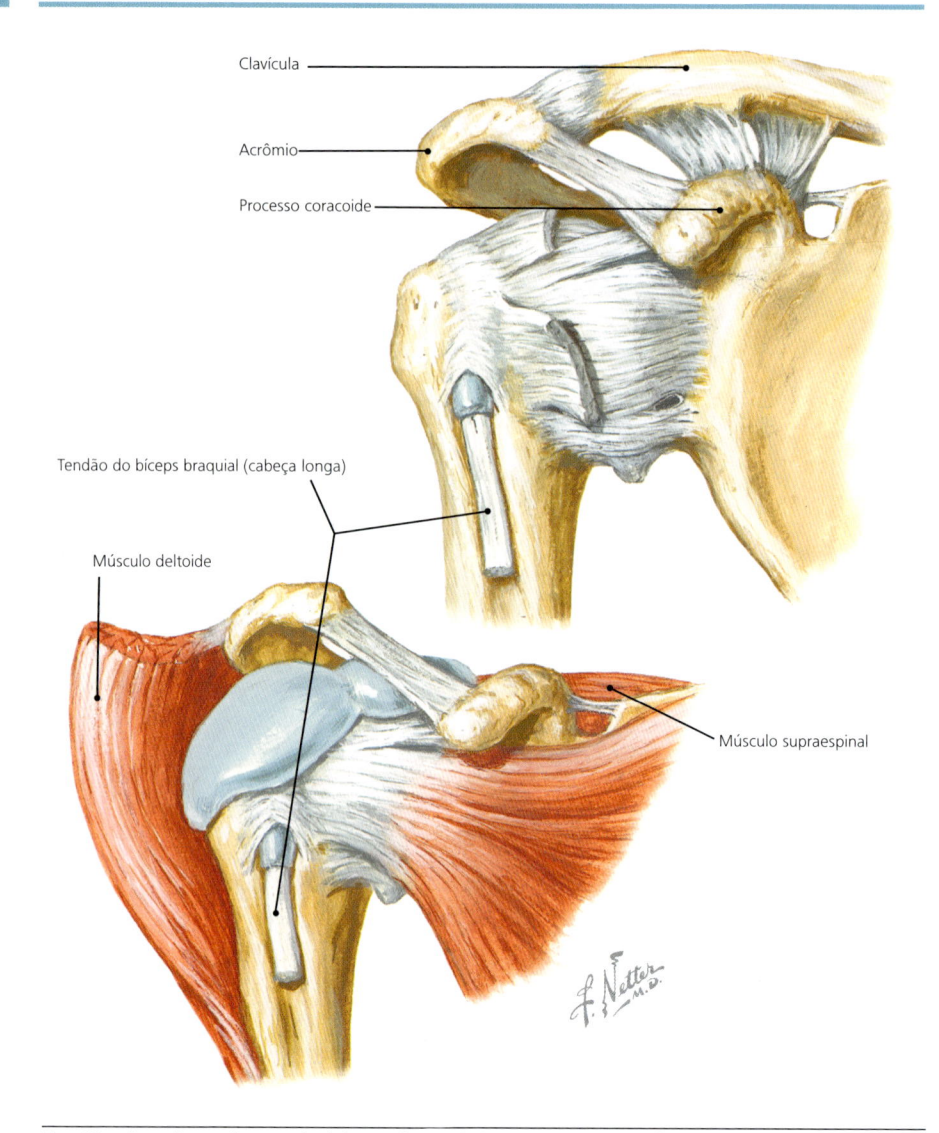

6 Articulação do Ombro, Tendão do Bíceps

Clavícula
Acrômio
Processo coracoide
Tendão do bíceps braquial (cabeça longa)
Músculo deltoide
Músculo supraespinal

Tendão da cabeça longa do bíceps braquial passando através da cápsula da articulação do ombro *(Atlas of Human Anatomy, 6th edition, Plate 408)*

> **Nota Clínica** Inflamação da cabeça longa do bíceps braquial (tendinopatia bicipital) é comum em esportes que envolvem arremesso, como beisebol e é acompanhada por dor no ombro. Ela raramente é vista de modo isolado. Em vez disso, ocorre com outras patologias do ombro como tendinopatia e rupturas do manguito rotador, instabilidade do ombro e desequilíbrio nos músculos que estabilizam o ombro.

Articulação do Ombro, Tendão do Bíceps

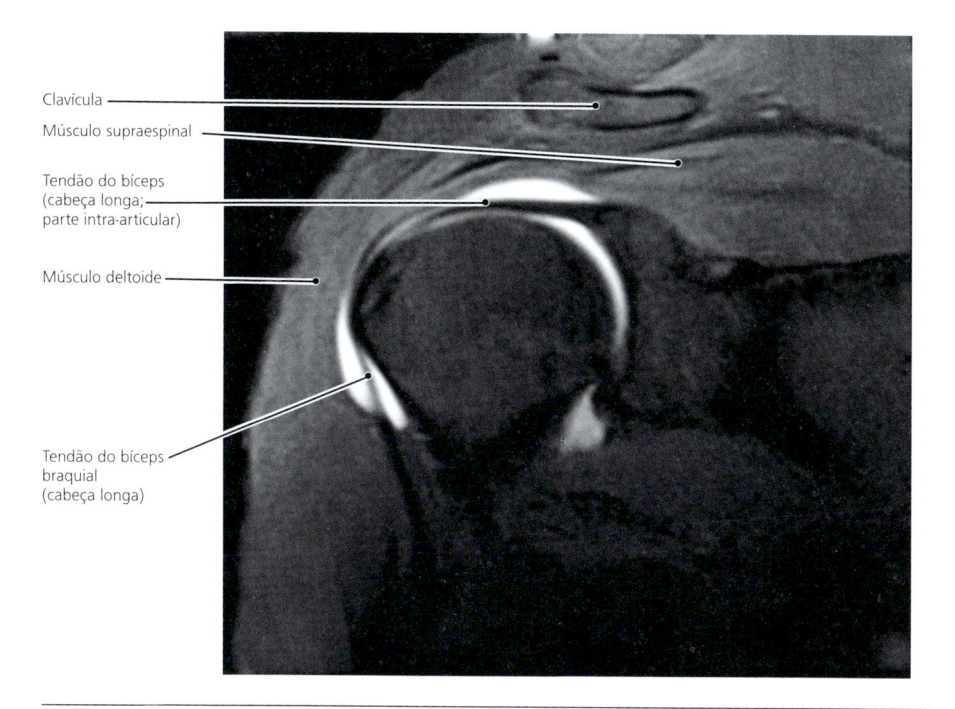

Clavícula
Músculo supraespinal
Tendão do bíceps (cabeça longa; parte intra-articular)
Músculo deltoide
Tendão do bíceps braquial (cabeça longa)

Antro-T1 FS coronal do ombro

- A cabeça longa do bíceps braquial se origina no tubérculo supraglenoidal da escápula (âncora do bíceps). A cabeça curta se origina do processo coracoide. Ambas as cabeças são inervadas pelo nervo musculocutâneo.

- Luxação do tendão da cabeça longa (anteromedial) ou ruptura desse tendão resulta em uma posição cranial anormal da cabeça umeral e *impingement* do tendão supraespinal.

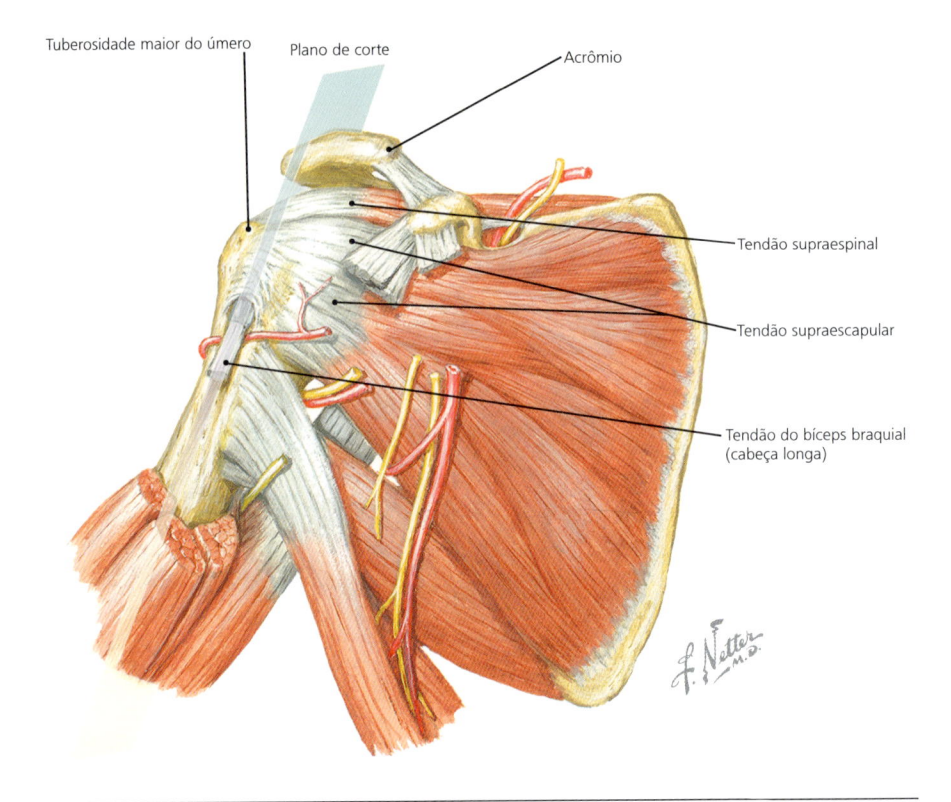

Articulação do Ombro, Vistas Anterior e Sagital

Vista anterior do ombro e axila *(Atlas of Human Anatomy, 6th edition, Plate 413)*

Nota Clínica Avulsão da tuberosidade menor do úmero ocorre, infrequentemente, em adolescentes em razão da fusão incompleta da tuberosidade ao úmero e pode ser associada à atividade excessiva do músculo subescapular. Incapacidade importante pode ocorrer se esta lesão não for tratada apropriadamente.

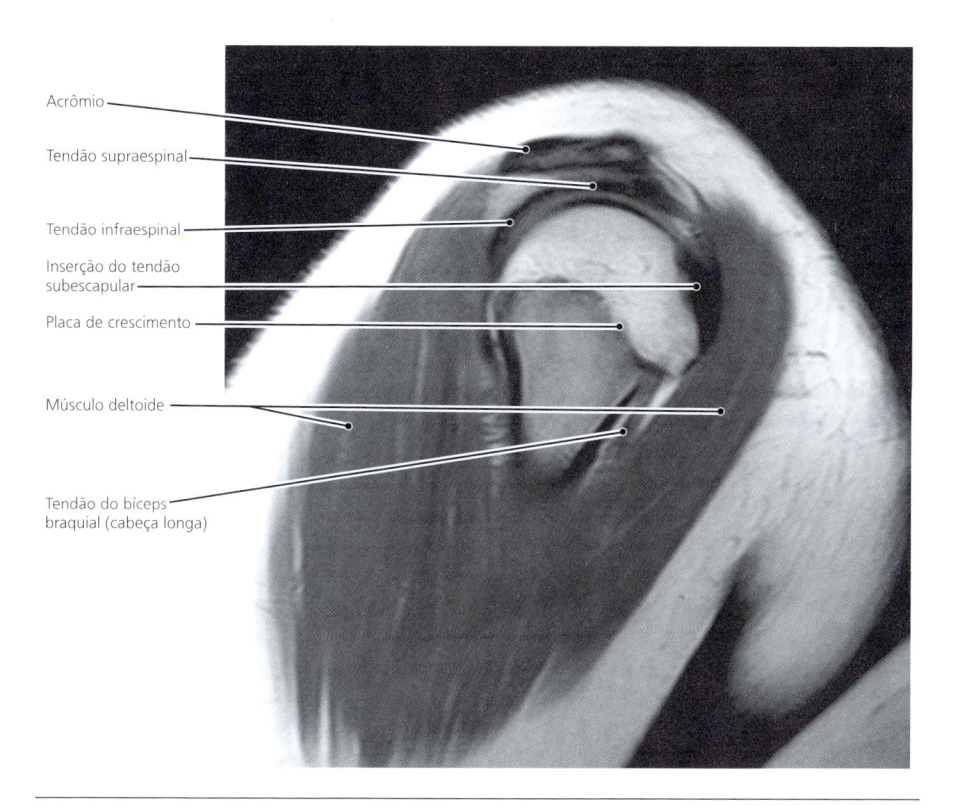

Articulação do Ombro, Vistas Anterior e Sagital

Acrômio

Tendão supraespinal

Tendão infraespinal

Inserção do tendão subescapular

Placa de crescimento

Músculo deltoide

Tendão do bíceps braquial (cabeça longa)

Artro-MR por densidade prótons (PD) FS sagital do ombro

- Esta **artro-MR** de ombro foi feita em um paciente jovem; notar que a placa de crescimento entre a epífise (cabeça umeral) e a diáfise (corpo do úmero) é aparente.
- Na posição aqui mostrada, os tendões infra e supraespinal se fundiram em uma estrutura contínua formando a parte cefálica do manguito rotador. Este corte é imediatamente medial à inserção desta parte do manguito rotador na prateleira da tuberosidade maior do úmero.

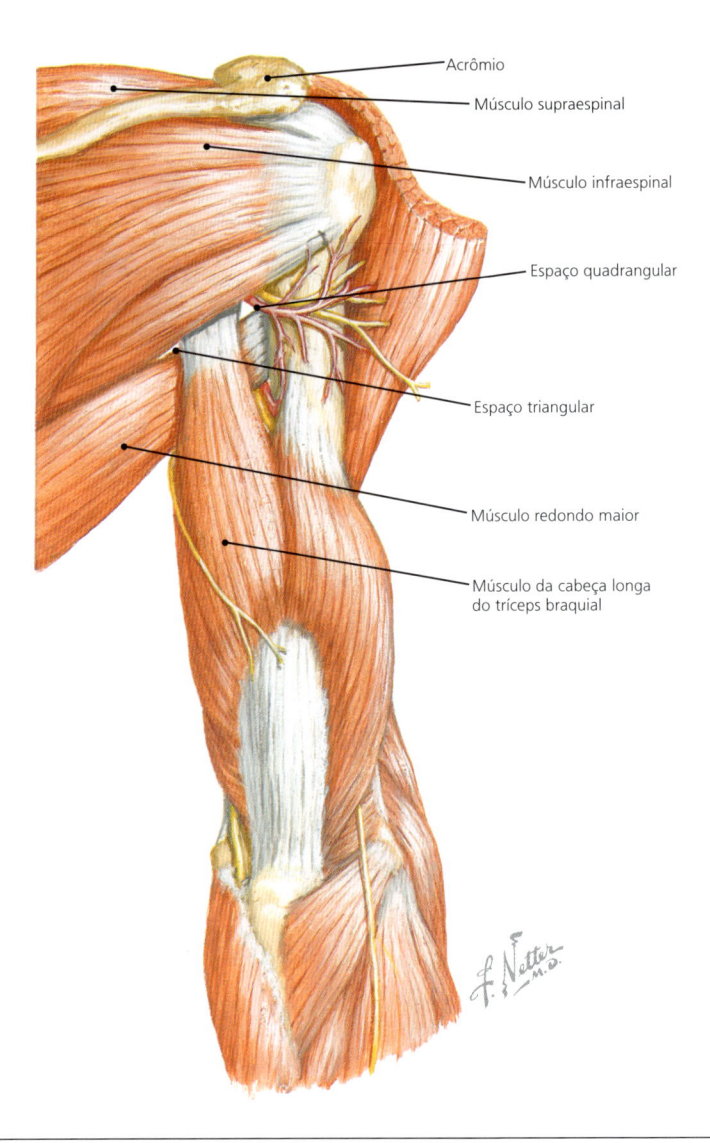

6 Espaços Quadrangular e Triangular

- Acrômio
- Músculo supraespinal
- Músculo infraespinal
- Espaço quadrangular
- Espaço triangular
- Músculo redondo maior
- Músculo da cabeça longa do tríceps braquial

Vista posterior do ombro e braço *(Atlas of Human Anatomy, 6th edition, Plate 418)*

Nota Clínica Compressão do nervo axilar no espaço quadrangular é uma causa incomum de dor e parestesia no membro superior.

Espaços Quadrangular e Triangular 6

Acrômio
Músculo supraespinal
Músculo infraespinal
Músculo redondo menor
Espaço quadrangular
Espaço triangular
Músculo redondo maior
Cabeça longa do músculo tríceps braquial

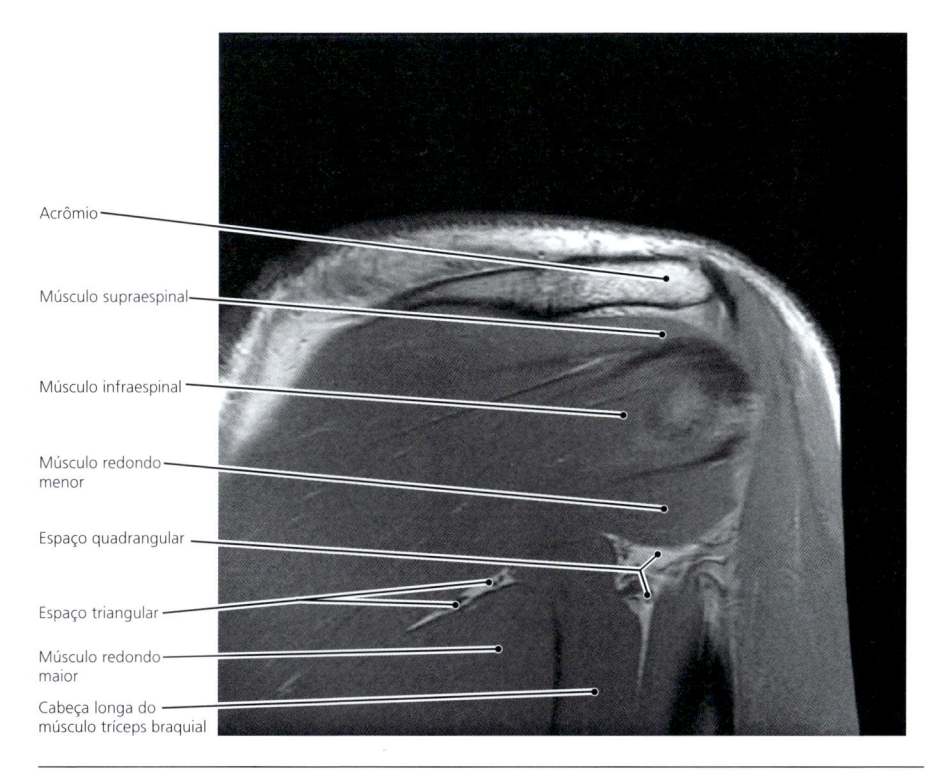

Imagem de MR DP oblíqua coronal do ombro *(De: Kassarjian A, Bencardino JT, Palmer WE: MR imaging of th rotator cuff. Radiol Clin North Am 44(4):503-523, 2006)*

- Os limites do espaço quadrangular são a cabeça longa do músculo tríceps braquial (medial), diáfise do úmero (lateral), músculo redondo menor (superior) e músculo redondo maior (inferior).
- Os limites do espaço triangular são a cabeça longa do músculo tríceps braquial (lateral), músculo redondo menor (superior) e músculo redondo maior (inferior).

6 Músculo Subescapular

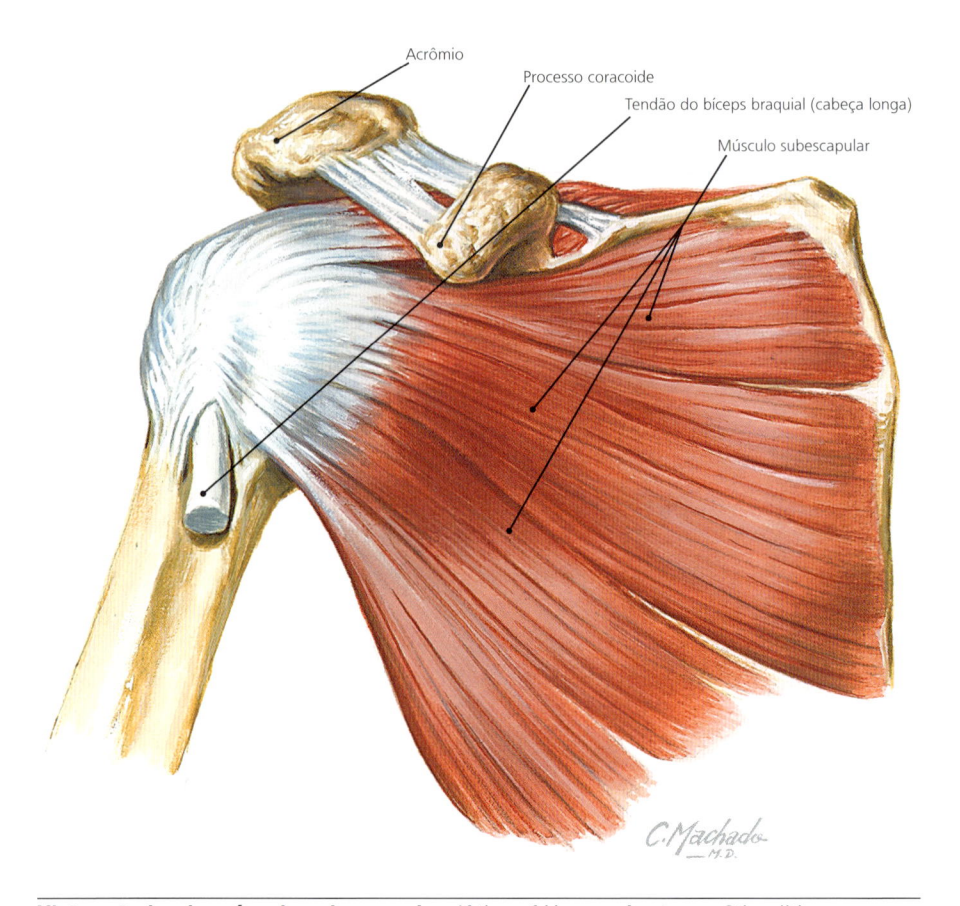

Vista anterior do músculo subescapular *(Atlas of Human Anatomy, 6th edition, Plate 411)*

> **Nota Clínica** Lacerações do músculo subescapular são menos comuns que lacerações dos músculos do aspecto mais superior do manguito rotador, e podem ocorrer como resultado de processos traumáticos ou degenerativos.

Músculo Subescapular 6

Acrômio
Processo coracoide
Músculo subescapular

Tendão do bíceps braquial (cabeça longa)

Tendão subescapular

Músculo subescapular

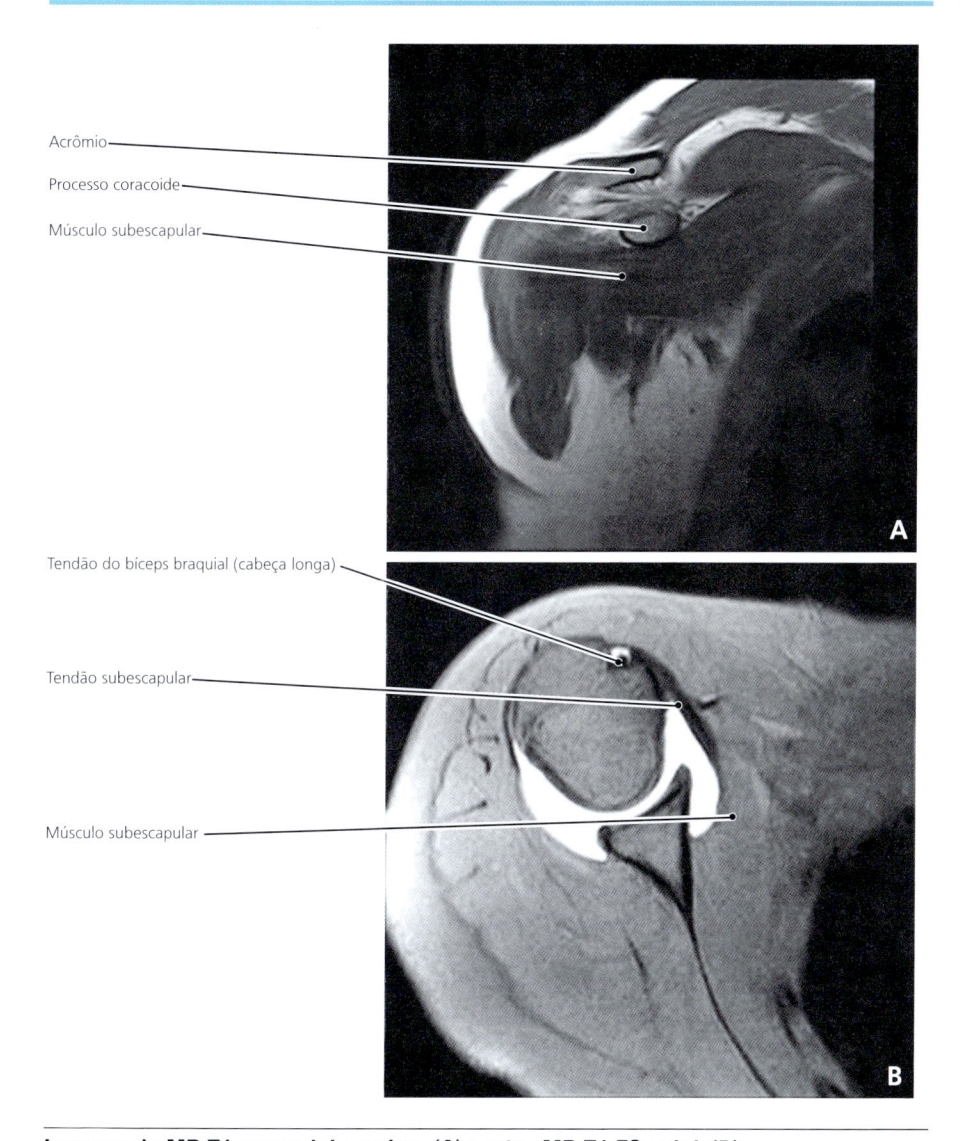

Imagem de MR T1 coronal do ombro *(A)* e artro-MR T1 FS axial *(B)*

- O músculo subescapular se insere na tuberosidade menor do úmero e é o principal rotador medial do braço.
- Adicionalmente, o tendão subescapular atua para prevenir luxações da articulação do ombro.

Artéria Axilar

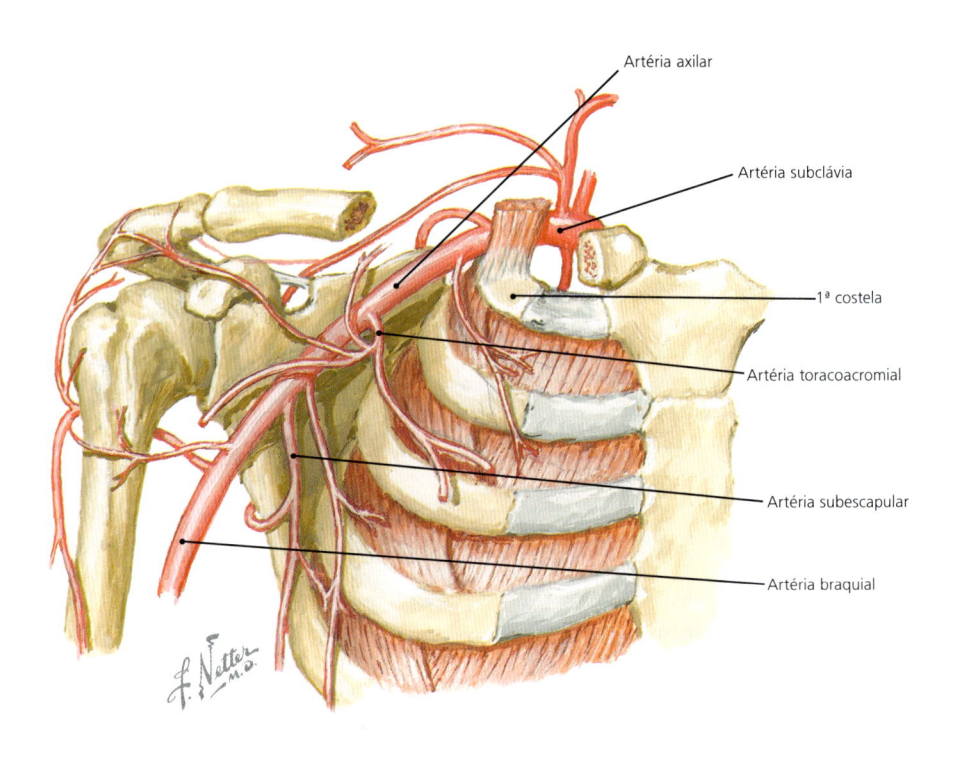

Vista anterior da axila demonstrando a artéria axilar *(Atlas of Human Anatomy, 6th edition, Plate 414)*

Nota Clínica Lesão de artéria axilar pode acompanhar luxações do ombro e fraturas da clavícula. Se a artéria for danificada, pronto reconhecimento e tratamento são necessários para evitar lesão isquêmica da extremidade comprometida.

Artéria Axilar 6

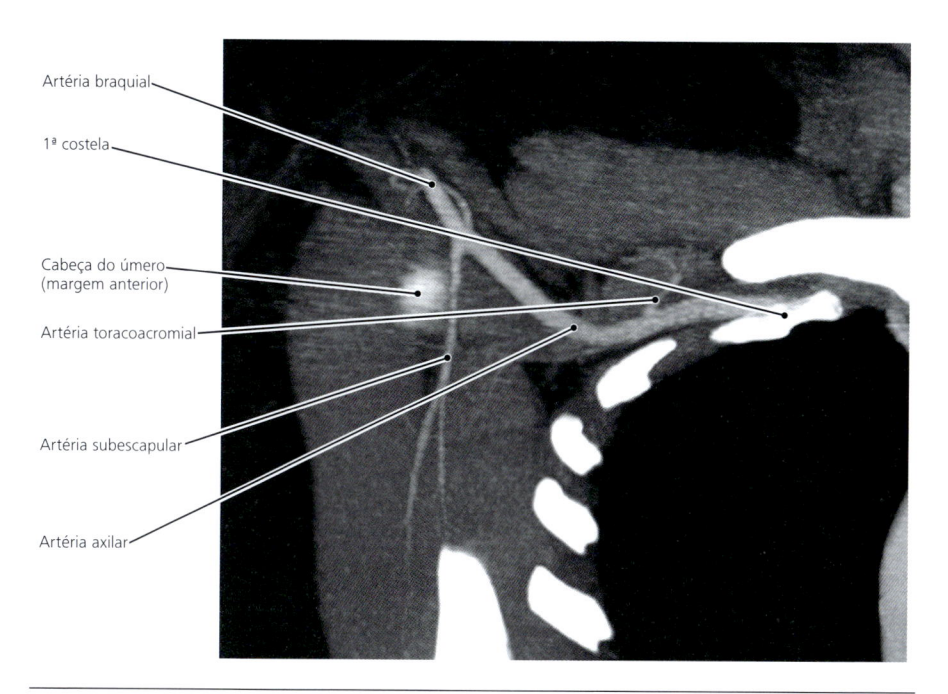

Artéria braquial
1ª costela
Cabeça do úmero (margem anterior)
Artéria toracoacromial
Artéria subescapular
Artéria axilar

Angio-CT torácica

- Esta imagem de CT foi feita com braços elevados para otimizar qualidade de imagem no tórax.
- A artéria axilar é uma continuação da subclávia depois que ela cruza sobre a primeira costela. No redondo maior ela se torna a artéria braquial.
- Para finalidades descritivas, a artéria axilar é dividida em três partes: a primeira parte é proximal ao músculo peitoral menor, a segunda parte é posterior ao peitoral menor, e a terceira parte é distal ao músculo.

Região Axilar

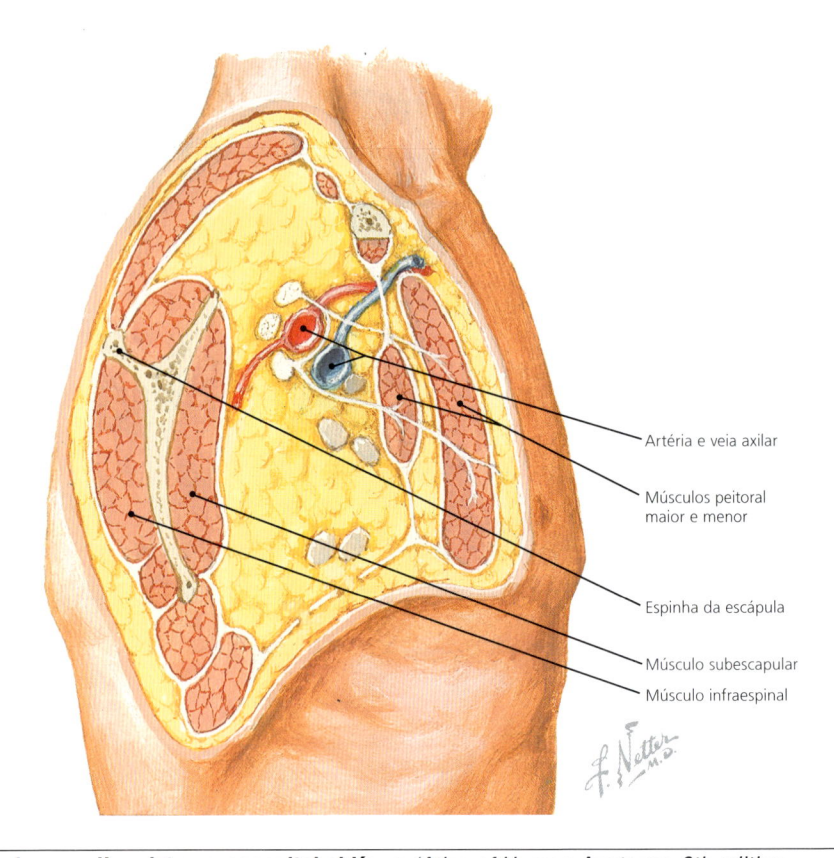

Ombro e axila, vista parassagital oblíqua *(Atlas of Human Anatomy, 6th edition, Plate 412)*

> **Nota Clínica** Durante um bloqueio regional do plexo braquial, o anestesiologista frequentemente aspirará sangue da artéria axilar; isto serve como marco anatômico para os cordões do plexo.

Região Axilar 6

Espinha da escápula

Artéria axilar
Veia axilar
Músculos peitoral maior e menor

Músculo subescapular

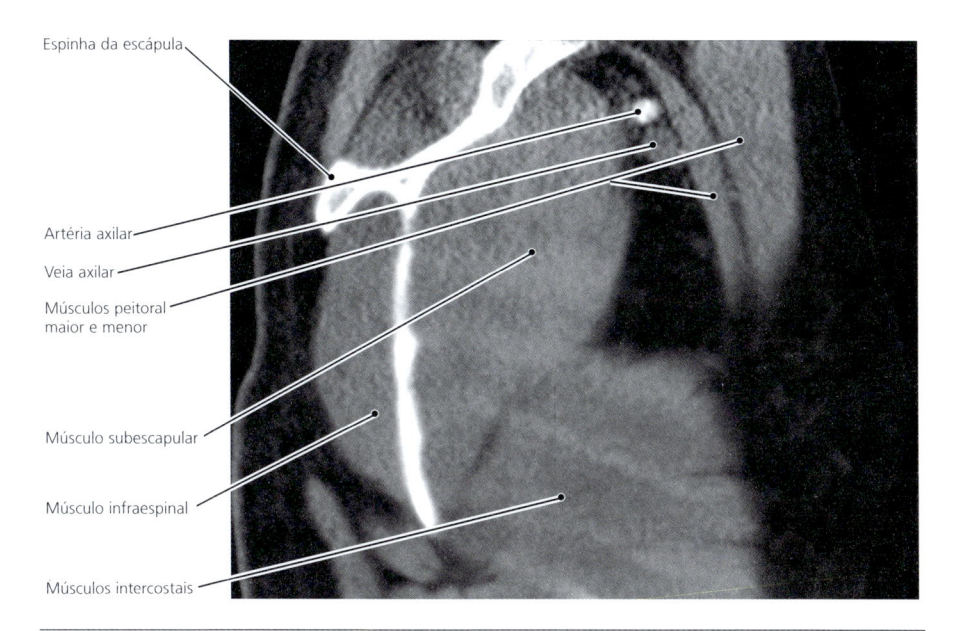

Músculo infraespinal

Músculos intercostais

Reconstrução sagital oblíqua, CT do tórax

- Os cordões do plexo braquial são vistos, fracamente, rodeando a artéria axilar na imagem de CT.
- Grande parte da axila é ocupada por gordura, que não detém ou dispersa muitos fótons, e assim tem densidade muito baixa na CT (aparece em negro no estudo por CT).
- A espessura do músculo subescapular está exagerada em razão da obliquidade do corte.

Membro Superior

6 Peitoral Maior

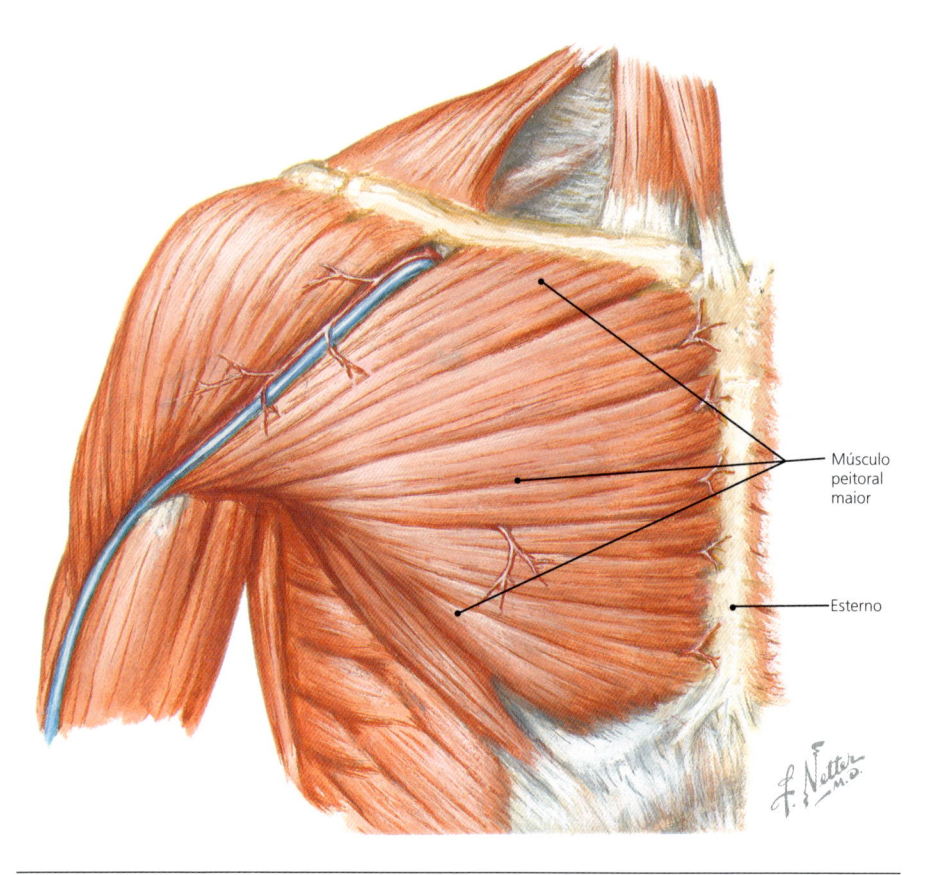

Músculos anteriores do ombro *(Atlas of Human Anatomy, 6th edition, Plate 409)*

Labels: Músculo peitoral maior; Esterno

Nota Clínica Síndrome de Poland é caracterizada pela ausência unilateral da cabeça esternocostal do músculo peitoral maior e tem uma incidência de cerca de 1 por 30.000 nascidos vivos. Usualmente há, também, membranas entre os dedos da mão ipsilaterais (sindactilia cutânea). Em mulheres há hipoplasia da mama unilateral.

Peitoral Maior

Músculo peitoral maior

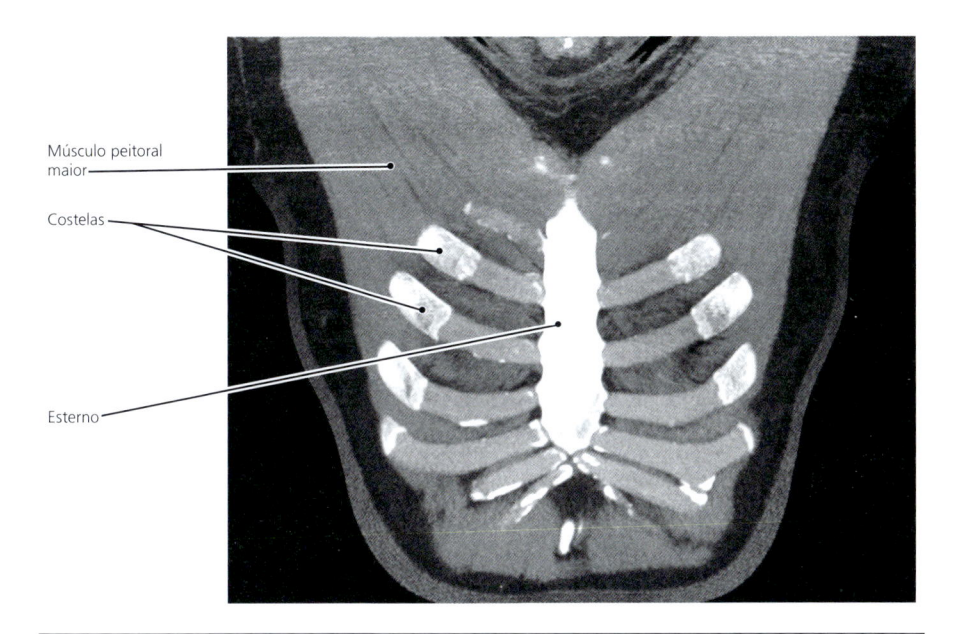

Costelas

Esterno

Reconstrução coronal curva, CT do tórax

- Lesões e deformidades da parede anterior do tórax frequentemente são mais bem representadas por imagens de CT semelhantes a esta.
- A cabeça esternocostal do músculo peitoral maior é um extensor importante do membro superior e é importante em atividades como natação. A cabeça clavicular, em contraste, pode flexionar o membro.

Plexo Braquial

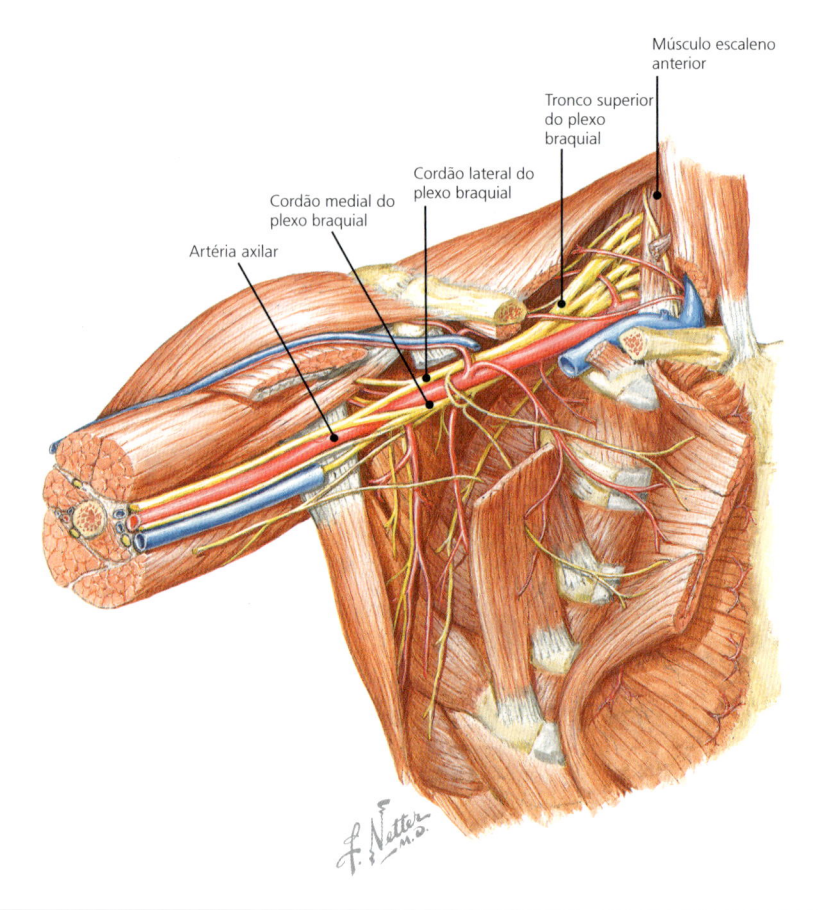

Vista anterior das estruturas profundas na axila, incluindo o plexo braquial
(Atlas of Human Anatomy, 6th edition, Plate 415)

> **Nota Clínica** O plexo braquial corre através da axila com, relativamente, pouca proteção e, por essa razão, está sujeito a lesões de compressão, tração e penetração.

Plexo Braquial 6

Plexo braquial

Artéria axilar

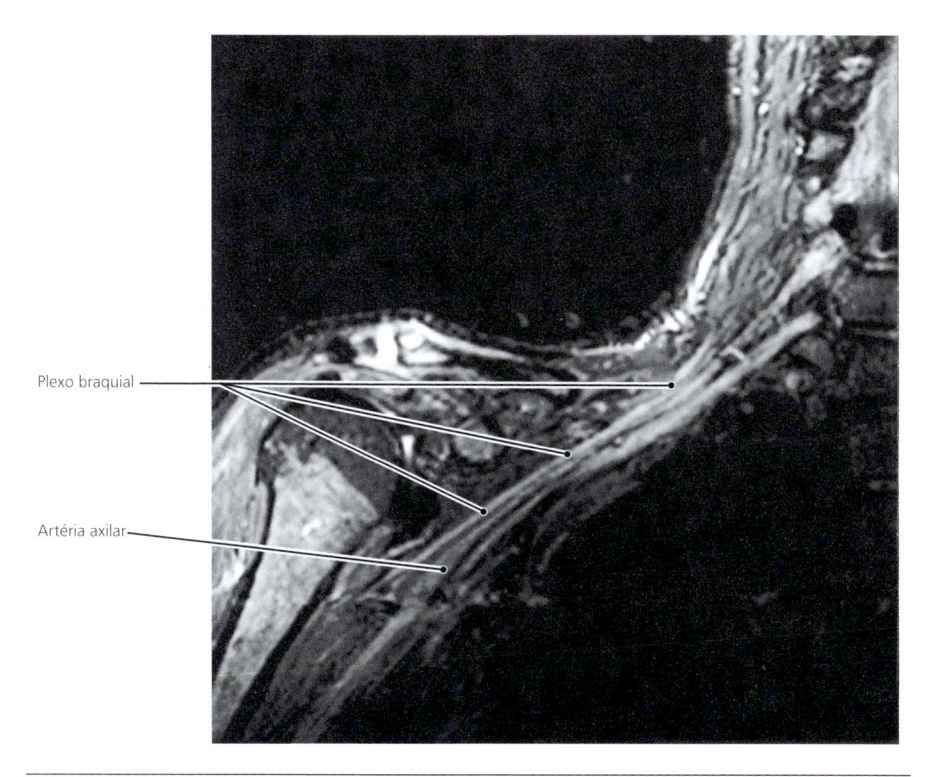

Sequência STIR coronal oblíqua da axila para mostrar o plexo braquial *(De: Stone JA: MR myelography of the spine and MR peripheral nerve imaging. Magn Reson Imaging Clin N Am 11(4):543-558, 2003)*

- A artéria axilar é rodeada pelos cordões do plexo braquial na axila.
- Lesões superiores do plexo braquial são conhecidas como paralisia de Erb ou Erb-Duchenne e afetam os músculos inervados principalmente pelos ramos ventrais de C5 e C6, que estão predominantemente no ombro. O paciente se apresenta com um braço aduzido e rotado medialmente.
- As lesões inferiores do plexo braquial são conhecidas como paralisia de Klumpke ou Klumpke-Dejerine e afetam os músculos inervados principalmente pelos ramos ventrais de C8 e D1, que são predominantemente na mão. O paciente se apresenta com uma "mão em garra", na qual as articulações metacarpofalangeanas dos dedos estão hiperestendidas e as articulações interfalangeanas estão flexionadas.

Membro Superior

6   Inserções do Bíceps e Braquial

Tendão bíceps braquial

Tendão braquial

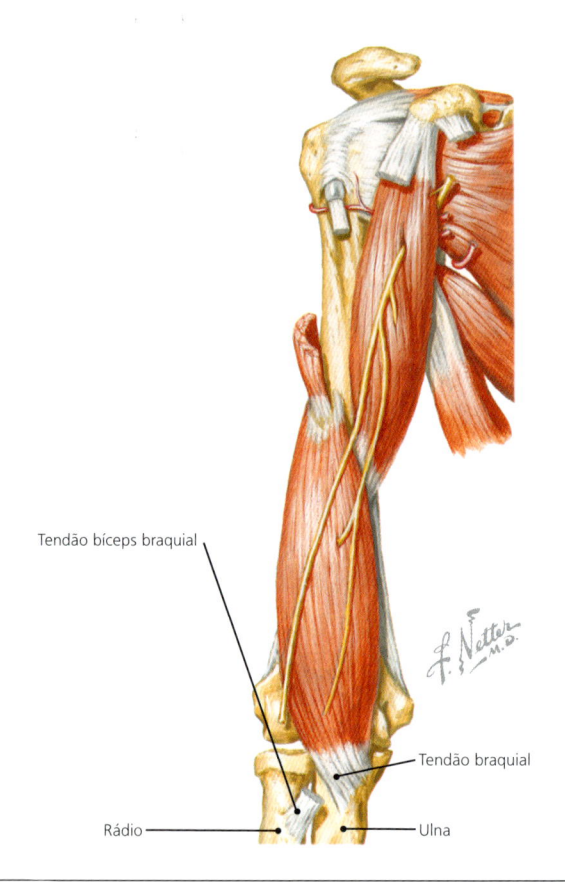

Rádio

Ulna

Visão anterior dos músculos do braço e antebraço proximal *(Atlas of Human Anatomy, 6th edition, Plate 417)*

Nota Clínica   Rupturas dos tendões proximais e distal do bíceps braquial são mais comuns em pacientes com mais de 50 anos do que em pacientes mais jovens. Rupturas do tendão da cabeça longa ocorrem mais comumente que aquelas do tendão da cabeça curta ou o tendão distal. Rupturas do tendão da cabeça longa são, frequentemente, associadas à tendinite do manguito rotador, que pode causar degeneração que predispõe o tendão à ruptura. Atividade vigorosa repetitiva também pode levar a rupturas do tendão da cabeça longa.

Inserções do Bíceps e Braquial 6

Massa dos músculos flexores
Tendão braquial
Músculo supinador (em torno do rádio posterior)
Ulna

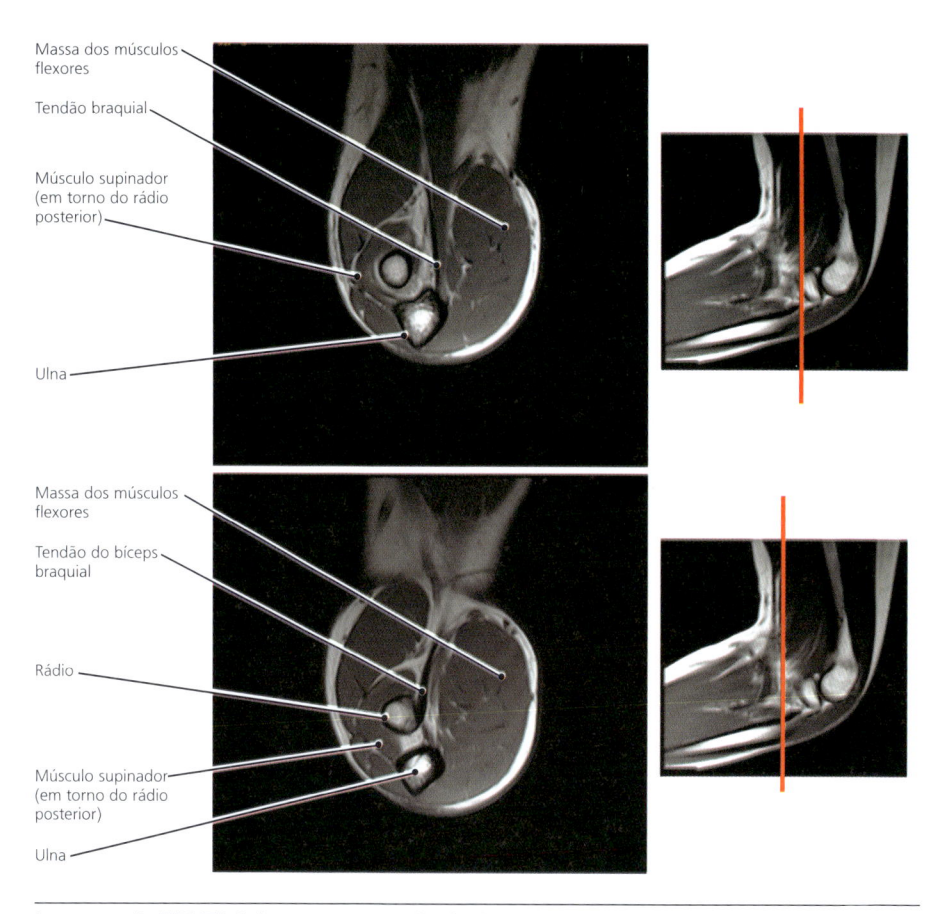

Massa dos músculos flexores
Tendão do bíceps braquial
Rádio
Músculo supinador (em torno do rádio posterior)
Ulna

Imagens de MR T1 feitas com cotovelo flexionado como mostrado nas imagens de referência, que ilustram os respectivos planos de corte

- O tendão braquial se insere na tuberosidade da ulna, e o tendão bíceps se insere na tuberosidade do rádio.
- Por conseguinte, o bíceps causa supinação quando flexiona, enquanto o braquial é um flexor puro do cotovelo.

Membro Superior

6 Cotovelo, Perspectiva Anterior

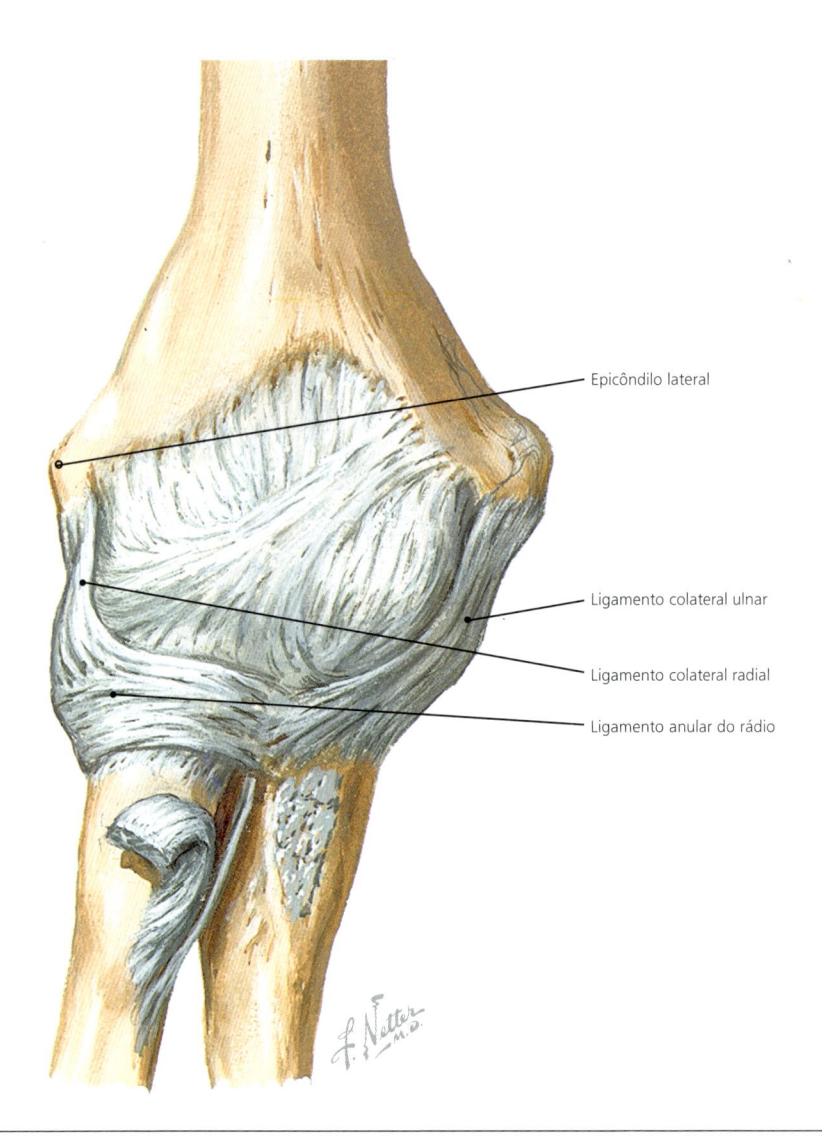

- Epicôndilo lateral
- Ligamento colateral ulnar
- Ligamento colateral radial
- Ligamento anular do rádio

Vista anterior dos ligamentos do cotovelo *(Atlas of Human Anatomy, 6th edition, Plate 424)*

Nota Clínica Frouxidão ou rupturas dos ligamentos colaterais ulnar ou radial são fontes potenciais de instabilidade do cotovelo.

Cotovelo, Perspectiva Anterior

Epicôndilo lateral

Ligamento colateral radial (lateral)

Ligamento colateral ulnar (medial)

Epicôndilo lateral

Ligamento colateral ulnar lateral

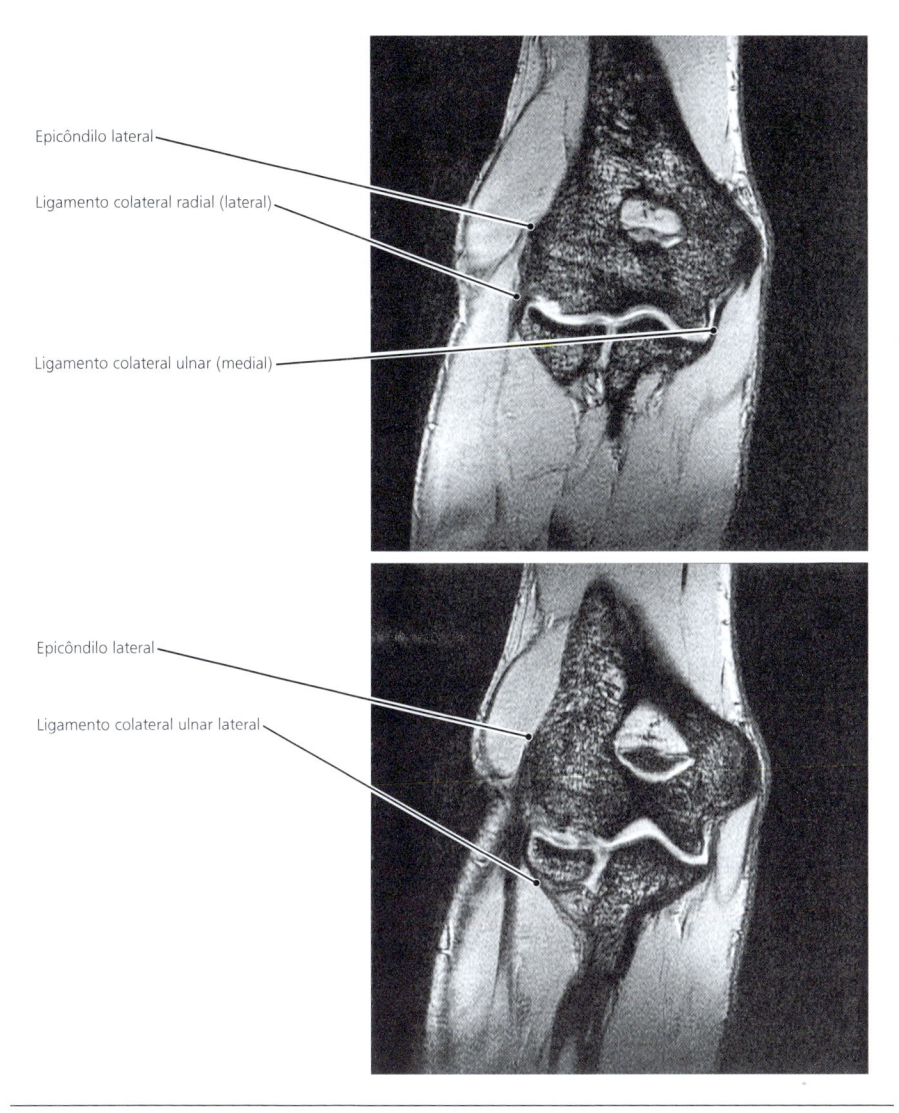

Imagens de MR de gradiente-eco (GRE) coronais do cotovelo *(De: Kaplan LJ, Potter HG: MR imaging of ligament injuries to the elbow. Radiol Clin North Am 44(4):583-594, 2006)*

- O feixe anterior do ligamento colateral medial fica tensionado em extensão e corre do epicôndilo umeral medial ao processo coronoide da ulna, profundo à origem do tendão pronador redondo.

- O ligamento colateral ulnar lateral origina-se no epicôndilo umeral lateral e corre posteriormente em torno do colo do rádio para se inserir na crista supinadora da ulna.

Cotovelo, Vista Lateral

Fossa do olécrano (profunda à cápsula articular)

Fossa coronóidea (profunda à cápsula articular)

Ligamento anular do rádio

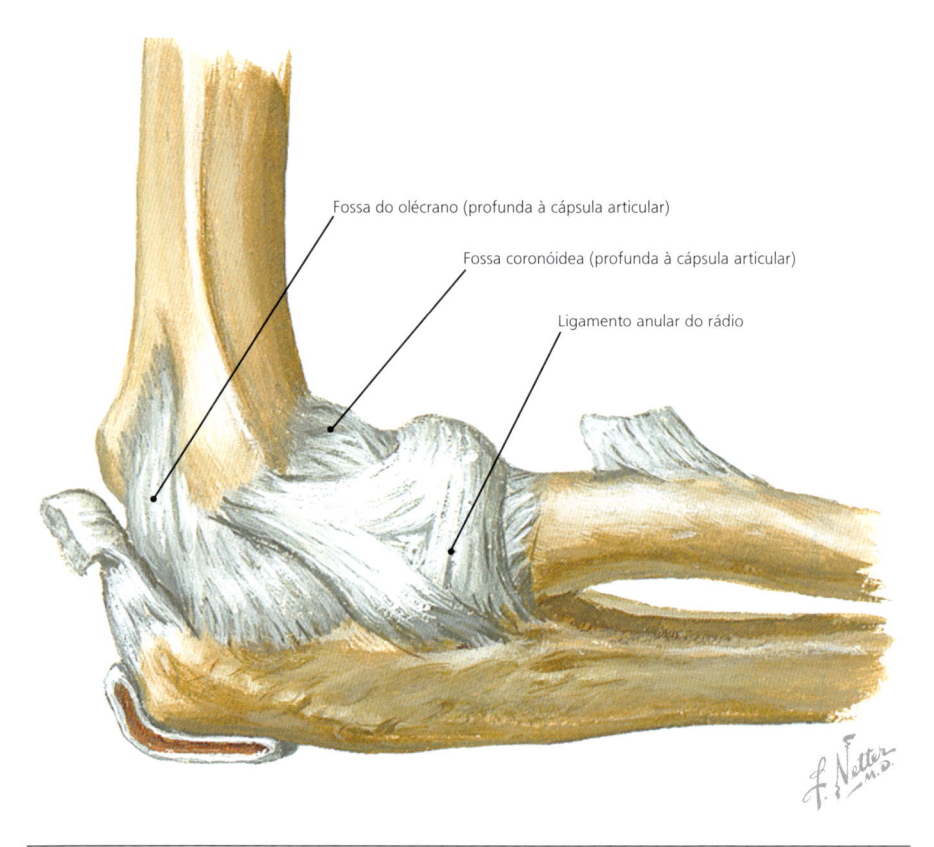

Vista lateral do cotovelo *(Atlas of Human Anatomy, 6th edition, Plate 424)*

Nota Clínica Crianças pequenas, especialmente meninas, são vulneráveis à subluxação transitória da cabeça radial ("cotovelo de ama-seca"), que resulta de uma elevação súbita do membro enquanto pronado. Este levantamento súbito puxa a cabeça do rádio distalmente ao ligamento anular.

Cotovelo, Vista Lateral 6

Fossa do olécrano (profunda à cápsula articular)

Recesso da fossa coronóidea

Ligamento anular do rádio

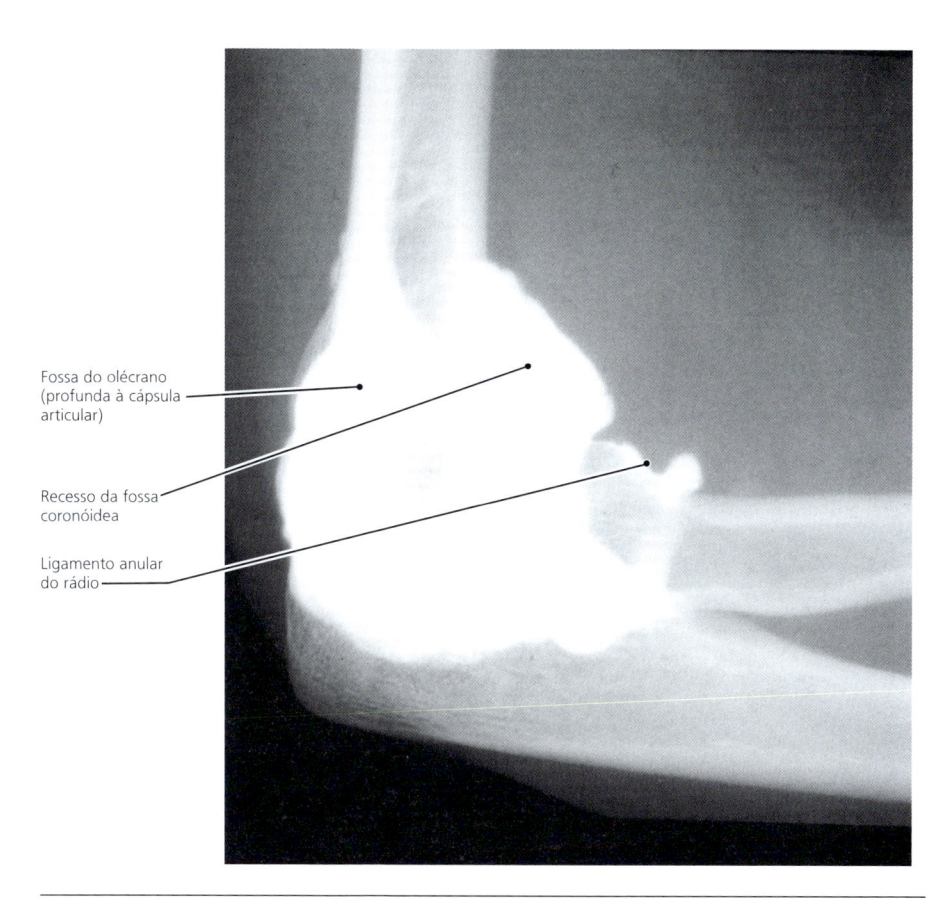

Artrografia lateral do cotovelo *(De: Fowler KAB, Chung CB: Normal MR imaging anatomy of the elbow. Radiol Clin North Am 44(4):553-567, 2006)*

- O recesso da fossa coronóidea (parte medial do recesso umeral anterior) é um recesso anterior dentro da cápsula sinovial.
- Notar que material de contraste dentro da articulação se estende distal ao ligamento anular.
- Artrografia efetuada injetando-se material de contraste iodado intra-articular seguido por varredura por CT para produzir uma artro-CT. É uma modalidade alternativa para pacientes que não podem fazer MRI por causa da presença de, por exemplo, um marca-passo, um estimulador espinal, ou uma bomba de insulina implantada.

Membro Superior

Cotovelo, Nervo Ulnar

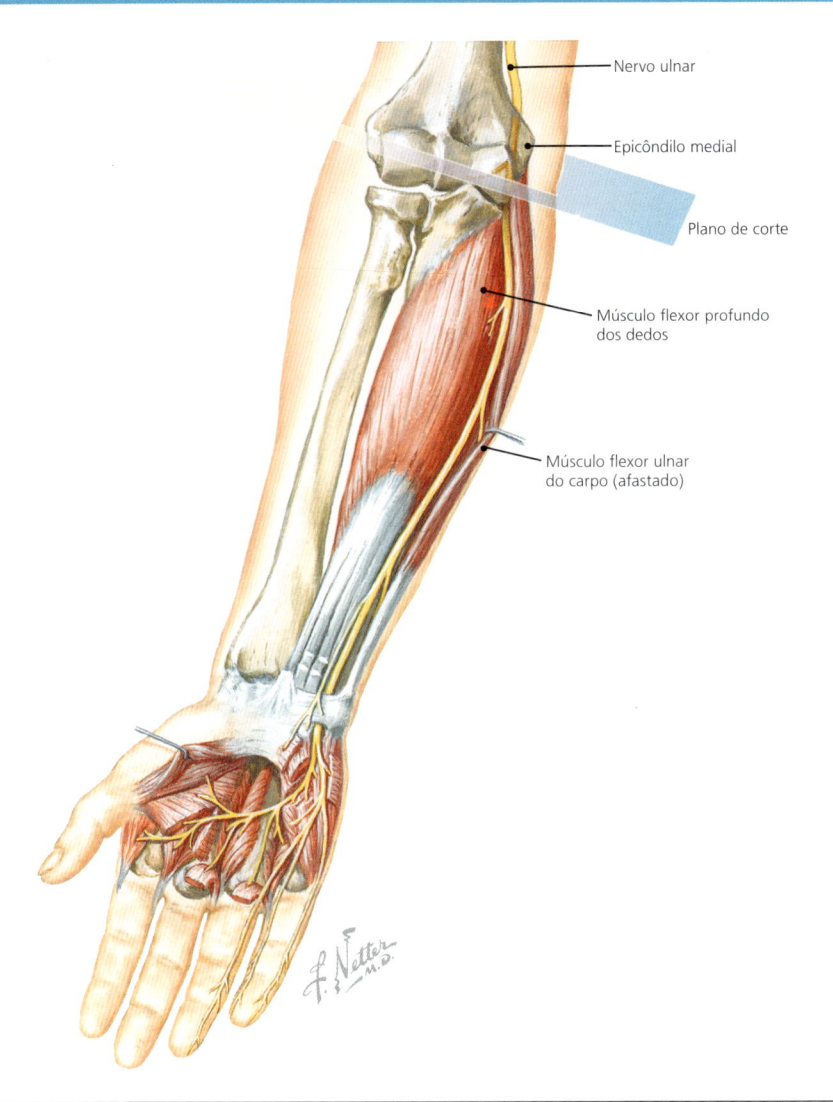

- Nervo ulnar
- Epicôndilo medial
- Plano de corte
- Músculo flexor profundo dos dedos
- Músculo flexor ulnar do carpo (afastado)

Nervo ulnar no antebraço e mão (*Atlas of Human Anatomy, 6th edition, Plate 464*)

Nota Clínica   O túnel ulnar é um túnel ósseo/fibroso posterior ao epicôndilo medial do úmero associado à origem do músculo flexor ulnar do carpo. Ele é uma de várias áreas de potencial compressão do nervo ulnar. Compressão do nervo ulnar resulta em perda de função dos músculos intrínsecos da mão e parestesia no aspecto medial da mão.

Cotovelo, Nervo Ulnar

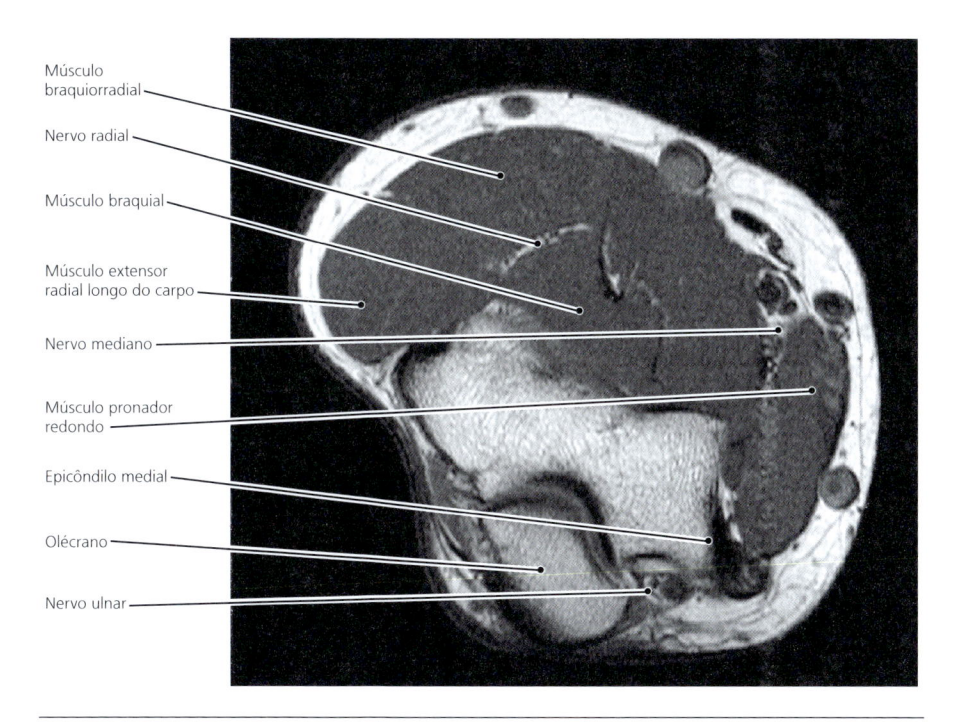

Músculo braquiorradial
Nervo radial
Músculo braquial
Músculo extensor radial longo do carpo
Nervo mediano
Músculo pronador redondo
Epicôndilo medial
Olécrano
Nervo ulnar

Imagem de MR PD axial através do cotovelo *(De: Hochman MG. Zilberfarb JL: Nerves in a pinch: Imaging of nerve compression syndromes. Radiol Clin North Am 42(1):221-245, 2004)*

- A localização relativamente superficial do nervo ulnar posterior ao epicôndilo medial resulta no fato de ele ser suscetível à pressão aplicada externamente; isto pode-se manifestar em várias parestesias (p. ex., o "osso estranho").
- O músculo braquiorradial é inervado pelo nervo radial em vez do nervo musculocutâneo, que inerva todos os outros principais músculos flexores do antebraço.

Membro Superior

6 Cotovelo, Túnel Ulnar

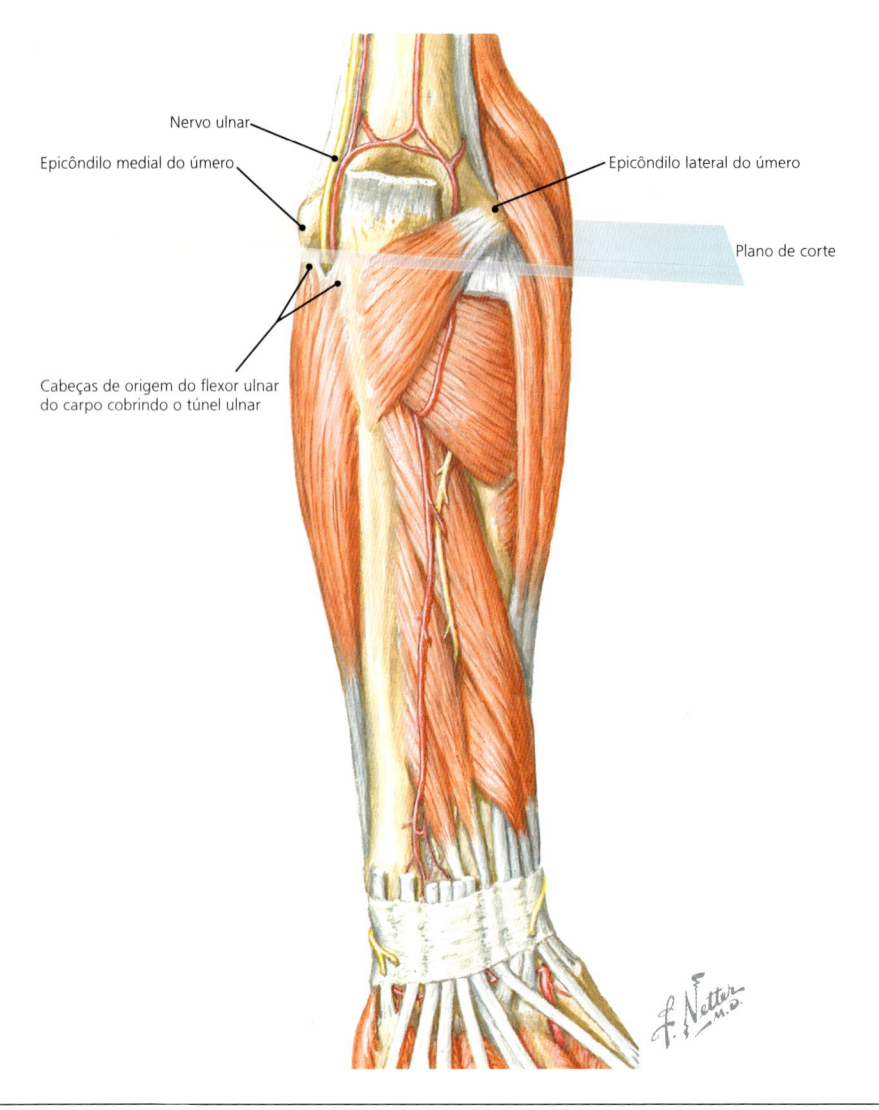

Vista posterior do cotovelo e antebraço *(Atlas of Human Anatomy, 6th edition, Plate 431)*

Nota Clínica   O túnel ulnar é um local potencial de compressão do nervo ulnar, resultando em "síndrome do túnel ulnar". O tratamento da síndrome do túnel ulnar começa com terapia conservadora (suporte, exercício), mas, em casos graves, pode terminar com tratamentos cirúrgicos, que incluem liberação muscular efetuada endoscopicamente, remoção parcial do epicôndilo medial do úmero e transposição do nervo para anterior ao côndilo.

Cotovelo, Túnel Ulnar 6

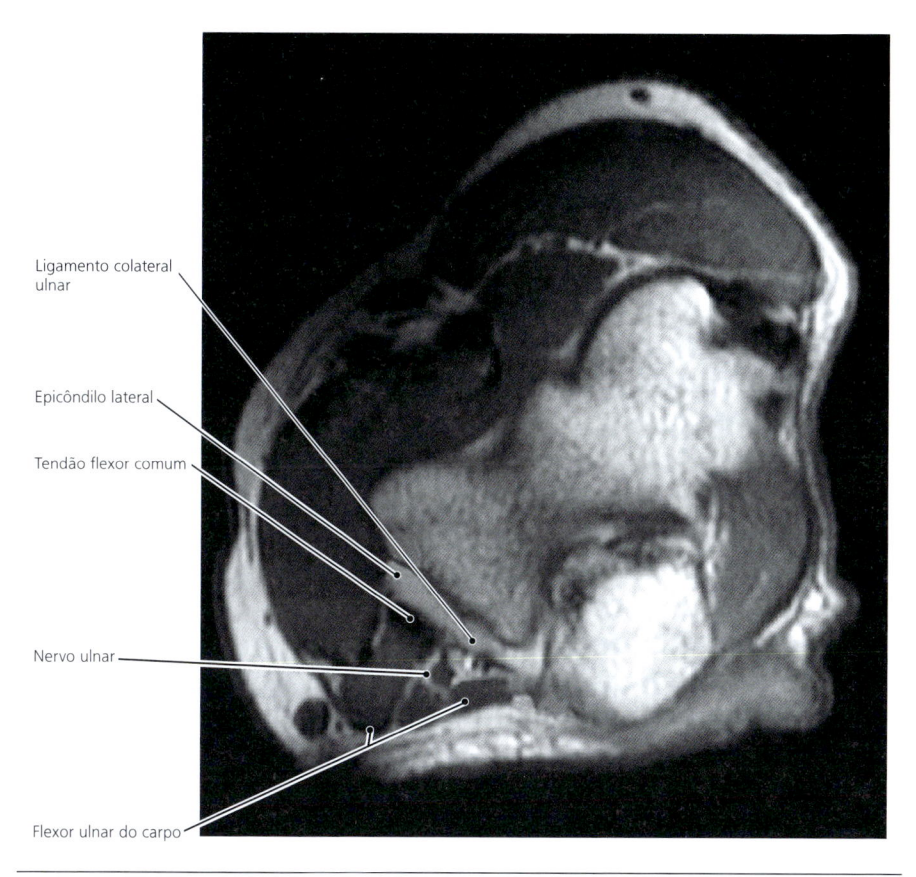

Imagem de MR T1 axial do túnel ulnar *(De: Fowler KAB, Chung CB: Normal MR imaging anatomy of the elbow. Radiol Clin North Am 44(4):553-567, 2008)*

- O soalho do túnel ulnar é composto pela banda posterior do complexo do ligamento colateral ulnar.
- As duas cabeças do flexor ulnar do carpo se originam do tendão flexor comum (seta curva) e passam em torno do nervo ulnar. O arco tendinoso entre as suas origens (banda de Osborne, retináculo do túnel ulnar) forma o teto do túnel.

6 Ossos do Antebraço

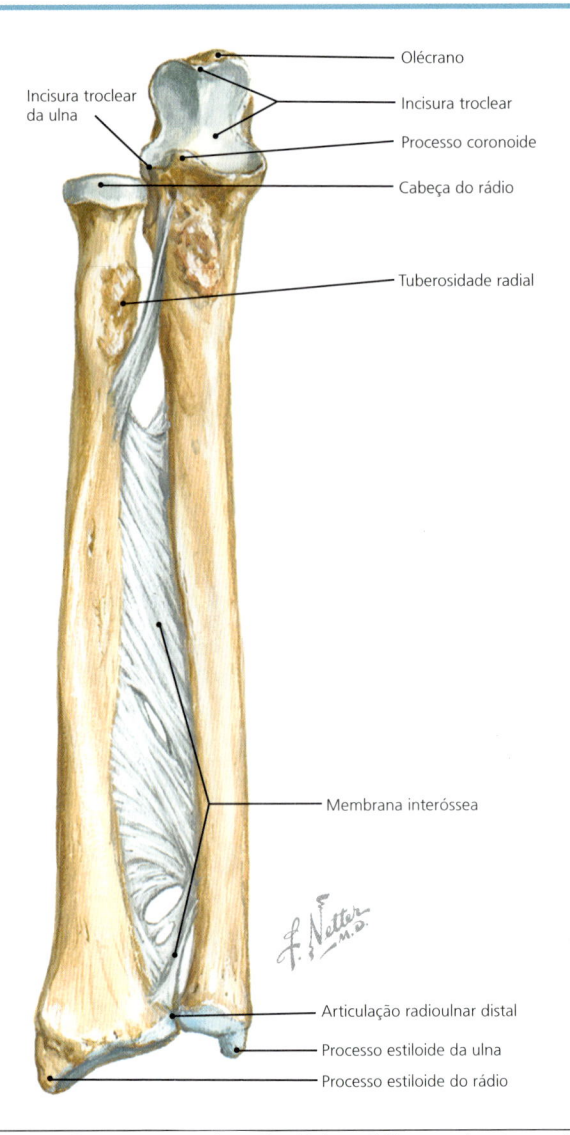

Rádio e ulna com antebraço em supinação *(Atlas of Human Anatomy, 6th edition, Plate 425)*

> **Nota Clínica** Uma fratura de Galeazzi é uma fratura da diáfise radial e luxação da articulação radioulnar distal.

Ossos do Antebraço 6

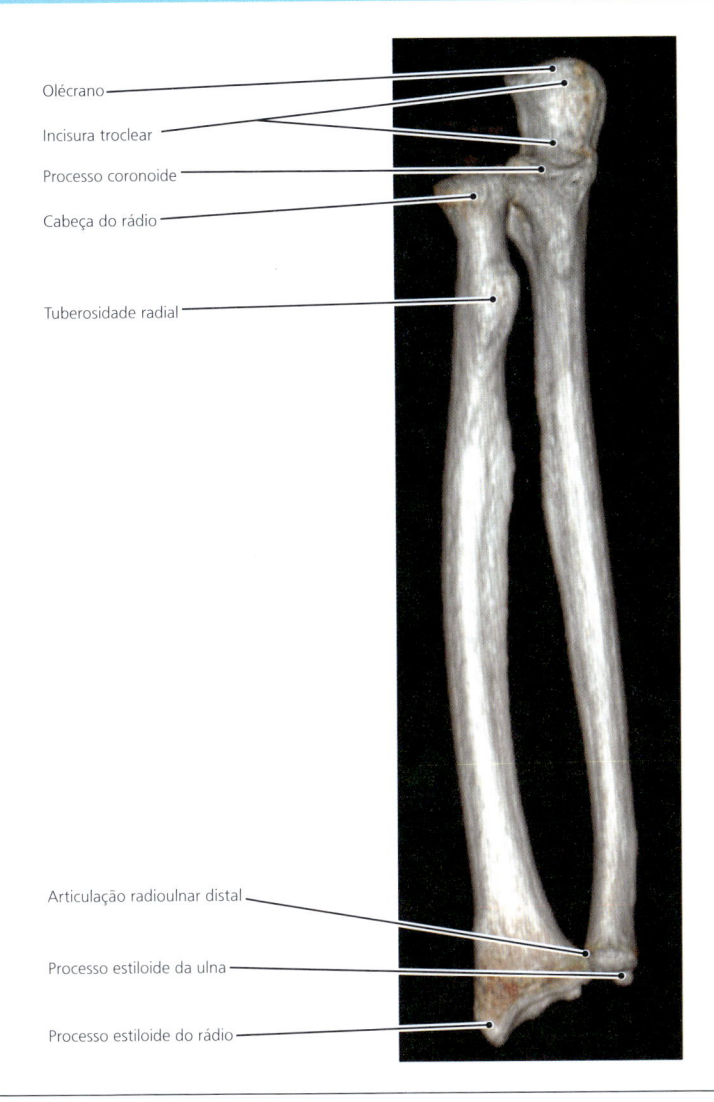

- Olécrano
- Incisura troclear
- Processo coronoide
- Cabeça do rádio
- Tuberosidade radial
- Articulação radioulnar distal
- Processo estiloide da ulna
- Processo estiloide do rádio

Reconstrução volumétrica, CT do antebraço

- A articulação radioulnar proximal permite que a cabeça do rádio rote dentro de uma articulação formada pela incisura radial da ulna e o ligamento anular, enquanto na articulação radioulnar distal o rádio gira em torno da cabeça da ulna.
- A membrana interóssea forma a articulação radioulnar média, que é uma sindesmose.
- O rádio tem uma superfície maior no punho, enquanto a ulna é maior no cotovelo. As forças transmitidas através da mão estendida tendem mais a fraturar o rádio que a ulna.

Membro Superior

Rádio e Ulna

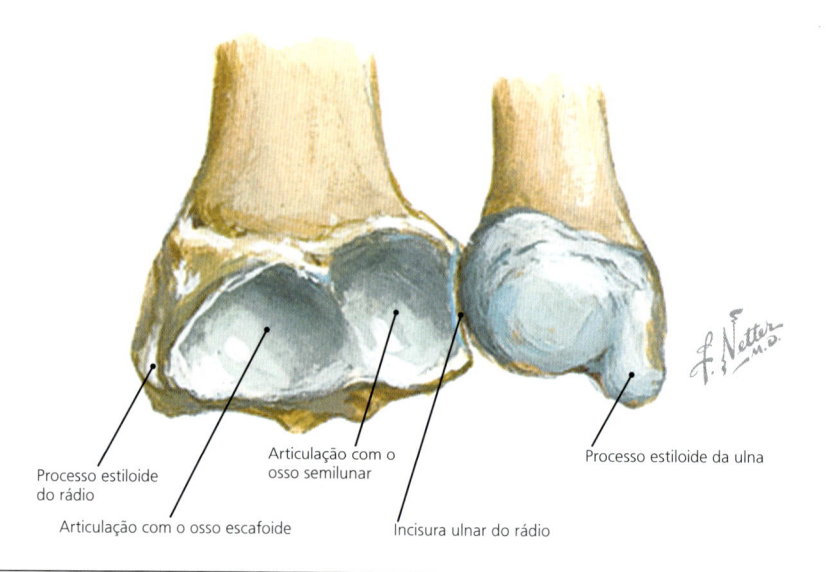

Processo estiloide do rádio
Articulação com o osso escafoide
Articulação com o osso semilunar
Incisura ulnar do rádio
Processo estiloide da ulna

Extremidades distais do rádio e da ulna *(Atlas of Human Anatomy, 6th edition, Plate 425)*

Nota Clínica Fraturas no punho podem comprometer a superfície articular do rádio, complicando, significativamente, o reparo cirúrgico da fratura.

Rádio e Ulna

Processo estiloide da ulna

Articulação com o osso semilunar

Articulação com o osso escafoide

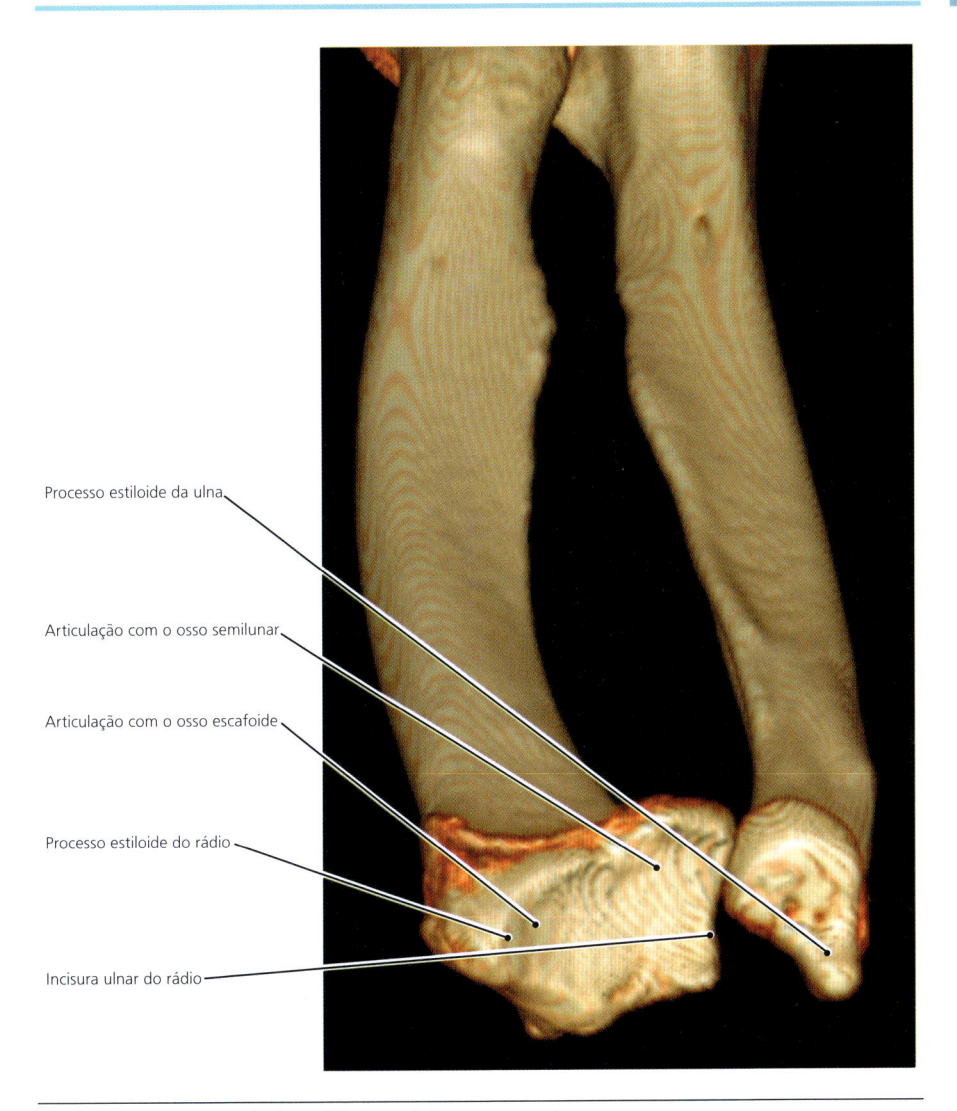

Processo estiloide do rádio

Incisura ulnar do rádio

Reconstrução volumétrica, CT do antebraço e punho

- A extremidade distal do rádio se articula com o escafoide, o semilunar, e (quando a mão está desviada ulnarmente) o piramidal; a ulna não se articula diretamente com qualquer dos ossos carpais.
- Fraturas do rádio distal (fratura de Colles) são relativamente comuns porque elas, tipicamente, resultam de uma queda sobre uma mão estendida.
- A demonstração da extensão e gravidade das fraturas de superfície articular é grandemente aperfeiçoada por apresentações de CT reconstruídas volume.

Antebraço, Musculatura Lateral

Epicôndilo lateral
Tendão extensor comum

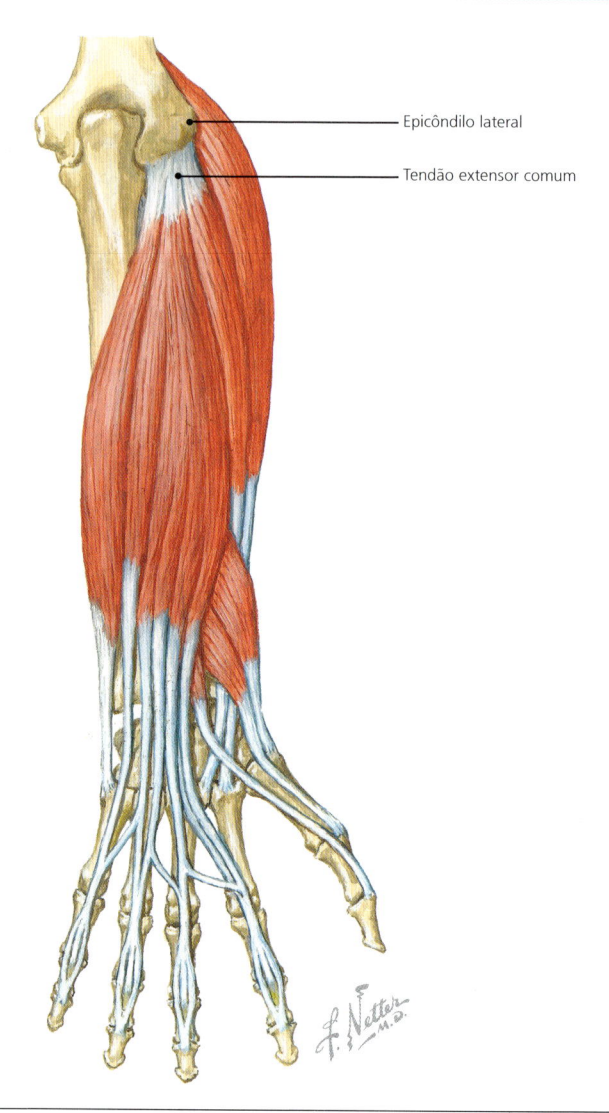

Vista posterior do antebraço *(Atlas of Human Anatomy, 6th edition, Plate 427)*

Nota Clínica Dor crônica a partir do tendão extensor comum é chamada "cotovelo de tenista" (epicondilite lateral), porque ela pode resultar da degeneração do tendão (inflamação) associada ao uso da batida de revés (*backhand*) no tênis. Atividades normais e um mau suprimento sanguíneo frequentemente dificultam a cura; intervenção cirúrgica, assim, é necessária às vezes.

Antebraço, Musculatura Lateral

Epicôndilo lateral

Tendão extensor comum

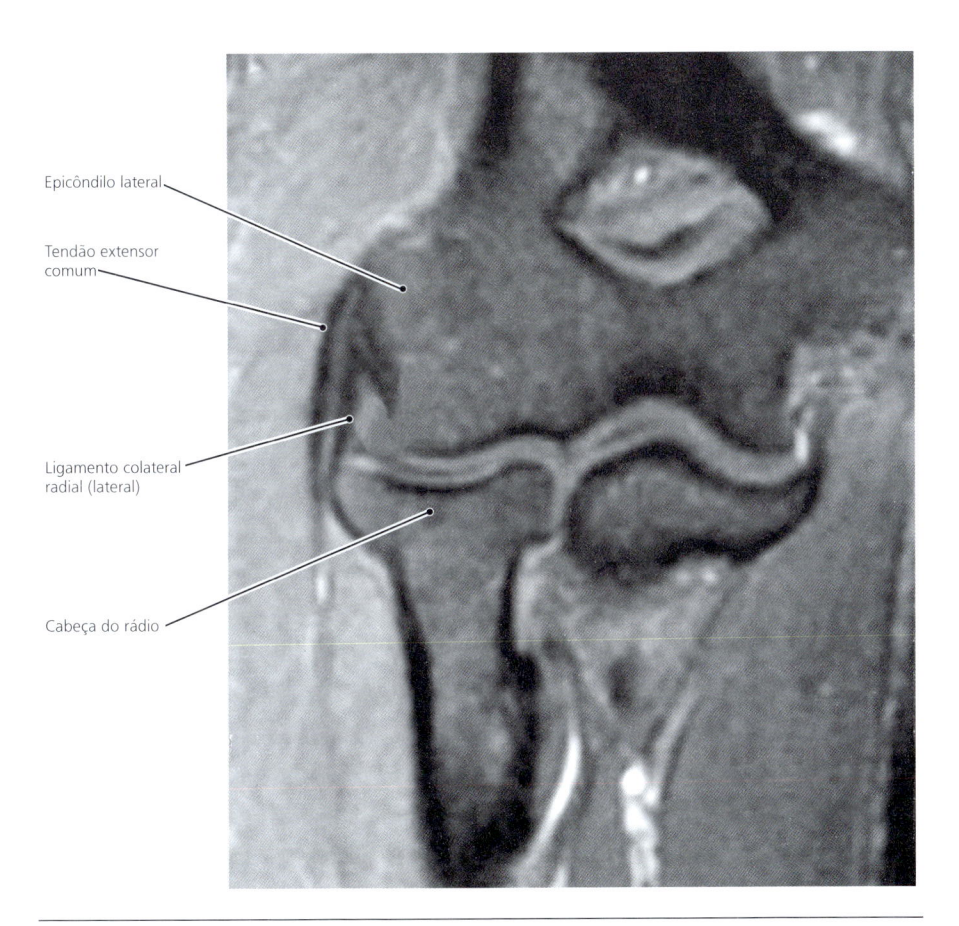

Ligamento colateral radial (lateral)

Cabeça do rádio

Imagem de MR FSE T2 FS coronal do cotovelo *(De: Fowler KAB, Chung CB: Normal MR imaging anatomy of the elbow. Radiol Clin North Am 44(4):553-567, 2006)*

- O tendão extensor comum é composto das origens do extensor radial curto do carpo, extensor dos dedos, extensor do dedo mínimo e extensor ulnar do carpo.
- As alterações mais iniciais associadas à epicondilite lateral (cotovelo de tenista) são encontradas na parte mais superficial do tendão extensor comum, associada ao músculo extensor radial curto do carpo.

6 Antebraço, Musculatura Medial

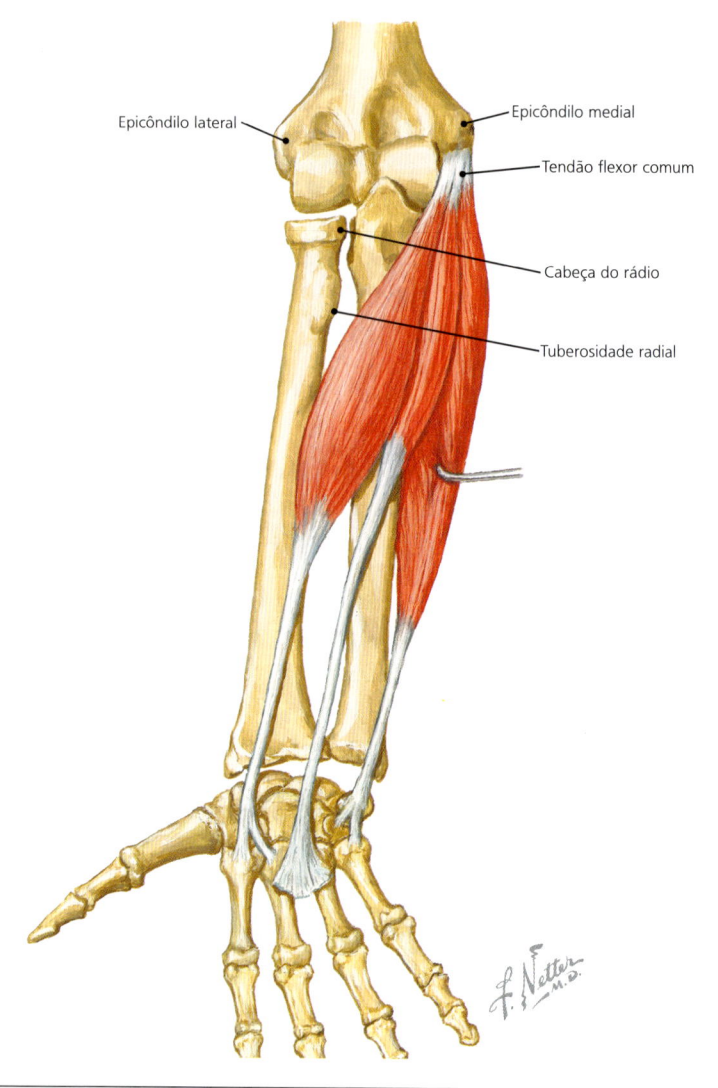

Vista anterior do antebraço *(Atlas of Human Anatomy, 6th edition, Plate 428)*

Nota Clínica Dor a partir do tendão flexor comum é epicondilite medial, muitas vezes chamada "cotovelo de golfista". Epicondilite medial é muito semelhante ao cotovelo de tenista, mas no lado oposto do cotovelo. Ela é principalmente uma condição degenerativa que afeta o tendão de origem dos músculos flexores do punho e superficial dos dedos a partir do epicôndilo medial do úmero.

Antebraço, Musculatura Medial

Epicôndilo medial
Epicôndilo lateral
Tendão flexor comum
Ligamento colateral ulnar (medial)
Cabeça do rádio
Tuberosidade radial

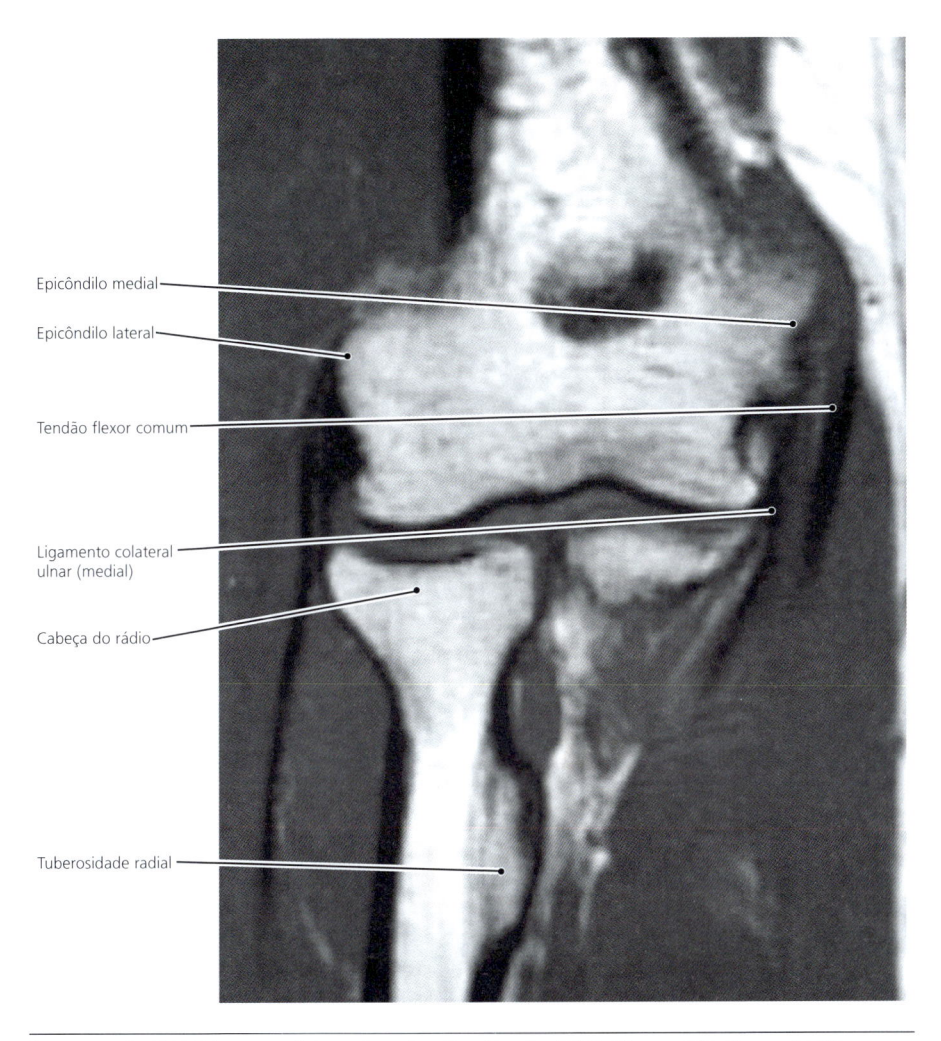

Imagem de MR T1 coronal do cotovelo *(De: Fowler KAB, Chung CB: Normal MR imaging anatomy of the elbow. Radiol Clin North Am 44(4):553-567, 2006)*

- Tendinose (alterações degenerativas nos tendões) pode ser demonstrada por espessamentos e sinal aumentado dentro dos tendões flexor e extensor comuns.
- Ao prescrever um protocolo de MR para um paciente específico, sequências coronais podem ser enfatizadas se o diagnóstico diferencial incluir cotovelo de golfista ou de tenista.

6   Músculos Extensores do Punho

Tendão extensor longo do polegar

Tendão extensor radial longo do carpo

Tendão extensor radial curto do carpo

Processo estiloide da ulna

Tendões do extensor dos dedos

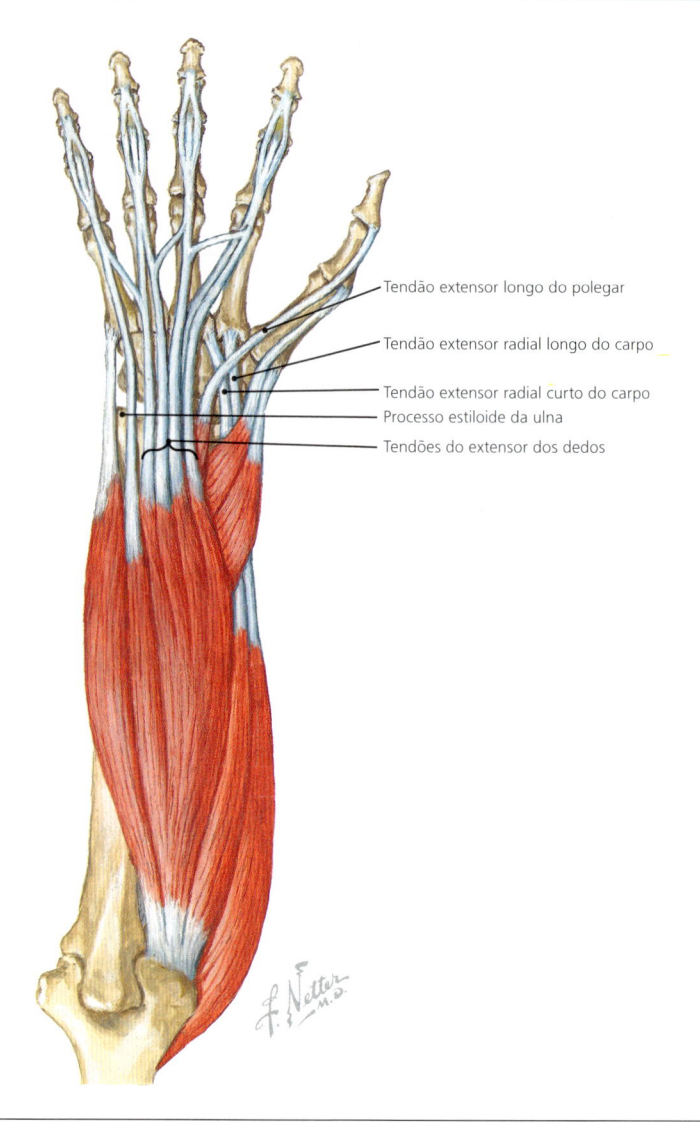

Músculos do antebraço esquerdo, vista dorsal *(Atlas of Human Anatomy, 6th edition, Plate 427)*

Nota Clínica   Todos os extensores do punho são inervados pelo nervo interósseo posterior, que é um ramo terminal do nervo radial. Assim, uma fratura medioumeral que lacera o nervo radial quando ele atravessa a superfície posterior do úmero resultará em uma incapacidade de estender o punho, que é chamada "queda do punho".

Músculos Extensores do Punho

Tendão extensor longo do polegar

Tendão extensor radial longo do carpo

Tendão extensor radial curto do carpo

Tendões extensores dos dedos

Tubérculo radial dorsal (de Lister)

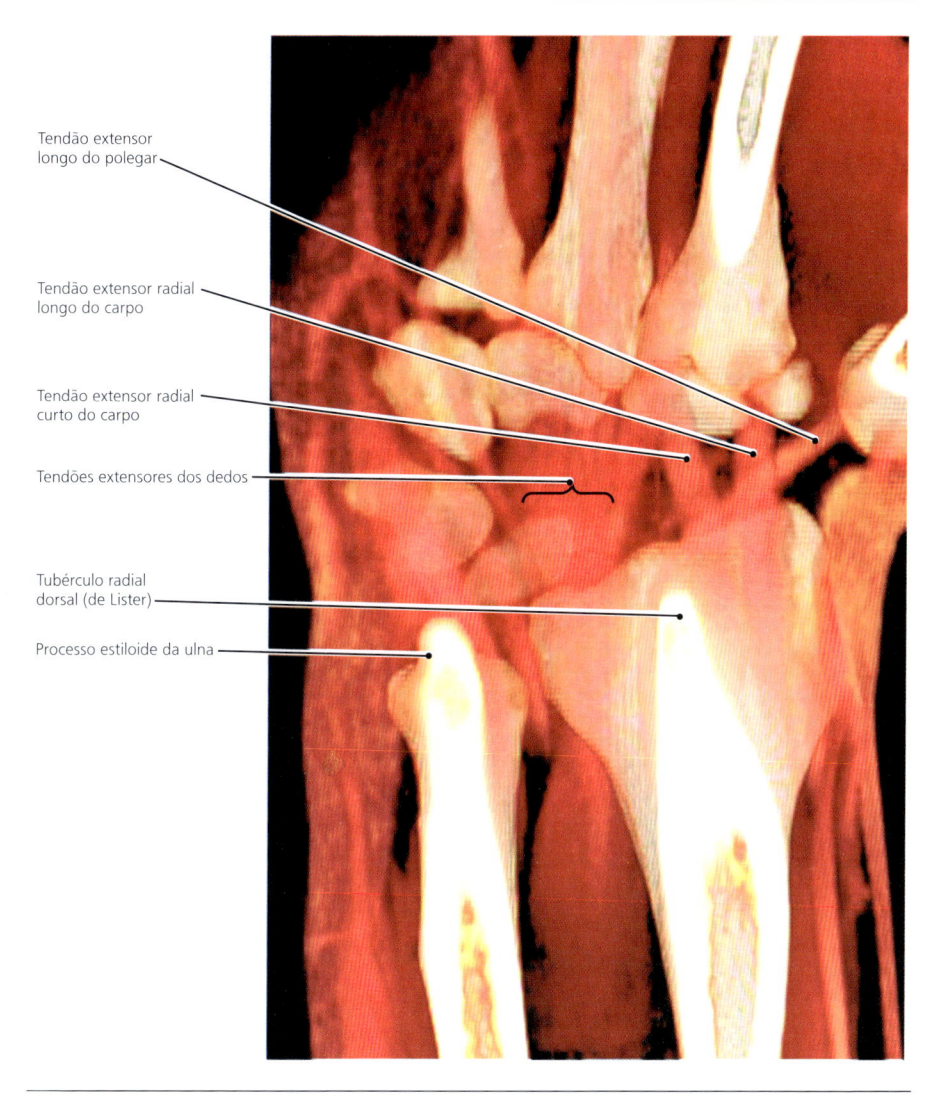

Processo estiloide da ulna

Corte fino, apresentação volumétrica, CT do punho

- O músculo extensor longo do polegar usa o tubérculo radial dorsal (de Lister) como uma polia para mudar sua direção de tração.
- Como o tendão do músculo extensor longo do polegar se enrola em torno do tubérculo, ele está sujeito a altas forças de atrito que podem fazê-lo rasgar-se ou romper produzindo uma condição conhecida como "paralisia de baterista".

6 Músculos Flexores do Punho

Tendões flexores superficial e profundo dos dedos

Trapézio

Nervo mediano

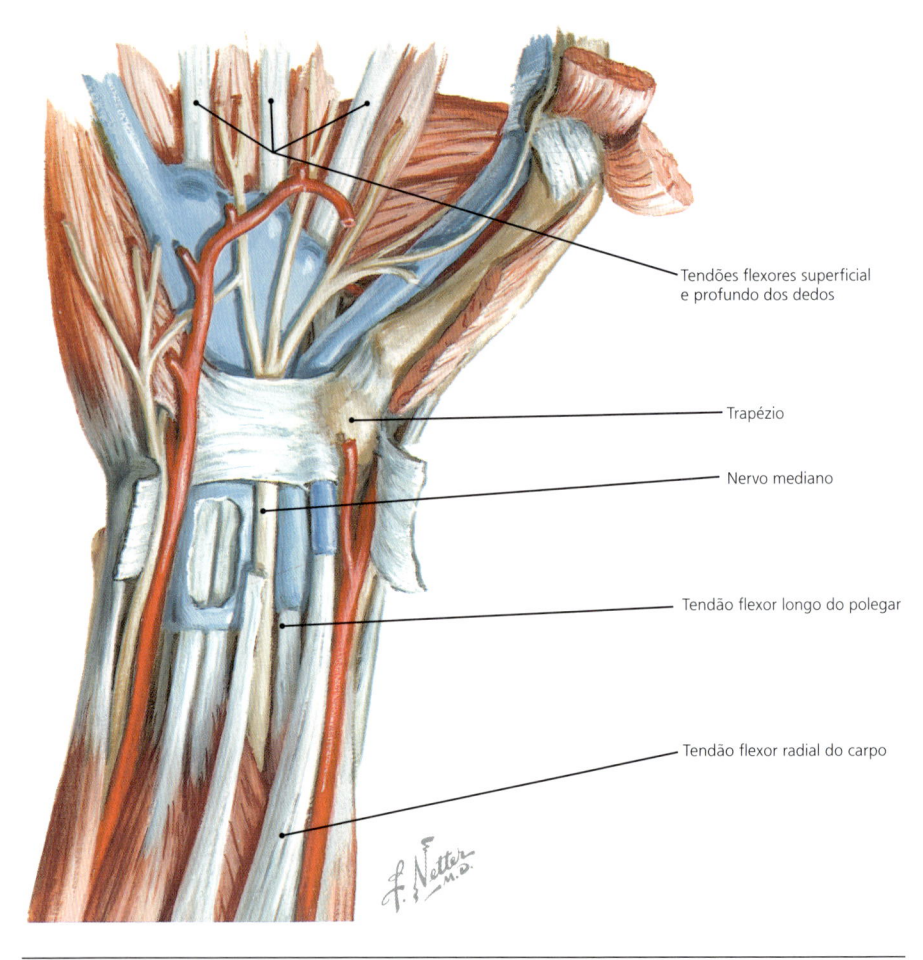

Tendão flexor longo do polegar

Tendão flexor radial do carpo

Vista palmar das estruturas que cruzam o punho *(Atlas of Human Anatomy, 6th edition, Plate 449)*

Nota Clínica Nove tendões passam através do túnel do carpo, rodeados por bainhas sinoviais. Tenossinovite destas bainhas pode causar síndrome do túnel do carpo.

Músculos Flexores do Punho   6

Tendões flexores superficial e profundo dos dedos

Gancho do hamato

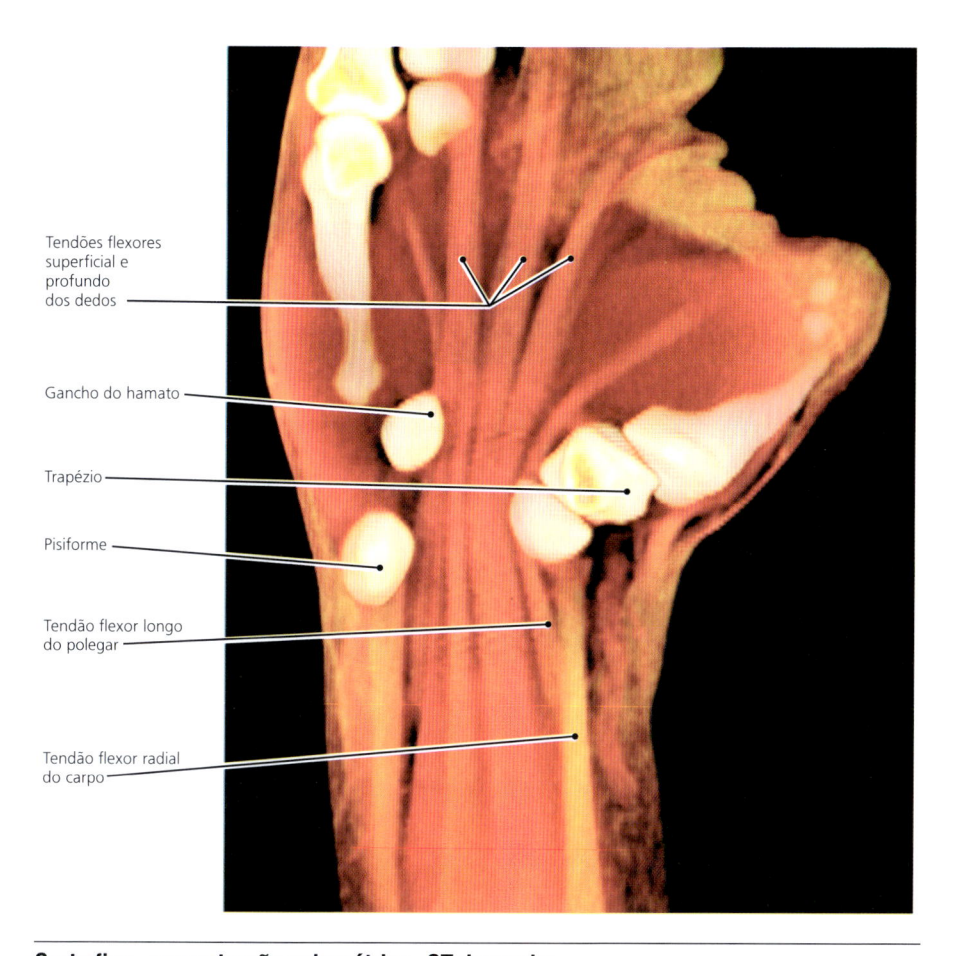

Trapézio

Pisiforme

Tendão flexor longo do polegar

Tendão flexor radial do carpo

Corte fino, reconstrução volumétrica, CT do punho

- Vista coronal do punho demonstrando tendões que passam através do túnel carpal. O nervo mediano é palmar ao plano desta imagem; este nervo é a estrutura mais superficial que passa através do túnel do carpo.

- A articulação carpometacarpal do polegar (entre o trapézio e o primeiro metacarpal) é a articulação mais móvel do polegar; ela é uma articulação em forma de sela que permite a oposição do polegar com os outros dedos. Ela também é a articulação da mão que é mais frequentemente afetada por osteoartrite.

6   Ossos Carpais

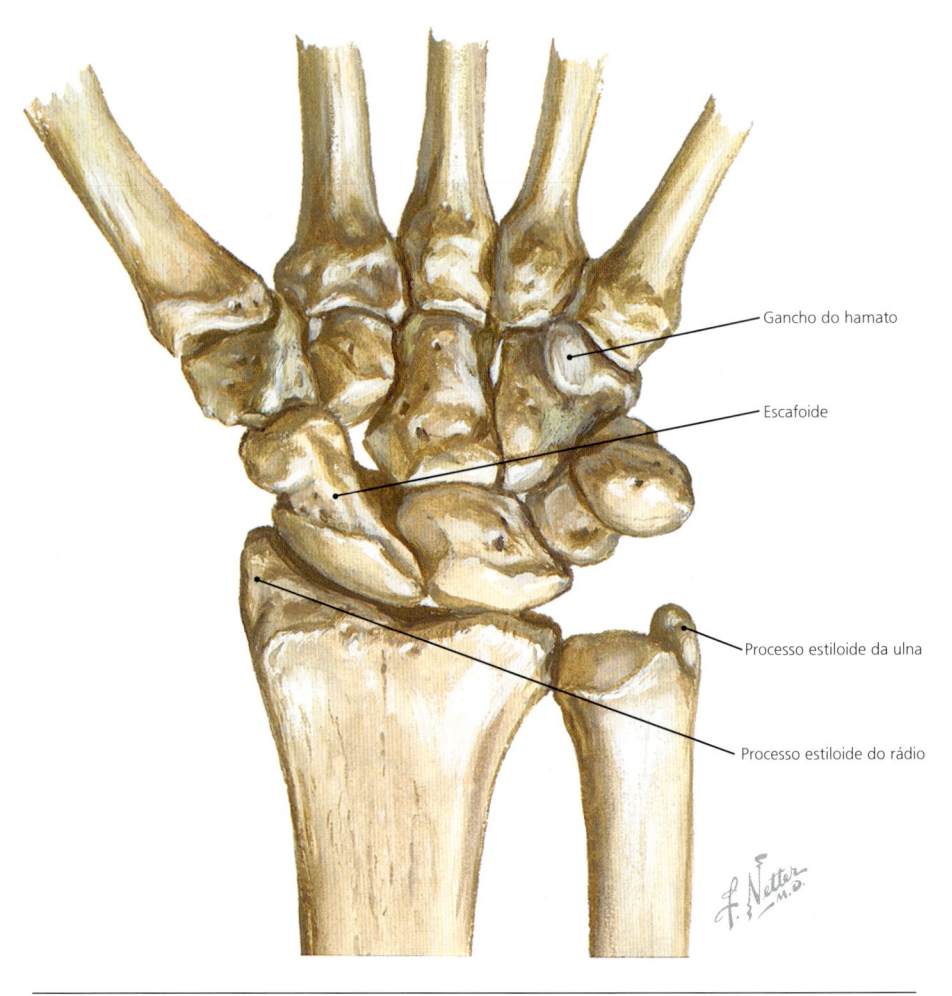

Vista palmar dos ossos do punho *(Atlas of Human Anatomy, 6th edition, Plate 439)*

Gancho do hamato
Escafoide
Processo estiloide da ulna
Processo estiloide do rádio

> **Nota Clínica**   O gancho do hamato é facilmente fraturado. Esta lesão é mais comumente associada ao golfe ("punho de golfista"). A fratura é, em geral, uma fratura em fio de cabelo que pode ser despercebida em radiografias simples. Os sintomas são dor agravada pela preensão e dor à palpação sobre o hamato.

Ossos Carpais

Ossos sesamoides

Gancho do hamato
Escafoide

Processo estiloide da ulna

Processo estiloide do rádio

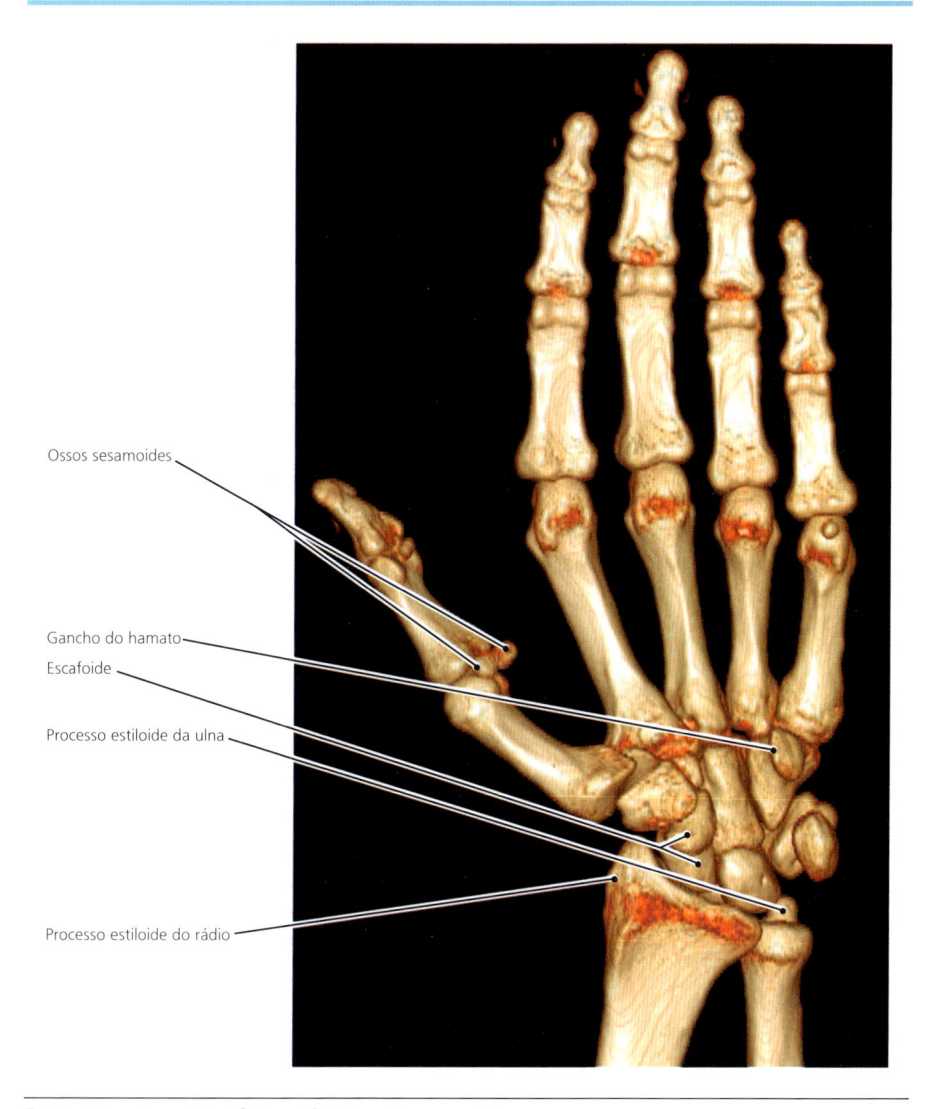

Reconstrução volumétrica, CT da mão e punho

- Os ossos carpais não estão dispostos em duas fileiras planas, mas em vez disso formam um "soalho" curvo do túnel do carpo.
- Os ossos sesamoides nos tendões do flexor curto do polegar podem ser erradamente tomados por fragmentos de fratura.
- O processo estiloide do rádio se estende mais longe, distalmente, que o da ulna, limitando o desvio radial da mão em relação ao desvio ulnar.

Membro Superior

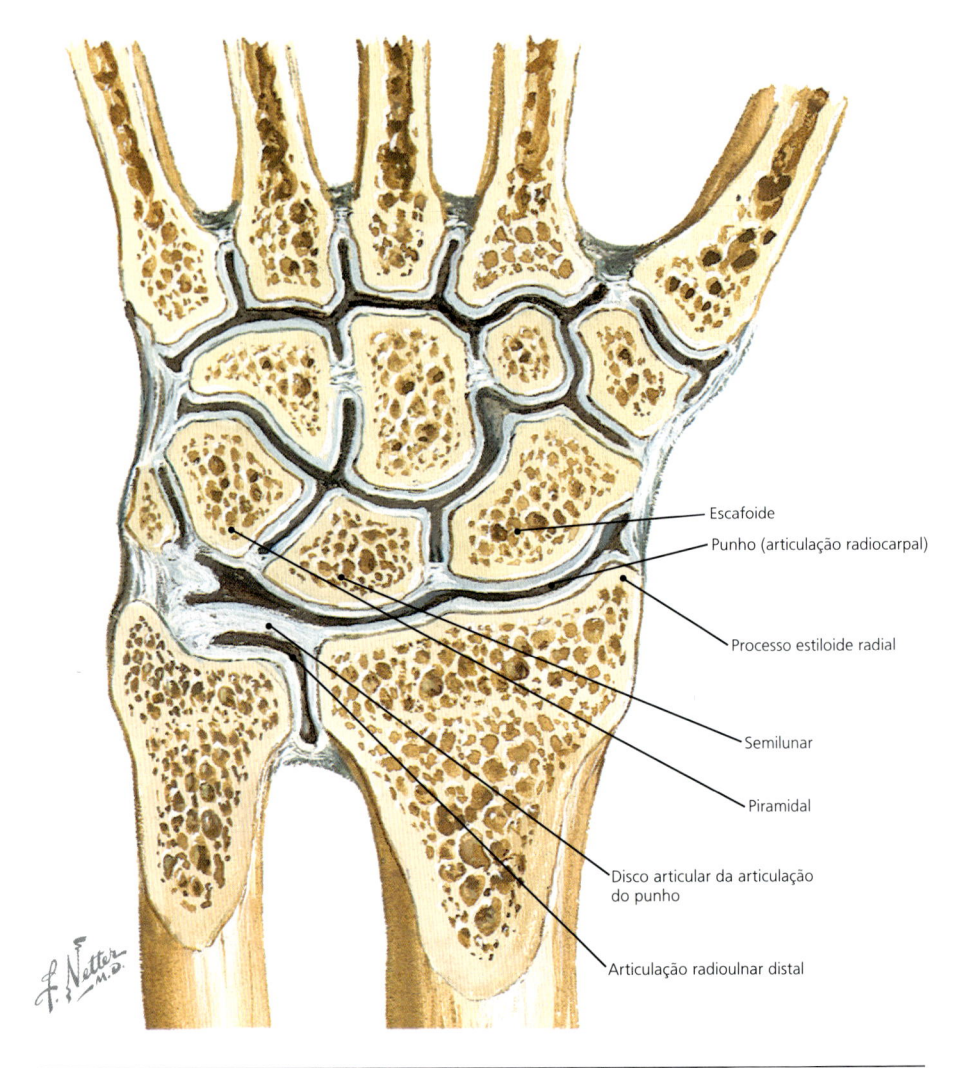

6 Punho, Osteologia e Articulação

- Escafoide
- Punho (articulação radiocarpal)
- Processo estiloide radial
- Semilunar
- Piramidal
- Disco articular da articulação do punho
- Articulação radioulnar distal

Corte coronal do punho, vista dorsal *(Atlas of Human Anatomy, 6th edition, Plate 442)*

Nota Clínica O escafoide é o osso carpal mais frequentemente fraturado, muitas vezes resultando de uma queda sobre a palma com a mão abduzida. A dor é sentida na tabaqueira anatômica. Uma vez que o suprimento sanguíneo para o escafoide entra no osso distalmente, lesões no meio do escafoide podem resultar em necrose avascular do segmento proximal.

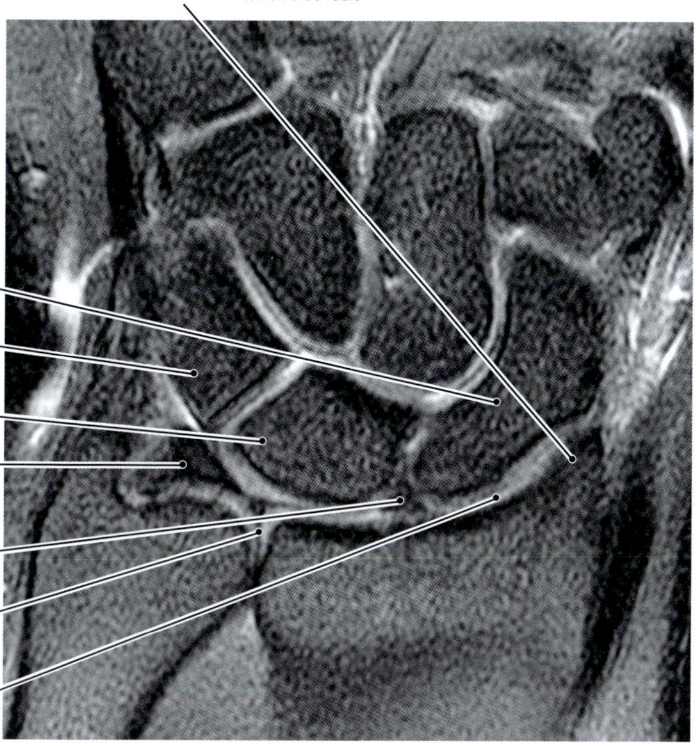
Processo estiloide do rádio
Escafoide
Piramidal
Semilunar
Disco articular da articulação do punho (fibrocartilagem triangular)
Ligamento escafossemilunar
Articulação radioulnar distal
Articulação do punho (radiocarpal)

Artro-MR T2 coronal das estruturas intrínsecas do punho *(De: Ramnath RR: 3T MR imaging of the musculoskeletal system (part II): Clinical applications. Magn Reson Imaging Clin N Am 14(1):41-62, 2006)*

- Um complexo de fibrocartilagem triangular (TFCC) intacto separa os compartimentos articulares da articulação radiocarpal da articulação radioulnar distal. Portanto, quando, após uma injeção de material de contraste dentro de um desses compartimentos, o material aparecer no outro compartimento, o TFCC deve estar perfurado.
- Quando o ligamento escafossemilunar está rompido, radiografias simples podem demonstrar um alargamento do espaço entre os ossos escafoide e semilunar.

6 | Punho, Ligamentos Palmares

Ligamento radioescafocapitato

Ligamento radiossemilunar longo

Trapézio

Ligamentos ulnocarpais

Ligamento radiossemilunar curto

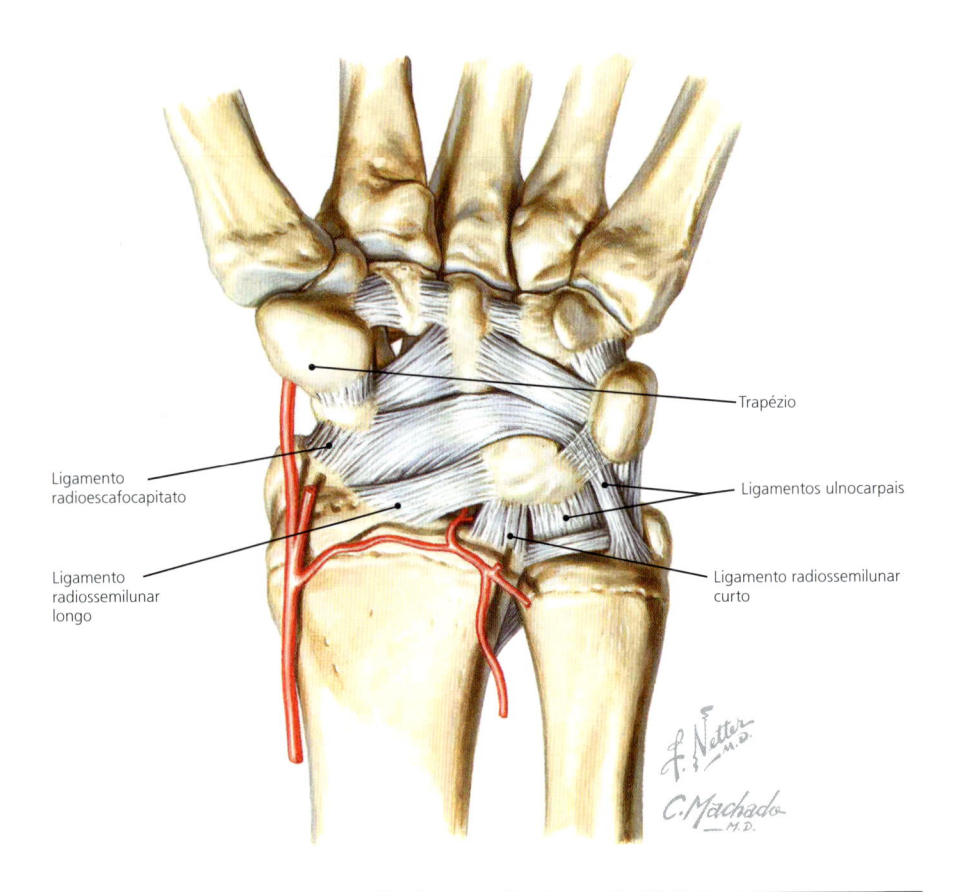

Ligamentos do punho palmar *(Atlas of Human Anatomy, 6th edition, Plate 441)*

Nota Clínica Os ligamentos palmares fornecem, relativamente, pouco suporte para o semilunar no lado palmar do punho. Assim, quando ele se luxa, move-se, geralmente, em uma direção palmar, causando compressão do túnel carpal.

Punho, Ligamentos Palmares 6

Trapézio

Ligamento radioescafocapitato

Ligamento radiossemilunar longo

Processo estiloide

Ligamentos ulnocarpais

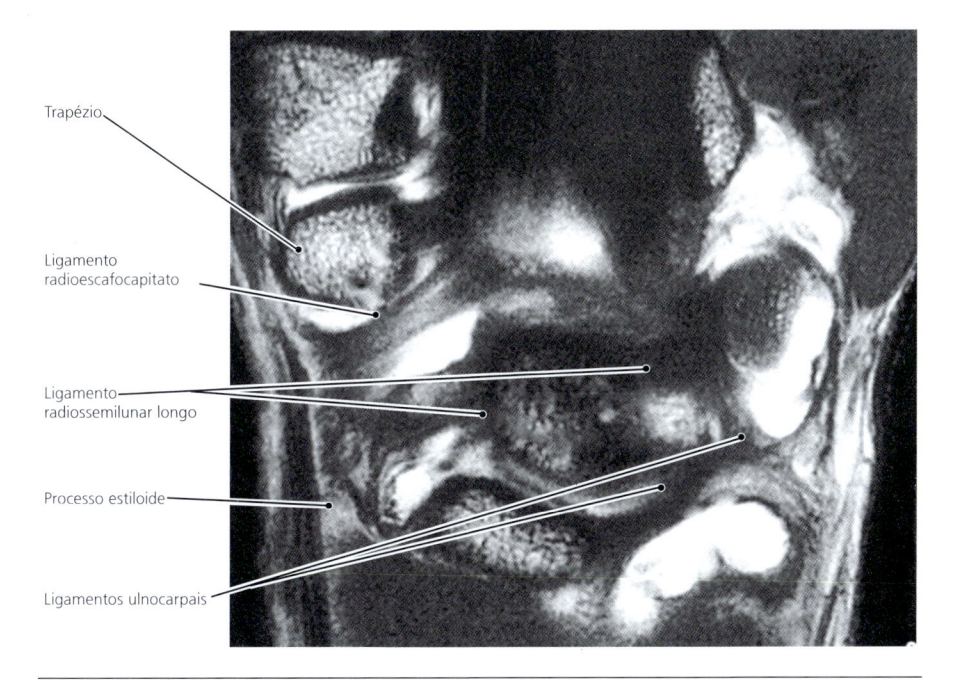

MR artrograma coronal do punho *(De: Zlatkin MB, Rosner J: MR imaging of ligaments and triangular fibrocartilage complex of the wrist. Magn Reson Imaging Clin N Am 12(2):301-331, 2004)*

- Funcionalmente, os ligamentos carpais palmares são mais importantes para suportar a integridade das articulações carpais do que os ligamentos dorsais.
- O ligamento radioescafocapitato cria uma conexão forte entre o rádio e a fileira carpal distal. O ligamento radissemilunopiramidal estabiliza a fileira carpal proximal em relação ao rádio.

Membro Superior

6 Punho, Ligamentos Dorsais

Ligamento intercarpal dorsal

Ligamento escafossemilunar

Ligamento radiocarpal dorsal

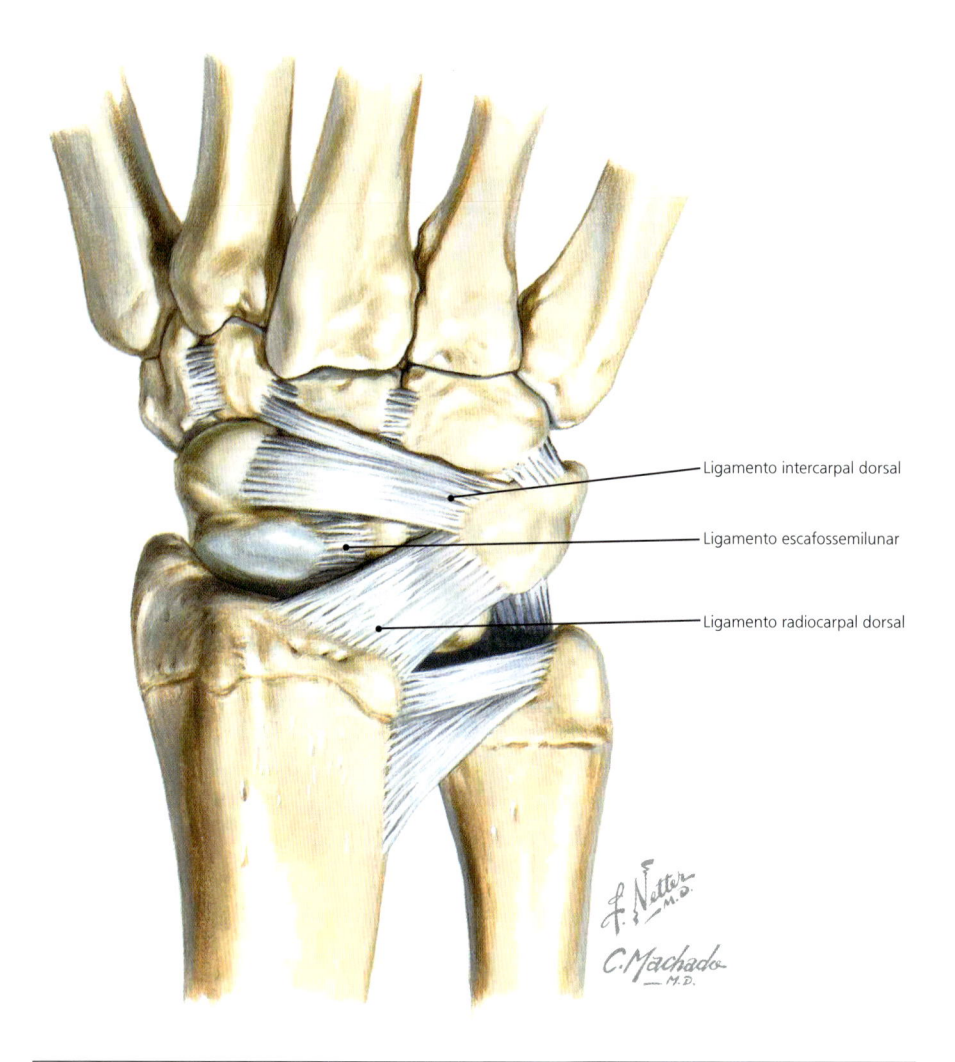

Ligamentos do punho dorsal *(Atlas of Human Anatomy, 6th edition, Plate 442)*

Nota Clínica Os ligamentos dorsais são menos importantes, estruturalmente, do que os ligamentos palmares. Entretanto, o ligamento radiocarpal dorsal é considerado importante para estabilidade dos ossos carpais durante movimento.

Punho, Ligamentos Dorsais 6

Ligamento intercarpal dorsal

Ligamento radiocarpal dorsal

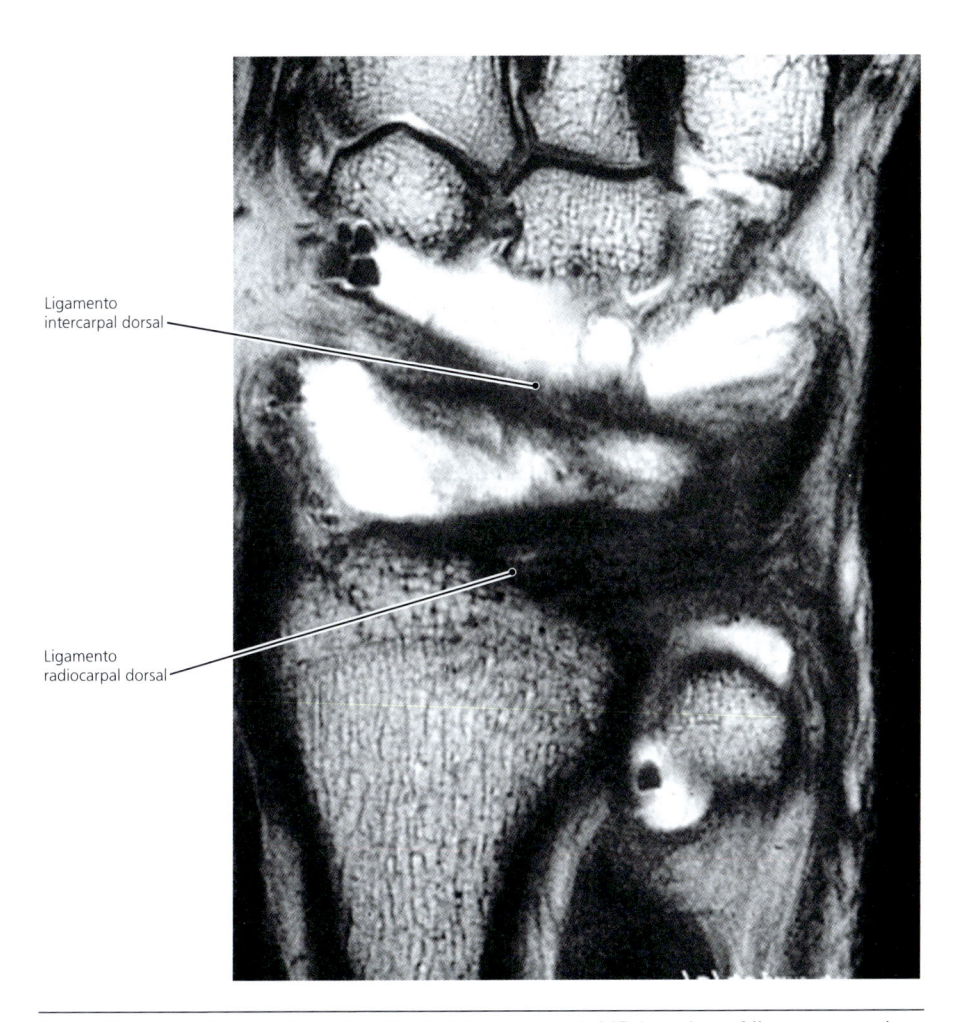

Artro-MR coronal do punho *(De: Zlatkin MB, Rosner J: MR imaging of ligaments and triangular fibrocartilage complex of the wrist. Magn Reson Imaging Clin N Am 12(2):301-331, 2004)*

- O ligamento radiocarpal dorsal origina-se no processo estiloide radial e se insere no semilunar e piramidal (há variabilidade nesta estrutura; a parte mais constante é um ligamento radiopiramidal).
- O ligamento intercarpal dorsal origina-se no piramidal e se estende radialmente, inserindo-se no semilunar, no sulco dorsal do escafoide e no trapézio.

Membro Superior

Punho, Túnel do Carpo

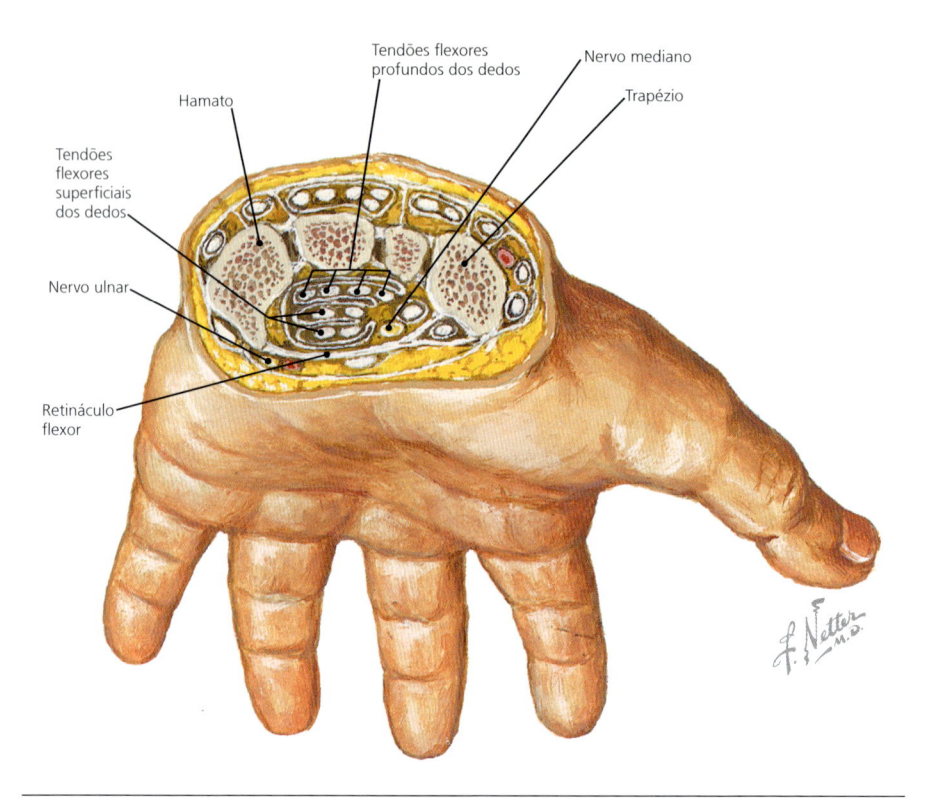

Corte transversal através do túnel carpal *(Atlas of Human Anatomy, 6th edition, Plate 449)*

Nota Clínica O nervo ulnar não corre dentro do túnel do carpo (como o faz o nervo mediano), de modo que a síndrome do túnel do carpo não afeta a função do nervo ulnar.

Punho, Túnel do Carpo 6

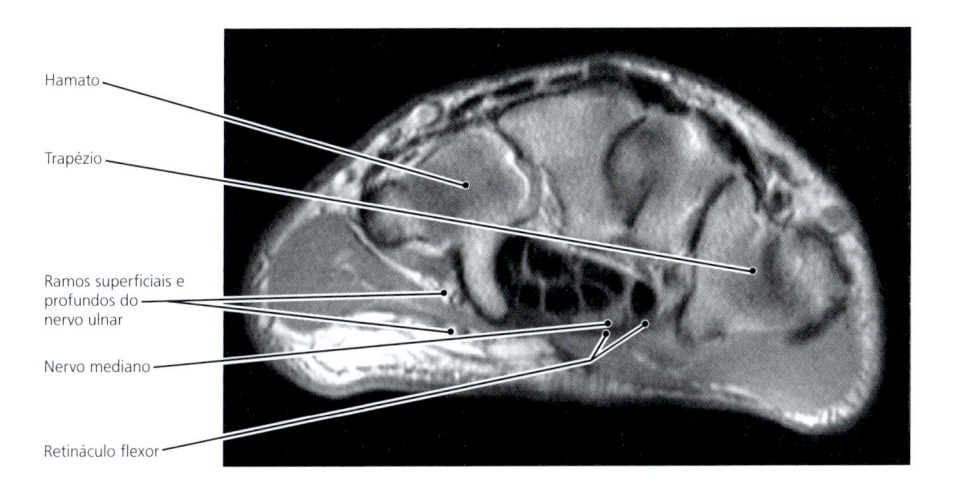

Imagem de MR T1 axial através do túnel carpal *(De: Hochman MG, Zilberfarb JL: Nerves in a pinch: Imaging of nerve compression syndromes. Radiol Clin North Am 42(1):221-245, 2004)*

- O nervo mediano é visto como uma estrutura ovoide imediatamente profunda ao retináculo flexor. Pequenos fascículos arredondados do nervo, uniformes em tamanho, podem ser vistos dentro do nervo.
- Os tendões flexores profundos e superficiais têm um sinal baixo e são estreitamente agregados.
- O retináculo flexor pode ser transeccionado cirurgicamente para aliviar pressão excessiva sobre o nervo mediano dentro do túnel do carpo.

Punho, Túnel do Carpo

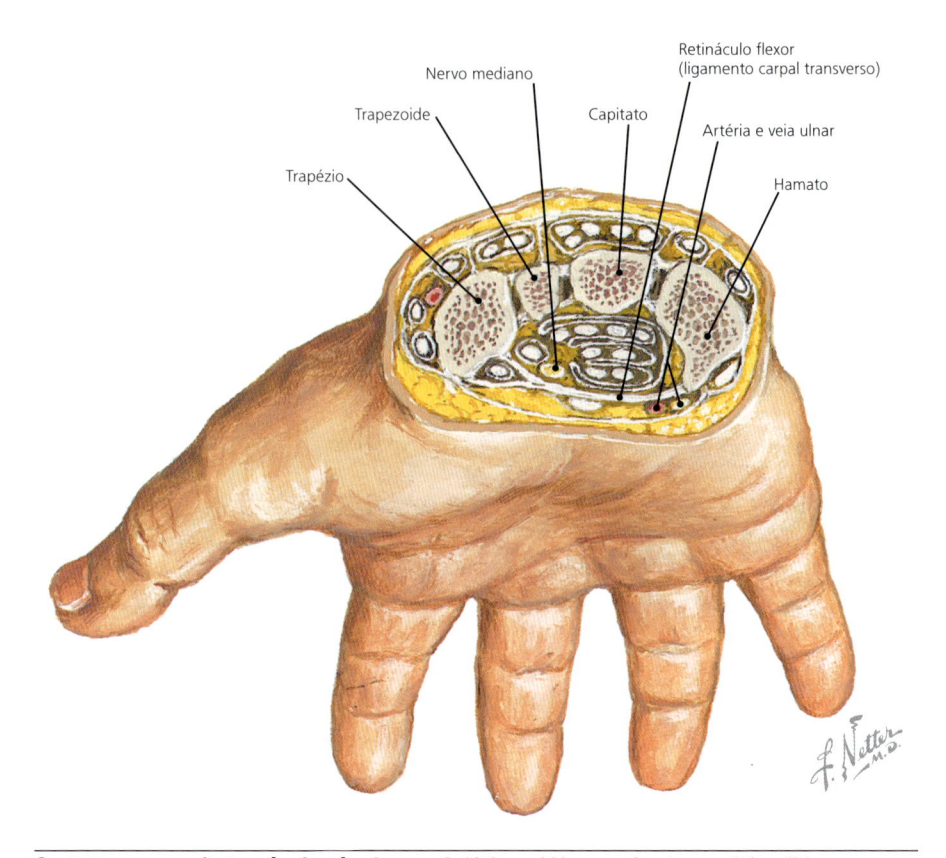

Corte transversal através do túnel carpal *(Atlas of Human Anatomy, 6th edition, Plate 449)*

Nota Clínica Qualquer patologia que expanda o conteúdo do túnel (p. ex., tenossinovite) ou diminua o espaço dentro do túnel (p. ex., luxação anterior de um osso do carpo) comprimirá o nervo mediano inserido (síndrome do túnel do carpo).

Punho, Túnel do Carpo 6

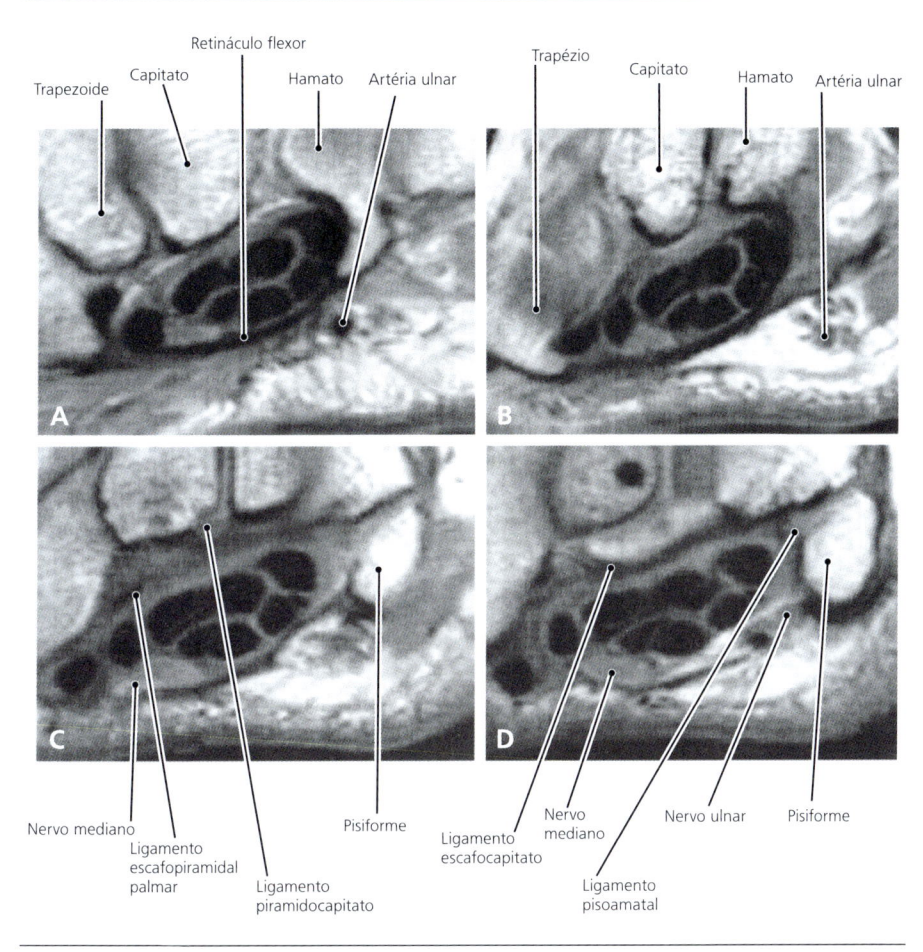

Imagens de MR axial do túnel carpal e do canal de Guyon (*A* mais distal, *D* mais proximal) *(De: Yu JS, Habib PA: Normal MR imaging anatomy of the wrist and hand. Radiol Clin North Am 44(4):569-581, 2006)*

- O gancho do hamato forma o limite medial do túnel carpal.
- O nervo mediano é distinto em imagens de MR do túnel carpal como uma estrutura com sinal de mais alta intensidade do que os tendões vizinhos.
- O canal de Guyon (canal ulnar) é um espaço potencial no punho entre os ossos pisiforme e hamato através do qual a artéria e nervo ulnar passam para a mão. Ele é convertido em um túnel pelos ligamentos carpais palmares (ventralmente) e o ligamento pisoamatal (dorsalmente). Compressão do nervo ulnar dentro deste espaço resulta em uma parestesia nos dedos anular e mínimo. Isto pode ser seguido por sensibilidade diminuída e eventual fraqueza e falta de jeito na mão à medida que os músculos intrínsecos da mão se tornam comprometidos.

Membro Superior 401

Punho, Nervo Ulnar

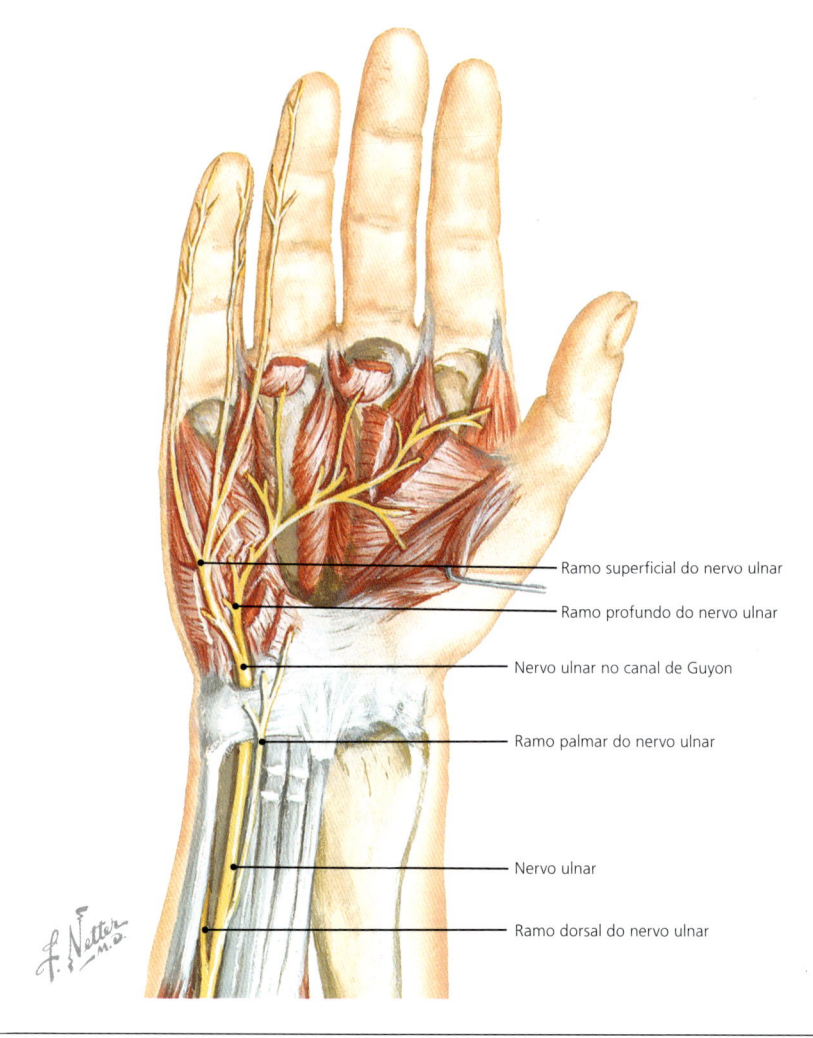

- Ramo superficial do nervo ulnar
- Ramo profundo do nervo ulnar
- Nervo ulnar no canal de Guyon
- Ramo palmar do nervo ulnar
- Nervo ulnar
- Ramo dorsal do nervo ulnar

Nervo ulnar no punho *(Atlas of Human Anatomy, 6th edition, Plate 464)*

Nota Clínica O nervo ulnar pode ser danificado dentro do canal de Guyon. Se a sensibilidade estiver intacta pelos ramos palmar ou dorsal do nervo, que são, ambos, nervos cutâneos, uma lesão proximal ao canal pode ser excluída.

Punho, Nervo Ulnar

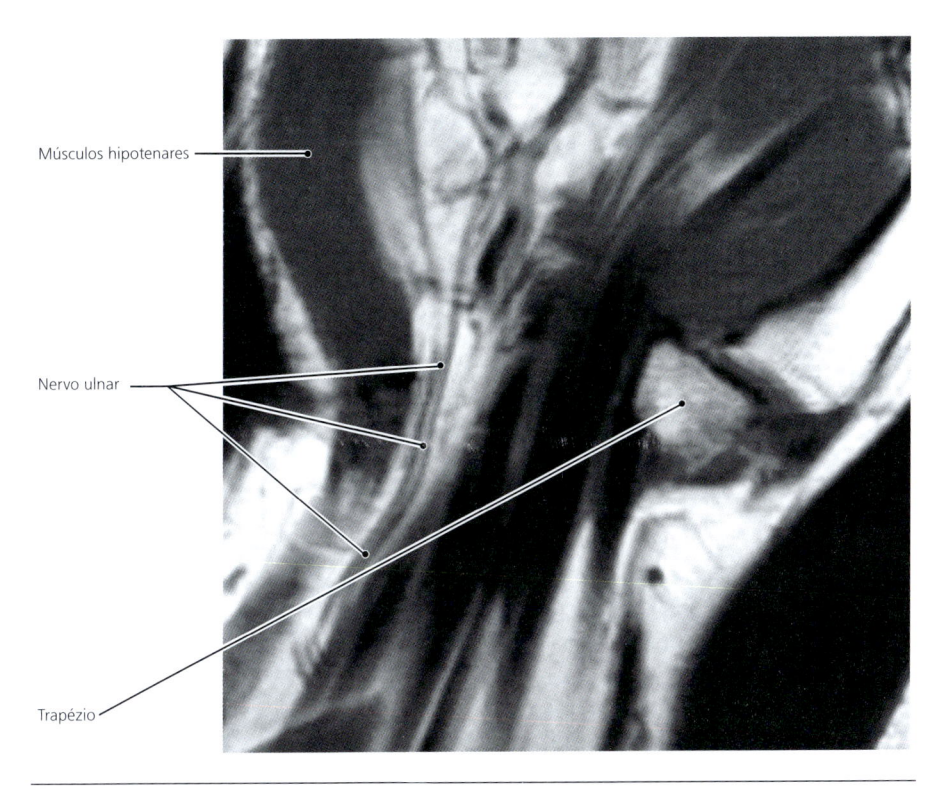

Imagem de MR T1 coronal do nervo ulnar ao viajar dentro do canal de Guyon
(De: Bordalo-Rodrigues M, Amin P, Rosenberg ZS: MR imaging of common entrapment neuropathies at the wrist. Magn Reson Imaging Clin N Am 12(2):265-279, 2004)

- O nervo e a artéria ulnar cruzam o punho em um compartimento que é separado do túnel carpal.
- Dentro da mão, o nervo ulnar se divide em ramos superficial e profundo, que suprem a maioria dos músculos intrínsecos da mão.

Ossos da Mão e Punho

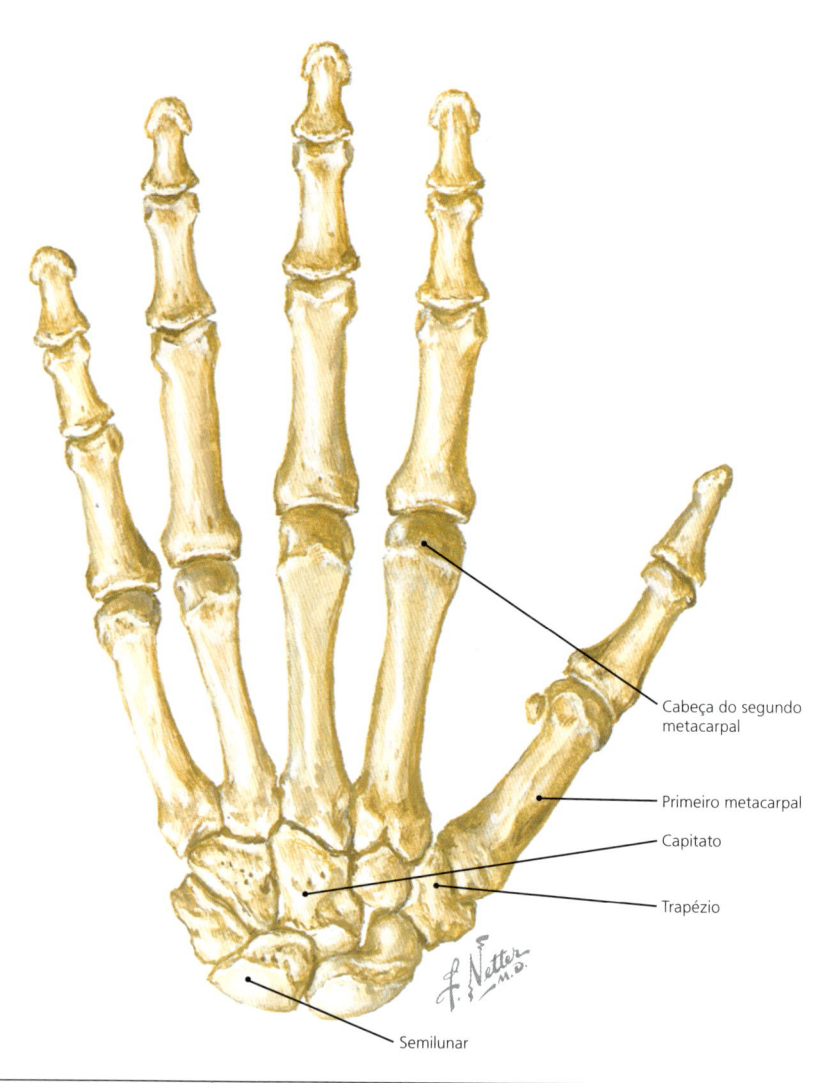

Vista dorsal dos ossos da mão e punho *(Atlas of Human Anatomy, 6th edition, Plate 443)*

Cabeça do segundo metacarpal
Primeiro metacarpal
Capitato
Trapézio
Semilunar

> **Nota Clínica** O capitato é, tipicamente, bem protegido por sua localização central dentro do punho, mas hiperextensão grave pode resultar em fratura de ambos os escafoide e o *capitato* (síndrome de Fenton).

Ossos da Mão e Punho

Cabeça do segundo metacarpal

Primeiro metacarpal

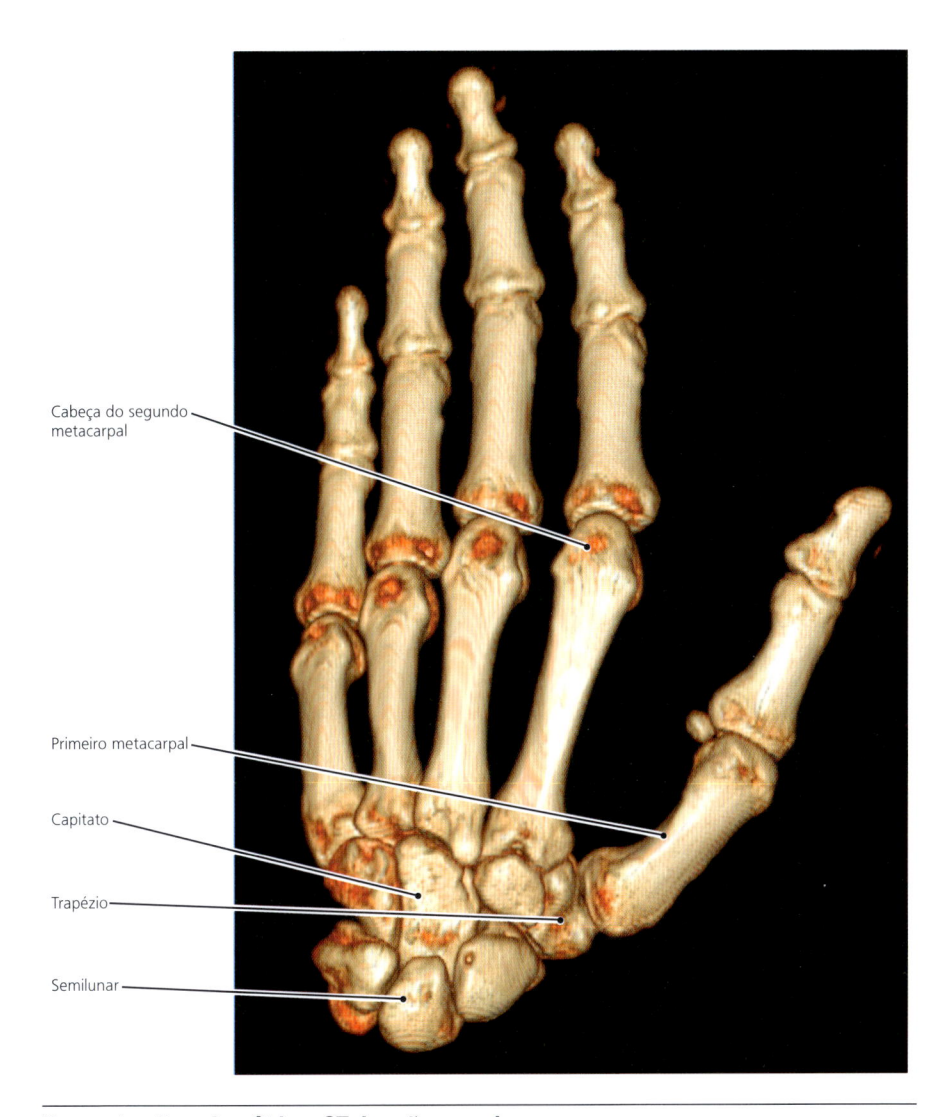

Capitato

Trapézio

Semilunar

Reconstrução volumétrica, CT da mão e punho

- A articulação entre o trapézio e o primeiro metacarpal é uma configuração especial chamada articulação em sela. Esta articulação permite ampla variedade de movimento, incluindo a oposição do polegar.

- Quando as articulações metacarpofalangeanas são flexionadas, as cabeças dos metacarpais formam os nós dos dedos.

Membro Superior

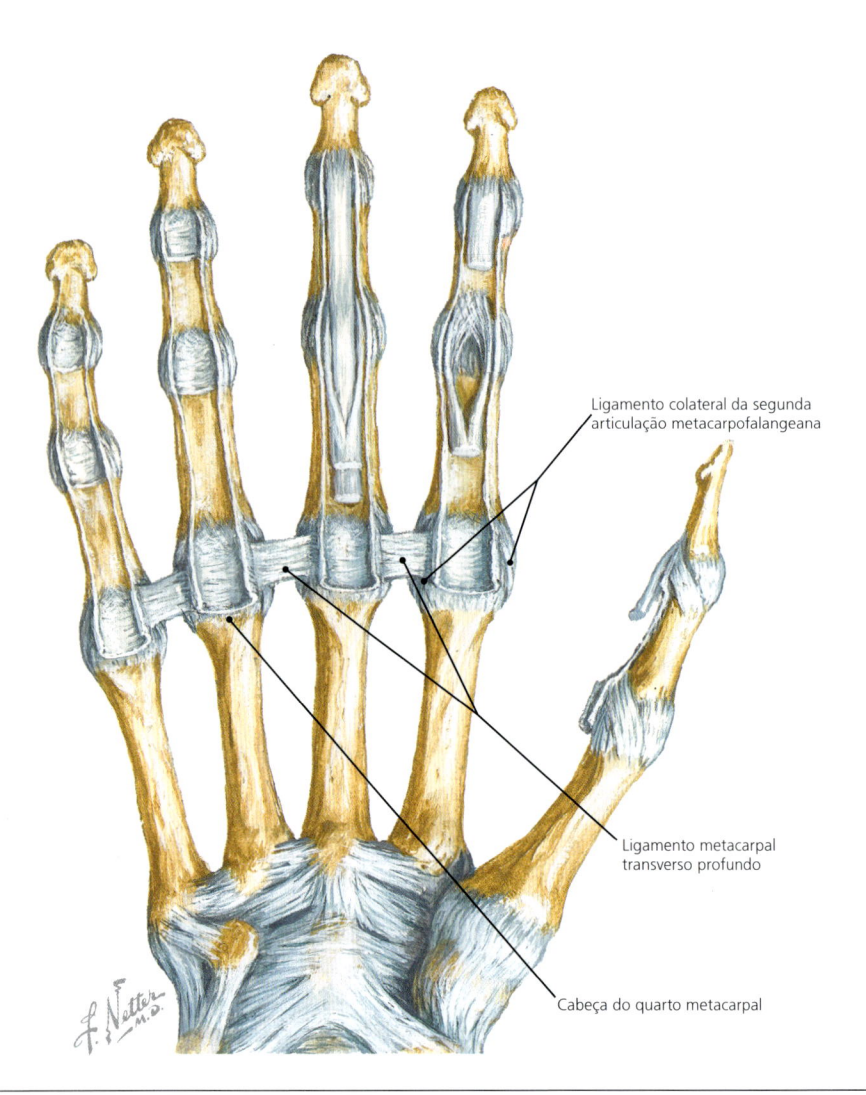

6 Articulações Metacarpofalangeanas

Ligamento colateral da segunda articulação metacarpofalangeana

Ligamento metacarpal transverso profundo

Cabeça do quarto metacarpal

Vista anterior dos ossos e ligamentos da mão *(Atlas of Human Anatomy, 6th edition, Plate 445)*

Nota Clínica Luxações dorsais de articulações metacarpofalangeanas, mais comumente do dedo indicador, são divididas em simples e complexas, de acordo com poderem ou não ser reduzidas por uma técnica fechada.

Articulações Metacarpofalangeanas 6

Tendões dos músculos interósseos

Ligamentos colaterais da quarta articulação metacarpofalangeana

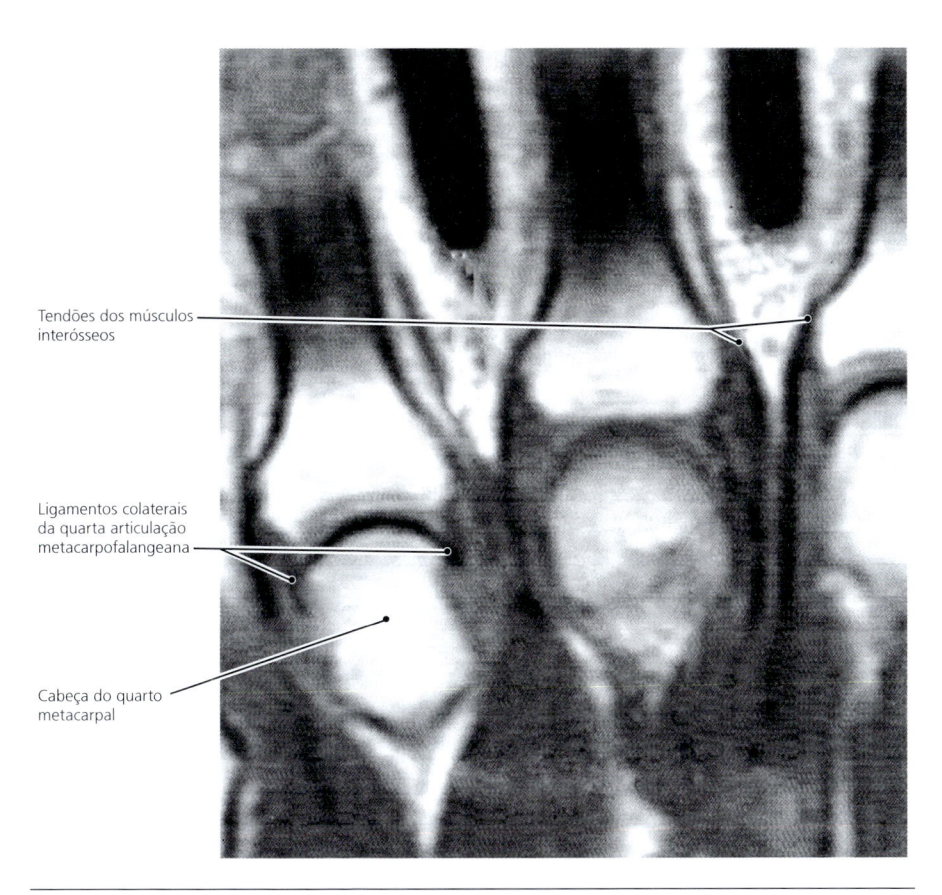

Cabeça do quarto metacarpal

Imagem de MR T1 coronal das articulações metacarpofalangeanas *(De: Yu JS, Habib PA: Normal MR imaging anatomy of the wrist and hand. Radiol Clin North Am 44(4):569-581, 2006)*

- Tendões dos músculos interósseos principalmente aduzem e abduzem os dedos.
- Esta imagem é um plano coronal profundo, de modo que os ligamentos metacarpais transversos profundos não aparecem.
- Lacerações do ligamento colateral ulnar da primeira articulação metacarpofalangeana são bastante comuns e podem ser demonstradas por MRI ("polegar de guarda-caça").

6 Mão, Corte Axial

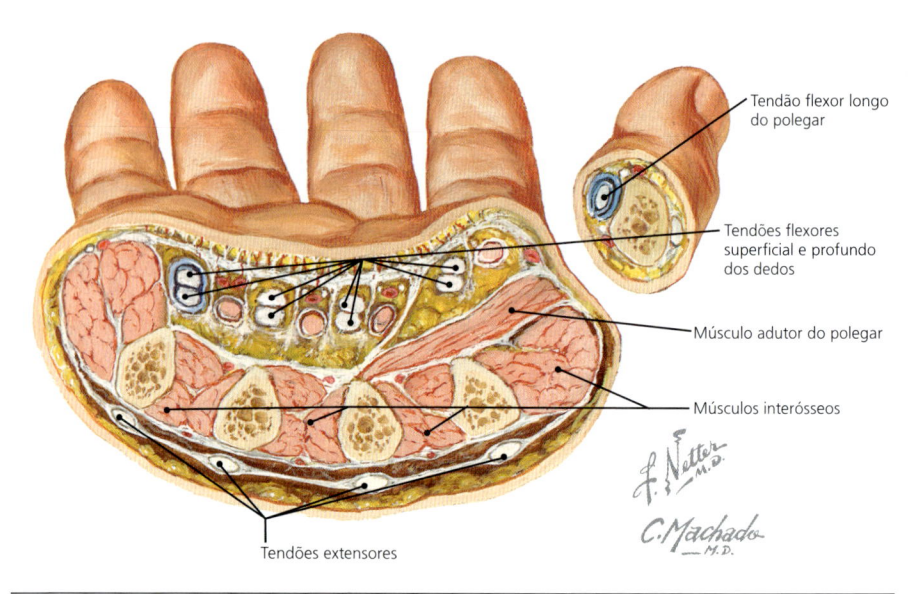

- Tendão flexor longo do polegar
- Tendões flexores superficial e profundo dos dedos
- Músculo adutor do polegar
- Músculos interósseos
- Tendões extensores

Corte axial, meio da palma da mão *(Atlas of Human Anatomy, 6th edition, Plate 450)*

Nota Clínica Dedo em gatilho ou escapando (tenovaginite esclerosante digital) ocorre quando os tendões flexores longos digitais se espessam, impedindo movimento suave entre um tendão e a bainha tendinosa sobrejacente.

Mão, Corte Axial

Tendão flexor longo do polegar

Músculo adutor do polegar

Tendões flexores superficial e profundo dos dedos

Músculos interósseos

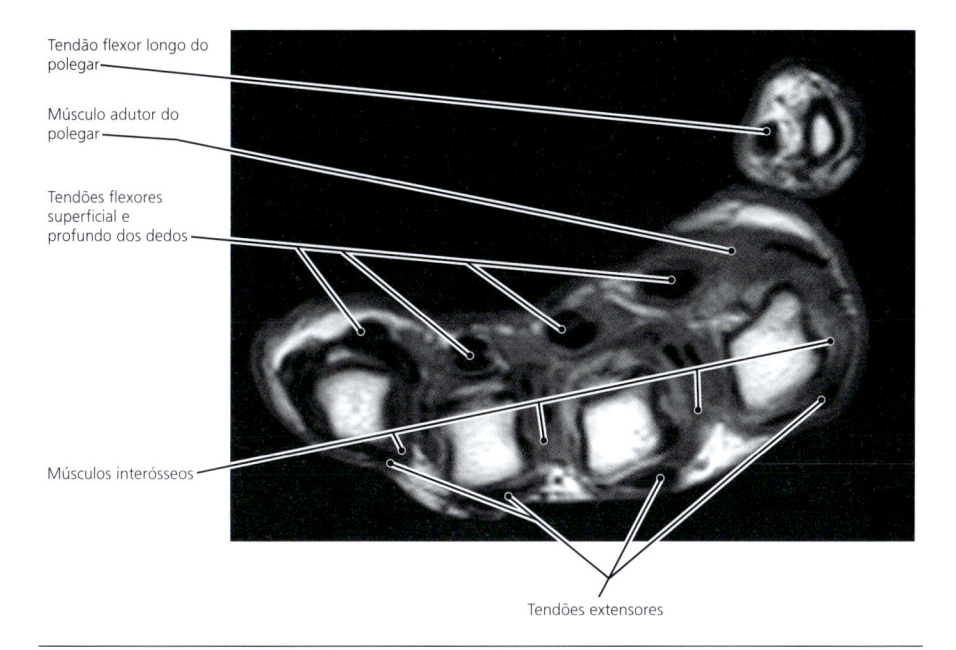

Tendões extensores

Imagem de MR PD axial da mão

- Laceração completa de um tendão flexor profundo dos dedos eliminaria a capacidade de flexionar a articulação interfalangeana distal do dedo associado.
- Uma fratura medioumeral que lacere o nervo radial paralisará todos os músculos extensores do punho e dedos, produzindo "queda do punho".

6 Articulações Interfalangeanas

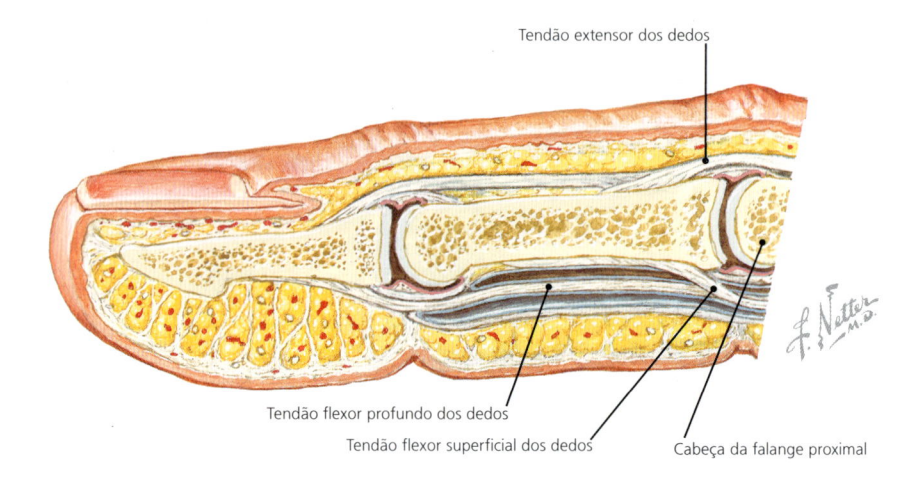

Vista sagital do dedo distal *(Atlas of Human Anatomy, 6th edition, Plate 458)*

Tendão extensor dos dedos
Tendão flexor profundo dos dedos
Tendão flexor superficial dos dedos
Cabeça da falange proximal

Nota Clínica Ruptura do tendão extensor dos dedos da falange distal é chamada "dedo em malho", e ruptura do tendão flexor profundo dos dedos da falange distal é chamada "dedo de jérsei".

Articulações Interfalangeanas   6

- Cabeça do metacarpal
- Tendão extensor dos dedos
- Cabeça da falange proximal
- Tendão flexor profundo dos dedos
- Tendão flexor superficial dos dedos
- Lâmina volar

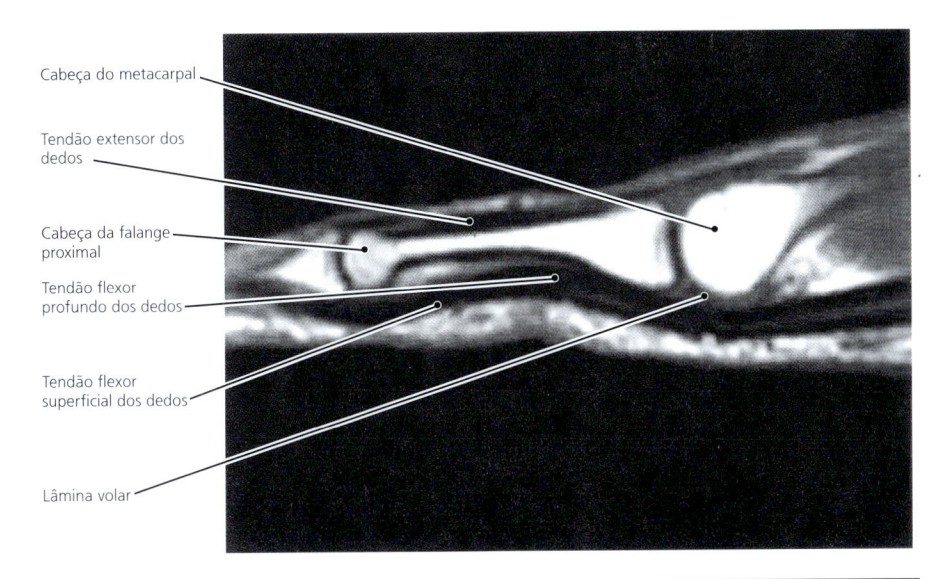

Imagem de MR sagital das articulações interfalangeanas e tendões associados
(De: Yu JS, Habib PA: Normal MR imaging anatomy of the wrist and hand. Radiol Clin North Am 44(4):569-581, 2006)

- Os tendões do músculo flexor profundo dos dedos atravessam os tendões do músculo flexor superficial dos dedos para se inserir nas falanges distais dos dedos.
- Imagens de MR dos dedos são comumente obtidas para determinar se algum dos tendões dos músculos digitais longos foi avulsionado das falanges.

6 | Articulações Interfalangeanas

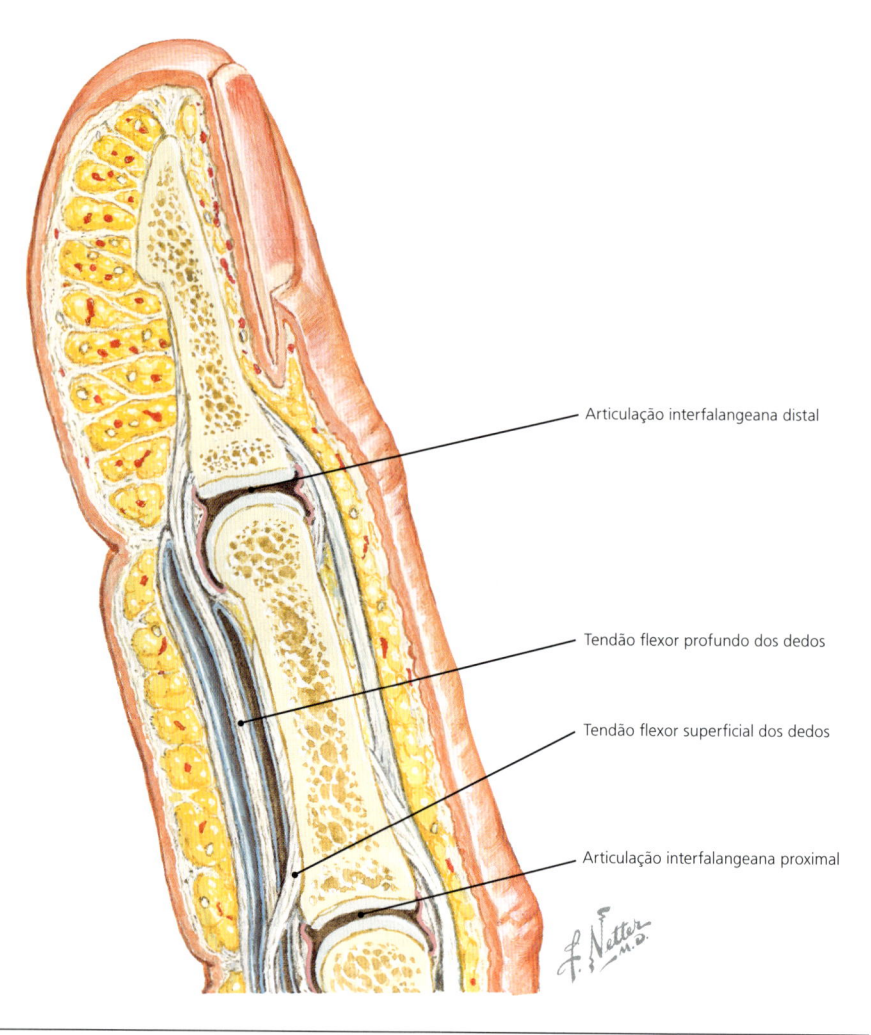

Corte sagital do dedo distal *(Atlas of Human Anatomy, 6th edition, Plate 458)*

Labels: Articulação interfalangeana distal; Tendão flexor profundo dos dedos; Tendão flexor superficial dos dedos; Articulação interfalangeana proximal

Nota Clínica Uma vez que os tendões dos dedos são superficiais, ultrassom é capaz de fornecer uma avaliação rápida e precisa da condição das articulações dos dedos, bainhas fibrosas e tendões, embora não com a clareza da MRI, como mostrado na prancha precedente.

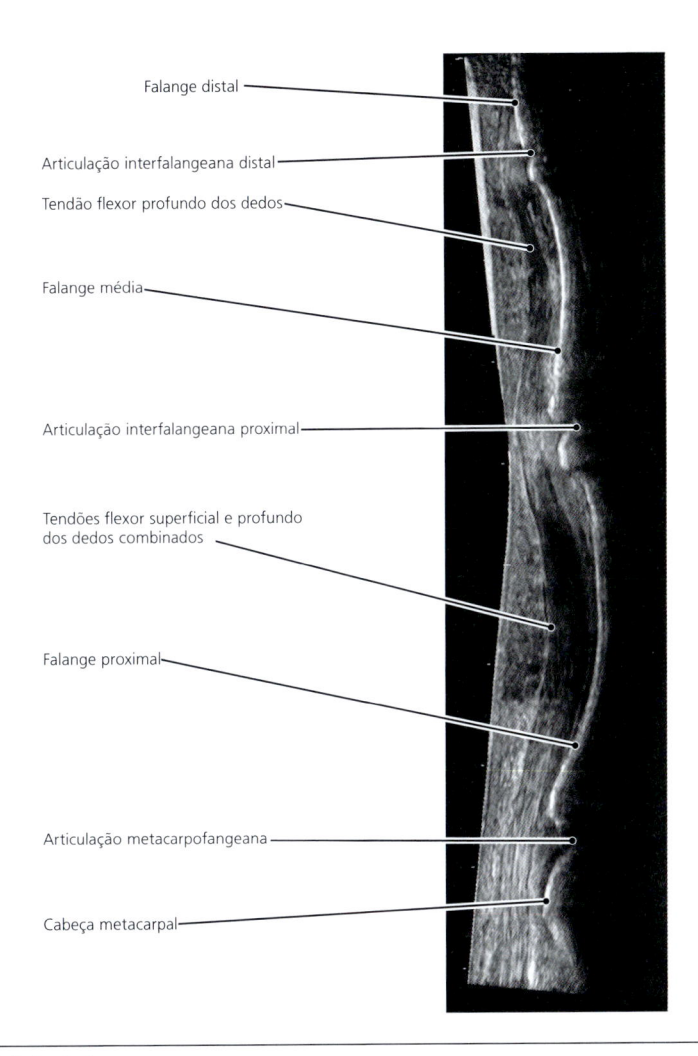

Articulações Interfalangeanas 6

Falange distal
Articulação interfalangeana distal
Tendão flexor profundo dos dedos
Falange média
Articulação interfalangeana proximal
Tendões flexor superficial e profundo dos dedos combinados
Falange proximal
Articulação metacarpofangeana
Cabeça metacarpal

US sagital do dedo

- Linha brilhante mostrada em imagem de US é o córtex volar das falanges.
- Os tendões flexores dos dedos correm ao longo da superfície anterior, e estes tendões são presos junto aos ossos por bainhas de tecido conectivo (polias) em oito localizações diferentes a partir da articulação metacarpal interfalângica (metacarpofalangeana, MCP) até a falange distal. Uma vez que os tendões ficam firmemente presos ao ossos sua força de tração é mais eficiente. Existem cinco polias anulares (A1-A5) e três polias cruciformes (C1-C3).

Membro Superior

Seção 7   Membro Inferior

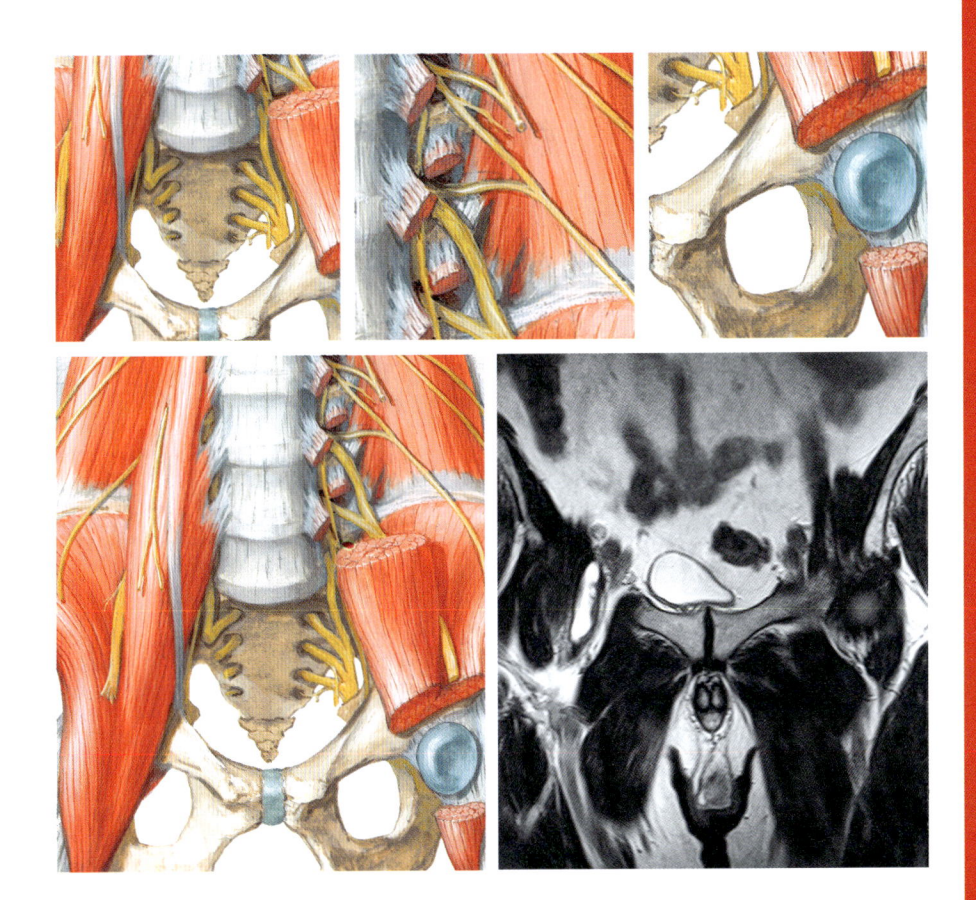

7 Veias Safenas

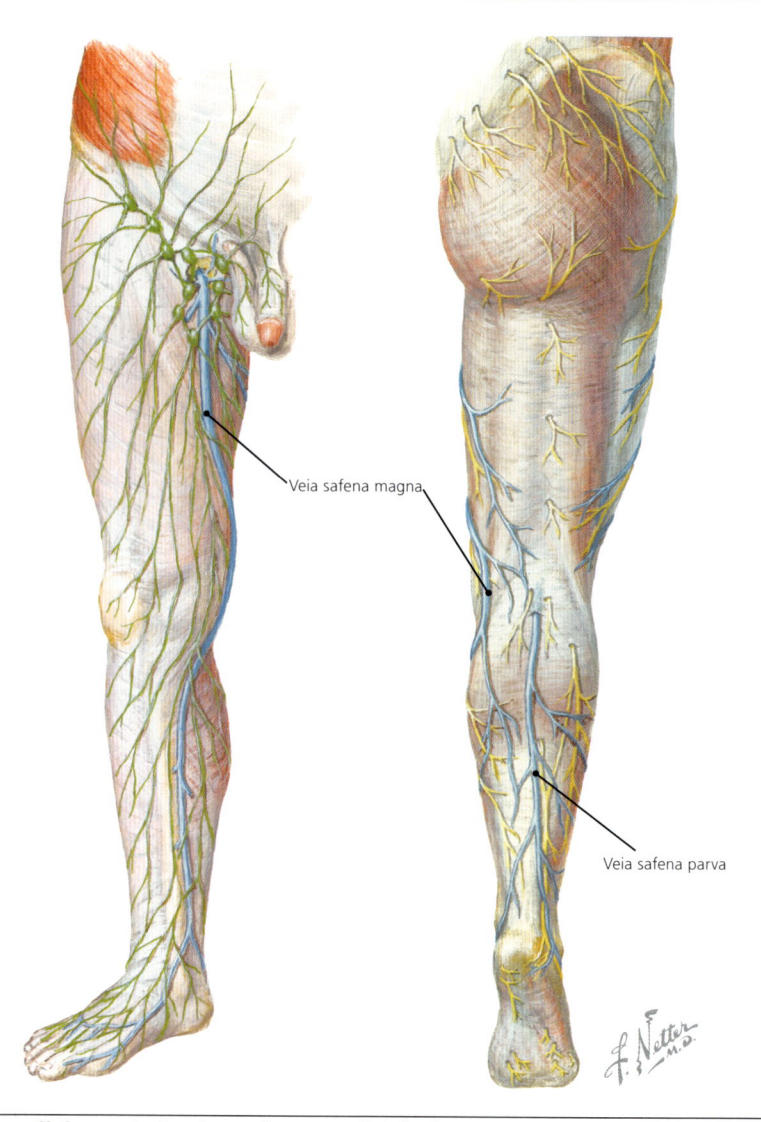

Vistas medial e posterior das veias superficiais do membro inferior *(Atlas of Human Anatomy, 6th edition, Plates 471, 472)*

Nota Clínica As veias superficiais do membro inferior, inclusive as veias safenas, drenam para veias profundas por veias perfurantes com válvulas responsáveis pelo fluxo unidirecional para o sistema profundo. Quando essas válvulas são incompetentes (muitas vezes, danificadas por flebite), a pressão aumentada nas veias superficiais resulta em varizes.

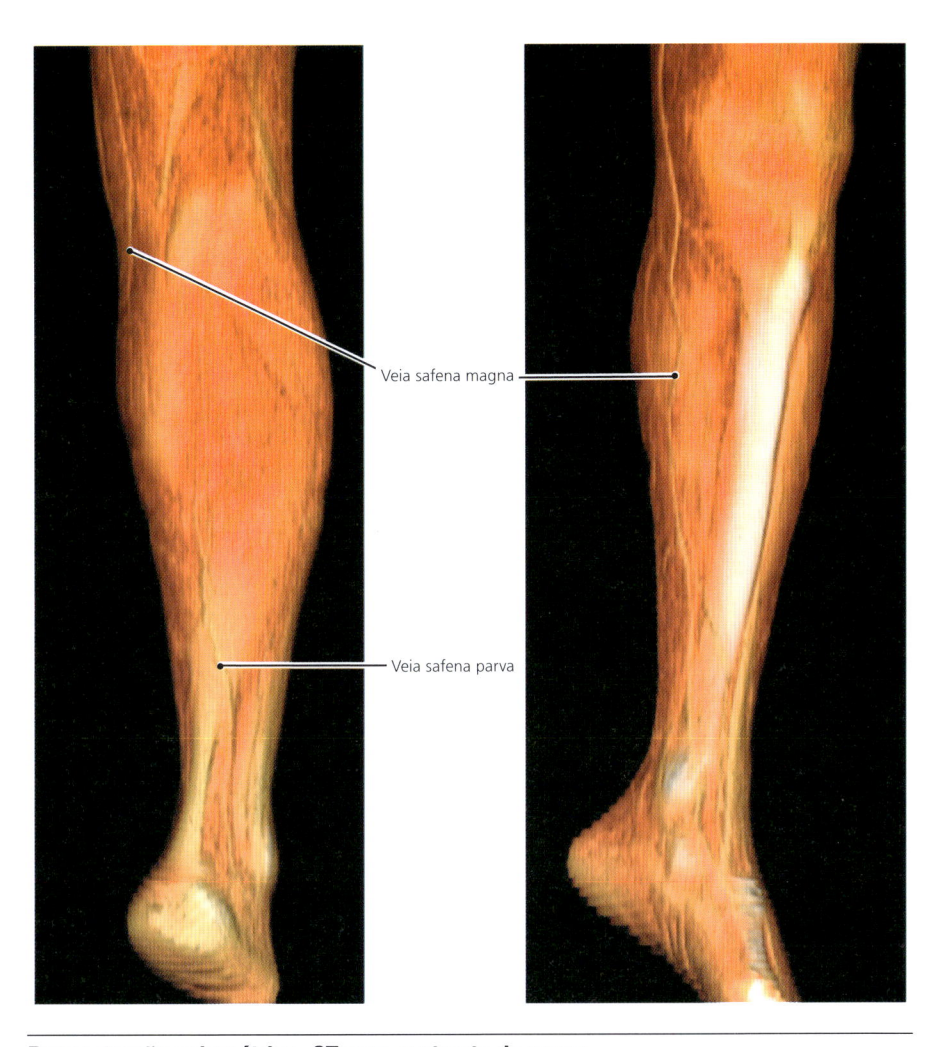

Veias Safenas 7

Veia safena magna

Veia safena parva

Reconstrução volumétrica, CT com contraste da perna

- A veia safena parva entra na fossa poplítea e se junta à veia poplítea.
- A veia safena magna começa na margem anterior do maléolo medial, atravessa o aspecto medial da fossa poplítea, e se enrola em torno da coxa anterior para se juntar à veia femoral.

Membro Inferior **417**

7 Artérias do Membro Inferior

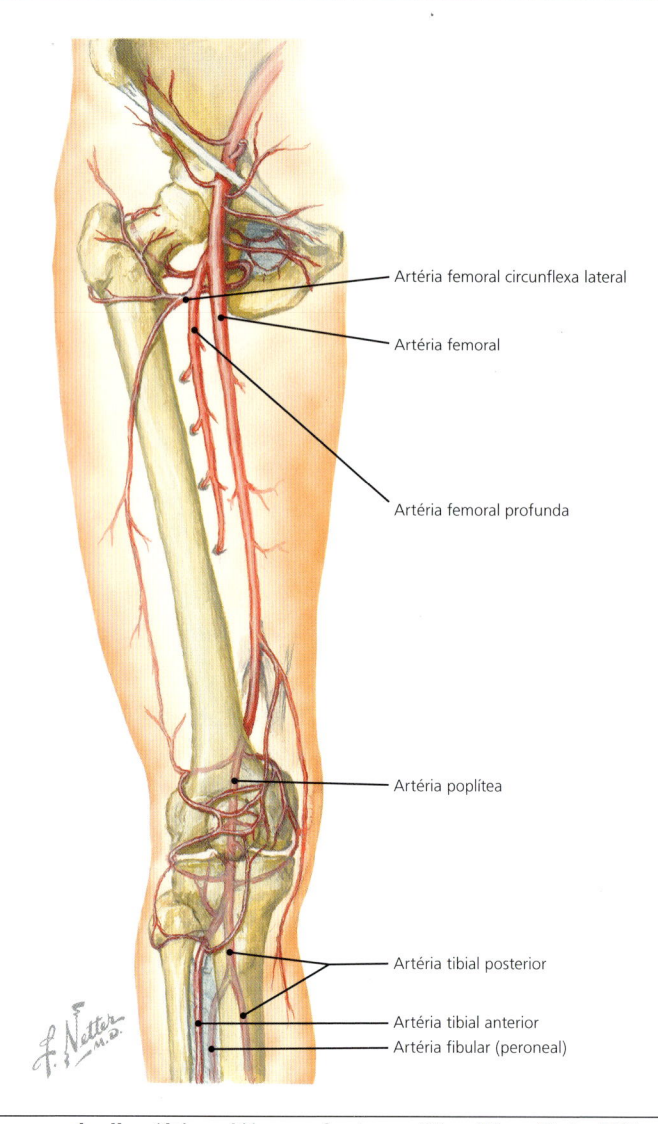

Artérias da coxa e joelho *(Atlas of Human Anatomy, 6th edition, Plate 499)*

Labels:
- Artéria femoral circunflexa lateral
- Artéria femoral
- Artéria femoral profunda
- Artéria poplítea
- Artéria tibial posterior
- Artéria tibial anterior
- Artéria fibular (peroneal)

> **Nota Clínica** Aterosclerose pode causar estreitamento das artérias do membro inferior, produzindo doença vascular periférica (PVD). PVD resulta em claudicação (dor muscular com exercício) devido a uma incapacidade de os vasos suprirem sangue suficiente aos músculos durante atividades (p. ex., marcha).

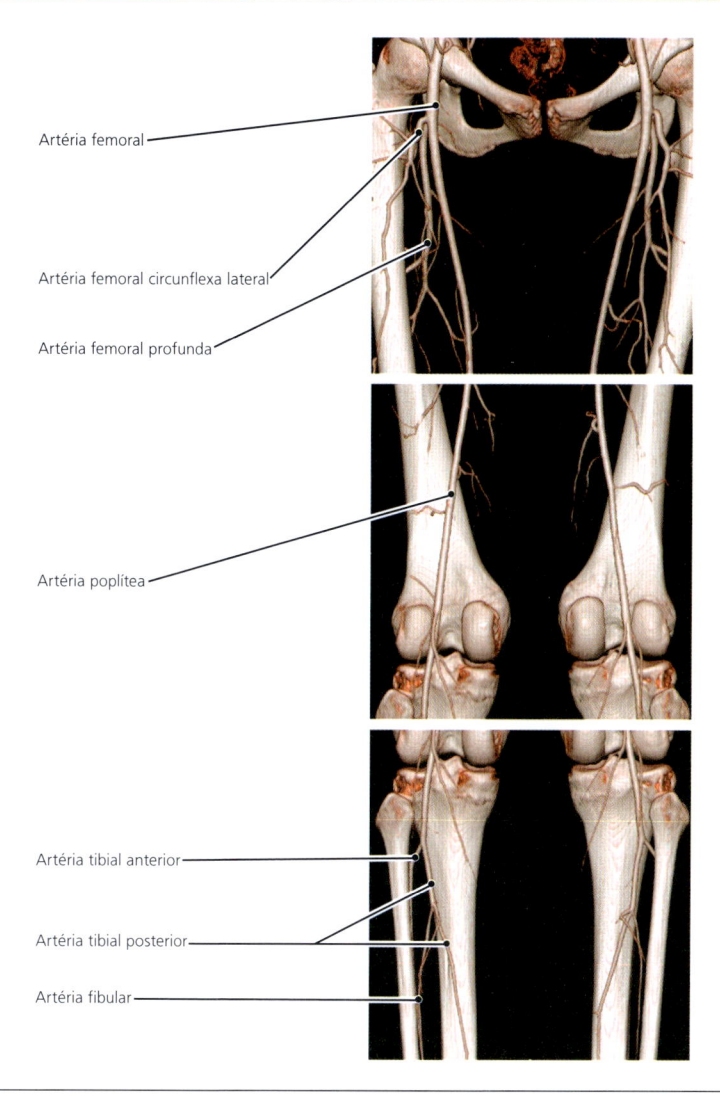

Artérias do Membro Inferior 7

- Artéria femoral
- Artéria femoral circunflexa lateral
- Artéria femoral profunda
- Artéria poplítea
- Artéria tibial anterior
- Artéria tibial posterior
- Artéria fibular

Apresentação em 3-D de angio-TC do membro inferior normal *(De: Hiatt MD, Fleischmann D. Hellinger JC, Rubin GD: Angiographic imaging of the lower extremities with multidetector CT. Radiol Clin North Am 43(6):1119-1127, 2005)*

- A artéria ilíaca externa se torna a artéria femoral quando ela passa posterior ao ligamento inguinal.
- A artéria femoral se torna a artéria poplítea uma vez que ela atravesse o hiato dos adutores no tendão do músculo adutor magno.

Membro Inferior

7 Articulação do Quadril

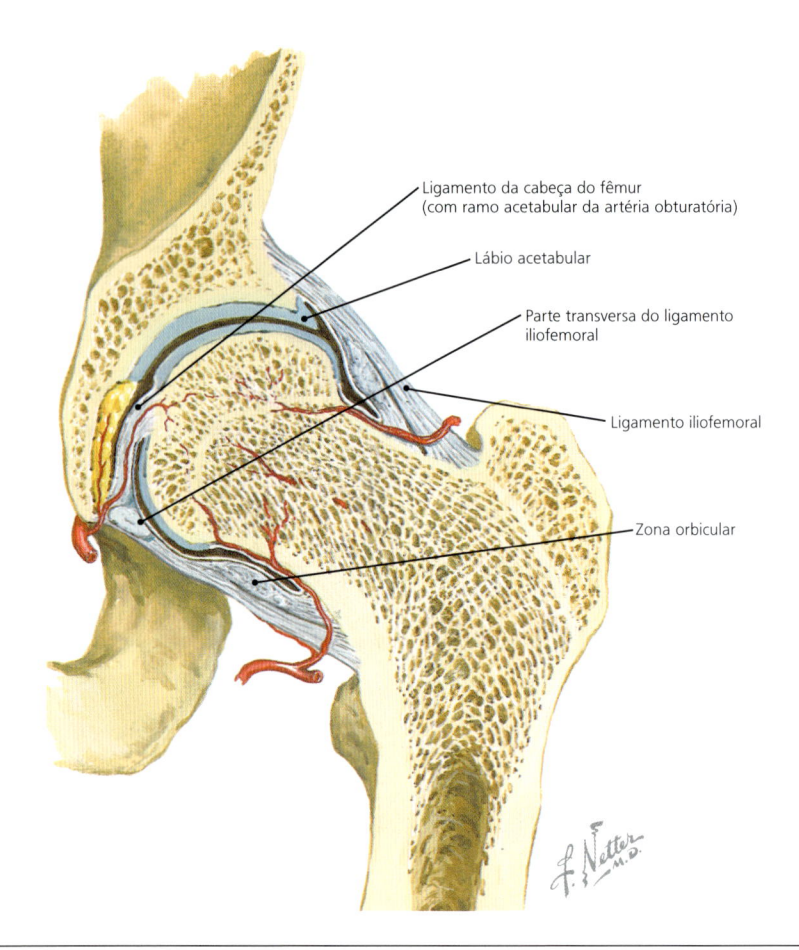

Vista coronal da articulação do quadril *(Atlas of Human Anatomy, 6th edition, Plate 491)*

Ligamento da cabeça do fêmur (com ramo acetabular da artéria obturatória)

Lábio acetabular

Parte transversa do ligamento iliofemoral

Ligamento iliofemoral

Zona orbicular

Nota Clínica O acetábulo, com seu lábio, estende-se mais que um hemisfério sobre a cabeça do fêmur, o que, juntamente com os fortes ligamentos da pelve ao fêmur, contribui para uma articulação do quadril muito estável. Fraturas (através do colo do fêmur) são mais comuns que luxações do quadril.

Articulação do Quadril 7

Lábio acetabular

Ligamento iliofemoral

Ligamento da cabeça do fêmur (ligamento redondo)

Ligamento transverso

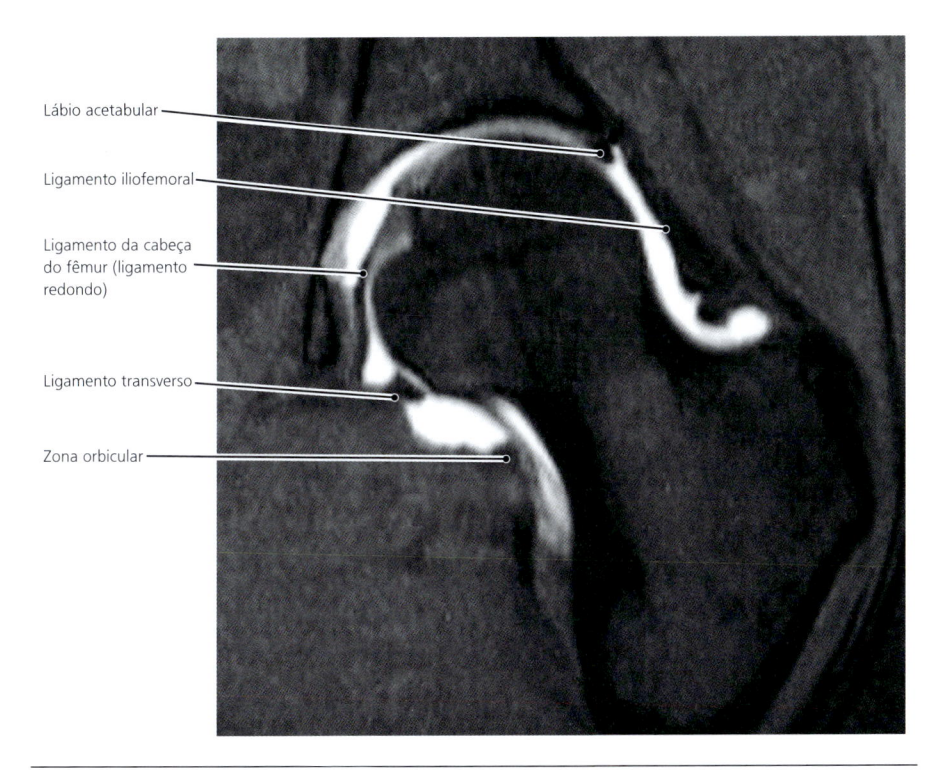

Zona orbicular

Artro-MR T1 FS coronal da articulação do quadril *(De: Chatha DS, Arora R: MR imaging of the normal hip. Magn Reson Imaging Clin N Am 13(4):605-615, 2005)*

- O ligamento iliofemoral é o ligamento mais forte da articulação do quadril. Ele é um espessamento da cápsula da articulação do quadril (ligamento intrínseco), do mesmo modo que os ligamentos isquiofemoral e pubofemoral.
- Se houver suspeita clínica de uma ruptura labral, o procedimento preferido por imagem é uma artro-MR do quadril.

7 Vasculatura da Cabeça Femoral

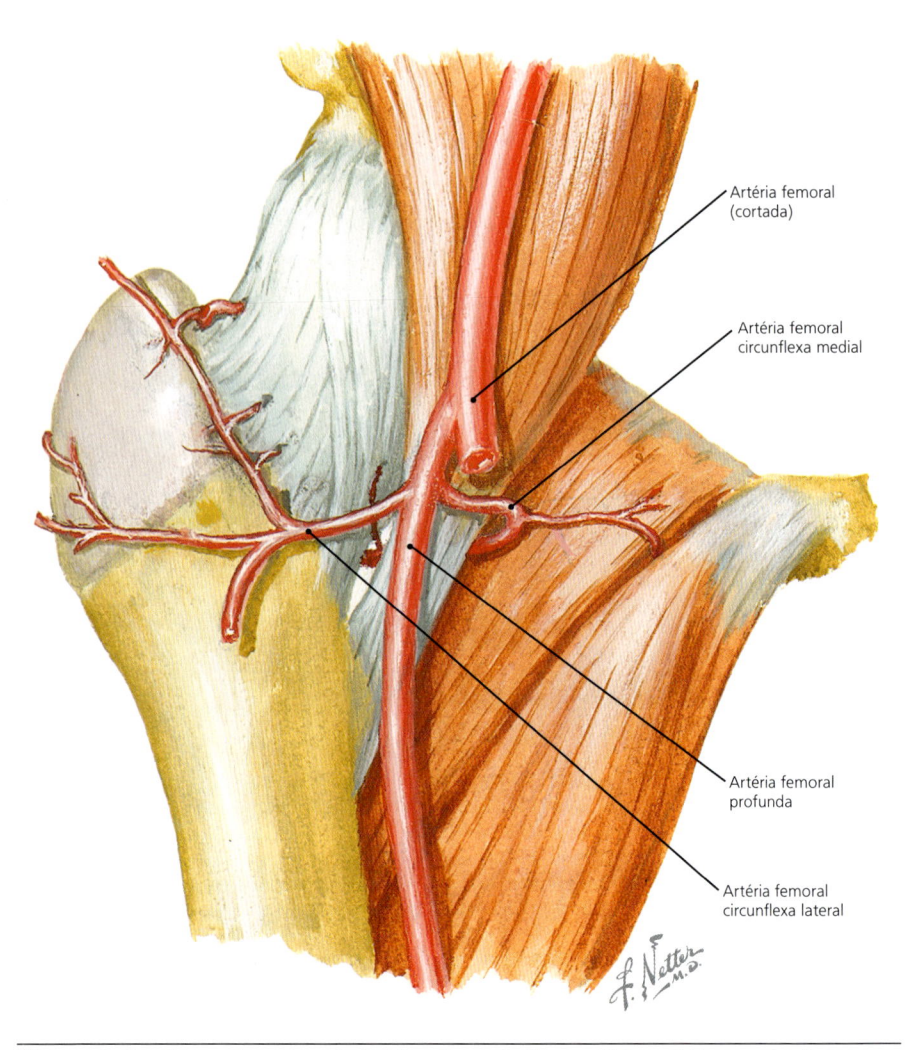

Vista anterior do suprimento arterial à cabeça do fêmur *(Atlas of Human Anatomy, 6th edition, Plate 491)*

Artéria femoral (cortada)
Artéria femoral circunflexa medial
Artéria femoral profunda
Artéria femoral circunflexa lateral

> **Nota Clínica** A maior parte do sangue que alcança a cabeça do fêmur é suprida por ramos das artérias circunflexas femorais (principalmente a medial). Como estes ramos são frequentemente comprometidos em um "quadril fraturado" (comum em mulheres idosas em decorrência de osteoporose), a cabeça femoral comumente sofre necrose avascular.

Vasculatura da Cabeça Femoral   7

Artéria femoral (cortada)

Artéria femoral profunda

Artéria circunflexa femoral medial

Artéria circunflexa femoral lateral

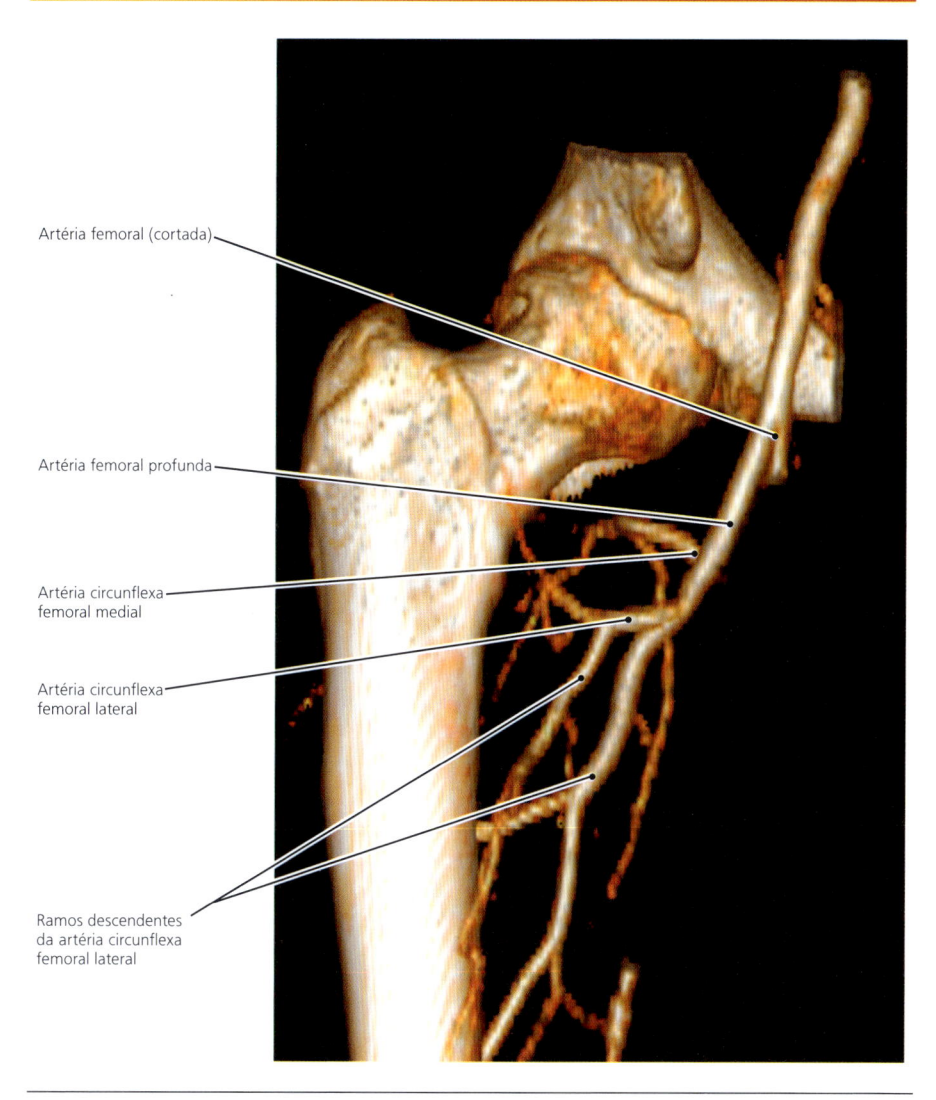

Ramos descendentes da artéria circunflexa femoral lateral

Reconstrução volumétrica, angio-CT aortofemoral

- Um pequeno ramo da artéria obturatória (acetabular) passa através do ligamento da cabeça do femur (ligamento redondo) para suprir a cabeça femoral, mas este ramo é, usualmente, demasiado pequeno para evitar necrose se as artérias circunflexas forem laceradas.
- Em casos de necrose avascular, a cabeça femoral é removida e um articulação do quadril protética é cirurgicamente implantada.
- A artéria femoral profunda supre os músculos da coxa posterior.

Membro Inferior

7 Bursa Iliopectínea

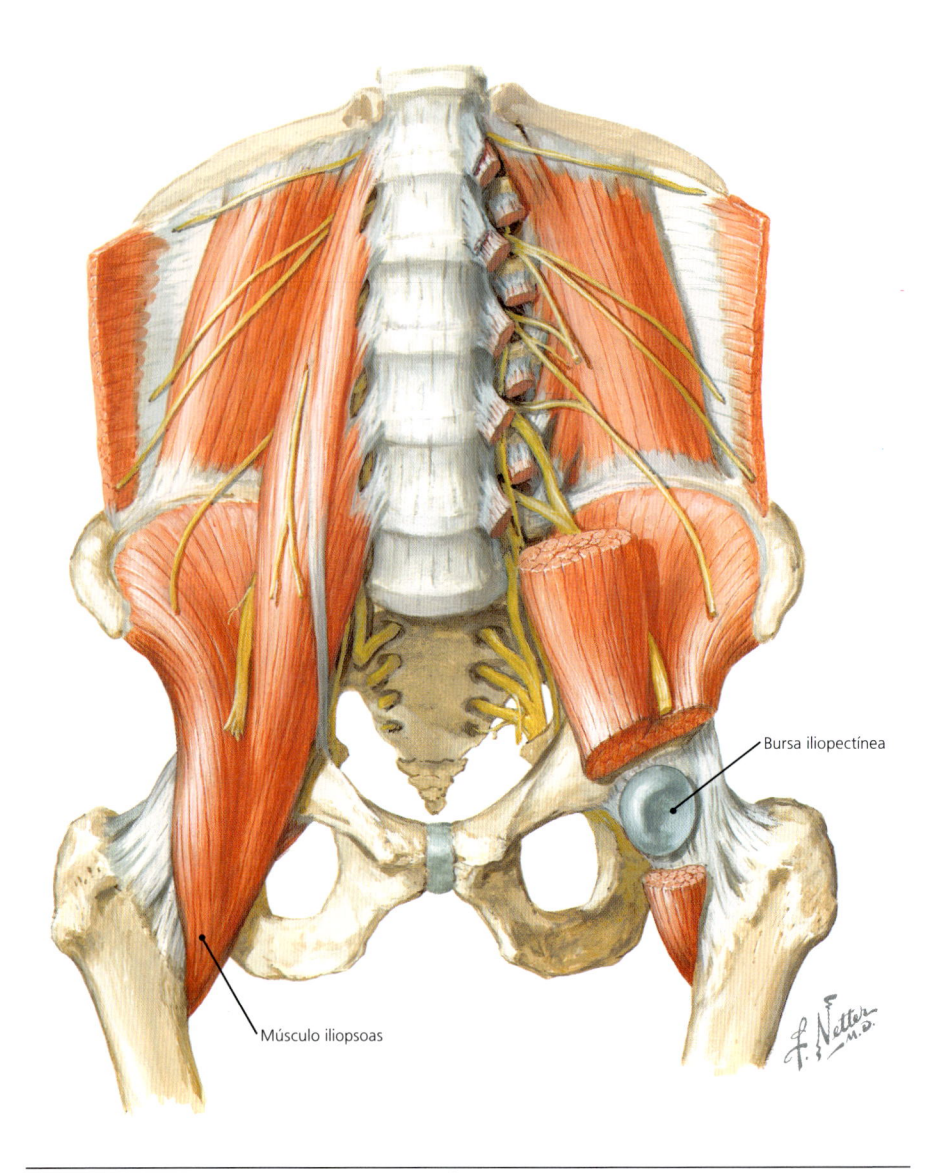

Músculos psoas e ilíaco, e bursa iliopectínea *(Atlas of Human Anatomy, 6th edition, Plate 483)*

> **Nota Clínica** A bursa iliopectínea é a maior bursa no corpo e frequentemente se comunica com a articulação do quadril.

Bursa Iliopectínea 7

Músculo iliopsoas

Bursa iliopectínea

Pênis

Artéria e veia femoral

Bursa iliopectínea

Região musculotendinosa do iliopsoas

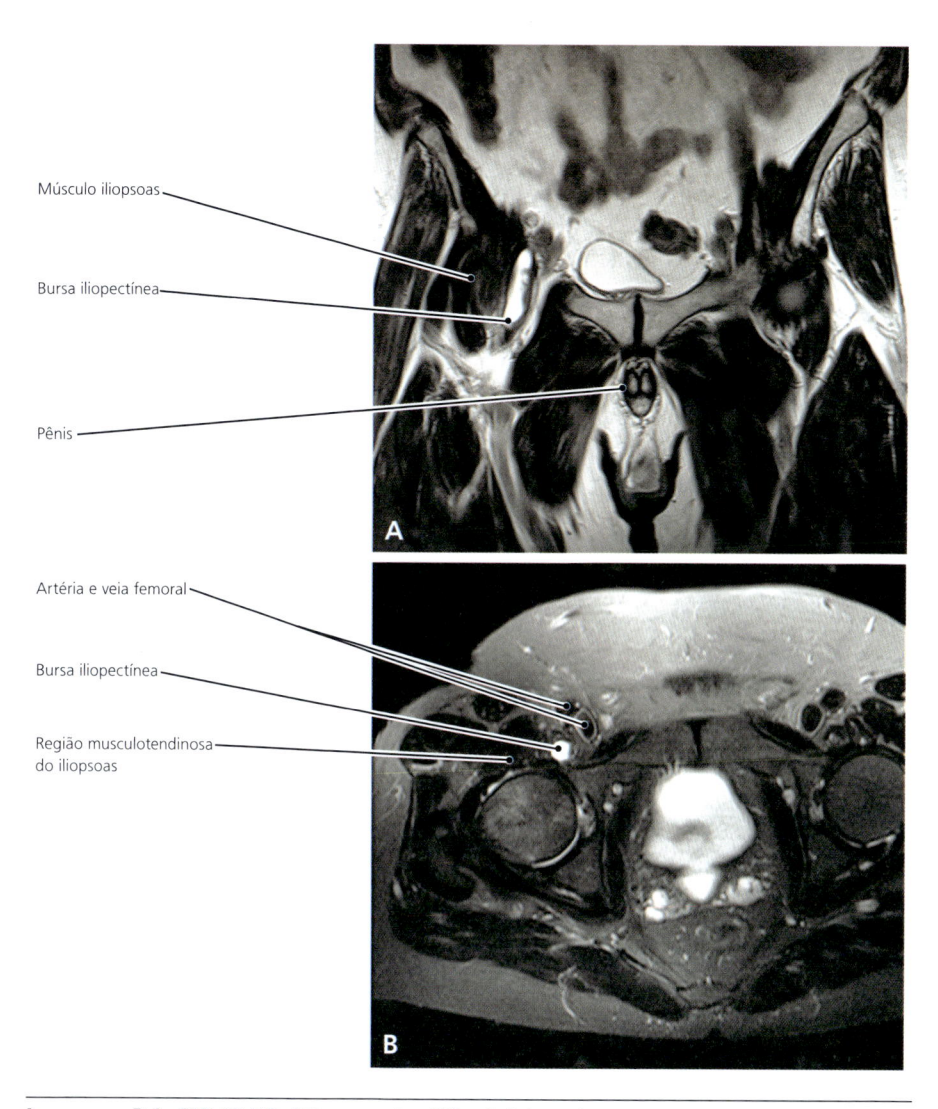

Imagens, P de MR T2 FS *(A)* coronal e *(B)* axial da pelve

- A bursa iliopectínea permite que o músculo/tedão iliopsoas se mova livremente sobre a articulação do quadril quando ele flexiona a coxa. (No caso aqui mostrado a bursa normalmente colapsada é visível por causa de um excesso de líquido.)
- O tendão iliopsoas (tendão comum dos músculos ilíaco e psoas maior) se insere no trocanter menor.

Membro Inferior

7   Grupo Muscular Quadríceps Femoral

Músculo sartório

Músculo reto femoral

Músculo vasto lateral

Músculo vasto medial

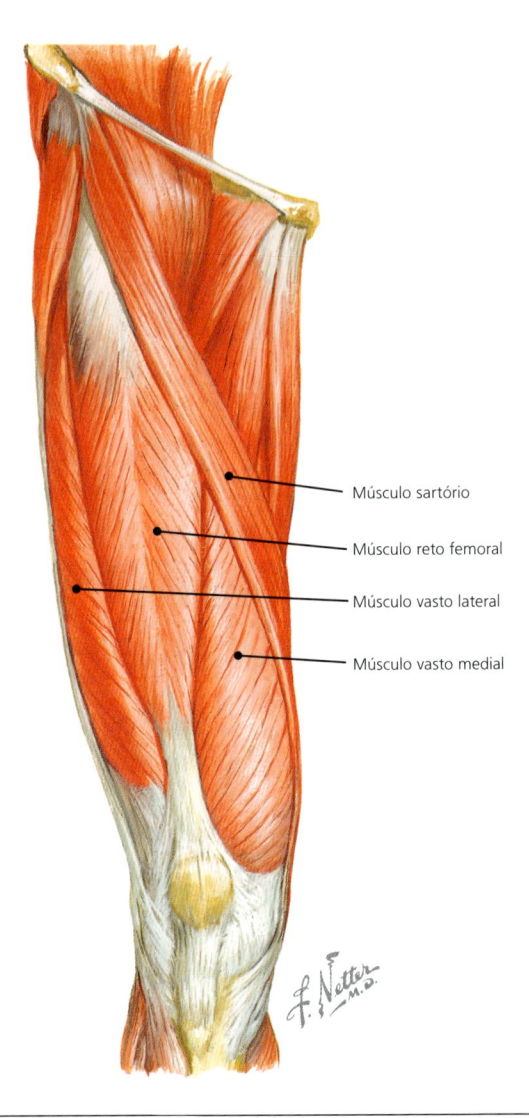

Vista anterior da coxa *(Atlas of Human Anatomy, 6th edition, Plate 479)*

Nota Clínica   O grupo muscular quadríceps femoral (quadríceps femoral, vasto lateral, vasto medial, vasto intermédio) é o único extensor do joelho. O reto femoral é a única cabeça do grupo quadríceps que também cruza a articulação do quadril e é, portanto, um músculo "biarticular" que é capaz de flexionar o quadril.

Grupo Muscular Quadríceps Femoral

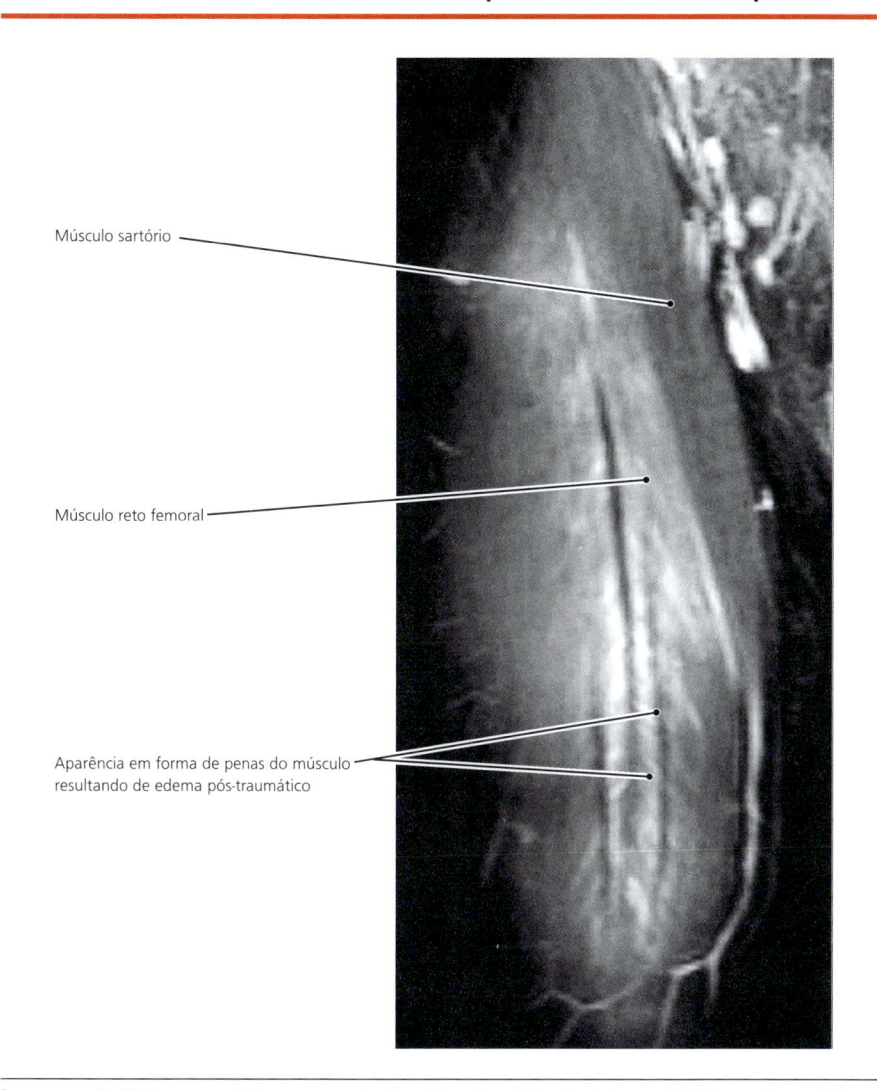

Imagem de MR coronal da coxa anterior *(De: Bordalo-Rodrigues M, Rosenberg ZS: MR imaging of the proximal rectus femoris musculotendinous unit. Magn Reson Imaging Clin N Am 13(4):717-725, 2005)*

Labels: Músculo sartório; Músculo reto femoral; Aparência em forma de penas do músculo resultando de edema pós-traumático

- Lesão muscular grau 1 é uma distensão do músculo sem rompimento da arquitetura. Na lesão muscular grau 2 há ruptura mais claramente visível das fibras musculares com hemorragia. Lesão muscular grau 3 é caracterizada por uma ruptura completa do músculo.
- Todas as quatro partes do grupo muscular quadríceps femoral são inervadas pelo nervo femoral, que é composto das divisões dorsais dos ramos ventrais dos segmentos espinais L2-L4.

Membro Inferior

Região Anterior Profunda da Coxa

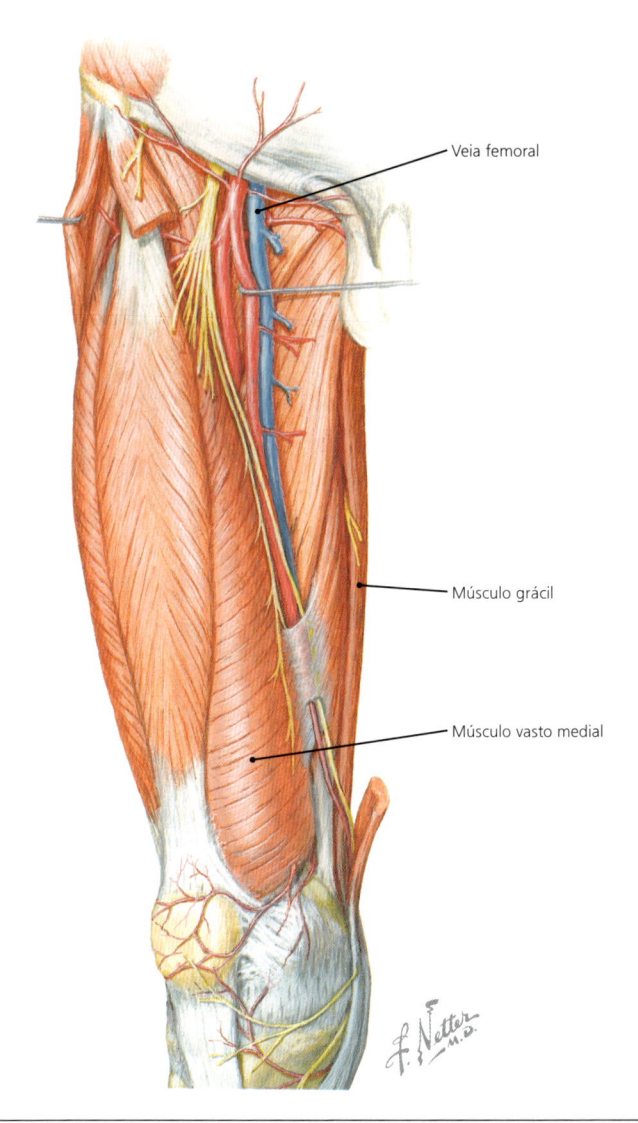

Artérias, nervos e músculos da coxa anterior *(Atlas of Human Anatomy, 6th edition, Plate 487)*

> **Nota Clínica** A anatomia vascular e o suprimento nervoso constantes do músculo grácil, mais sua contribuição relativamente pequena para a adução da coxa permitem que este músculo seja usado como um enxerto em ferida quando não é necessária uma conexão vascular longa. Além disso, ele também pode ser usado para reproduzir função muscular no membro superior, membro inferior ou facial.

Região Anterior Profunda da Coxa 7

Veia femoral

Veia safena magna

Músculo grácil

Músculo vasto medial

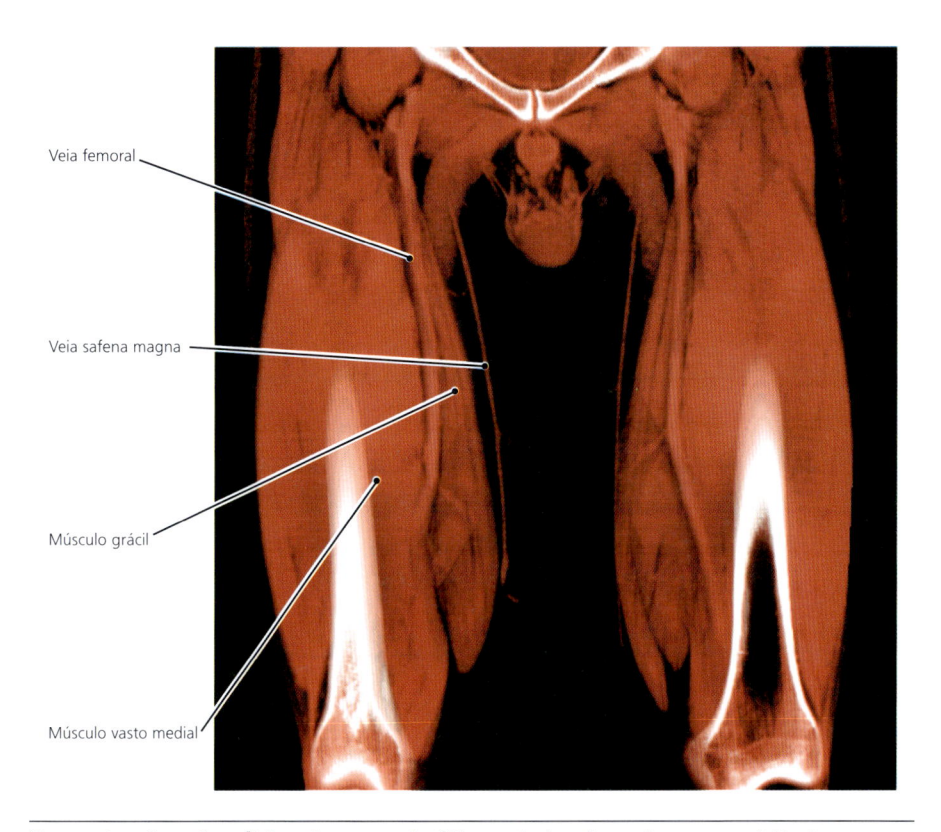

Reconstrução volumétrica, imagem de CT com baixa dose das coxas, feita logo depois de CT com contraste do tórax para excluir embolia pulmonar

- A veia safena magna tem sido o vaso de escolha para enxerto em artéria coronária por muitos anos, embora outros vasos (p. ex., artéria radial, torácica interna) agora sejam frequentemente usados. Se a veia for usada, ela precisa ser posicionada de modo que as válvulas não impeçam o fluxo sanguíneo.
- Uma vez a veia poplítea passe através do hiato dos adutores no músculo adutor magno ela se torna a veia femoral.
- Suspeita clínica de doença tromboembólica pulmonar é usualmente avaliada por uma angio CT pulmonar para identificar ou excluir êmbolos pulmonares. O protocolo de imagem pode incluir uma imagem de CT com baixa dose dos membros inferiores, usualmente feita aproximadamente 2 minutos depois da injeção de contraste IV para o estudo da artéria pulmonar. Esta CT adicional pode demonstrar trombos em veia poplítea e femoral.

Membro Inferior

7 Músculos Profundos do Quadril

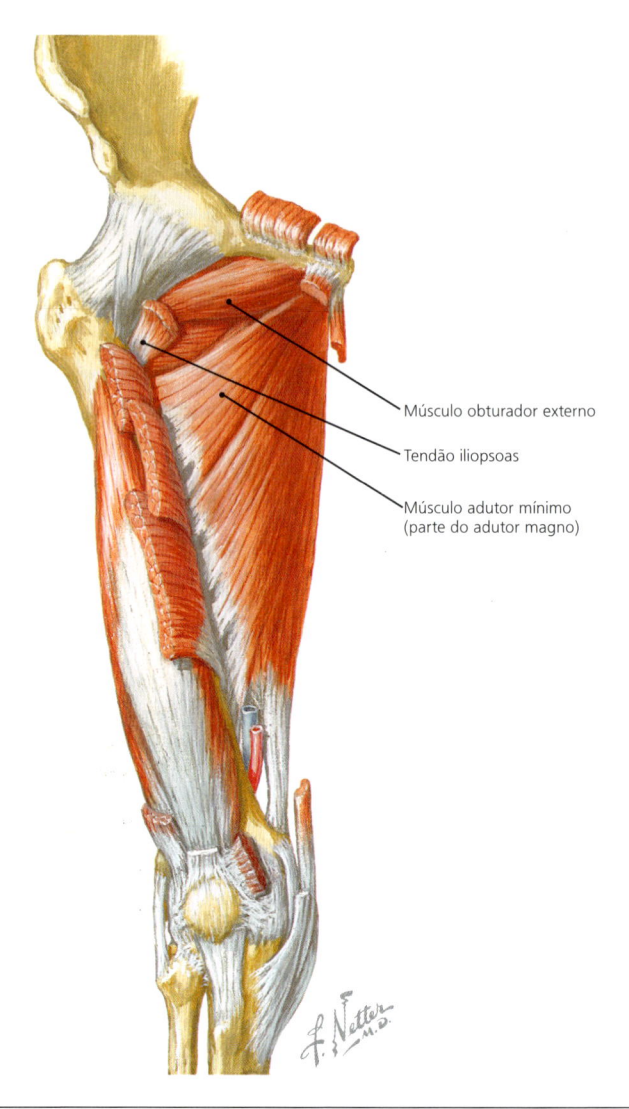

Vista anterior dos músculos profundos do quadril *(Atlas of Human Anatomy, 6th edition, Plate 480)*

Labels: Músculo obturador externo; Tendão iliopsoas; Músculo adutor mínimo (parte do adutor magno)

Nota Clínica Quadril estalando ou escapando (coxa saltans) é um complexo sintomático caracterizado por um "estalo" audível em torno do quadril em movimentos específicos. Frequentemente é indolor, mas pode-se tornar doloroso ou desconfortável à medida que se desenvolve a cronicidade. Uma causa comum é o tendão iliopsoas escapando sobre a eminência iliopectínea ou a cabeça femoral.

Músculos Profundos do Quadril   7

Músculo glúteo máximo

Músculo obturador externo

Tendão iliopsoas

Músculo adutor mínimo (parte do adutor magno)

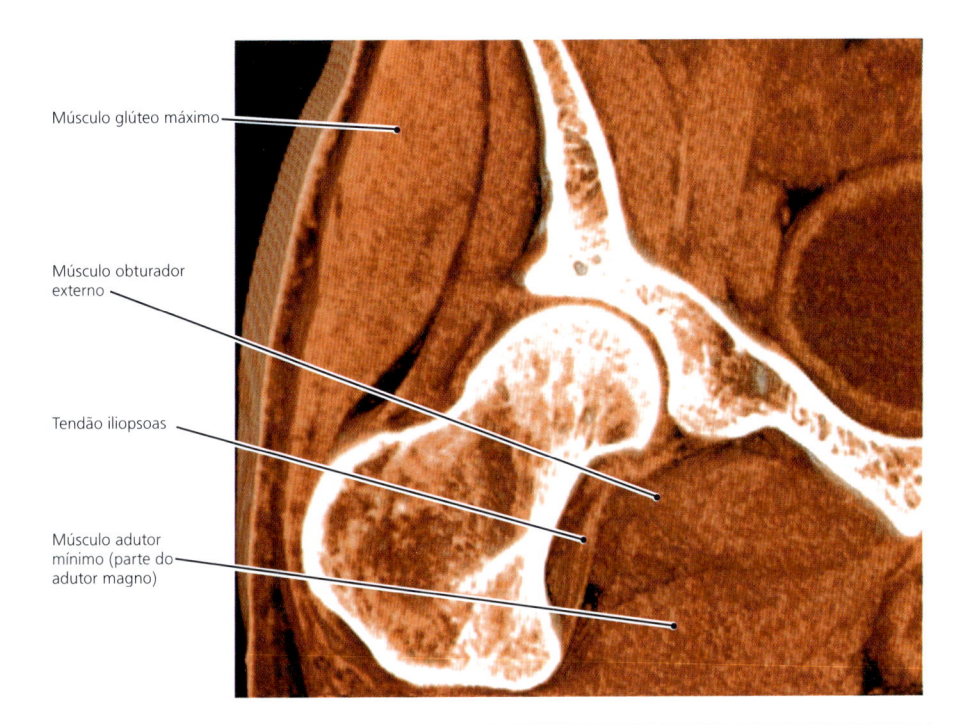

Reconstrução volumétrica, CT da pelve

- O músculo adutor magno é, na realidade, dois músculos que são bem fundidos anatomicamente, mas distintos funcionalmente. A parte superior é inervada pelo nervo obturatório e atua com os outros adutores para flexionar e aduzir o fêmur. A parte inferior é inervada pela parte tibial do nervo isquiático e atua com os *hamstrings* (isquiotibiais) como extensor do quadril.
- O músculo obturador externo cobre a superfície externa da membrana obturatória e é um rotador lateral forte do fêmur.
- Uma reconstrução volumétrica, como esta imagem, permite a visualização da relação posterior entre o músculo obturador externo e o colo do fêmur.

7 Nervo Isquiático

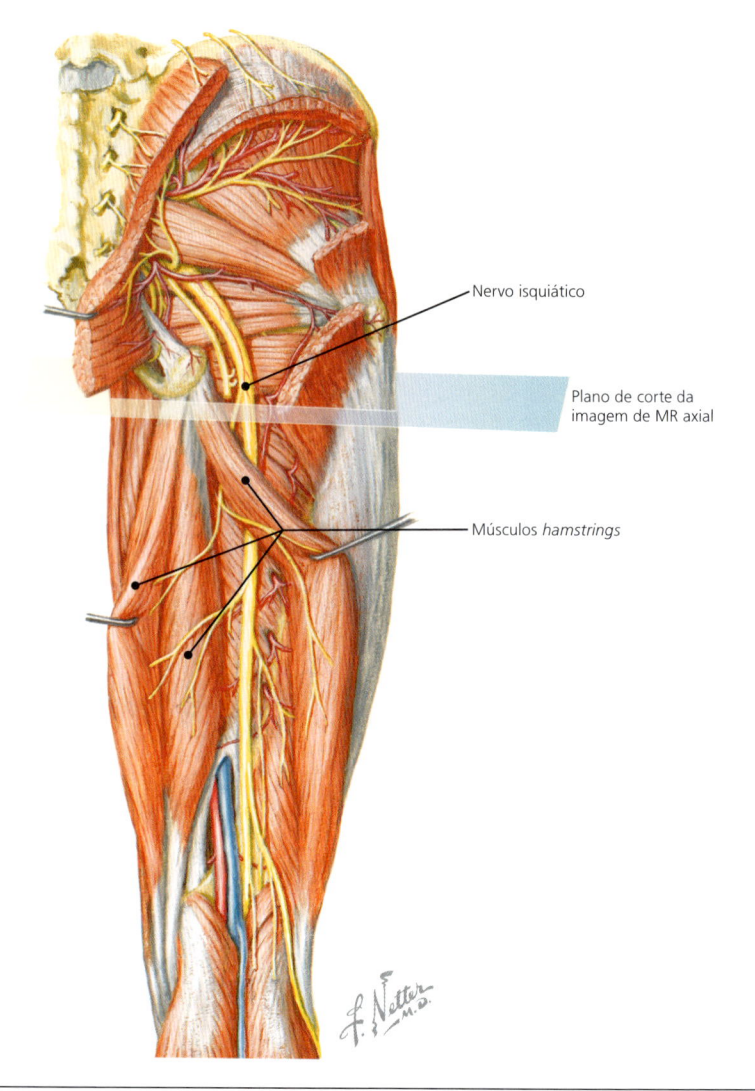

Vista posterior da região glútea e coxa posterior *(Atlas of Human Anatomy, 6th edition, Plate 489)*

> **Nota Clínica** O nervo isquiático pode ser irritado por lacerações dos músculos isquiotibiais, produzindo um tipo de "ciática". A dor resultante pode ser muito forte e muito desproporcional àquela que poderia ser esperada de uma lesão de *hamstring* que não comprometa o nervo.

Nervo Isquiático 7

Nervo isquiático
Túber isquiático

Nervo isquiático

Tendões *hamstrings* (na origem)

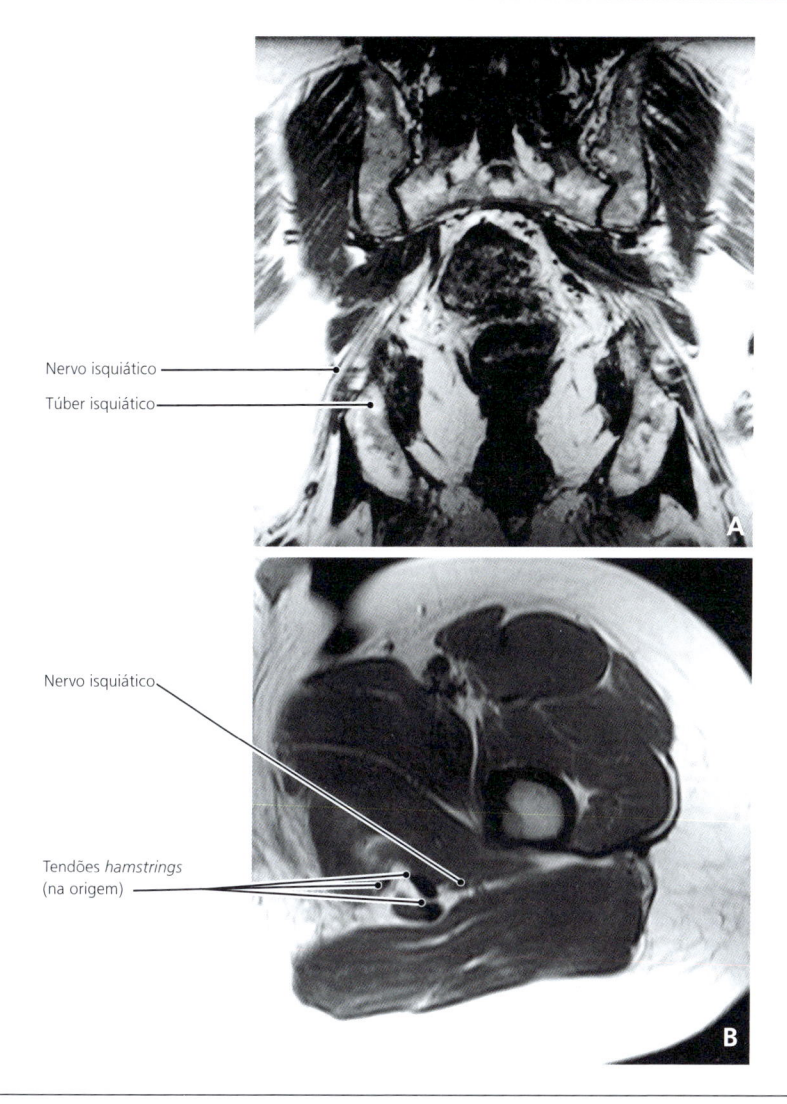

(A) Imagem de MR T1 coronal da região glútea; *(B)* imagem de MR T1 axial através da região glútea *(A, De: Stone JÁ: MR myelography of the spine and MR peripheral nerve imaging. Magn Reson Imaging Clin N Am 11(4):543-558, 2003)*

- A imagem de cima é orientada ao eixo longo do nervo isquiático quando ele corre através do forame isquiático maior; o nervo, que é isointenso com músculo, é rodeado por gordura perineural com sinal alto.
- A imagem de baixo mostra como injeções intraglúteas colocadas demasiado longe, inferiormente, e demasiado longe, medialmente, poderiam lesionar o nervo isquiático.

Membro Inferior

7 | Nervo Isquiático, Região Glútea

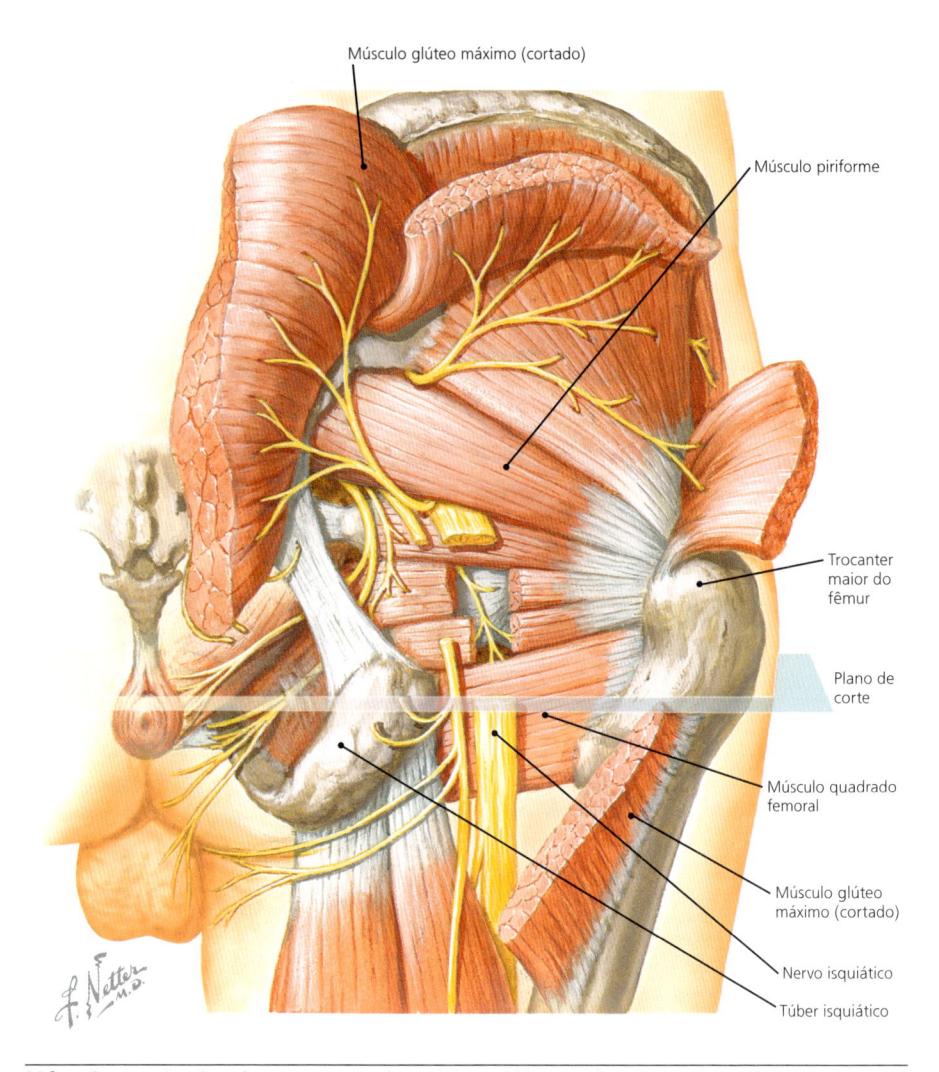

Músculos profundos da coxa posterior *(Atlas of Human Anatomy, 6th edition, Plate 490)*

> **Nota Clínica** A proximidade do nervo isquiático ao túber isquiático explica como lacerações dos *hamstrings*, na sua origem no túber, podem resultar em irritação do nervo isquiático, com sintomas que imitam ciática.

Nervo Isquiático, Região Glútea 7

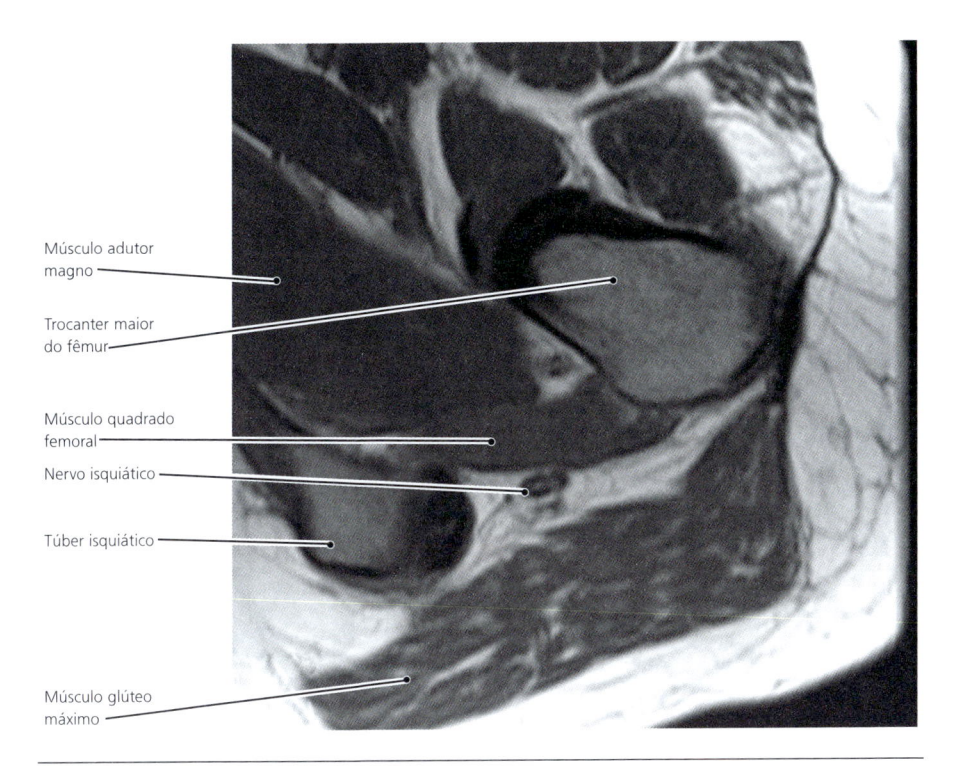

Músculo adutor magno
Trocanter maior do fêmur
Músculo quadrado femoral
Nervo isquiático
Túber isquiático
Músculo glúteo máximo

Imagem de MR T1 axial, região glútea

- Embora, tipicamente, o nervo isquiático passe inferior ao músculo piriforme, ele pode passar através ou superiormente a este músculo.
- O nervo isquiático fornece quase toda a inervação motora e sensitiva do aspecto posterior da coxa, perna e pé.

Membro Inferior

7 Região Glútea

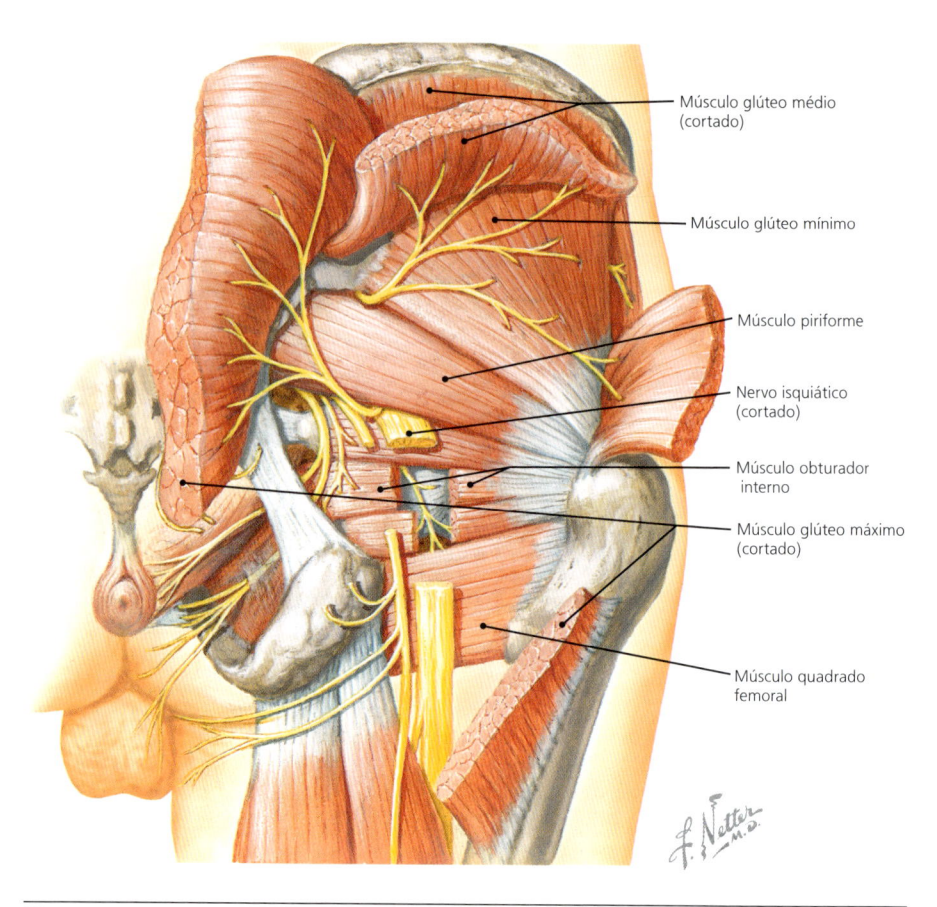

Vista posterior da região glútea profunda *(Atlas of Human Anatomy, 6th edition, Plate 490)*

> **Nota Clínica** Rupturas dos tendões glúteo médio e mínimo podem simular sintomas de bursite trocantérica maior do quadril. Entretanto, diferentemente da bursite, as lacerações destes músculos podem ser tratadas por cirurgia.

Região Glútea 7

Músculo glúteo mínimo

Músculo obturador interno

Músculo piriforme

Inserção tendinosa do músculo glúteo médio

Músculo obturador externo

Músculo quadrado femoral

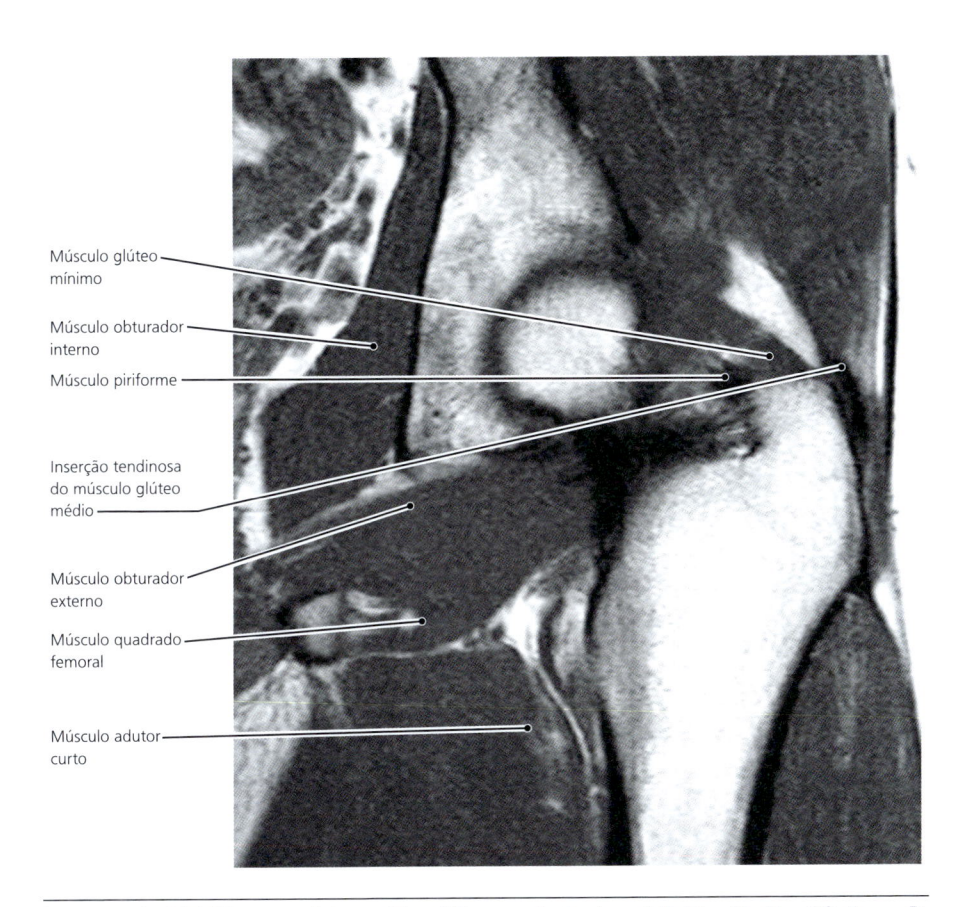

Músculo adutor curto

Imagem de MR T1 coronal da região glútea posterior/quadril *(De: Chatha DS, Arora R: MR imaging of the normal hip. Magn Reson Imaging Clin N Am 13(4):605-615, 2005)*

- O glúteo médio e o mínimo são os abdutores principais do quadril e são, ambos, inervados pelo nervo glúteo superior, que também inerva o tensor da fáscia lata.
- O quadrado femoral é um rotador lateral da coxa e, às vezes, está ausente.

Membro Inferior

7 Coxa, Cortes Axiais

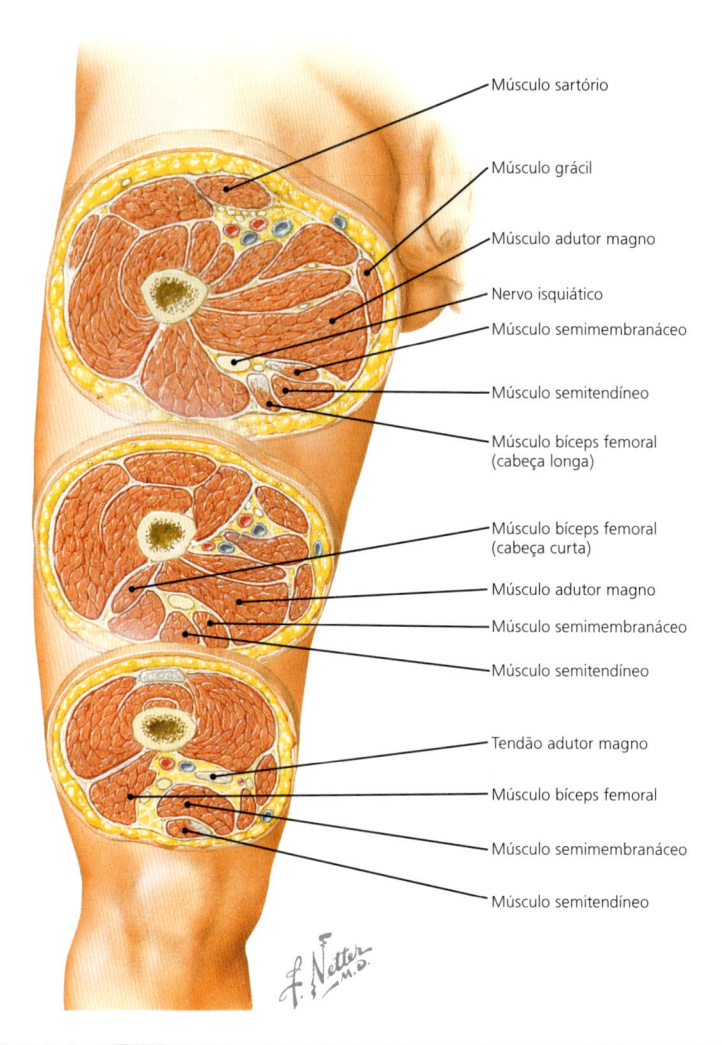

Cortes axiais através da coxa *(Atlas of Human Anatomy, 6th edition, Plate 492)*

Labels (de cima para baixo):
- Músculo sartório
- Músculo grácil
- Músculo adutor magno
- Nervo isquiático
- Músculo semimembranáceo
- Músculo semitendíneo
- Músculo bíceps femoral (cabeça longa)
- Músculo bíceps femoral (cabeça curta)
- Músculo adutor magno
- Músculo semimembranáceo
- Músculo semitendíneo
- Tendão adutor magno
- Músculo bíceps femoral
- Músculo semimembranáceo
- Músculo semitendíneo

Nota Clínica Distensões dos *hamstrings* (distensões dos músculos bíceps femoral, semimembranáceo e semitendíneo) são comuns em pacientes que participam em esportes de corrida e chute como beisebol, basquetebol, futebol americano e futebol *association*.

438 Membro Inferior

Coxa, Cortes Axiais 7

Músculo sartório

Músculo grácil
Músculo adutor magno
Músculo bíceps femoral
Músculo semitendíneo
Músculo semimembranáceo

Músculo bíceps femoral (cabeça curta originando-se da linha áspera)
Músculo semimebranáceo
Músculo semitendíneo

Músculo semimembranáceo
Músculo bíceps femoral
Músculo semitendíneo

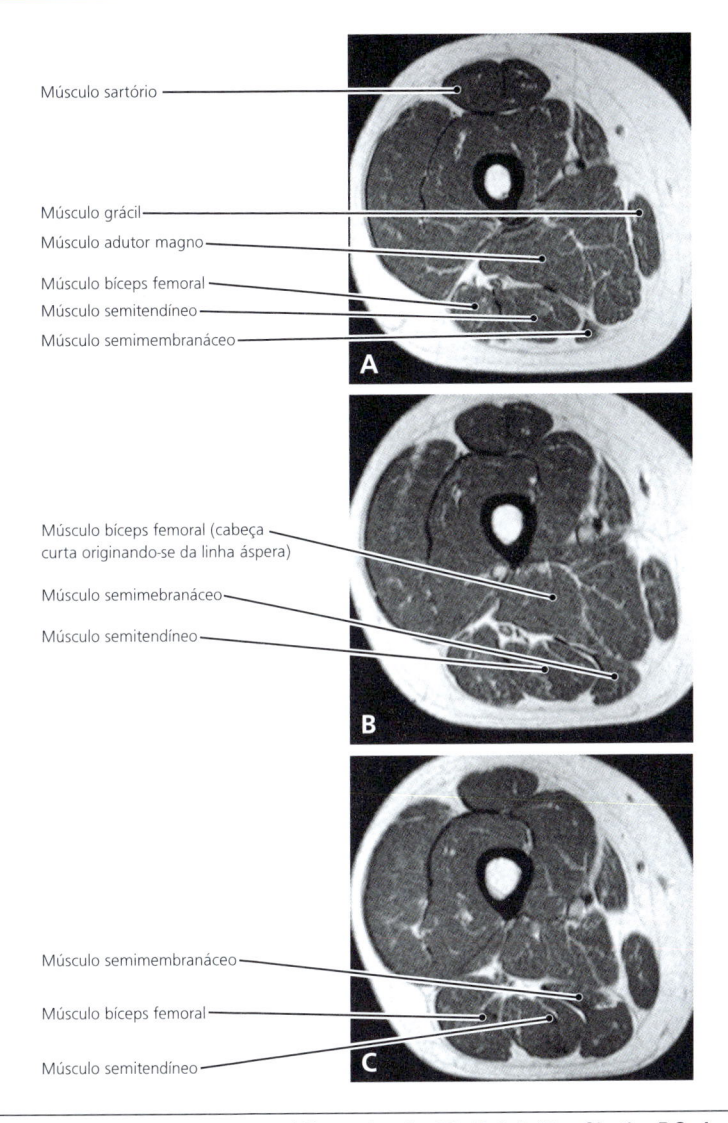

Imagens de MR T1 axiais da coxa: *(A)* **proximal,** *(C)* **distal** *(De: Chatha DS, Arora R: MR imaging of the normal hip. Magn Reson Imaging Clin N Am 13(4):605-615, 2005)*

- Os músculos *hamstrings* (bíceps femoral [cabeça longa], semimembranáceo, semitendíneo) se originam, todos, do túber isquiático, inserem-se na tíbia ou fíbula superior, estendem a coxa e flexionam o joelho, e são inervados pela divisão fibular comum do nervo isquiático.

- A cabeça curta do músculo bíceps femoral se origina da linha áspera e se insere com a cabeça longa na cabeça da fíbula. Ela é inervada pela divisão fibular comum do nervo isquiático.

Membro Inferior

7 Articulação do Joelho, Vista Superior

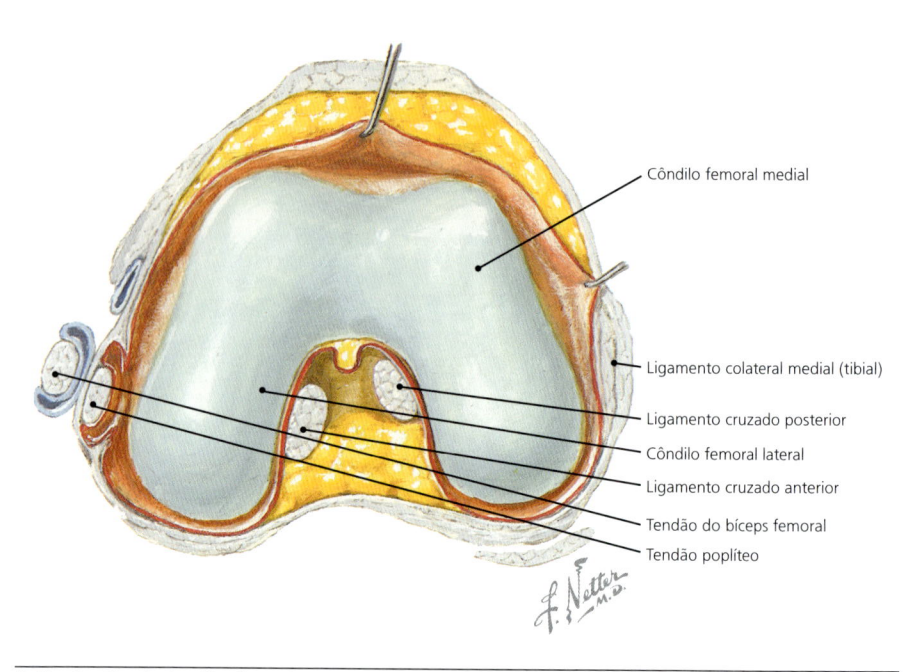

Articulação do joelho interior mostrando aspecto superior da articulação
(Atlas of Human Anatomy, 6th edition, Plate 495)

> **Nota Clínica** Ruptura de um ligamento cruzado resulta em instabilidade anteroposterior do joelho. Uma lesão de ligamento cruzado anterior ocorre mais frequentemente que uma lesão de ligamento cruzado posterior e é frequentemente reparada por cirurgia. Movimento anterior excessivo da tíbia em relação ao fêmur (sinal de gaveta anterior) é indicador de uma ruptura de ligamento cruzado anterior.

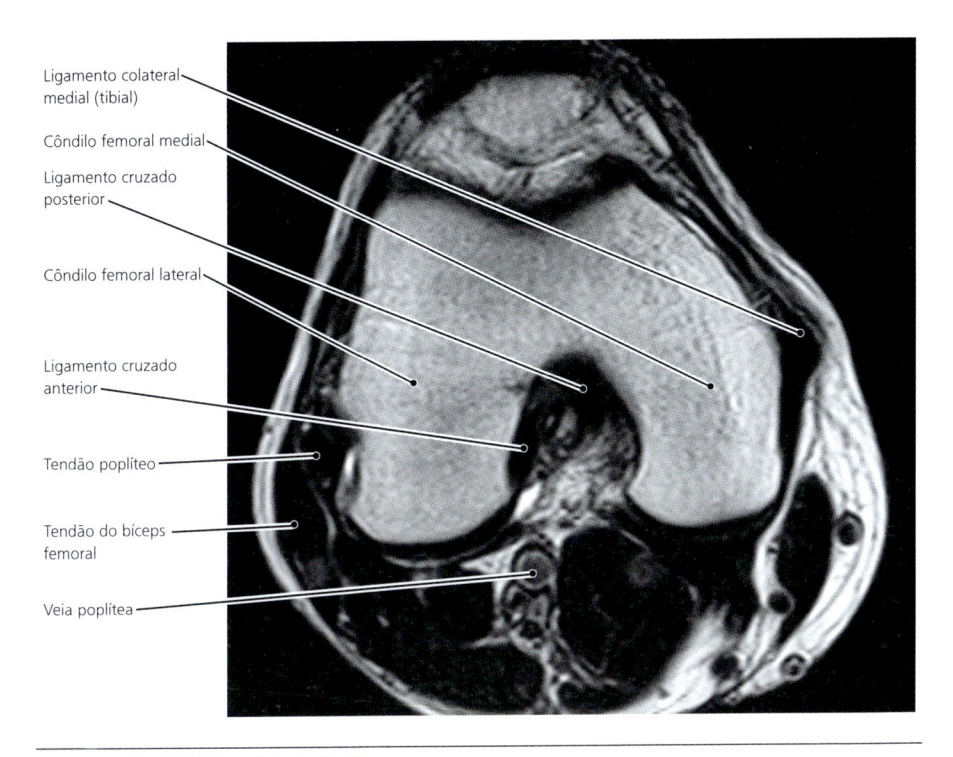

Articulação do Joelho, Vista Superior

Ligamento colateral medial (tibial)
Côndilo femoral medial
Ligamento cruzado posterior
Côndilo femoral lateral
Ligamento cruzado anterior
Tendão poplíteo
Tendão do bíceps femoral
Veia poplítea

Imagem de MR T2 axial do joelho

- Os vasos poplíteos podem ser rompidos em uma luxação de joelho.
- Uma ruptura do ligamento cruzado anterior é, muitas vezes, associada à ruptura do ligamento colateral medial e laceração do menisco medial – a "tríade desafortunada" (de O'Donoghue).
- As duas cabeças do gastrocnêmio originam-se dos côndilos femorais e, por essa razão, flexioam o joelho, bem como flexionam plantarmente o tornozelo.

7 Articulação do Joelho, Vista Anterior

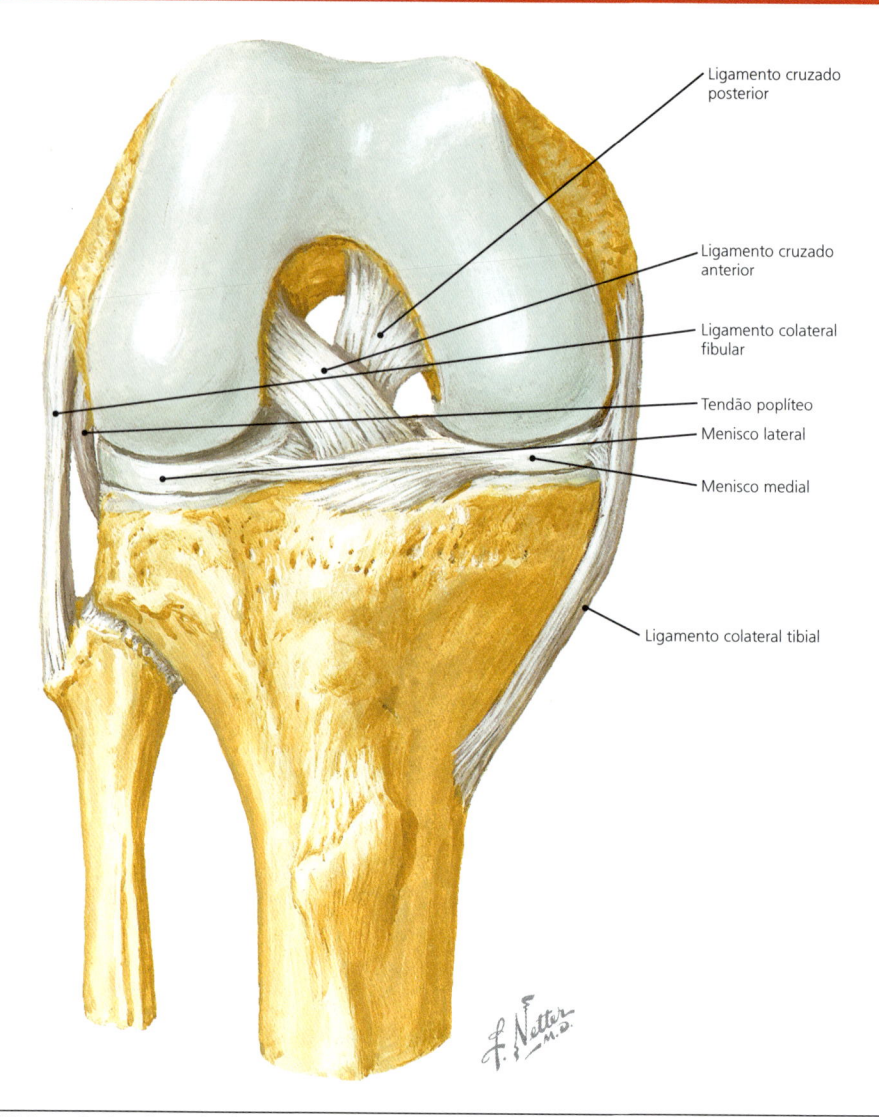

Vista anterior da articulação do joelho mostrando os ligamentos cruzados e colaterais e os meniscos *(Atlas of Human Anatomy, 6th edition, Plate 496)*

> **Nota Clínica** A fixação do menisco medial ao ligamento colateral medial (tibial) explica por que lacerações de ambos muitas vezes ocorrem juntamente, enquanto este não é o caso do ligamento colateral lateral (fibular) e do menisco lateral.

Articulação do Joelho, Vista Anterior

- Ligamento cruzado posterior
- Ligamento cruzado anterior
- Ligamento colateral fibular
- Tendão poplíteo
- Menisco lateral
- Tubérculo intercondilar medial
- Ligamento colateral tibial

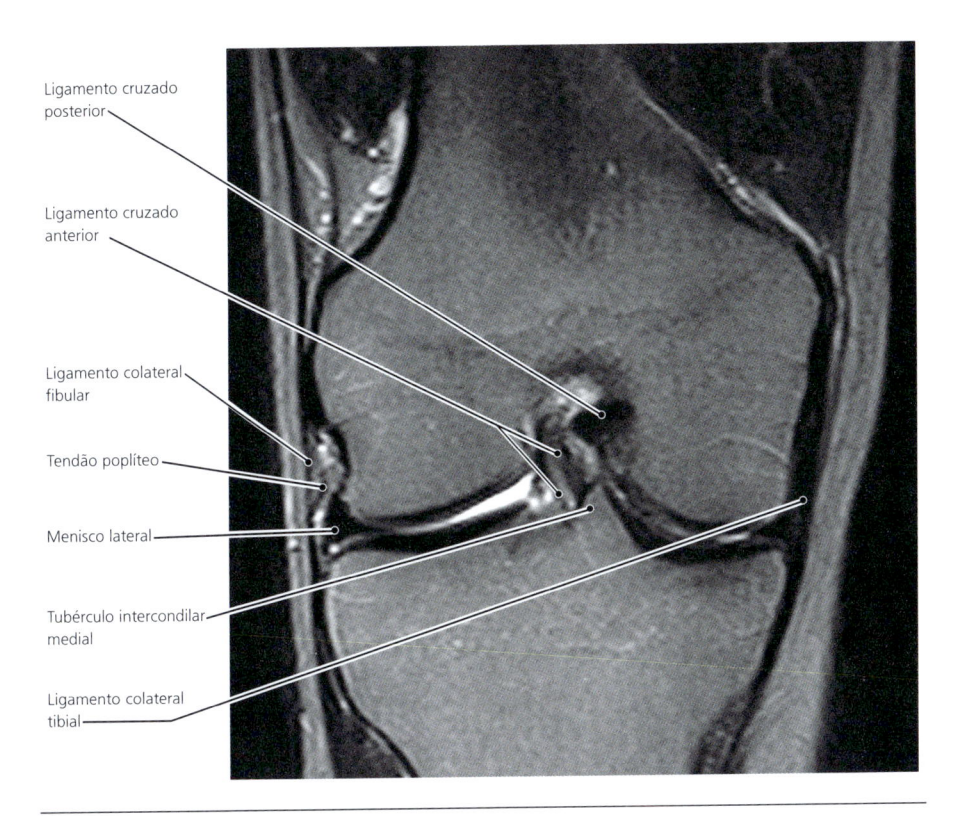

Imagem de MR T1 coronal do joelho

- Rupturas do ligamento cruzado anterior geralmente ocorrem quando o joelho é torcido enquanto o pé está firmemente fixado no solo.
- O músculo poplíteo é muito importante para fornecer os movimentos rotatórios que "destrancam" o joelho estendido, permitindo-lhe flexionar-se.
- Na prática clínica, os tubérculos intercondilares da tíbia são chamados espinhas tibiais.

Articulação do Joelho, Vista Lateral

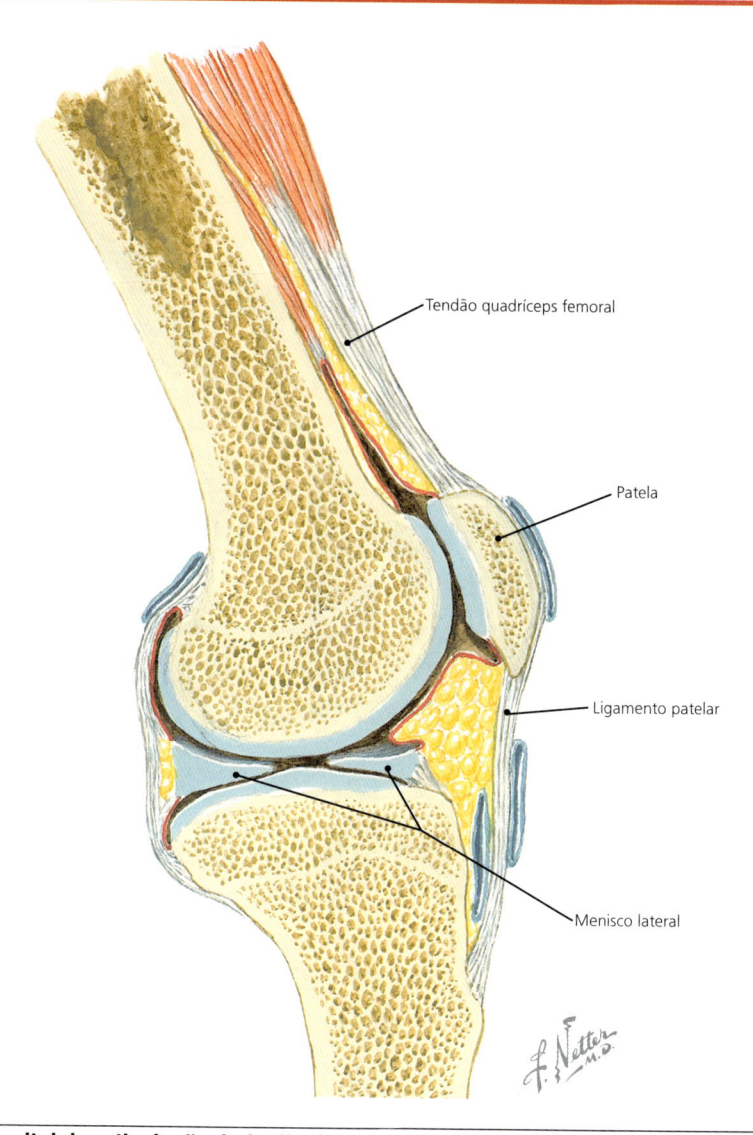

Vista sagital da articulação do joelho lateral *(Atlas of Human Anatomy, 6th edition, Plate 498)*

Nota Clínica Os meniscos atuam como coxins para a articulação e, às vezes, são lacerados (especialmente o medial) quando a articulação é torcida. Os pacientes relatam dor no joelho prejudicado e a articulação "cedendo" em flexão ou extensão.

Articulação do Joelho, Vista Lateral

- Tendão quadríceps femoral
- Patela
- Ligamento patelar
- Menisco lateral

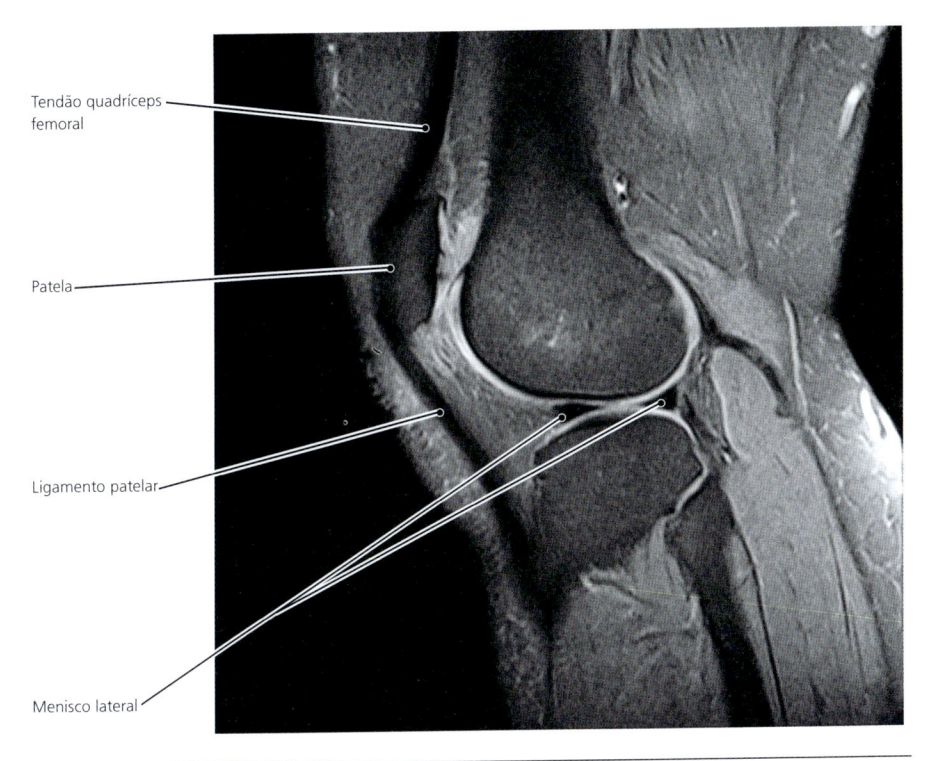

Imagem de MR PD sagital com supressão de gordura da articulação do joelho lateral

- O menisco medial é rompido muito mais frequentemente que o menisco lateral, principalmente por causa de sua fixação ao ligamento colateral medial.
- O tendão patelar é, na realidade, uma extensão dos tendões dos músculos quadríceps femoral, que atuam para estender o joelho.

Membro Inferior

7 Ligamentos Cruzados

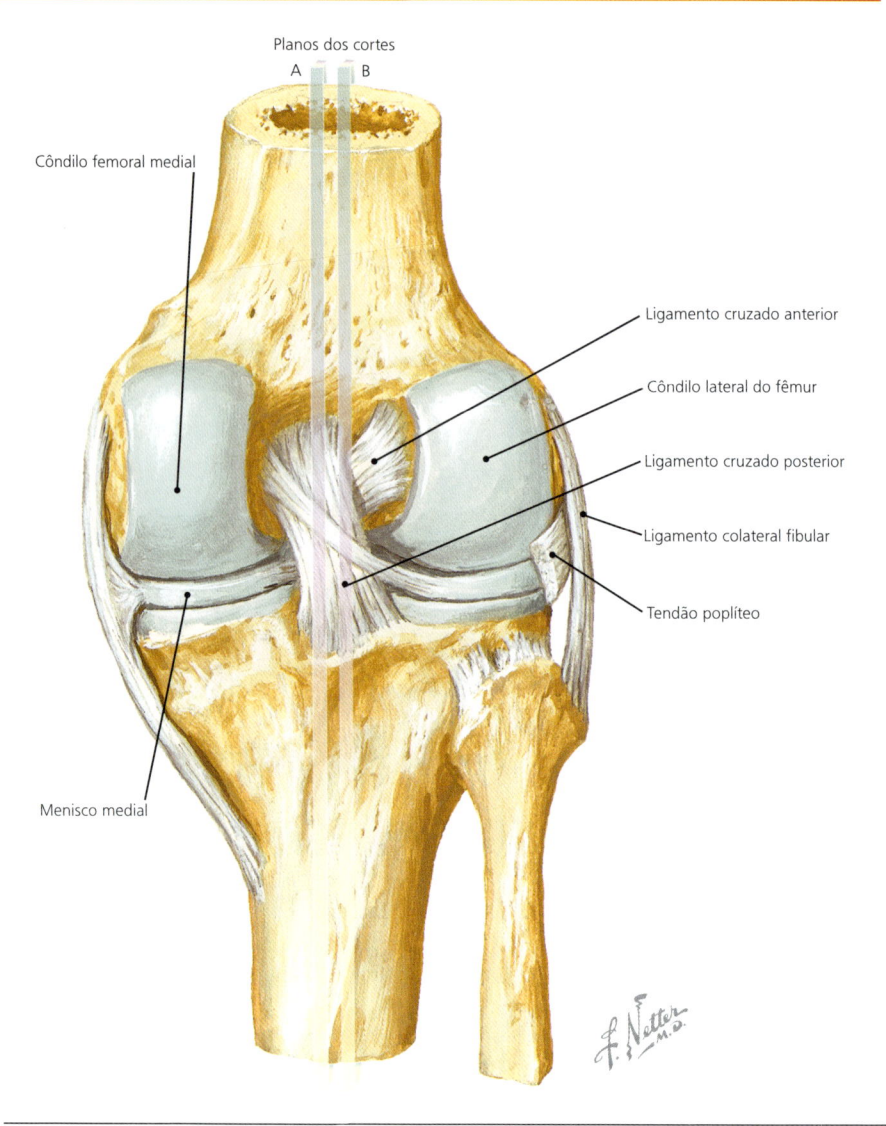

Vista posterior da articulação do joelho mostrando os ligamentos cruzados e colaterais e os meniscos *(Atlas of Human Anatomy, 6th edition, Plate 496)*

> **Nota Clínica** Um ligamento cruzado anterior (ACL) roto é, muitas vezes, acompanhado por uma sensação de "estalo". Essas rupturas ocorrem com mais alta frequência em mulheres atletas que nos seus contrapartes homens. Isto pode ser explicado por diferenças anatômicas entre homens e mulheres (p. ex., pelve mais larga, menor incisura intercondilar) e por músculos menos potentes nas mulheres.

Ligamentos Cruzados 7

Ligamento cruzado posterior

Veia poplítea

Ligamento cruzado anterior

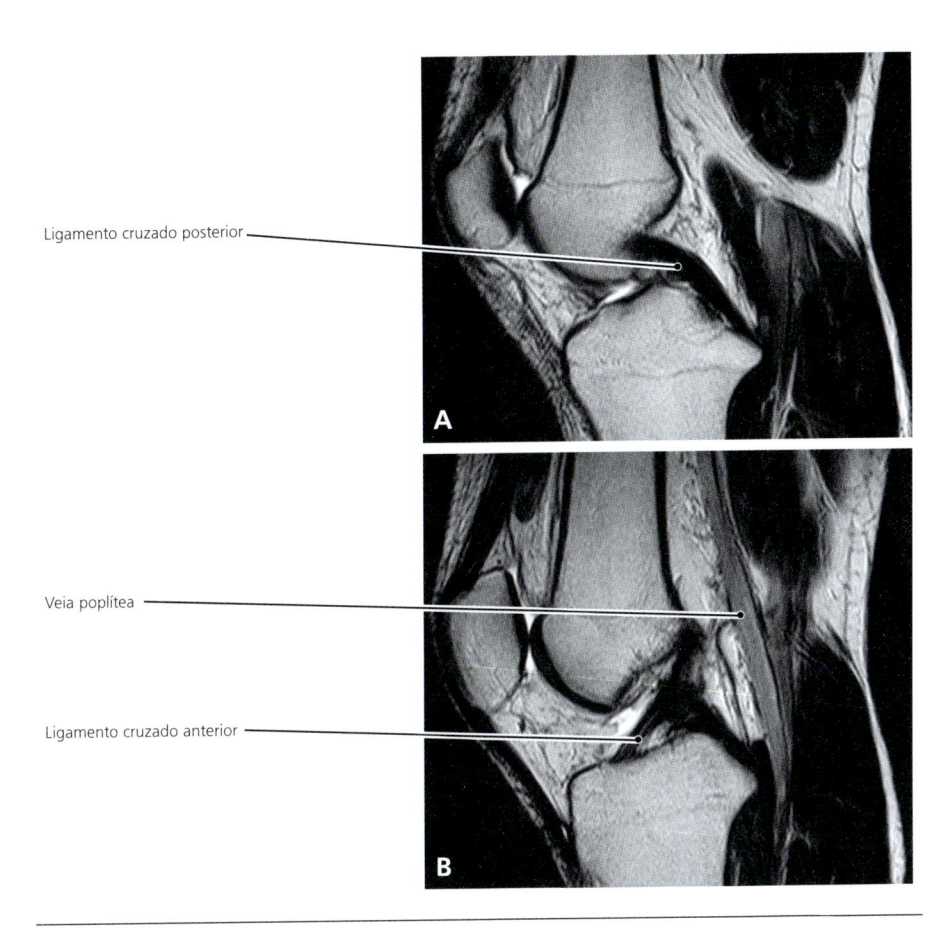

Imagens de MR T2 sagital do joelho; *B* é lateral a *A*

- As *linhas A* e *B* na ilustração indicam as posições sagitais das imagens de MR. Entretanto, estas imagens são, na realidade, oblíquas ao plano sagital a fim de maximizar a aparência dos ligamentos.
- A fim de ter essas imagens oblíquas, um técnico de MRI precisa identificar a anatomia apropriada em uma imagem axial e, a seguir, prescrever a orientação apropriada das sequências sagitais para melhor mostrar os ligamentos cruzados.
- Lacerações completas de ACL/ligamento cruzado posterior (PCL) podem, muitas vezes, ser diagnosticadas clinicamente, mas MRI é usada para confirmação e pode revelar lesões adicionais que podem não ser evidentes no exame físico.

Membro Inferior 447

7   Tendão Calcâneo (de Aquiles)

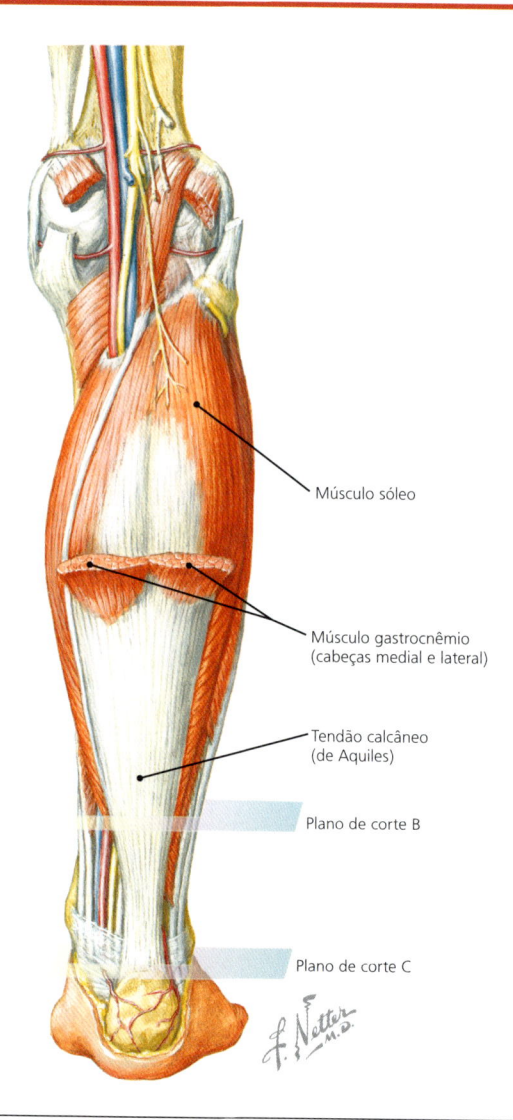

Labels on figure:
- Músculo sóleo
- Músculo gastrocnêmio (cabeças medial e lateral)
- Tendão calcâneo (de Aquiles)
- Plano de corte B
- Plano de corte C

Tendão calcâneo e sóleo *(Atlas of Human Anatomy, 6th edition, Plate 504)*

> **Nota Clínica**   Um tendão calcâneo roto (ou lacerado) pode ocorrer quando o tendão foi enfraquecido estruturalmente por tendinite, ou quando um tendão sadio é submetido a uma força súbita inesperada. Quando o tendão se rompe, as pessoas, muitas vezes, descrevem ter sentido um "estalo" no dorso do tornozelo. A lesão é acompanhada por dor, edema e perda de função.

Tendão Calcâneo (de Aquiles) 7

Músculo sóleo

Tendão calcâneo (de Aquiles)

Músculo sóleo

Tendão calcâneo

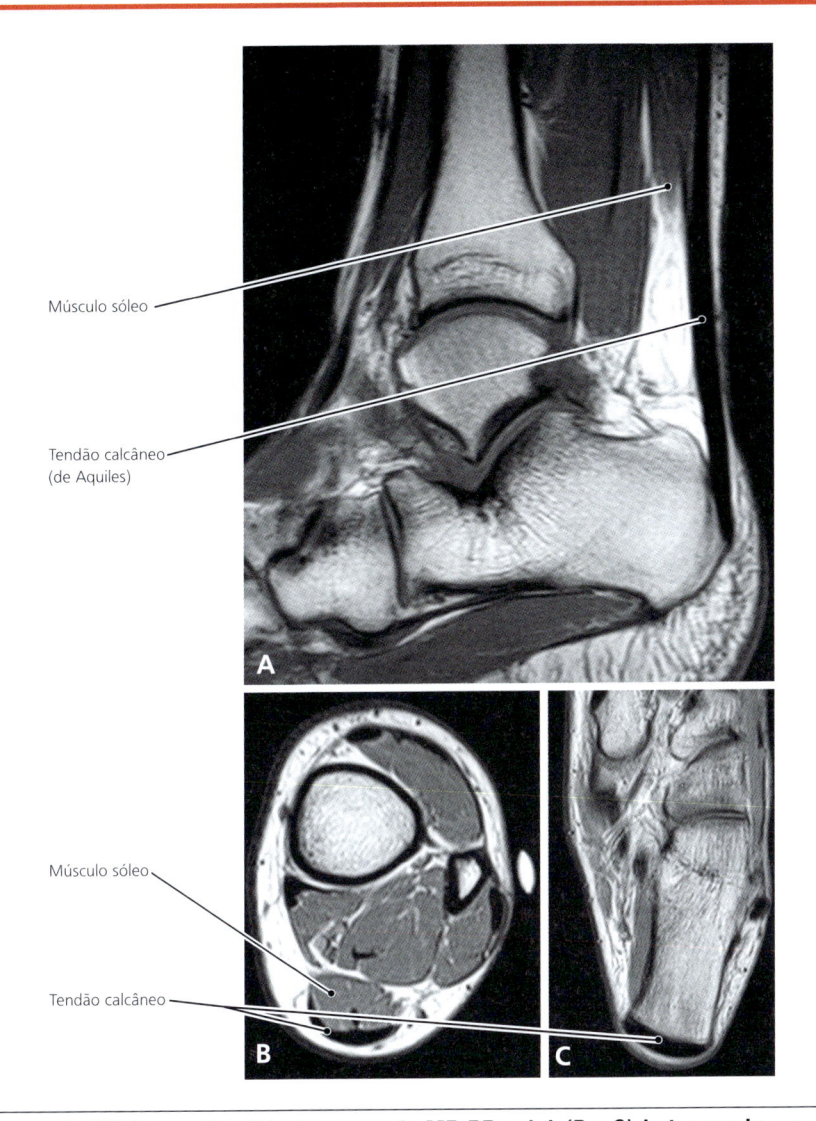

Imagem de MR T1 sagital *(A)* e imagens de MR PD axial *(B* e *C)* do tornozelo e perna

- Os músculos gastrocnêmio e sóleo se inserem no calcâneo por meio do tendão calcâneo. A ação principal destes músculos é flexionar, plantarmente, com força o tornozelo usando o calcâneo posterior como um braço de alavanca. O gastrocnêmio é fundido com o músculo sóleo superior às imagens de MR axial aqui mostradas.
- Os restantes flexores plantares do tornozelo, como o músculo tibial posterior e o fibular longo, são flexores plantares muito mais fracos do que os músculos gastrocnêmio e sóleo, porque eles rotam em torno dos maléolos e não possuem um braço extenso de alavanca.

Membro Inferior

7 Nervo Fibular (Peroneal) Comum

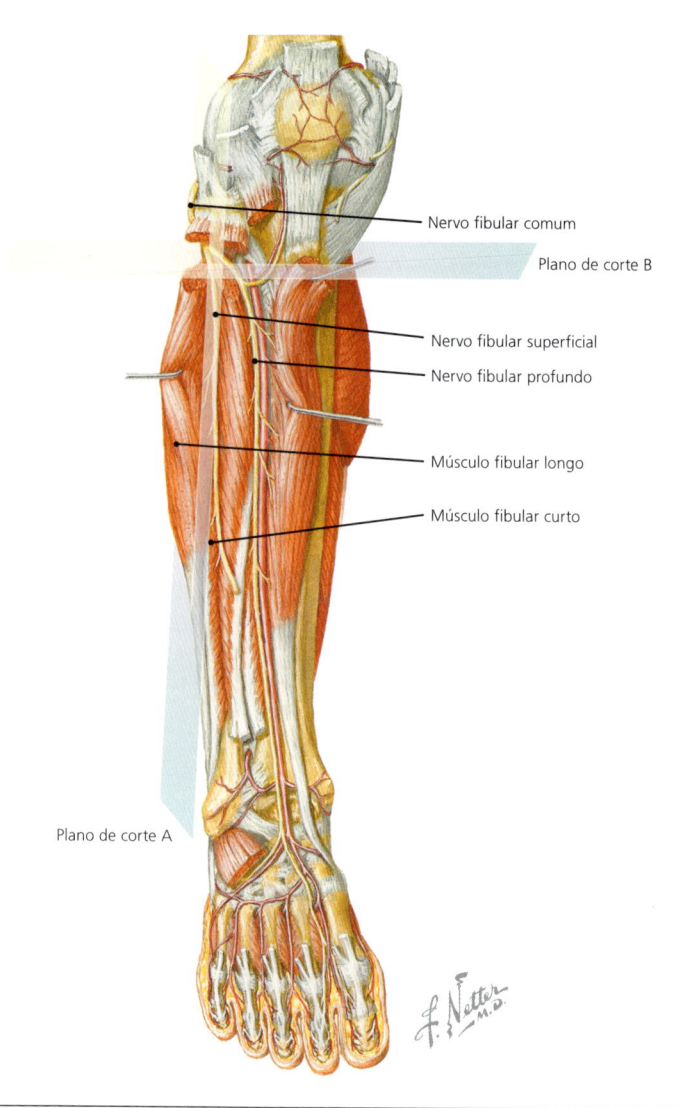

- Nervo fibular comum
- Plano de corte B
- Nervo fibular superficial
- Nervo fibular profundo
- Músculo fibular longo
- Músculo fibular curto
- Plano de corte A

Dissecção profunda dos músculos e nervos da perna anterior *(Atlas of Human Anatomy, 6th edition, Plate 508)*

> **Nota Clínica** Ao se enrolar em torno do colo da fíbula, o nervo fibular comum é vulnerável à lesão, que resulta em queda do pé porque todos os dorsiflexores do pé são inervados pelo seu ramo profundo.

Nervo Fibular (Peroneal) Comum 7

Cabeça da fíbula

Nervo fibular profundo

Nervo fibular superficial

A

Tíbia

Articulação tibiofibular proximal

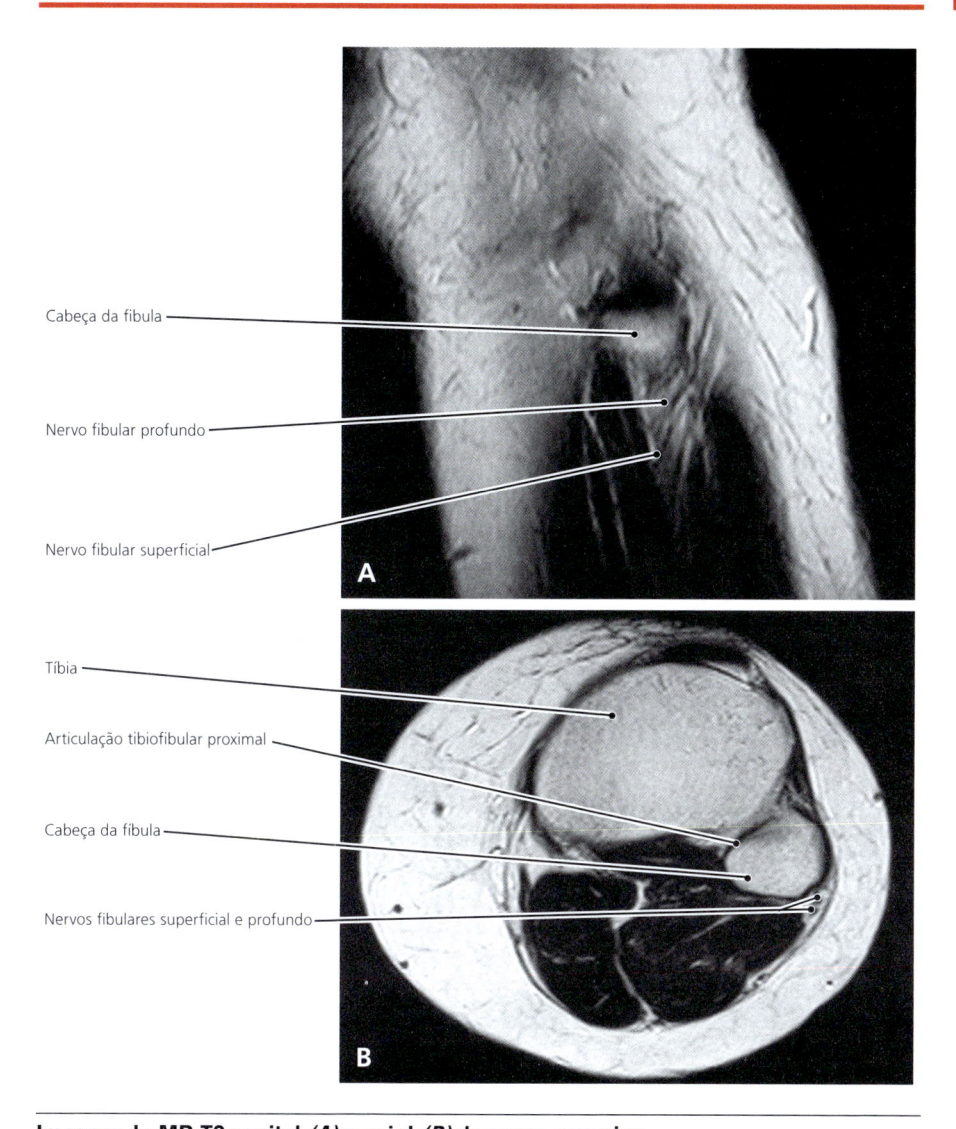

Cabeça da fíbula

Nervos fibulares superficial e profundo

B

Imagem de MR T2 sagital *(A)* e axial *(B)* da perna superior

- O nervo fibular superficial inerva o fibular longo e o curto, ambos evertem e flexionam plantarmente o pé.
- Embora muito pouco movimento ocorra entre a tíbia e a fíbula, a articulação superior é uma articulação sinovial do tipo plano.

7 Osteologia do Pé, Vista Lateral

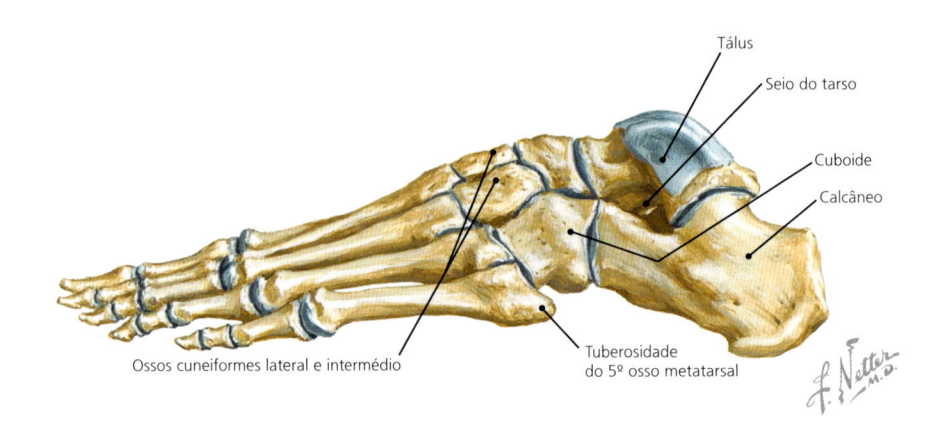

Vista lateral da osteologia do pé *(Atlas of Human Anatomy, 6th edition, Plate 512)*

Nota Clínica Síndrome do seio do tarso é uma condição dolorosa do seio tarsal que está associada a uma sensação de instabilidade no retropé e que pode ocorrer após uma lesão de inversão. Ela, frequentemente, causa dor no tornozelo lateral.

Osteologia do Pé, Vista Lateral

Calcâneo

Cuboide

Tuberosidade do 5º osso metatarsal

Tálus

Seio do tarso

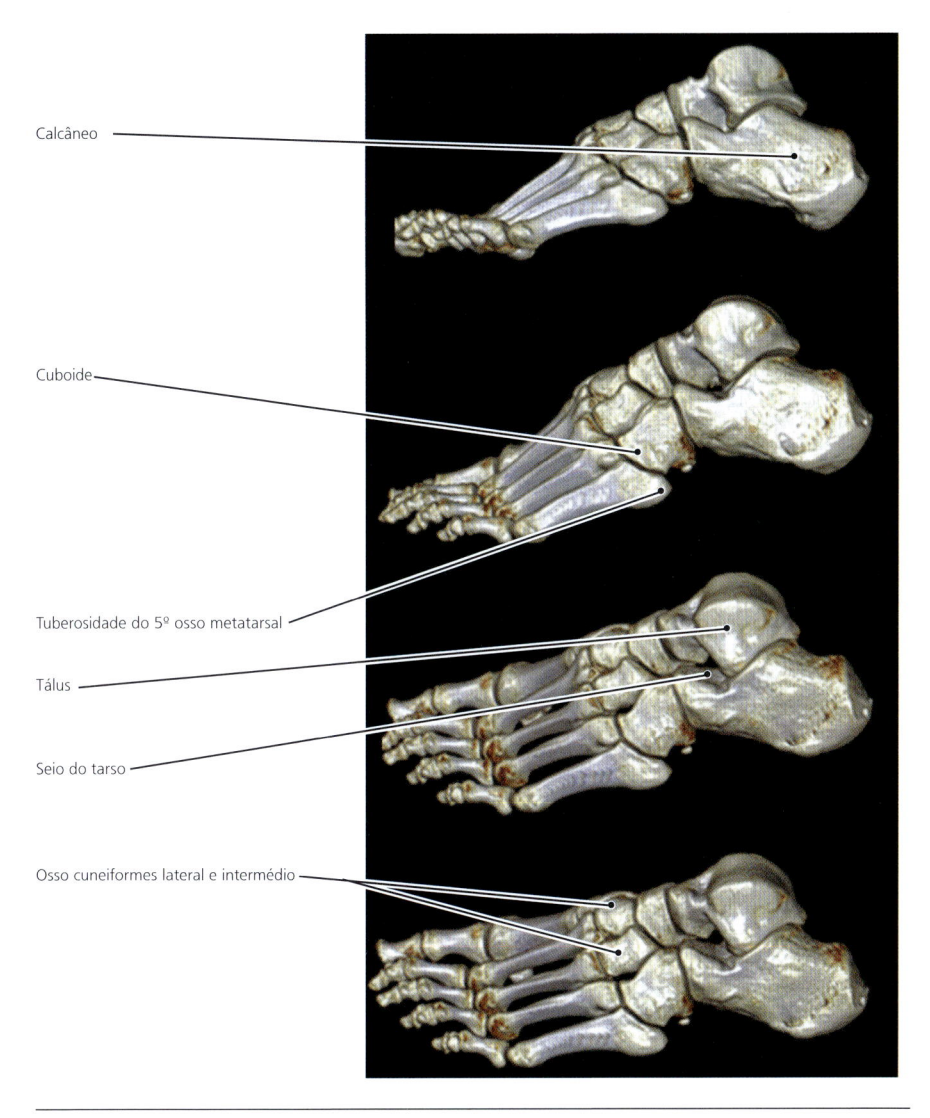

Osso cuneiformes lateral e intermédio

Apresentações de CT do pé com reconstruções volumétricas (rotações laterais sucessivas)

- O seio do tarso é uma região em forma de cone localizada entre o aspecto inferior do colo do tálus e a superfície anterossuperior do calcâneo.
- A tuberosidade do quinto metatarsal pode ser arrancada durante eversão excessiva pelo tendão fibular curto, que se insere ali.

7 Osteologia do Pé, Vista Medial

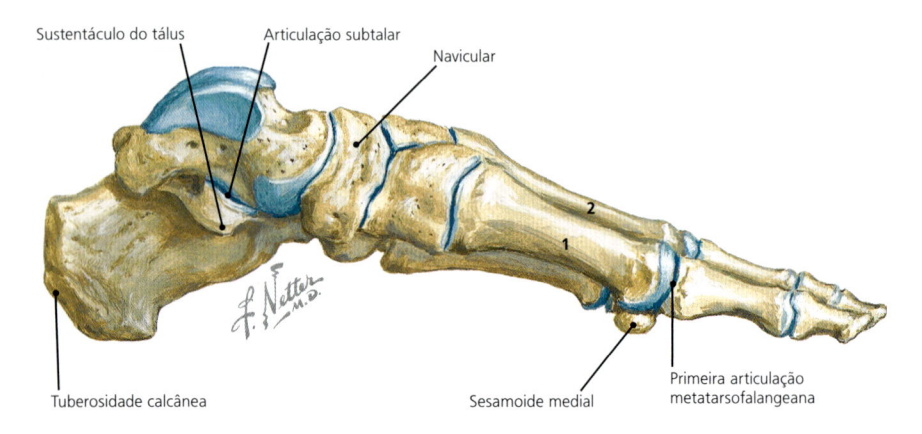

Sustentáculo do tálus
Articulação subtalar
Navicular
2
1
Tuberosidade calcânea
Sesamoide medial
Primeira articulação metatarsofalangeana

Vista medial da osteoloia do pé *(Atlas of Human Anatomy, 6th edition, Plate 512)*

Nota Clínica *Hallux rigidus* é uma anormalidade dolorosa comum associada à osteoartrite na primeira articulação metatarsofalangeana.

454 Membro Inferior

Osteologia do Pé, Vista Medial

Navicular
Sesamoide medial
Articulação subtalar
Cuneiforme medial
Sustentáculo do tálus
Primeira articulação metatarsofalangeana
Tuberosidade calcânea
Cuboide

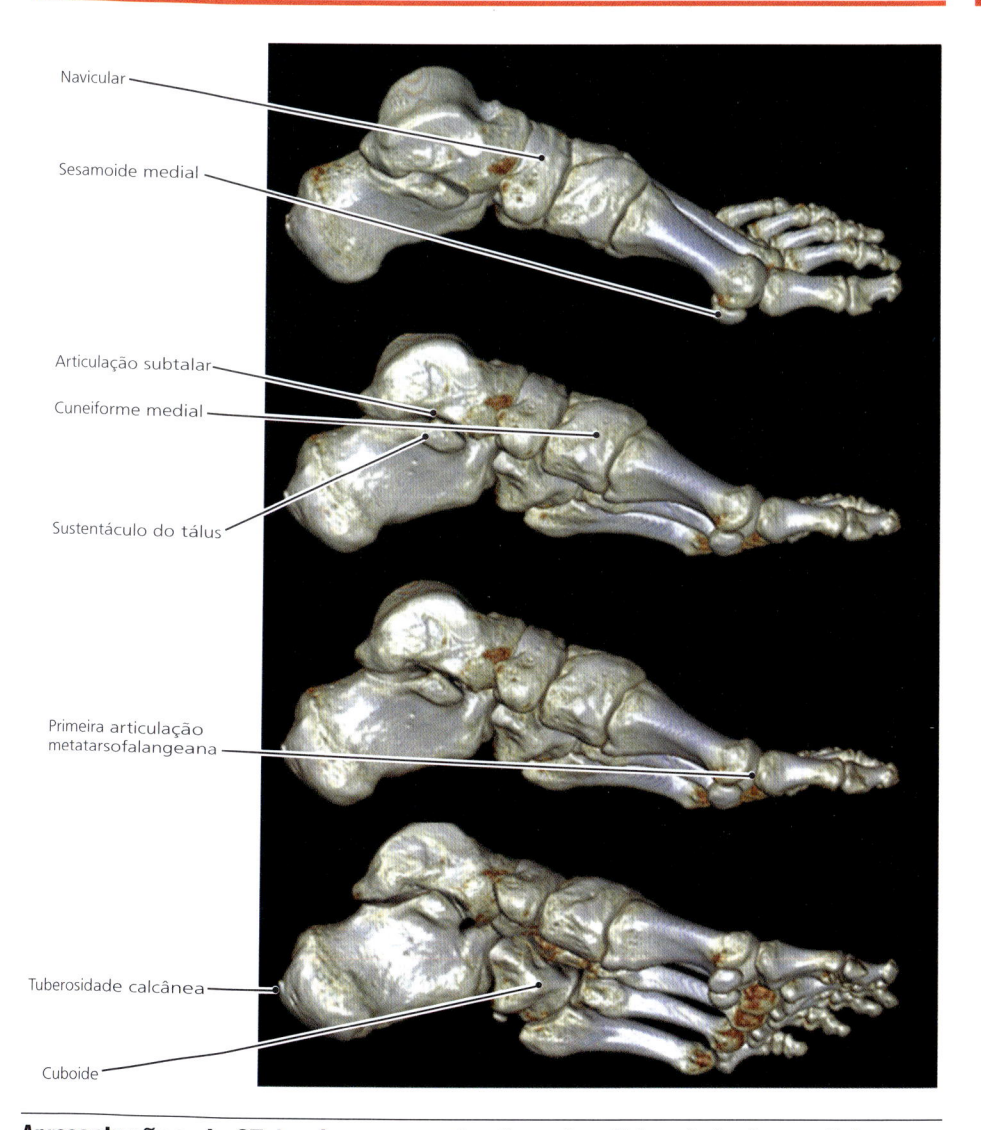

Apresentações de CT do pé com reconstruções volumétricas (rotações mediais sucessivas)

- Apresentações volumétricas rotadas semelhantes a estas podem esclarecer muitas fraturas complexas do retropé e mediopé que, de outra forma, são muito difíceis de compreender com imagens de projeção ou corte transversal.
- Os ossos sesamoides medial e lateral estão localizados dentro dos tendões do flexor curto do hálux e atuam para aumentar a alavancagem deste músculo.

Membro Inferior

7 Ligamento Deltoide

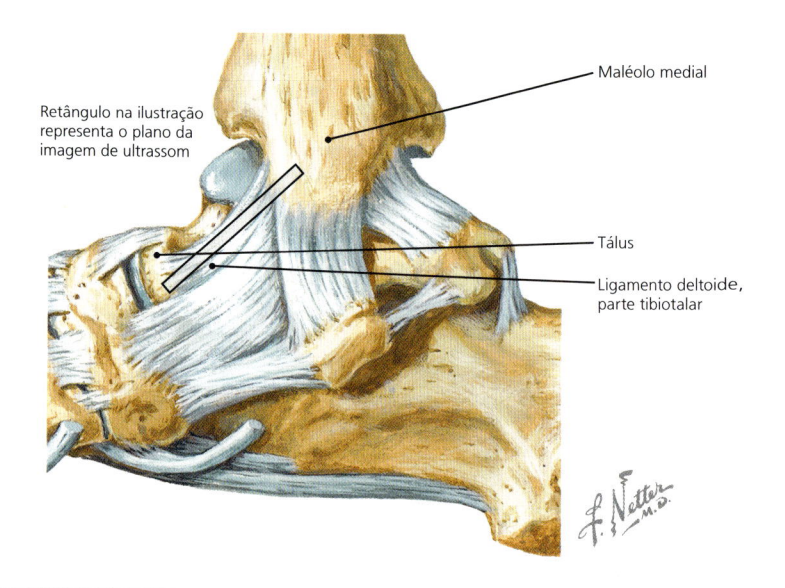

Vista medial dos ligamentos do tornozelo *(Atlas of Human Anatomy, 6th edition, Plate 514)*

Labels: Retângulo na ilustração representa o plano da imagem de ultrassom; Maléolo medial; Tálus; Ligamento deltoide, parte tibiotalar

Nota Clínica A maioria das entorses de tornozelo é de lesões de inversão que rompem os ligamentos laterais, começando com o ligamento talofibular anterior. Lesões de eversão podem resultar em uma laceração do ligamento deltoide. As lesões de eversão também podem resultar em uma fratura de arrancamento do maléolo medial em vez de uma ruptura do ligamento deltoide.

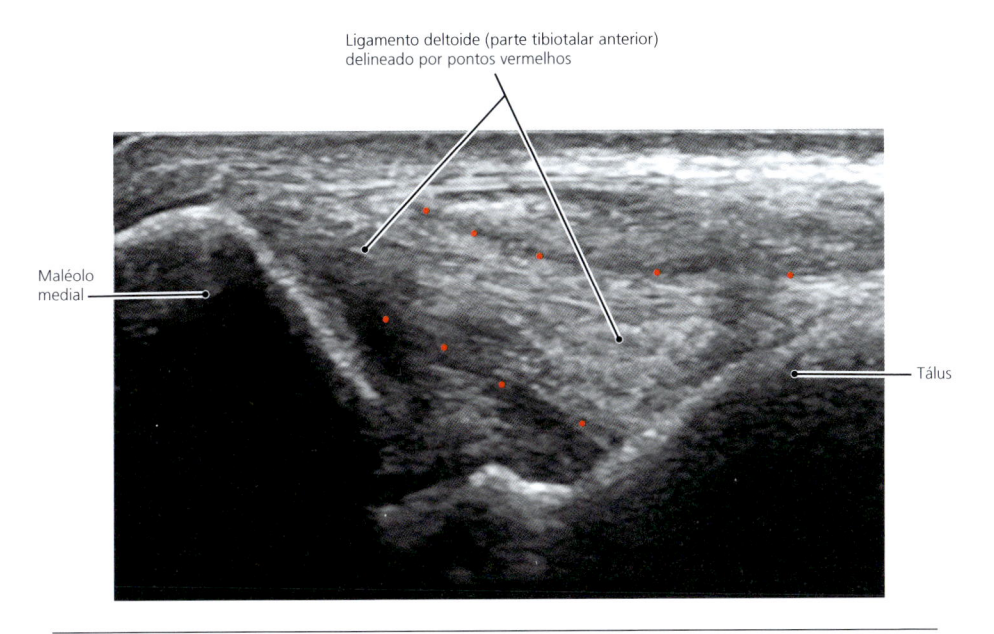

Ligamento Deltoide 7

Ligamento deltoide (parte tibiotalar anterior) delineado por pontos vermelhos

Maléolo medial

Tálus

US da parte tibiotalar anterior do ligamento deltoide

- O ligamento deltoide é um ligamento plano, forte, que consiste em quatro partes (ver página 467). A tibiotalar anterior (parte profunda) se insere na extremidade do maléolo medial.
- O nome do ligamento deltoide vem da sua semelhança com a letra grega delta (Δ).

Membro Inferior

7 | Tendão Fibular Curto

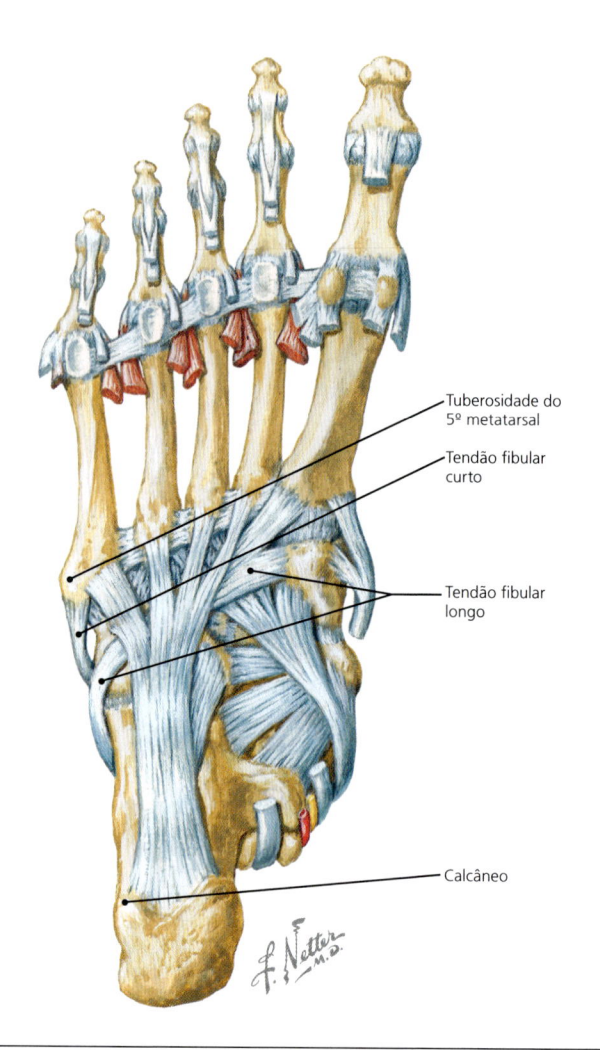

Inserção do tendão fibular curto *(Atlas of Human Anatomy, 6th edition, Plate 515)*

> **Nota Clínica** Uma lesão de inversão do pé pode resultar em uma fratura de arrancamento da tuberosidade na base do quinto metatarsal pelo tendão fibular curto, chamada pseudofratura de Jones. Uma fratura de Jones verdadeira é na junção da metáfise e diáfise do quinto metatarsal, aproximadamente 1,5 cm distal à tuberosidade, e é prediposta à falta de união.

Tendão Fibular Curto

Tuberosidade do 5º metatarsal

Tendão fibular curto
Cuboide

Tendão fibular longo

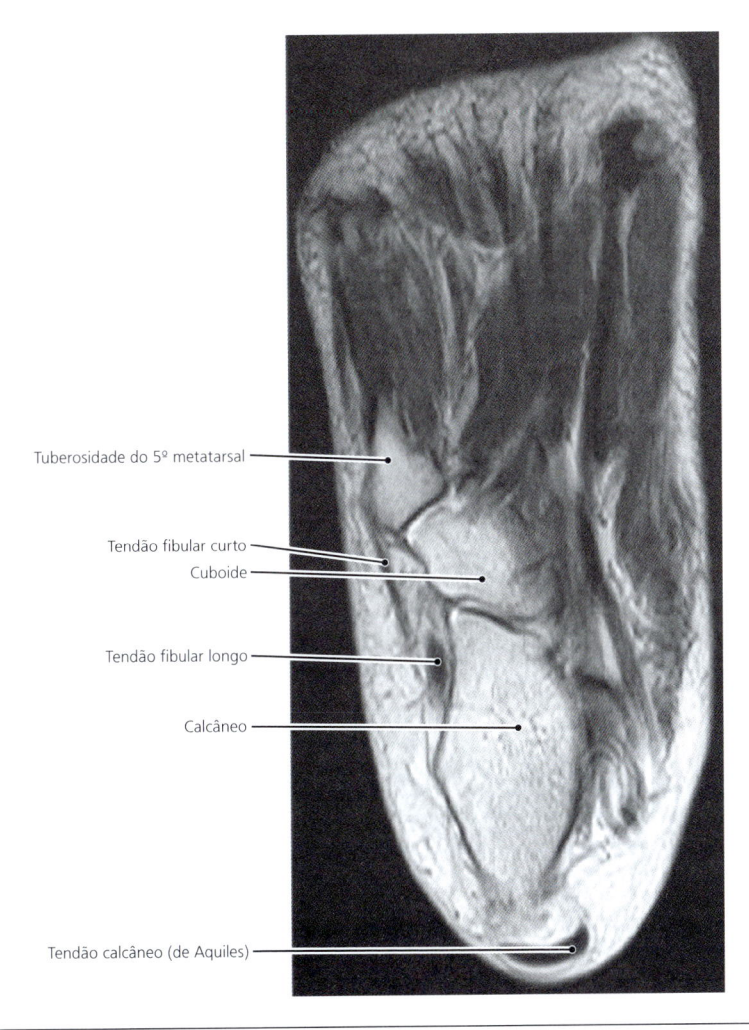

Calcâneo

Tendão calcâneo (de Aquiles)

Imagem de MR oblíqua do pé

- Este plano de corte mostra as articulações entre o calcâneo e o cuboide e entra o cuboide e o quinto metatarsal.
- A articulação calcaneocubóidea forma o componente lateral da articulação tarsal transversa.
- Os tendões fibulares são estruturas essencialmente paralelas ao nível do maléolo lateral cefálico a esta imagem. A este nível, os tendões fibulares divergem para seus respectivos locais de inserção.

Membro Inferior

7 Aponeurose Plantar

Aponeurose plantar

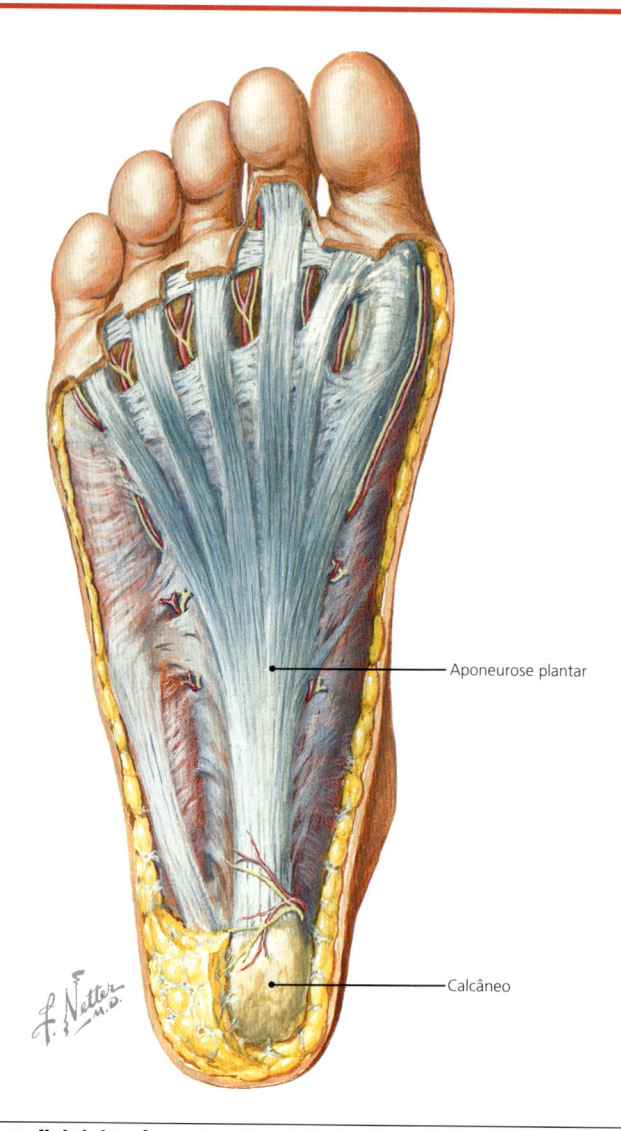

Calcâneo

Dissecção superficial do pé mostrando a aponeurose plantar *(Atlas of Human Anatomy, 6th edition, Plate 519)*

Nota Clínica Inflamação da aponeurose plantar na sua inserção no calcâneo resulta em fascite plantar, uma condição dolorosa em que a dor é tipicamente sentida na superfície inferior do calcanhar. Esta dor é frequentemente mais grave depois de acordar pela manhã.

Aponeurose Plantar 7

Calcâneo

Músculo quadrado plantar

Músculo flexor curto dos dedos

Aponeurose plantar

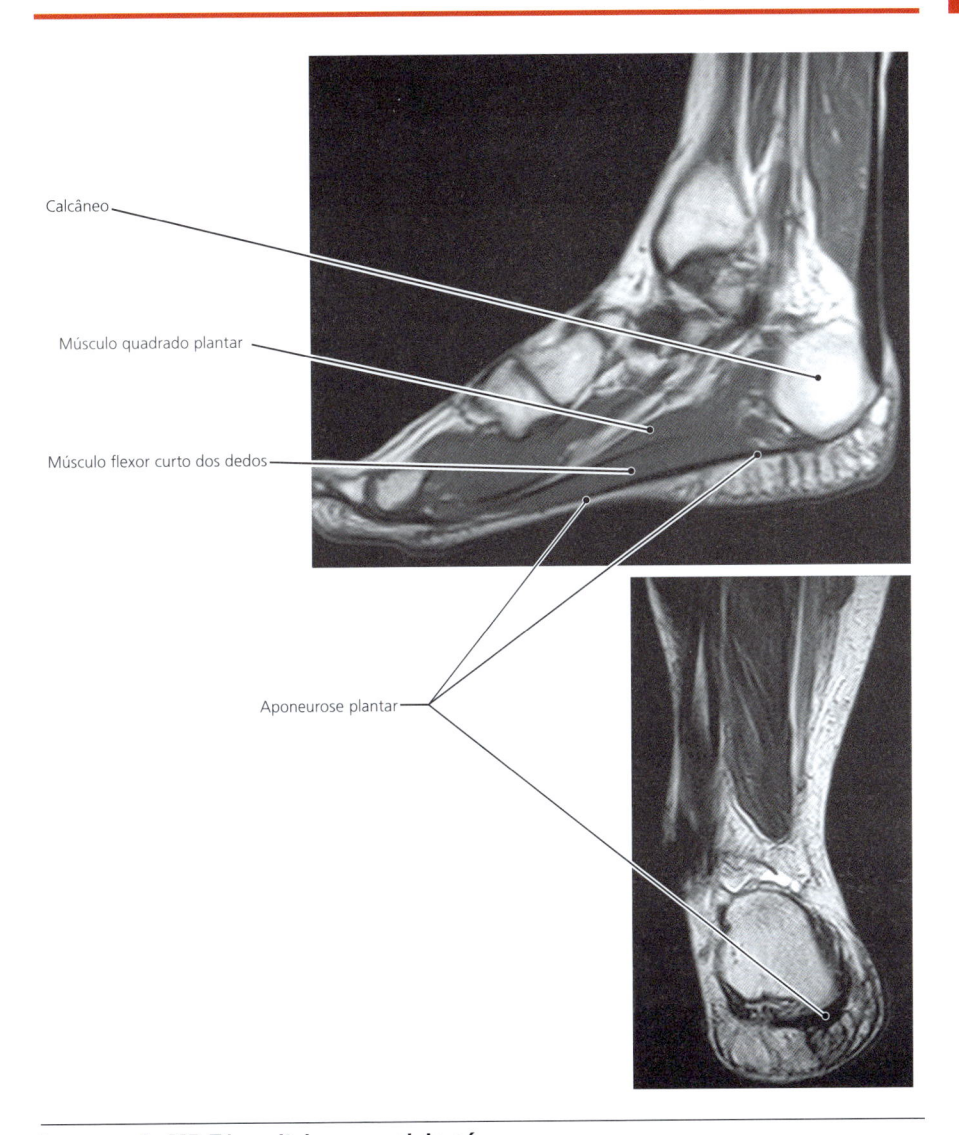

Imagens de MR T1 sagital e coronal do pé

- Um esporão ósseo pode-se desenvolver em associação à fascite plantar na junção entre a aponeurose plantar e o calcâneo; este esporão pode ser associado à dor aumentada durante a marcha.
- A aponeurose plantar atua como uma viga de suporte estrutural, mantendo a integridade dos componentes do esqueleto do pé e, especialmente, suportando o arco longitudinal do pé.

Membro Inferior

7 | Músculos do Pé Plantar, Segunda Camada

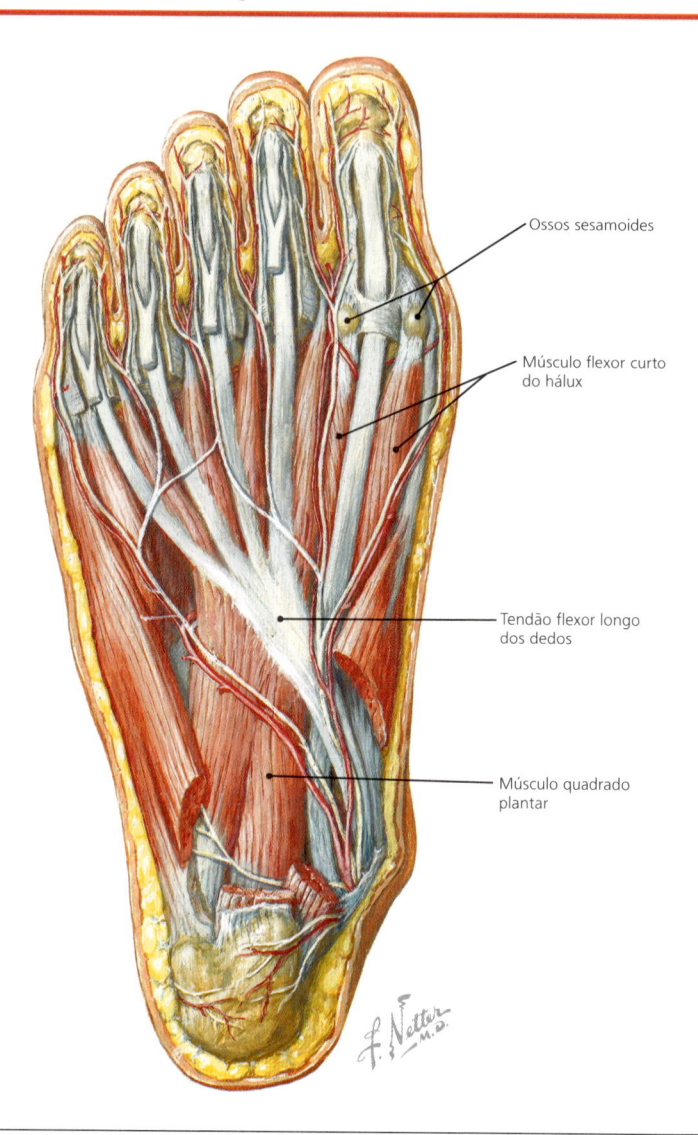

- Ossos sesamoides
- Músculo flexor curto do hálux
- Tendão flexor longo dos dedos
- Músculo quadrado plantar

Vista da planta do pé, com a primeira de quatro camadas musculares removida
(Atlas of Human Anatomym 6th edition, Plate 521)

Nota Clínica *Hallux valgus* é um desvio lateral do dedo grande (mnemônico: relacionar o "L" em *valgus* a "lateral"), causando inflamação e dor na primeira articulação metatarsofalangeana. Isto é chamado joanete.

Músculos do Pé Plantar, Segunda Camada

Músculo flexor curto do hálux

Tendão flexor curto dos dedos

Músculo quadrado plantar

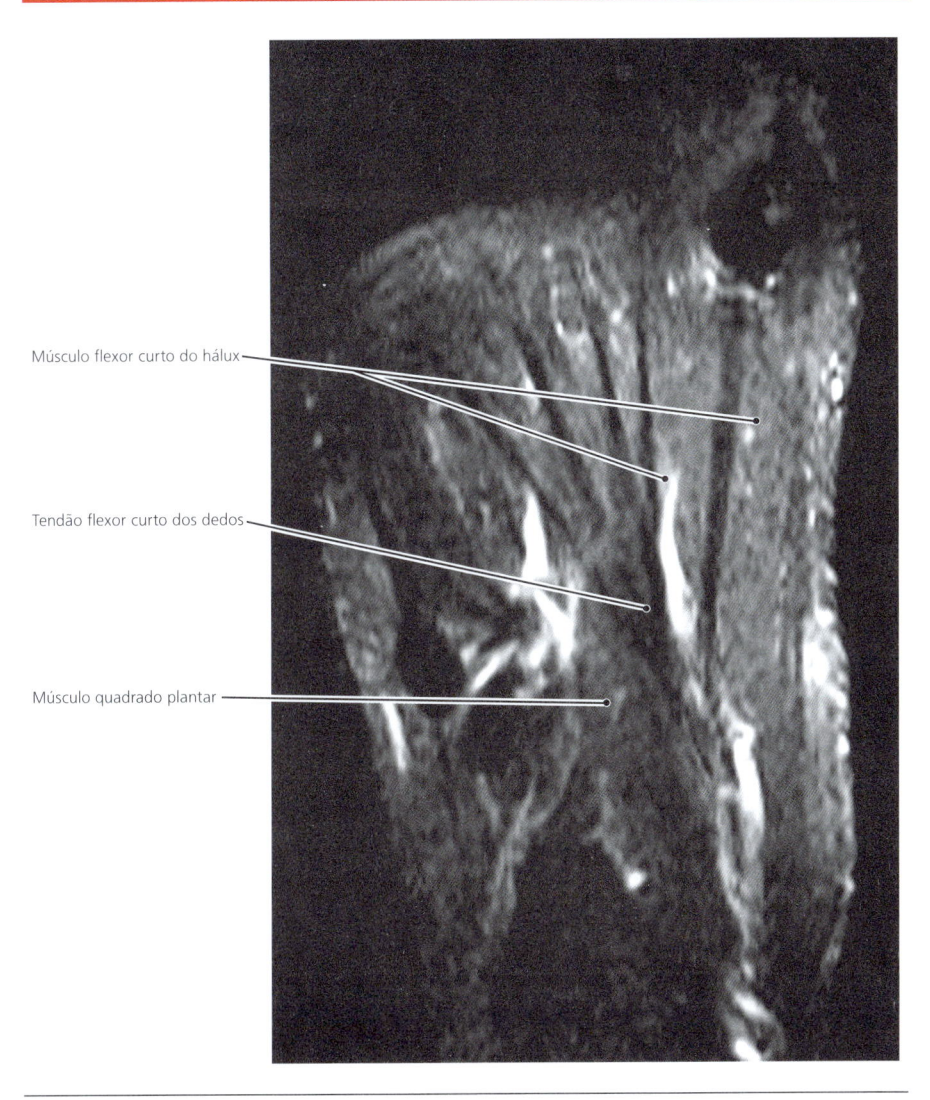

Imagem de MR T2 FS tangente à superfície plantar do pé

- O tendão flexor longo dos dedos corresponde ao tendão flexor profundo dos dedos no membro superior, e, por conseguinte, se insere nas falanges terminais dos quatro dedos laterais.
- O músculo quadrado plantar se insere nos tendões do tendão flexor longo dos dedos e alinha a tração desse músculo ao eixo longo do pé.

Membro Inferior

Glossário e Abreviações

Angiografia por ressonância magnética (Angio-MR) Sequência de MRI, feita com ou sem contraste, que otimiza a visualização de vasos, usualmente artérias.

Angiografia Imagem de vasos. Linfangiografia e venografia se tornaram relativamente incomuns. Portanto, quando angiografia é usada, mais frequentemente se refere ao estudo por imagem de artérias, ou arteriografia.

Artrografia Estudo por imagem de uma articulação pela injeção intra-articular de material de contraste. É amplamente compreendido que "ressonância magnética com artrografia de ombro" é feita com uma injeção intra-articular, mas que "MRI com contraste do ombro" é feita com uma injeção intravenosa.

BMI índice de massa corporal

BPPV vertigem posicional paroxística benigna

CE CT/CT CE tomografia computadorizada com contraste

Com contraste (CE) Geralmente compreendido que se refere à injeção intravenosa de material de contraste iodado em CT ou dos contrastes à base de gadolínio em MRI.

CSF líquido cerebroespinal

CTA angio-CT

ESRD doença renal terminal

FS com supressão da gordura

GERD doença de refluxo gastroesofágico

GI gastrointestinal

HSG histerossalpingografia

IMA Artéria mesentérica inferior.

Imagem de ressonância magnética (MRI) Uma tecnologia de imagem que utiliza campos magnéticos e energia de radiofrequência. Ver Estudo por Imagem Médica para discussão.

IVC Veia cava inferior.

LAD Artéria coronária descendente anterior esquerda.

LCX circunflexa esquerda

PCA Angiografia de contraste de fase.

PDA artéria descendente posterior

PDA ducto arterial patente

PID doença inflamatória pélvica

PLA artéria posterolateral

Projeção de intensidade máxima (MIP) A imagem bidimensional que resulta da apresentação apenas dos valores de CT ou ressonância magnética acima de um valor limiar especificado, ao longo de uma coordenada linear particular. Isto resulta em uma imagem projecional que é um pouco análoga a uma projeção radiográfica. Quando a intensidade de cada *pixel* em uma exibição de MIP é modificada pelo volume de tecido que está acima de uma densidade limiar e/ou pela distância de certo ponto de vista, ela é chamada exibição VIP. Uma exibição de projeção de intensidade mínima (MiniP) enfatiza para exibir as densidades de CT abaixo de um limiar estabelecido; ela frequentemente é muito útil para inspecionar vias aéreas e parênquima pulmonar.

RCA artéria coronária direita

Reconstrução volumétrica Esta reconstrução exibe a forma geométrica de órgãos e tecidos específicos e pode ser rotada em qualquer plano para fornecer uma perspectiva circunferencial. Além disso, esta imagem frequentemente é colorida, com tecidos de várias densidades de CT recebendo designação de diferentes cores que os capacitam a parecer semelhantes a tecido vivo.

Reformatação multiplanar (MPR) Em varreduras de CT. Embora um conjunto de dados de imagem seja considerado uma aquisição de um volume, ele consiste em uma série de cortes axiais finos. Portanto, reconstrução de imagens para dentro de qualquer plano outro que não o axial, quer sagital, oblíquo ou coronal, é considerado como sendo reformatação da imagem. Estas reconstruções exibem a forma geométrica de órgãos e tecidos específicos e podem ser rotadas em qualquer plano para fornecer uma perspectiva circunferencial. MPR também se refere às apresentações multiplanares criadas a partir de uma aquisição em MRI de 3-D ou volume.

RF Radiofrequência; os pulsos de energia de rádio usados em MRI.

SCJ articulação esternoclavicular

Glossário e Abreviações

Sequências de pulsos de MRI   A explicação técnica mesmo das sequências mais simples de pulsos de MRI está muito além dos objetivos deste atlas de anatomia. Para detalhes sobre as especificidades dos gradientes magnéticos e pulsos de radiofrequência dentro do grande número de sequências de MRI disponíveis, há muitos textos de física e MRI disponíveis.

Segue-se uma lista abreviada de sequências de pulsos mencionadas no atlas.

Fast spin echo (FSE)   Uma sequência comum de MRI que pode ser ponderada para T1 ou T2 e pode ser feita com ou sem supressão de gordura.

Imagem de gradiente eco (GRE)   Uma sequência comum de MRI que pode ser ponderada para T1 ou T2 e pode ser feita com ou sem supressão da gordura. Pode fornecer aquisição de volume e imagens rápidas de "respiração presa". Frequentemente usada para angio-RM com contraste.

Imagem de MR ponderada para T2   Imagem que usa tempo de repetição (TR) e intervalos de eco sinal (TE) mais longos que as imagens T1 e tem líquido com sinal alto, mostrado em imagens em escala de cinza como uma tonalidade relativamente brilhante.

MRI de densidade de prótons   Imagem obtida com um eco de sinal curto (TE) como em uma imagem ponderada para T1, mas um tempo longo de repetição (TR) como em uma imagem ponderada para T2.

Sequência de MRI ponderada para T1   Sequência que usa um tempo curto de repetição (TR) entre pulsos de RF e curto intervalo de tempo para adquirir o eco sinal (TE). Nesta sequência, líquido tem sinal baixo, mostrado em imagens em escala de cinza como uma tonalidade relativamente escura.

Sequência de recuperação de inversão de *tau* curto (STIR)   Uma sequência comum com supressão de gordura com alta sensibilidade para detectar sinal líquido.

Sequência de recuperação de inversão fluido atenuada (FLAIR)   Sequência em que água ou líquido seroso tem sinais de MR muito baixo, mas líquido com alto conteúdo de proteína e tecido edematoso (tecido com alto conteúdo de água) tem sinal alto.

Sequência *spin* eco (SE)   Uma sequência básica de pulsos de MRI que usa um pulso de RF a 90° e um ou mais pulsos de refocalização a 180°.

SLAP   lábio superior de anterior a posterior

SMA   Artéria mesentérica superior.

SMV   veia mesentérica superior

SVC   Veia cava superior.

T1   ponderada para T1

T2   ponderada para T2

TFCC   complexo da fibrocartilagem triangular

TMJ   articulação temporomandibular

TOF tempo de fuga

Tomografia computadorizada (CT) Tecnologia de estudo por imagem tomográfico usando raios X. Ver Introdução ao Estudo por Imagem Médica para mais discussão.

Tomografia computadorizada angiografia (arteriografia) (AngioCT) Um imagem de CT com contraste feita com a injeção intravenosa e protocolo de cronologia do escaneamento otimizado para visualização vascular. Mais comumente, o protocolo é otimizado para visualização arterial. Além da revisão das imagens axiais, MIP e apresentações em 3-D são comumente usadas para diagnóstico.

TRUS Ultrassonografia transretal.

US Ultrassonografia.

Índice Remissivo

A

Abdome, 221, 295
  apêndice, 238, 239
  artérias, 256, 257, 262, 265, 280, 281
    de Drummond, 264, 265
    do intestino delgado, 262, 263
    gastroepiploicas, 256, 257
    marginal, 264, 265
    renais, 280, 281
      múltiplas, 280, 281
      variação, 280, 281
  baço, 254, 255
    in situ, 254, 255
  bolsa omental, 242, 243
    corte oblíquo, 242, 243
  cisterna do quilo, 268, 269
  corte parassagital de, 294
  CT CE do, 229, 243, 245, 253, 255, 259, 265, 267, 271, 273, 285, 289, 291, 333
    apresentação volumétrica, 243, 249, 255, 273
    corte oblíquo, 285
      imagem volumétrica, 285
    curva oblíqua, 245
    MIP, 229, 265, 267, 271, 333
      axial oblíqua, 229, 265
      coronal, 267, 271, 333
    reconstrução, 253, 259, 291
      coronal oblíqua, 253, 259
      sagital oblíqua, 291
  CT do, 233, 237, 239
    reconstrução coronal, 233, 239
      curva, 233
      oblíqua, 239
    volume, 237
      apresentação renderizada, 237
  ductos, 252, 253
    biliares, 252, 253
    pancreáticos, 252, 253
  duodeno, 248, 249
  estômago, 244, 247
    in situ, 244, 245
    mucosa, 246, 247
  fígado, 250, 251, 258, 259
    porta do, 258, 259
    sistema vascular, 250, 251
  glândula suprarrenal, 274, 277
    e rins, 276, 277
  linfonodos mesentéricos, 270, 271
  MIP do, 229, 265, 267, 271, 333
    CT CE, 229, 265, 267, 271, 333
      axial oblíqua, 229, 265
      coronal, 267, 271, 333
  MRI FSE, 269
    single shot, 269
    T2 coronal, 269
  pâncreas, 248, 249
  parede do, 224, 227
    abdominal, 226, 227
      vista superficial, 226, 227
    anterior, 224, 225
      músculos da, 224, 225
  pelve renal, 282, 283
  plexo celíaco, 272, 273
  psoas maior, 232, 233
  quadrado do lombo, 230, 231
  região inguinal, 228, 229
  regiões do, 236, 237
  reto do, 222, 223
    parede anterior do, 222
    músculos da, 222
    reconstrução coronal
      curva, 223
      CT abdominal, 223
  rins, 234, 235, 278, 279, 286, 289
    corte sagital, 290, 291
    oblíquo, 290, 291
    e aorta abdominal, 278, 279
    e ureter, 286, 287
    e vasos associados, 288, 289
    normal, 234, 235
    transplantado, 234, 235
    superior, 240, 241
    vísceras do, 240, 241
  tronco celíaco, 260, 261
    normal, 260, 261
    variante, 260, 261
  ureter, 284, 285
    aspecto pélvico, 284, 285
  vasculatura renal, 292, 293
    direita, 292, 293
  veias, 266, 267
  vísceras abdominais, 236, 294, 295
    corte parassagital, 294, 295
    relações das, 236
      com as regiões anatômicas, 236
Abreviação(ões), 477, 479
Abscesso
  do psoas, 232
  hepático roto, 240
  subfrênico, 240
Aceleração
  linear, 95
    órgão que detecta a, 95
    dentro do vestíbulo, 95
Acetábulo, 420
  superfície semilunar do, 299
Acidente Vascular
  encefálico, 70, 116, 120
    por aterotrombose, 70
      das artérias carótidas extracranianas, 70
    por oclusão das artérias, 116
      que suprem o cérebro, 116
ACL (Ligamento Cruzado Anterior)
  lacerações completas de, 447
  roto, 446
Acromegalia, 122
Addison
  doença de, 276
Adenoipófise, 122
Adenoma
  benigno, 274
    na suprarrenal, 274
  produção excessiva por, 122
    do hormônio
      do crescimento, 122
Adenomiose, 308
Adenopatia
  branda, 271
  dos linfonodos inguinais, 336
  retroperitoneal, 158
Afecção(ões)
  da orelha interna, 88
    que afeta equilíbrio, 88
    e audição, 88
  das vísceras abdominais, 272
Agenesia
  renal, 283

481

Índice Remissivo

Agente(s)
  infecciosos, 92
    da nasofaringe, 92
    disseminação de, 92
    pela tuba auditiva, 92
Alcoolismo
  cirrose por, 250
Alteração(ões)
  associadas à epicondilite
    lateral, 383
  ateroscleróticas, 16
  das articulações
    uncovertebrais, 12
  de Luschka, 12
  degenerativas, 12
    nas vértebras cervicais, 12
  edematosas da pele, 162
    peau d'orange, 162
Ampola
  de Vater, 252
  do ducto deferente, 319
  e ducto da vesícula, 319
    ducto ejaculatório, 319
  hepatopancreática, 252
Anastomose
  da artéria ilíaca, 235
  patência da, 235
Âncora
  do bíceps, 342, 353
Anel(is)
  cartilaginosos, 69
  incompletos, 69
  fibrocartilaginoso, 342
Anestesia
  epidural, 139
Aneurisma(s)
  aórtico, 158, 210
    abdominal, 158
  da aorta, 211, 278
    abdominal, 278
    ascendente, 211
    do arco da aorta, 211
  intracraniano, 121
  mediastino com, 209, 210
    vista lateral esquerda do, 209, 210
Angina
  de Ludwig, 50
  mesentérica, 262
Angio-CT (Tomografia
  Computadorizada
  Angiografia), 477
  abdominal, 335
    com reconstruções
      volumétrica, 335
  aortofemoral, 423
    reconstrução volumétrica, 423
  carotídea, 29
    reconstrução volumétrica, 29

CE, 27, 263, 279, 281
  axial, 281
    dos rins, 281
    dos vasos renais, 281
  coronal, 281
    dos rins, 281
    dos vasos renais, 281
  da aorta abdominal, 279
    apresentação 3-D, 279
  do pescoço inferior, 27
  do tórax superior, 27
  dos ramos da SMA, 263
    MIP coronal, 263
  coronariano, 195, 197, 199, 219
    apresentação 3-D, 195, 197
    renderizada
      para volume, 197
    do pericárdio, 219
    reconstrução oblíqua, 199
      lado esquerdo
        do coração, 199
    da valva aórtica, 201
      axial oblíqua, 201
  de carótida, 71
    reconstrução volumétrica, 71
  de PDA, 205
    imagem volumétrica, 205
  do membro inferior normal, 419
    3D, 419
  do pescoço, 15, 17
    reconstrução volumétrica, 15, 17
  do tórax, 175
    MIP coronal curva a partir de, 175
  pélvica, 335
    com reconstruções
      volumétrica, 335
  torácica, 361
Angiografia, 477
Angio-MR (Angiografia por
  Ressonância Magnética), 479
  CE, 117, 235
  das artérias, 117
    que suprem o cérebro, 117
  de transplante renal, 235
    MIP coronal, 235
  do cérebro, 121
  intracraniana, 121
  venosa, 99
    3D *phase contrast*, 99
Angio-TC (Tomografia
  Computadorizada Angiografia),
  ver Angio-CT
Anosmia, 44
Antebraço, 378, 379, 382, 385
  em supinação, 378
    rádio com, 378
    e ulna, 378

musculatura, 382, 385
  lateral, 382, 383
    MRI FSE T2 FS coronal, 383
  vista posterior, 382
  medial, 384, 385
  vista anterior, 384
músculos do, 375, 386
  esquerdo, 386
    vista dorsal, 386
  flexores, 375
  nervo ulnar no, 374
  osso do, 378, 379
    CT do, 379
    reconstrução
      volumétrica, 379
  proximal, 368
    vista anterior dos, 368
Antro
  gástrico, 245
  mastóideo, 93
Ânus
  musculo levantador do, 307, 325
Aorta
  abdominal, 278, 279
    aneurismas, 278
    angio-CT CE da, 279
    apresentação 3-D, 279
  arco da, 15, 192-193
    CT do, 193
    reconstrução 3-D
      endoluminal, 193
    doença aterosclerótica do, 193
    ramos da, 192, 193
    reconstrução radiográfica
      dos, 192
    variações no, 192
  ascendente, 193
  descendente, 193
  lombar, 279
    aneurismas brandos da, 279
  no mediastino posterior, 213
  torácica, 193
Aparelho
  lacrimal, 76
Apêndice, 238, 239
  intestino grosso, 238
  localização, 239
  mesocólon, 238
Apendicite
  abscesso subfrênico após, 240
  dor abdominal por, 238
  aguda, 238
Apendicólito
  desenvolvimento de, 239
Aponeurose(s)
  do oblíquo, 223
    externo, 223

Índice Remissivo

dos músculos
  abdominais, 223,225
  fibras entrelaçadas das, 225
  linha alva, 225
plantar, 472, 473
  dissecção superficial
    do pé, 472
  inflamação da, 472
Aqueduto
  cerebral, 109
  de Sylvius, 109
Aquiles
  tendão de, 448, 449
    MRI, 449
      PD axial, 449
      T1 sagital, 449
Ar
  contraste de, 247
    exame GI superior com, 247
  nos pulmões, 179
    densidade muito baixa em
    CT do, 179
Arco(s)
  da aorta, 15, 192, 193
    CT do, 193
      reconstrução 3-D
      endoluminal, 193
    doença aterosclerótica do,
    193
    ramos, 192, 193
      reconstrução radiográfica
      dos, 192
  posterior do atlas, 16
    artéria vertebral no, 16
  tendinoso, 377
    do túnel ulnar, 377
  vertebral(is), 131, 132, 138
    fraturados, 132
    posterior, 138
      vista anterior do, 138
Arritmia(s)
  cardíacas, 173
  por soluções, 176
Artéria(s)
  acetabular, 423
  alveolar inferior, 67
  axilar, 360, 361, 367
    angio-CT torácica, 361
    lesão da, 360
      fraturas da clavícula com, 360
      luxações do ombro com, 360
    vista anterior da axila, 360
  basilar, 17, 107
  carótida(s), 28, 29, 70, 71, 72,
    100, 101, 118
    comum, 72
      glândula tireoide e, 72
    doença de, 118
    externa, 28
      contralateral, 28
      ligadura da, 28
    extracraniana(s), 70
      aterotrombose das, 70
    interna, 29, 71, 100, 101
      alça do sifão da, 101
      aterosclerose da, 100
      placa aterosclerótica na, 29
    no pescoço, 70, 71
      angio-CT de, 71
      e região faríngea, 70
    sistema da, 28, 29
      angio-CT carotídea, 29
      reconstrução volumétrica, 29
  cervical, 15, 27
    associação da, 15
      à coluna vertebral, 15
    superficial, 27
    transversa, 27
  cólica, 265
    média, 265
  coronária(s), 26, 27, 194, 196,
    197
    colocação de *Stent* em, 197/
    enxerto de pontes nas, 26, 27
      potência do, 27
    esquerda, 196
      ramos da, 196
  da parede abdominal, 234
    posterior, 234
  de Drummond, 264, 265
  do cérebro, 120, 121
    angio-MR, 121
    MIP sem contraste, 121
      com frequência TOF, 121
    vista anterior das, 120
  do clitóris, 335
    dorsal, 335
    profunda, 335
  do intestino, 262, 263, 264
    delgado, 262, 263
      SMA, 263
    grosso, 264
  do membro inferior, 418, 419
    angio-TC 3D, 419
    do membro normal, 419
    da coxa, 418
    do joelho, 418
  do pênis, 317, 335
    dorsal, 317, 335
    profunda, 317, 335
  epiplóicas, 257
  esplênica, 279
  facial, 29, 55, 67
  femoral(is), 285, 419, 423
    profunda, 423
  gástrica, 261, 279, 295
  gastroduodenal, 257
  gastroepiploica, 256, 257
    como enxerto de ponte, 256
    em artéria coronária, 256
  glútea, 334, 335
    inferior, 335
    superior, 334, 335
      risco de laceração da, 334
  hepática, 259, 279
  ilíaca, 235, 279, 285, 334, 335,
    419
    anastomose da, 235
      patência da, 235
    comum, 279, 334, 335
      aneurismas da, 279
    externa, 334, 335
    interna, 334, 335
  intercostais laterais, 26
  lingual, 29, 63
  mamária interna, 174
    canais linfáticos e, 174
    linfonodos e, 174
  marginal, 264, 265
  maxilar, 5, 71
    ramo da, 5
  meníngea média, 4, 5
    sulco da, 4
  obturatória, 423
  occipital, 29
  pancreáticas, 261
    dorsal, 261
    maior, 261
  para o cérebro, 116
    esquema das, 116
  poplítea, 419
  pudenda, 317, 335
    interna, 335
  pulmonar, 429
  que suprem o cérebro, 116, 117
    angio-MR CE das, 117
    oclusão das, 116
      acidentes vasculares
      encefálicos por, 116
  renais, 280, 281
    múltiplas, 280, 281
    variação, 280, 281
      angio-CT CE coronal, 281
  subclávia, 15, 26, 27, 192, 193
    direita, 26, 27, 192
      origem, 26, 27, 192
    ramos da, 26
    esquerda, 193
      origem, 193
  supraescapular, 27
  temporal superficial, 71
  tireóidea, 27, 73
    inferior, 27, 73
    superior, 73
  torácica, 26, 27
    interna, 26, 27
      mamária, 26, 27
    lateral, 26
  umbilicais, 203

vertebral(is), 14-17, 107,
    117,118, 119
    assimetria nos
       diâmetro das, 117
    atlas, 16-17
       no arco posterior, 16
    basilar, 117, 118, 119
       MR T2 axial, 119
    dissecção da, 14
    MR T2 axial do cérebro, 119
    pescoço, 14, 15
       vista lateral, 14
    subclávias, 117
    tronco cerebral e, 118
Arteriografia, 479
    do tronco celíaco, 260
Articulação(ões)
    acromioclavicular, 349
       osteoartrite da, 349
    artrítica dolorosa, 11
       desnervar uma, 11
    calcaneocubóidea, 471
    carpometacarpal do polegar, 389
    cartilaginosas, 175
       primária, 175
       secundária, 175
    costotransversárias, 172, 173
       apresentação volumétrica, 173
    costovertebral(is), 172, 173
       apresentação volumétrica, 173
       complexo da, 172
          disfunção do, 172
          lesão do, 172
       vistas das, 172
          lateral, 172
          superior, 172
    da mão, 389
       osteoartrite na, 389
    do joelho, 440-445
       vista, 440-445
          anterior, 442, 443
          lateral, 444, 445
          superior, 440, 441
    do ombro, 344, 345, 348-351,
       353
       cavidade glenoidal, 344, 345
       artro-MR T1 FS, 345
       vista lateral, 344
       corte coronal através da,
          348, 350
       músculo supraespinal, 348-351
       processo coracoide, 353
       vistas, 354, 355
          anterior, 354, 355
          sagital, 354, 355
    do quadril, 420, 421
       artro-MR da, 421
          T1 FS coronal, 421
       cápsula da, 421
          espessamento da, 421

vista coronal, 420
em sela, 405
entre cartilagens costais, 175
    e costelas, 175
entre manúbrio, 175
    e esterno, 175
facetarias artríticas, 138
    protrusão posterior das, 138
glenoumeral, 343
    cápsula fibrosa da, 343
interfalangianas, 367, 409,
    410-413
    dedo distal, 410, 412
       corte sagital do, 412
       US sagital do, 413
       vista sagital do, 410
    distal, 409
    MR sagital das, 411
       e tendões associados, 411
MCP, 367, 405, 406, 407
    luxações de, 406
       dorsais, 406
    MR T1 coronal das, 407
    vista anterior da mão, 406
    dos osso, 406
    ligamentos, 406
metacarpal interfalângica, 413
metatarsofalangeana, 454, 474
    dor na, 474
    inflamação na, 474
    osteoartrite na, 454
radioulnar, 378, 379
    distal, 378, 379
    luxação da, 378
    proximal, 379
uncovertebrais, 12, 13
    alterações degenerativas
       das, 12
zigapofisárias, 11
    facetas articulares das, 11
Artro-CT (Artrografia por
    Tomografia Computadorizada)
    para pacientes, 373
       com bomba de insulina, 373
       com estimulador espinal, 373
       com marca-passo, 373
Artrografia, 477
    lateral do cotovelo, 373
Artrograma
    MR coronal, 395
    do punho, 395
Artro-MR (Ressonância
    Magnética com Artrografia)
    do ombro, 355
       por PD FS sagital, 355
    do punho, 397
    coronal, 397
    T1 FS, 343, 345, 353, 359, 421
       axial, 343, 359
       do ombro, 343, 359

coronal, 353, 421
    da articulação do quadril, 421
    do ombro, 353
    sagitais, 345
    do ombro, 345
    T2 coronal, 393
    das estruturas intrínsecas do
       punho, 393
Ascite, 242
Ataxia, 242
Aterosclerose
    carotídea, 70
    da artéria carótida interna, 100
       no seio cavernoso, 100
    do membro inferior, 418
Aterotrombose
    das artérias carótidas, 70
       extracranianas, 70
          acidente vascular
             encefálico por, 70
Atlas
    arco do, 9, 16
       anterior, 9
       posterior, 16
          artéria vertebral no, 16
    artéria vertebral, 16, 17
    corpo vertebral do, 9
Audição
    diminuída, 88
Ausência
    de seio venoso, 98
    unilateral, 364
       da cabeça esternocostal, 364
       do músculo peitoral, 364
Avulsão
    da tuberosidade menor, 354
    do úmero, 354
Axila
    vista, 354, 360, 362, 366
    anterior da, 354, 360, 366
    estruturas profundas, 366
    parassagital oblíqua, 362
Áxis, 8-9
    reconstrução volumétrica, 9
    CT da, 9
    vista anterior do, 8

▶ B

Baço(s)
    acessórios, 255
    in situ, 254-255
       estruturas circundantes, 254
       vasculatura, 254
    protegido de lesão, 177
    suprimento arterial do, 256
Bactéria(s)
    Helicobacter pylori, 246
    infecção por, 246

Índice Remissivo

úlceras gástricas
   associadas a, 246
invasão por, 42
   da nasofaringe, 42
Bainha(s)
   carotídea, 32
   de tecido conectivo, 413
   tendinosa, 408, 462
      distendida com líquido, 462
      no tornozelo lateral, 462
      sobrejacente, 408
Banda
   de Osborne, 377
   gástrica, 244
Bandeamento
   gástrico, 244
      ajustável, 244
Barrett
   esôfago de, 215
Base
   do crânio, 5
      CT da, 5
         reconstruções volumétricas, 5
      erosão tumoral de osso na, 5
   do dente, 8
      fratura na, 8
Batson
   plexo de, 149
Bell
   paralisia de, 60, 90
      por infecção viral, 90
Bexiga
   corte coronal, 306, 320
   in situ, 286
      rins e, 286
      e ureteres, 286
      penetrada para remoção, 228
         de cálculos urinários, 228
         de corpos estranhos, 228
         de pequenos tumores, 228
BHP (Hiperplasia Prostática Benigna), 321
Bíceps
   âncora do, 342, 353
   braquial, 368
      rupturas dos tendões, 368
         distal, 368
         proximais, 368
      inserções do, 368, 369
   tendão do, 342, 344, 352, 353
      braquial, 342, 344
         cabeça longa do, 342, 344
Bloqueio
   epidural caudal, 134
   regional, 362
      do plexo braquial, 362
BMI (Índice de Massa Corporal), 244

Boca
   músculo orbicular da, 51
   soalho da, 50-53, 63
      MR T2 axial do, 51
      região submentual, 53
      US axial da, 53
      vista do, 50, 52
         anteroinferior, 52
         superior, 50
Bolsa
   de Morison, 290
   omental, 240, 242, 243, 249
      colapsada, 249
      corte oblíquo, 242, 243
      distensão da, 249
      vísceras abdominais superiores, 240
   subacromial, 351
   subdeltóidea, 351
BPPV (Vertigem Posicional Paroxística Benigna), 94
Braço
   abdução do, 351
   vista do, 356, 368
      anterior, 368
      posterior, 356
Bronquiectasia
   por dilatação brônquica crônica, 182
      com expectoração purulenta, 182
      com tosse crônica, 182
Brônquio(s)
   CT CE, 183
      por varredura do tórax, 183
   segmentares, 182, 183
      dos pulmões, 182
         direito, 182
         esquerdo, 182
Bruxismo, 54
Bulbo(s)
   cerebelo, 109
   do pênis, 306, 307
      corte coronal, 306, 307
   olfatórios, 44, 45
      corte coronal, 44
         pela cabeça anterior, 44
      MR coronal maxilofacial, 45
   tronco cerebral, 106
Bulha, 200
Bursa
   iliopectínea, 424, 425
   MR T2 FS da pelve, 425
      axial, 425
      coronal, 425
   musculos e, 424
      ilíaco, 424
      psoas, 424
Bursite
   subacromial, 350

   subdeltóidea, 350
   trocantérica maior, 436
      do quadril, 436
Bypass, 257

C

C2, 8-9
   reconstrução volumétrica, 9
      CT da, 9
   vista anterior da, 8
C7
   corte axial em, 32
      camadas fasciais, 32
Cabeça(s), 1-123
   anterior, 44
      corte coronal pela, 45
   artéria, 16, 17, 118, 119
      basilar, 118, 119
      vertebral, 16, 17, 118, 119
         atlas, 16, 17
   bulbos olfatórios, 44, 45
   canal hipoglosso, 114, 115
   cavidade, 60, 61, 92, 93
      oral, 60, 61
      timpânica, 92, 93
   células aéreas, 46, 47
      etmoidais, 46, 47
   cérebro, 116, 117, 120, 121
      artérias do, 120, 121
      suprimento arterial, 116, 117
   conchas nasais, 34, 35
   corte sagital mediano da, 68
      faringe, 68
   córtex cerebral, 104, 105
      corte axial, 104, 105
   crânio, 2, 3
      vista, 2, 5
         basal, 2, 3
         inferior, 4, 5
   do fêmur, 420, 422
      suprimento arterial à, 422
      vista anterior do, 422
   do gastrocnêmio, 441
   do úmero, 348
   ducto nasolacrimal, 76, 77
   esternocostal, 364, 365
      do músculo peitoral maior, 364, 365
         ausência unilateral da, 364
   femoral, 422, 423
      angio-CT aortofemoral, 423
      necrose avascular, 422
      vasculatura da, 422, 423
   fossa pterigopalatina, 40, 41
   glândulas salivares, 64, 65
      parótida, 64, 65
      sublingual, 66, 67
      submandibular, 64, 67
   globo do olho, 86, 87

hipófise, 122, 123
inferior, 6, 7
  osteologia da, 6, 7
labirinto ósseo, 94, 95
ligamentos craniovertebrais,
  18, 19
língua, 60, 63
  corte coronal, 62, 63
longa do tendão, 342, 344, 352
  do bíceps braquial, 342, 344,
  352
    inflamação da, 352
    luxação anteromedial do, 344
MR T1 sagital da, 69
músculos, 54, 55, 58, 59
  faciais, 54, 55
  pterigóideos, 58, 59
nariz, 42, 43
nervo, 90, 91, 106, 107, 112-115
  cranianos, 106, 107
    IX, 106, 107
    X, 106, 107
    XI, 106, 107
    facial, 90, 91
      no canal, 90, 91
    vestibulococlear, 112, 113
    VIII, 112, 113
    XII, 114, 115
  núcleos da base, 104, 105
    corte axial, 104, 105
órbita, 78-85
  corte coronal, 78, 79
  músculo oblíquo, 82, 83
    superior, 82, 83
  tendão oblíquo, 82, 83
    superior, 82, 83
  vista, 80, 81, 84, 85
    lateral, 80, 81
    superior, 84, 85
orelha, 88, 89, 92, 93
  interna, 88, 89
  média, 92, 93
posição da, 95
  órgão que detecta a, 95
    dentro do vestíbulo, 95
radial, 372
  subluxação transitória da, 372
seios, 42, 43, 46-49, 96-101
  cavernoso, 100, 101
  esfenoidal, 46, 47
  maxilar, 48, 49
  paranasais, 42, 43
  sagital superior, 96, 97
  venosos cerebrais, 98, 99
semiespinal da, 154, 155
septo nasal, 36-39
  componentes, 36, 37
  palato, 38, 39
    duro, 38, 39
    mole, 38, 39

sistema venoso, 102, 103
  cerebral, 102, 103
soalho da boca, 50-53
TMJ, 56, 57
tronco cerebral, 108, 109
  vista mediossagital, 108, 109
via óptica, 110, 111
Cadeia
  simpática, 206
    tumores neurais da, 206
Caixa Torácica, 168
  parte inferior da, 177
    baço, 177
    fígado, 177
Calcâneo, 456, 457
  ligamento calcaneofibular, 457
  US do, 457
  vista posterior do, 456
    com ligamentos, 456
Calcificação(ões)
  de cartilagens costais, 169
    no adulto, 169
  mediastinais, 205
    no ligamento arterial, 205
Cálculo(s)
  coraliforme, 287
  de cistina, 287
  no esfíncter, 252
    de Oddi, 252
    hepatopancreático, 252
  renais, 286
  salivares, 66
  ureter obstruído por, 282
    cólica renal por, 282
      dor grave da, 282
  uretral, 333
    dor do, 333
  urinários, 228
    remoção de, 228
Camada(s)
  da bainha do reto, 225
  da dura, 103
    endoesteal, 103
    meníngea, 103
  de revestimento, 23
    da fáscia cervical profunda, 23
  fasciais, 32
    em corte axial, 32
    em C7, 32
  muscular intermediária, 150
    do dorso, 150
  pericárdicas, 219
Câmara(s)
  cardíacas, 190, 191
  coração, 190
    exposição anterior do, 190
    reconstrução coronal, 191
      CT CE do tórax, 191
Campo Visual
  déficits de, 110

por lesões, 110
  ao longo da via óptica, 110
Canal(is)
  anal, 324, 325, 326, 329
    distensão do, 325
    MRI STIR axial do, 329
    vista coronal do, 324
  de Guyon, 401, 402
    MRI axial do, 401
    nervo ulnar no, 402
  espinal, 138
    estenose degenerativa do,
    138
  facial, 90, 91
    nervo facial no, 90, 91
    corte sagital do, 90
    MR T1 FS CE coronal, 91
  hipoglosso, 114, 115
    reconstrução de CT do, 115
    coronal, 115
    sagital, 115
  linfáticos, 174
    e artéria mamária interna,
    174
    e veia mamária interna, 174
  mandibular, 67
  pterigóideo, 41
    nervo do, 41
  semicirculares, 94, 95
  ulnar, 401
Canalículo(s)
  lacrimais, 77
Câncer
  células de, 148
    metastatizar à coluna
    vertebral, 148
    da mama, 148
    prostático, 148
  da mama, 174
    disseminação linfática de, 174
  de próstata, 320
    prostatectomia radical
    para, 321
  de pulmão, 186
    estadiamento do, 186
    metástase de, 186
      nos linfonodos, 186
      hilares, 186
      mediastinais, 186
  do esôfago, 68, 215
    dificuldade
      de deglutição por, 68
    estadiamento do, 164
      células cancerosas e, 164
      nos linfonodos, 164
  pancreático, 266, 273
    dor associada a, 273
    pancreática instável, 273
    SMV e, 266
Capitato, 404

Índice Remissivo

Cápsula
  do fígado, 291
  estiramento da, 291
Caput medusae, 226
Carcinoma
  broncogênico, 178
  de próstata, 320
  doença metastática no, 148
    de mama, 148
    de próstata, 148
  endometrial, 308
  obstrução por, 162
    da drenagem linfática, 162
Carpo
  músculo do, 374, 377, 383
    extensor radial curto, 383
    flexor ulnar do, 374, 377
  túnel do, 388, 391, 398-401
    corte transversal, 398, 400
    MRI T1 axial, 399, 401
    síndrome do, 388, 398, 400
    soalho curvo do, 391
Carrasco
  fratura do, 10
Cartilagem(ens)
  aritenóideas, 75
  costais, 169, 175
    calcificação de, 169
      no adulto, 169
    e costelas, 175
      articulações entre, 175
  cricóidea, 22, 75
    na linha mediana, 22
    traqueostomia, 22
  tireóidea, 75
Catarata
  associada ao envelhecimento, 86
Cateter
  de demora, 134
  dentro do hiato sacral, 134
Cauda Equina
  coluna lombar, 145
    MRI T2 FS sagital da, 145
  CT mielograma axial, 145
  lombar, 145
  vértebra lombar superior, 144
    corte axial, 144
Cavidade
  craniana, 17
  glenoidal, 342, 344, 345, 349
    Labrum, 342
    artro-MR T1 FS, 345
    vista lateral, 344
  nasal, 36, 46
    parede medial da, 36
    vista axial da, 46
  oral, 38, 60, 61, 69
    corte sagital através da, 38
    septo nasal, 38
    MRI T1 axial maxilofacial da, 61

vista superior da, 60
peritoneal, 242, 305
  excesso de líquido na, 242
  tubas uterinas e, 305
pleural, 291
timpânica, 92, 93
  CT coronal obliqua, 93
  inflamação da, 92
  parede lateral, 92
    vista medial da, 92
uterina, 305
  cornos da, 305
CC (Craniocaudal)
  projeção, 163
    para mamografia, 163
CE (Com Contraste), 477
  angio-CT, 27, 279
    da aorta abdominal, 279
      apresentação 3-D, 279
    do pescoço inferior, 27
    do tórax superior, 27
  MR T1, 43, 79, 97, 101
    da nasofaringe, 43
    da órbita, 79
      FS, 79
    do cérebro, 97
      axial, 97
      coronal, 97
    do seio cavernoso, 101
      coronal, 101
Cefaleia(s)
  cervicogênicas, 156
  em salvas, 40
    e gânglio pterigopalatino
      ipsilateral, 40
Célula(s) Aérea(s)
  etmoidais, 46, 47
    cavidade nasal, 46
      vista axial da, 46
    infecções, 46
    vias de drenagem das, 47
    variações
      anatômicas nas, 47
  mastóideas, 91
    no MR, 91
Célula(s)
  cancerosas, 164
    nos linfonodos, 164
    e estadiamento
      do câncer, 164
  ciliadas, 89
    no órgão espiral da cóclea, 89
    vibrações nas, 89
Cerebelo
  artérias do, 120, 121
    angio-MR, 121
    MIP sem contraste, 121
    TOF, 121
    vista anterior das, 120

artérias que suprem o, 116, 117
  angio-MR CE das, 117
  oclusão das, 116
    acidentes vasculares
      encefálicos por, 116
doenças do, 108
  bulbo, 109
  mesencéfalo, 109
  ponte, 109
foice do, 98
  seios venosos e, 98
    durais, 98
MR do, 107, 109, 111, 119, 123
  ponderada em FLAIR, 111
    axial, 111
  T1 sagital, 123
  T2, 107, 109, 119
    axial, 107, 119
    sagital, 109
  suprimento arterial, 116, 117
    angio-MR CE das, 117
    esquema das artérias, 116
Cifose, 127
  excessiva, 126
Cintigrafia
  radionuclídica, 30
Cintura
  escapular, 342, 343
    músculos da, 342
      inserções dos, 342
      origens dos, 342
    vista anterior, 342, 343
      artro-MR T1 FS
        do ombro, 343
Circulação
  coronariana, 194
    dominante, 194
  no fígado, 251
    hepática, 251
    portal, 251
Círculo Arterial
  cerebral, 121
Cirrose
  do fígado, 250
    por alcoolismo, 250
    por hepatite C, 250
Cirurgia
  bariátrica, 244
    de *lap band*, 244
  espinal, 268
    complicações da, 268
      quilorreia, 268
      quilótorax, 268
  pélvica, 284
Cisterna do Quilo, 268, 269
  e linfonodos, 268
    do intestino delgado, 268
  e vasos linfáticos, 268
  MR FSE coronal, 269
  single shot T2, 269

Cistina
  cálculo de, 287
Cisto(s)
  de Cowper, 306
  ovarianos, 310
Cistotomia
  suprapúbica, 228
Clavícula
  fraturas da, 360
    com lesão de artéria axilar, 360
    superfície articular da, 347
Clitóris, 313
  artérias do, 335
    dorsal, 335
    profunda, 335
Clivo
  medula gordurosa do, 123
Cluster, 40
Coagulação
  distúrbios de, 96
  trombose
    do seio venoso por, 96
Coalizão
  talocalcânea, 461
Cóclea
  órgão espiral da, 89
  células ciliadas no, 89
  vibrações nas, 89
Cólica
  renal, 282
  dor grave da, 282
Colles
  fratura de, 381
Colo
  da fíbula, 450
  do fêmur, 420
  do pâncreas, 266
  do rádio, 371
  do tálus, 453
  do útero, 134
    sensações do, 134
    nervos espinais, 134
Cólon
  saculações do, 265
  transverso, 265
Coluna
  cervical, 10, 11, 13, 14, 19, 157
    CT da, 11, 13, 19, 157
    coronal oblíqua, 19
    reconstrução
      volumétrica, 11, 13
    reprodução volumétrica, 157
    estabilidade da, 13
    MR T2 axial, 19
    vista da, 10, 11, 14
      lateral da, 14
      posterior, 10, 11

lombar, 151
  CT da, 151
  reconstrução
    coronal curva, 151
  torácica, 126, 127, 139
    estabilidade da, 127
    MR T2 sagital, 139
    normal, 127
    vista posterior da, 126
  toracolombar, 137
    MR T2 sagital da, 137
  vertebral, 127, 132, 133, 139, 141, 148, 155, 173, 268
    cervical, 155
      CT da, 155
      hiperestendida, 139
      inferior, 141
        MR T2 coronal da, 141
    lombar, 132, 133
      reconstrução multiplanar, 133
      vista sagital da, 132
    pré-sacral, 127
    torácica, 127, 173
      CT da, 127, 173
    toracolombar, 268
    veias da, 148
Concha(s) Nasal(is), 34, 35, 41
  cavidade nasal, 34
  parede lateral da, 34
  inferior, 34, 77
  aumento da, 34
  reconstrução coronal, 77
  reconstrução volumétrica, 35
  redução da, 34
  remoção da, 34
  seios paranasais, 35
  CT dos, 35
Cone Medular, 144, 145
  coluna lombar 145
    MR T2 FS sagital da, 145
    CT mielograma, 145
    lombar, 145
    axial, 145
  vértebra lombar superior, 144
  corte axial, 144
Continência
  fecal, 307
  urinária, 307
Cooles
  fáscia de, 331
Cooper
  ligamentos de, 162, 163
Coração
  exposição do, 190
    anterior, 190
  lado esquerdo do, 198, 199
  reconstrução oblíqua, 199
  angio-CT coronariana, 199

ventrículo esquerdo, 198
  parede posterolateral do, 198
  retalho aberto na, 198
  superfície posterior do, 192
  vista posterior do, 194, 195
    artérias coronárias, 194
    reconstrução 3-DF, 195
    angio-CT coronariana, 195
    veias coronárias, 194
Corda(s) Tendínea(s)
  rotas, 198
  no ventrículo esquerdo, 198
Cordão(ões)
  do plexo braquial, 362, 363, 367
  marco anatômico, 362
  umbilical, 202, 203
    feto, 202
    sangue do, 202
      alternativa à medula óssea, 202
      células-tronco, 202
      US obstétrica, 203
Corpo(s) Geniculado(s)
  laterais, 110
    esquema
      da via óptica dos, 110
Corpo(s) Vertebral(is)
  C2, 10
    luxação do, 10
    subluxação do, 10
  fraturados, 132
    por compressão, 132
    por força excessiva
      de flexão, 132
Corpo(s)
  cavernosos, 317
    ingurgitamento dos, 317
    ereção peniana por, 317
  estranhos, 228
    na bexiga, 228
    remoção de, 228
Córtex
  cerebral, 104, 105
    corte axial, 104, 105
    MR T1, 105
Cortisol
  produção de, 276
    excessiva, 276
      doença de Cushing, 276
    insuficiente, 276
      doença de Addison, 276
Costela(s), 127
  CT paralela às, 171
    na região do espaço
      intercostal, 171
    axial oblíqua, 171
  e vértebras, 172
    articulações entre, 172
    hemifacetas da, 173

Índice Remissivo

Cotovelo, 370-377
  de ama-seca, 372
  de tenista, 382, 385
  do golfista, 384, 385
  flexionado, 369
    MR T1 do, 369
  flexor puro do, 343, 369
    braquial, 369
  instabilidade do, 370
  MR do, 371, 383
    de GRE, 371
      coronais, 371
    FSE T2, 383
      FS coronal, 383
  nervo ulnar, 374, 375
    MR PD axial, 375
  perspectiva anterior, 370, 371
    ligamentos, 370
      vista anterior dos, 370
    túnel ulnar, 374, 376, 377
  vista lateral, 372, 373
    artrografia do, 373
Couro Cabeludo
  infecção do, 97
    disseminação de, 97
      para seio sagital superior, 97
Cowper
  cisto de, 306
Coxa
  anterior, 427
    MR coronal da, 427
  artérias da, 418
  cortes axiais, 438, 439
    MR T1, 439
      distal, 439
      proximal, 439
    MR T1 axial da, 439
  posterior, 434
    músculos profundos da, 434
  região anterior da, 428, 429
    profunda, 428, 429
      artérias, 428
      músculos, 428
      nervos, 428
      reconstrução
        volumétrica, 429
  vista anterior da, 426
Crânio
  vista, 2-5
    basal, 2, 3
      CT maxilofacial, 3
      reconstruções volumétricas, 3
    inferior, 2, 4, 5
      CT da base do, 3
      forames, 2, 4
      reconstruções
        volumétricas, 5

Crescimento
  hormônio do, 122, 123
    deficiência de, 123
    produção excessiva de, 122
      pela adenoipófise, 122
      por adenoma, 122
      por tumor benigno da
        hipófise, 122
Crista
  do ílio, 298
Crohn
  doença de, 328
    fistula anal por, 328
CSF (Líquido Cerebroespinal),
  97, 107, 109, 119
  opacificado, 143
  punção lombar para obter, 144
CT CE (Tomografia
  Computadorizada com
  Contraste)
  coronal volumétrico, 227
    das veias, 227
    da parede abdominal
      superficial, 227
  da pelve, 229, 267, 271, 301,
    313, 333
    axial, 301, 313
    oblíqua, 313
    MIP, 229, 267, 271, 333
      axial oblíqua, 229
      coronal, 267, 271, 333
  da perna, 417
    reconstrução volumétrica, 417
  das veias ázigos, 217
    apresentação volumétrica, 217
    corte coronal oblíquo, 217
  das veias hemiázigos, 217
    apresentação volumétrica, 217
    corte coronal oblíquo, 217
  de reconstrução
    volumétrica, 63, 65
    dos tecidos moles do
      pescoço, 63, 65
    coronal, 63
  do abdome, 229, 243, 245,
    253, 255, 259, 265, 267, 271,
    273, 285, 289, 291, 333
    apresentação volumétrica,
      243, 249, 255, 273
    corte oblíquo, 285
      imagem volumétrica, 285
    curva oblíqua, 245
    MIP, 229, 265, 267, 271, 333
      axial oblíqua, 229, 265
      coronal, 267, 271, 333
    reconstrução, 253, 259, 291
      coronal oblíqua, 253, 259
      sagital oblíqua, 291
  do ducto torácico, 189
    axial oblíqua, 189

  do pescoço, 25, 33, 67, 73
    axial, 33, 67
    reconstrução volumétrica, 25,
      73
    coronal, 73
    corte fino coronal, 25
  do pulmão direito, 181
    a partir de varredura do
      tórax, 181
  do tórax, 147, 165, 177, 185,
    191, 207, 209, 213, 429
    apresentação volumétrica,
      165, 177, 207, 213
    corte sagital, 207, 213
      oblíquo, 213
    coronal, 185, 191
      reconstrução com, 191
    MIP oblíqua, 209
      para excluir embolia
        pulmonar, 429
    reconstrução volumétrica, 147
      corte coronal curvo, 147
  maxilofacial, 55
    reconstrução volumétrica, 55
      músculos faciais, 55
  MIP, 179, 251
    coronal, 251
      da circulação do fígado, 251
      estruturas hílares, 179
      pulmonares, 179
    sagital, 211
      do mediastino esquerdo, 211
CT (Tomografia
  Computadorizada)
  abdominal, 223, 241
    corte coronal oblíquo, 241
      apresentação
        volumétrica, 241
    reconstrução coronal, 223
      curva, 223
  axial oblíqua, 171
    paralela às costelas, 171
    na região do espaço
      intercostal, 171
  com contraste, *ver* CT CE
  coronal, 19, 49, 89, 93, 115
    do canal hipoglosso, 115
      reconstruções de, 115
    do osso temporal, 89
    dos seios paranasais, 49
    oblíqua, 19, 93
      coluna cervical, 19
      da cavidade timpânica, 93
  da coluna, 157, 173
    cervical, 157
      reprodução volumétrica, 157
    vertebral torácica, 173
  da pelve, 299, 431
    reconstrução
      volumétrica, 299, 431

densidade muito baixa em, 179
  do ar nos pulmões, 179
do abdome, 233, 239, 287
  de dupla energia, 287
    corte coronal, 287
  reconstrução coronal, 233, 239
    curva, 233
    oblíqua, 239
do arco da aorta, 193
  reconstrução 3-D, 193
    endoluminal, 193
do punho, 387
  corte fino, 387
    apresentação
      volumétrica, 387
do tórax, 169, 187, 347, 363, 365
  apresentação volumétrica, 169
  MIP a partir de, 347
    coronal oblíqua, 347
  reconstrução, 187, 363, 365
    coronal, 187, 365
    sagital oblíqua, 363
dos seios paranasais, 37, 47
  axial, 47
lombar, 133
  reconstrução multiplanar, 133
maxilofacial, 3, 39, 41, 77
  reconstrução coronal, 77
    concha nasal inferior, 77
    do ducto nasolacrimal, 77
    globo ocular, 77
    seio maxilar, 77
  reconstrução sagital, 39, 41
    oblíqua, 41
mielografia por, 143
mielograma, 143
  por CT cervical, 143
pós-discografia, 131
reconstruções volumétricas, 3, 5, 7, 11, 21, 35, 49, 59, 83, 127, 129, 135, 379, 381, 391, 405, 453, 455
  da base do crânio, 5
  da coluna, 11, 127, 129
    cervical, 11
    lombar, 129
    vertebral torácica, 127
  da mão, 391, 405
  das órbitas, 83
    corte fino oblíquo, 83
  de punho, 381, 391, 405
  do antebraço, 378, 381
  do pé, 453, 455
  do pescoço, 21
  dos seios paranasais, 35, 49
  lombossacral, 135
  maxilofacial, 3, 7, 59
    cabeça inferior, 7
    crânio, 3

músculos pterigóideos, 59
  pescoço superior, 7
sagital, 115
  do canal hipoglosso, 115
  reconstruções de, 115
toracolombar, 231
  reconstrução
    coronal curva, 231
Cushing
  doença de, 276

D

Dedo
  articulações dos, 412
  bainhas fibrosas, 412
  de jérsei, 410
  distal, 410, 412
    corte sagital do, 412
    US sagital do, 413
    vista sagital do, 410
  em gatilho, 408
  em malho, 410
  escapando, 408
  tendão dos, 409, 412
    flexor profundo dos, 409
    superficiais, 412
Defeito
  na *pars interarticularis*, 129
  espondilolistese por, 129
Degeneração
  do tendão supraespinal, 348
    ruptura por, 348
Deglutição
  dificuldade de, 68
  por câncer de esôfago, 68
Dente
  faceta articular no, 9
  maxilar, 48
  extração de, 48
  suscetível à fratura, 8
    na base do, 8
Desvio
  da mão, 391
    radial, 391
    ulnar, 391
  do septo nasal, 34, 36
    função respiratória e, 34
Diabetes
  ESRD por, 235
Diáfise
  distal radial, 378
    fratura da, 378
Diafragma, 159, 176, 177
  contrações
    espasmódicas do, 176
    soluços, 176
  dor do, 177
  estruturas que atravessam o, 213
    aorta, 213

    esôfago, 213
    IVC, 213
  pélvico, 307
  superfície torácica do, 176
Diástole
  valva aórtica em, 200
Dilatação
  brônquica crônica, 182
    bronquiectasia por, 182
Disco(s)
  hérnia de, 137, 140
  intervertebrais, 137
    na junção
      torácica/lombar, 137
    lombar inferior, 140
      dor ciática e, 140
  intervertebrais, 127, 130, 131
    estrutura dos, 130
    vista axial, 131
      tangente ao, 131
  L4/5, 133
    fragmentos do, 133
    herniação de, 133
  protrusão posterior do, 138
Discografia
  CT após, 131
Disfagia, 192
  por câncer de esôfago, 68
Disfunção(ões)
  da TMJ, 56
  do complexo, 172
    da articulação
      costovertebral, 172
  do paladar, 60
  neurológica, 118
    insuficiência arterial com, 118
    vertebrobasilar, 118
Dissecção
  da artéria vertebral, 14
  extensa, 166
    dos linfonodos axilares, 166
    linfedema do membro
      superior por, 166
  lateral esquerda, 334
    da pelve masculina, 334
  para estadiamento dos
    tumores, 338
    linfonodal, 338
      inguinal, 338
      pré-aórtica, 338
  profunda da perna anterior, 450
    dos músculos, 450
    dos nervos, 450
  superficial, 312, 472
    do pé, 472
    do períneo feminino, 312
Distensão(ões)
  da bolsa omental, 249
  do canal anal, 325
  dos *hamstrings*, 438

Índice Remissivo

dos músculos, 438
  bíceps femoral, 438
  semimembranáceo, 439
  semitendíneo, 439
Distúrbio(s)
  de coagulação, 96
  trombose
    do seio venoso por, 96
  do movimento, 104
    lesões associadas a, 104
      dos núcleos da base, 104
Doença(s)
  aterosclerótica, 193
    do arco da aorta, 193
  coronariana, 197
    locais de oclusão na, 197
  das glândulas, 66, 276
    salivares, 66
    suprarrenais, 276
      Addison, 276
      Cushing, 276
  das vértebras, 232
  das vias aéreas, 183
    procedimentos
      para avaliar, 183
  de artéria carótida, 118
    enxerto de ponte na, 256
      artéria gastroepiploica
        como, 256
  de Crohn, 328
    fístula anal por, 328
  de Huntington, 104
    lesões associadas a, 104
      dos núcleos da base, 104
  de Ménière, 88
  de Parkinson, 104
    lesões associadas a, 104
      dos núcleos da base, 104
  de Peyronie, 330
  discal degenerativa, 130
    por desidratação do núcleo
      pulposo, 130
  do cerebelo, 108
  do rim, 291
    dor no flanco por, 291
  do sistema endolinfático, 94
    vertigem e, 94
  inflamatórias, 96, 240
    pélvica, 240
      abscesso subfrênico por, 240
    sistêmicas, 96
      trombose do seio venoso
        por, 96
  metastática, 148
    no carcinoma, 148
      de mama, 148
      de próstata, 148
    nos linfonodos inguinais, 337
    orbitária, 84
    retroperitonial, 158

    dor lombar por, 158
    tromboembólica pulmonar, 429
    ulcerosa, 212
    vesícula biliar, 290
Dopplerfluxometria
  colorida, 293
    US axial com, 293
    do rim direito, 293
Dor
  à palpação, 390
    sobre o hamato, 390
  a partir do pericárdio, 219
  abdominal aguda, 238
    por apendicite, 238
  cervical, 7
    à deglutição, 7
  ciática, 140
    nervo isquiático e, 140
    por hérnia de disco, 140
    lombar inferior, 140
  da cólica renal, 282
  do diafragma, 177
  lombar, 158
    por doença retroperitonial,
      158
  na primeira articulação, 474
    metatarsofalangeana, 474
  na TMJ, 54
  no dorso inferior, 128
  no flanco, 291
    por doença do rim, 291
  no tornozelo, 462, 467
    lateral, 462
      crônica, 462
    medial, 467
  nos membros, 128, 356
    inferiores, 128
    superior, 356
      por compressão do nervo
        axilar, 356
  pancreática, 273
    associada a câncer
      pancreático, 273
  pélvica, 310
    em pacientes femininas, 310
  por espasmos, 152
    nos músculos profundos do
      dorso, 152
  por espessamento, 346
    dos tecidos periarticulares da
      SCJ, 346
Dorso, 125-159
  camada muscular
    intermediária do, 150
  cauda equina, 144, 145
  coluna vertebral, 126, 127,
    132-133
    lombar, 132, 133
    torácica, 126, 127

  cone medular, 144, 145
  inferior, 128
    dor no, 128
    entorpecimento no, 128
    fraqueza no, 128
  ligamentos, 136-139
    amarelo, 138, 139
    vertebrais, 136, 137
  MRI T1 coronal do, 153
  músculos, 150-153
    paraespinais
      inferiores, 150, 151
    profundos, 152, 153
      multífido, 152
      outros, 152
      rotadores, 152
  nervos, 140, 141, 146, 147
    espinais lombares, 140, 141
    intercostais posteriores, 146,
      147
  plexos venosos vertebrais,
    148, 149
  região lombar, 158, 159
    corte transversal, 158, 159
  sacro, 134, 135
  triângulo suboccipital, 156, 157
  vasos intercostais
    posteriores, 146, 147
  vértebras lombares, 128-131
    estruturas das, 130, 131
Douglas
  linha de, 225
Drenagem
  das veias cerebrais, 103
  do membro inferior, 339
  linfática, 162, 166, 174, 186,
    187, 338, 339
    da genitália externa, 338, 339
    da mama, 166, 174
    das malignidades
      gonodais, 338
    dos ovários, 339
    dos testículos, 339
    obstrução
      por carcinoma da, 162
    pulmão, 186, 187
      CT do tórax, 187
      linfonodos, 186
      vasos do, 186
  sinusal, 36
Drummond
  artéria de, 264, 265
Ducto(s)
  arterial, 204, 205
    PDA, 205
  biliares, 252, 253
    colédoco, 248, 252, 253, 259
      e pancreático, 252
      junção dos, 252

obstrução do, 248, 252
  por malignidade
    pancreática, 248
de Santorini, 253
deferente, 319
  ampola do, 319
  e ducto da vesícula
    seminal, 319
ejaculatório, 319
nasolacrimal, 35, 76, 77
  aparelho lacrimal, 76
  obstrução do, 76
    congênita, 76
    por fibrose, 76
    por inflamação, 76
  reconstrução coronal, 77
    CT maxilofacial, 77
pancreáticos, 252, 253
  acessório, 253
  e colédoco, 252
  junção dos, 252
parotídeo, 65
salivar, 66
  obstrução de, 66
submandibular, 65
torácico, 188, 189, 268
  CT CE ao nível do, 189
    axial oblíqua, 189
  timo, 188
  traqueia, 188
Duodeno, 248, 249
  ligamento suspensor do, 241
  porção do, 263
  proximal, 246
    corte longitudinal do, 246
  vasos associados, 248
Dura
  camadas da, 103
    endoesteal, 103
    meníngea, 103
  cervical, 156

▶ **E**

Eagle
  síndrome de, 7
Ectoderma
  somático, 329
Edema
  da glândula, 50, 66
    inferior ao miloióideo, 50
    salivares, 66
    submandibular, 50
      superior ao miloióideo, 50
  de tecido mole, 18
    pré-vertebral, 18
      associado a luxação
        atlantoccipital, 18
  do escroto, 322
    por epididimite, 322

por espessamento, 346
  dos tecidos periarticulares, 346
  da SCJ, 346
Elemento(s) Esquelético(s)
  vista lateral dos, 6
    da cabeça, 6
    do pescoço, 6
Embolia
  pulmonar, 429
Êmbolo
  oclusão por, 116
    das artérias que suprem o
      cérebro, 116
    acidentes vasculares
      encefálicos por, 116
Endarterectomia
  carotídea, 32
    lesão do nervo vago na, 32
Endoderma
  visceral, 329
Endolinfa
  vibrações na, 89
Endométrio
  hiperintenso, 308
Endometriose, 310
Enoftalmia, 87
Entorpecimento
  nos dermátomos, 12
Entorse(s)
  de tornozelo, 456, 468
    por inversão, 456
    do ligamento deltoide, 466
Envelhecimento
  catarata associada ao, 86
  doença associada ao, 130
    discal degenerativa, 130
Enxerto
  de pontes, 26, 27, 256
    nas artérias coronárias, 26, 27, 256
    artéria gastroepiploica
      como, 256
    potência do, 27
  ósseo, 334
    do ílio, 334
Epicondilite
  lateral, 382, 383
  medial, 384
    alterações associadas à, 383
Epicôndilo
  medial do úmero, 384
  umeral lateral, 371
Epididimite
  edema do escroto por, 322
Epidídimo, 322, 323
  armazenamento no, 323
  e maturação, 323
    de espermatozoides, 323
  inflamação aguda do, 322
  US do, 323

Epilepsia
  mordidas na língua por, 63
Epitélio
  do esôfago, 214
    alterações deletérias no, 214
      por GERD, 214
Equilíbrio
  estático, 95
    órgão que detecta o, 95
      dentro do vestíbulo, 95
Equimose(s)
  no flanco, 230
    por hemorragia
      retroperitoneal, 230
Erb
  paralisia de, 367
Erb-Duchenne
  paralisia de, 367
Ereção, 307, 317
Erosão
  tumoral, 5
  de osso, 5
    na base do crânio, 5
Escafoide
  lesões do, 392
    necrose avascular por, 392
    do segmento proximal, 392
  sulco dorsal do, 397
Escápula
  tubérculo da, 353
    supragleinoidal, 353
Esclerose
  múltipla, 111
    FLAIR na detecção
      de lesões da, 111
    na substância branca, 111
Escoliose
  funcional, 150
Escroto
  edema do, 322
    por epididimite, 322
Esfíncter (es)
  anais, 303, 315, 326, 327, 329
    externo, 315, 327, 329
    interno, 315, 327, 329
    TRUS, 327
  distal, 327
  média, 327
  cálculo no, 252
  de Oddi, 252
  hepatopancreático, 252
  da uretra, 307, 331
  da vagina, 313
    músculo bulboesponjoso, 313
  esofágico inferior, 214
Esôfago, 33, 189
  câncer do, 68, 215
  dificuldade
    de deglutição por, 68
  de Barrett, 215

Índice Remissivo

epitélio do, 214
  alterações deletérias no, 214
    por GERD, 214
  parede do, 216
    veias da, 216
  CT com contraste
    do tórax, 213
      corte sagital oblíquo, 213
      no mediastino posterior, 212
  tumores do, 206
Esofagografia
  com bário, 215
  projeções
    radiográficas de, 215
Espaço
  discal intervertebral, 12
    perda de, 12
  epidural, 139
  intercostal, 147, 171
    estruturas no, 147
      VAN, 147
    região do, 171
      CT axial oblíqua, 171
  quadrangular, 356, 357
    compressão no, 356
      do nervo axilar, 356
    limites do, 257
    MRI DP do ombro, 357
      oblíqua coronal, 357
    vista posterior, 356
      do braço, 356
      do ombro, 356
  subaracnóideo, 143
  triangular, 356, 357
    limites do, 257
    MRI DP do ombro, 357
      oblíqua coronal, 357
    vista posterior, 356
      do braço, 356
      do ombro, 356
Espermatozoide(s)
  armazenamento de, 323
  e maturação, 323
  no epidídimo, 323
Espinha(s)
  eretor da, 150, 151, 159
    componentes do, 150, 151
      longitudinais, 151
    espasmo no, 151
      lombalgia por, 151
  tibiais, 443
Espondilófito(s)
  desenvolvimento de, 12
Espondilolistese, 129
Espondilose
  cervical, 12, 13
    vértebras cervicais, 12
      alterações
        degenerativas nas, 12
    via de acesso para operar, 13

Esporão(ões)
  ósseos, 349, 473
Esqueleto
  da laringe, 74, 75
ESRD (Doença Renal Terminal)
  por diabetes, 235
  por glomerulonefrite, 235
Estenose(s)
  da valva aórtica, 190
  degenerativa, 138
    do canal espinal, 138
  espinal lombar, 128
  uretrais, 332
    por lesão iatrogênica dos
      ureteres, 332
Esterilização
  eletiva, 304
    oclusão tubária após, 304
Estesioneuroblastoma, 44
Estômago
  hérnia do, 247
  in situ, 244, 245
    com fígado elevado, 244
    com vesícula biliar
      elevada, 244
    variações
      nas posições do, 244
  mucosa, 246-247
    corte longitudinal do, 246
    malignidades da, 247
    SEED, 247
  ortotônico, 245
  refletido, 240
    vísceras abdominais
      superiores com, 240
  suprimento arterial do, 256
Estrutura(s)
  do punho, 393
    artro-MR T2 coronal das, 393
  hílares, 178, 179
  profundas na axila, 366
    vista anterior das, 366
  que cruzam o punho, 388
    vista palmar das, 388
  vasculares, 185
    contraste de, 185
Exame
  GI superior, 247
    com contraste de ar, 247
Exercício(s)
  de Kegel, 325
Expressão Facial
  músculos da, 55
Extremidade(s)
  aumento das, 122
  distais, 380, 381
    da ulna, 380
    do rádio, 380, 381

F

Face
  músculos da, 54
    pertinentes à mastigação, 54
Faceta(s)
  articulares, 11
    das articulações
      zigapofisárias, 11
Falange(s)
  córtex volar das, 413
Falópio
  tubas de, 304, 305
Faringe
  corte sagital da, 38, 68, 69
    mediano, 68, 69
    da cabeça, 68
    do pescoço, 68
    MR T1 sagital, 69
    septo nasal, 38
Fáscia(s)
  cervical profunda, 23
    camada de revestimento da, 23
  da parede abdominal
    superficial, 331
    camada profunda da, 331
    de Colles, 331
    de Scarpa, 331
  renal, 290, 292
    extensão vertical da, 290
Fascite
  plantar, 472
Fenton
  síndrome de, 404
Fibroma(s)
  uterinos, 308
Fibrose
  no pênis, 330
  obstrução por, 76
    do ducto nasolacrimal, 76
Fíbula
  colo da, 450
Fígado
  cápsula do, 291
    estiramento da, 291
  cirrose do, 250
  elevado, 244
  laceração do, 258
    por trauma fechado, 258
  porta do, 258, 259
    estruturas que entram e
      saem, 258
  protegido de lesão, 177
  sistema vascular, 250, 251
    circulação, 251
    hepática, 251
    portal, 251
    intra-hepático, 250
    superfície do, 250
  suprimento arterial do, 256

Fissura
 orbitária superior, 101
Fístula(s)
 anal, 328, 329
  por doença de Crohn, 328
  por tuberculose, 328
 por lesão iatrogênica dos ureteres, 332
 quilosa, 188
FLAIR (Sequência de Recuperação de Inversão Fluido Atenuada)
 MRI axial ponderada em, 111
  do cérebro, 111
 na detecção de lesões, 111
  da esclerose múltipla, 111
   na substância branca, 111
Flexura
 cólica esquerda, 237
 esplênica, 237
 hepática, 237
Flow Void
 ausência de, 118, 119
  como evidência direta, 118
  de oclusão arterial, 118
Foice
 do cérebro, 98
  seios venosos e, 98
  durais, 98
Forame(s)
 cego, 72
  da língua, 72
 das raízes nervosas, 133
 de Winslow, 243, 258
 do crânio, 2, 4
  na vista inferior, 2, 4
   interior do, 4
 epiploico, 243, 258
 espinhoso, 5
 intervertebrais, 12, 133
  lombares, 133
  tamanho dos, 12
 jugular, 106
  síndrome do, 106
 mentual, 67
 na lâmina cribriforme, 45
  do osso etmoide, 45
 no interior do crânio, 4
 sacrais, 135
 transversos, 117
  das vértebras cervicais, 117
Fossa
 coronóidea, 373
  recesso da, 373
 isquioanal, 324, 325, 329
  gordura na, 325
  MRI T1 coronal da pelve, 325
  vista coronal, 324
 poplítea, 417

posterior, 154
 vias de acesso cirúrgico à, 154
pterigopalatina, 40, 41
 gânglio, 40
 nervo maxilar, 40
Fraqueza
 após luxação atlantoccipital, 18
  bilateral, 18
  unilateral, 18
Fratura(s)
 bilaterais, 10
  das *pars interarticularis*, 10
  de pedículos, 10
 bimaleolar, 466
 da clavícula, 360
  com lesão de artéria axilar, 360
 da diáfise distal radial, 378
 da pelve, 334
  laceração em, 334
   da artéria glútea superior, 334
 de arrancamento, 468, 470
  da tuberosidade, 470
   na base do quinto metatarsal, 470
  do maléolo medial, 468
 de Colles, 381
 de compressão, 126
  tipo cunha anterior, 126
   de vértebras torácicas, 126
 de escafoides, 404
 de Galeazzi, 378
 de Jones, 470
 de Pott, 466
 do *capitato*, 404
 do carrasco, 10
 do punho, 380
  superfície articular do rádio e, 380
 do quadril, 420
 do rádio distal, 381
 mediomeral, 386, 409
 na base do dente, 8
 não consolidada, 129
  na *pars interarticularis*, 129
  espondilolistese por, 129
 vertical de insuficiência, 315
Frey
 síndrome de, 64
Frouxidão
 dos ligamentos colaterais, 370
  radial, 370
  ulnar, 370
FS (Supressão de Gordura)
 MRI T1 coronal com, 45, 79, 91
  CE, 79, 91
  da órbita, 79
  pelo processo mastoide, 91
  maxilofacial, 45

FSE (*Fast Spin Echo*)
 MR, 81, 85, 113, 383
  da órbita, 81, 85
   T1 axial, 85
   T2 sagital, 81
  single shot T2 axial, 113
   do nervo vestibulococlear, 113
  T2 FS coronal, 383
   do cotovelo, 383
Função
 do nervo hipoglosso, 114
  prejudicada, 114
 gástrica, 212
 hepática, 250
 renal, 332
  perda de, 332
   por lesão iatrogênica do ureteres, 332
 respiratória, 34
  desvio do septo nasal e, 34
 tireóidea, 30

G

Galeazzi
 fratura de, 378
Gânglio(s)
 celíacos, 272, 273
  ablação dos, 273
 pterigopalatino, 40, 41
  ipsilateral, 40
   cefaleia em salvas e, 40
Genitália
 externa, 338, 339
  drenagem linfática da, 338, 339
GERD (Doença de Refluxo Gastroesofágico)
 alterações deletérias por, 214
 no epitélio do esôfago, 214
GI
 superior, 247
  exame
   com contraste de ar, 247
Glândula(s)
 bulbouretral, 306
  cisto de, 306
   tumoração semelhante a, 306
 inferior ao miloióideo, 50
  edema da, 50
 lacrimal, 77
  parte orbital, 77
 parótida, 64
  lesão da, 64
  sudorese gustatória após, 64
 salivares, 64, 67
  cálculos salivares, 66
  doenças das, 66
  ductos associados, 66

Índice Remissivo

parótida, 64, 65
principais, 64
  vista lateral das, 64
sublingual, 66, 67
  CT CE axial, 67
submandibular, 64-67
suprarrenal, 274-276, 278
  CT CE do abdome, 277
  reconstrução coronal, 277
  CT coronal, 275
  rins e, 276, 277
  e vasculatura associada, 276, 278
tireoide, 29, 30-33, 72, 73
  anormalidades morfológicas da, 30
  US, 30
  cirurgia da, 32
  corte axial na, 32, 33
    pescoço, 32, 33
  e principais vasos do pescoço, 72, 73
  artéria carótida, 72
  CT CE coronal, 73
  veia jugular interna, 72
  istmo da, 30
  US axial, 31
  vista anterior do, 30
  suprimento vascular, 72
Globo
  do olho, 86, 87
  corte axial, 86
  MRI T2 axial, 87
  US axial, 87
  ocular, 77
  reconstrução coronal, 77
  CT maxilofacial, 77
pálido, 105
Glomerulonefrite
  ESRD por, 235
Glossário, 477-479
Glote
  rima da, 74
Gordura
  orbitária, 85, 87
  na US, 87
  perda de, 87
pararrenal, 159
peribursal, 351
perirrenal, 159
renal, 290
  extensão vertical da, 290
Granulação(ões)
  aracnóideas, 97
  no seio sagital, 97
  superior, 97
Grânulo(s)
  na neuroipófise, 123
  de oxitocina, 123
  de vasopressina, 123

Gravidez
  ectópica, 310
Grey-Turner
  sinal de, 230
Grupo Muscular
  quadríceps femoral, 426, 427
  coxa, 426
    vista anterior da, 426
    MRI coronal, 427
    coxa anterior, 427
  transversoespinal, 153
  multífido, 153
  rotadores, 153
  semiespinal, 153
Guyon
  canal de, 401, 402
  MRI axial do, 401
  nervo ulnar no, 402

▶ H

Hallux
  rigidus, 454
  valgus, 474
Hálux
  flexor longo do, 467
  tendinopatia do, 467
Hamato
  gancho do, 390, 401
  palpação no, 390
  dor à, 390
Hamstring
  distensões dos, 439
  lacerações dos, 434
  lesão de, 432
  músculos, 439
    bíceps femoral, 439
      cabeça longa, 439
    semimembranáceo, 439
    semitendíneo, 439
Haustação(ões), 265
Hematocolpo, 312
Hematoma
  da bainha do reto, 224
  após lesão muscular, 224
  extradural, 4
  subintimal, 14
  infarto por, 14
    cerebelar, 14
    cerebral, 14
Hemorragia
  grave, 254
  por rompimento do baço, 254
  por trauma penetrante, 216
    nas veias ázigos, 216
  retroperitoneal, 230
  equimoses no flanco por, 230

subaracnóidea, 18
  craniocervical, 18
    associada a luxação atlantoccipital, 18
Hepatite C
  cirrose por, 250
Hérnia(s)
  de discos, 137, 140
  intervertebrais, 137
    na junção torácica/lombar, 137
  lombar inferior, 140
    dor ciática e, 140
  do estômago, 247
  hiatal, 247
  inguinais, 229
  paraumbilicais, 236
  umbilicais, 236
Herniação
  de fragmento, 133
  do disco L4/5, 133
  do conteúdo orbitário, 49
  para o seio maxilar, 49
Hiato Sacral
  cateter de demora dentro do, 134
Hidrometrocolpo, 312
Hidronefrose, 292
Hilo
  do pulmão, 178
  linfonodos broncopulmonares no, 178
    metástase aos, 178
    do carcinoma broncogênico, 178
  renal, 293
    vasculatura no, 293
Hiperplasia
  endometrial, 308
Hipertensão
  portal, 226
    associada à varicosidade das veias, 226
    paraumbilicais, 226
    toracoepigástrica, 226
  renovascular, 292
Hipertrofia
  ventricular esquerda, 190
Hipófise, 122, 123
  e quiasma óptico, 123
  relação entre, 123
  MR T1 sagital do cérebro, 123
  tumor benigno da, 122
  produção excessiva por, 122
    do hormônio do crescimento, 122
Hipoplasia
  da mama, 364
  unilateral, 364
  de seio venoso, 98

Hipospadia, 316
Hormônio
  do crescimento, 122, 123
    deficiência de, 123
    produção excessiva de, 122
      pela adenoipófise, 122
      por adenoma, 122
      por tumor benigno da hipófise, 122
Horner
  síndrome de, 78
    associada queda, 78
    da pálpebra superior, 78
HSG (Histerossalpingografia), 304
  radiografia AP na, 305
Huntington
  doença de, 104
    lesões associadas a, 104
    dos núcleos da base, 104

I

Icterícia, 248
  obstrutiva, 252
  e pancreatite, 252
Ílio
  crista do, 298
  e colheita, 298
    de medula óssea vermelha, 298
IMA (Artéria Mesentérica Inferior), 264, 477
Impingement
  do tendão, 353
    da cabeça longa, 353
    do bíceps braquial, 353
Incisura
  isquiática maior, 334
Incontinência
  de esforço, 314
    US perineal para avaliar a, 314
  urinária, 325
    em mulheres, 325
      exercícios de Kegel, 325
Infarto
  por hematoma subintimal, 14
    cerebelar, 14
    cerebral, 14
Infecção(ões)
  após cesariana, 240
    abscesso subfrênico por, 240
  aumento por, 336
    dos linfonodos inguinais, 336
  da orelha média, 42
  do couro cabeludo, 97
    disseminação de, 97
      para seio sagital superior, 97
  nasais crônicas, 36

por bactérias, 246
  Helicobacter pylori, 246
  úlceras gástricas associadas a, 246
viral, 90
  paralisia de Bell por, 90
Infertilidade
  por obstrução, 318
    de ducto ejaculatório, 318
    por oclusão tubária, 304
Inflamação(ões)
  aguda, 322
    do epidídimo, 322
  crônica, 48
    no seio maxilar, 48
  da aponeurose plantar, 472
  da cabeça longa, 352
    do bíceps braquial, 352
  do nervo óptico, 46
  na primeira articulação, 474
    metatarsofalangeana, 474
  obstrução por, 76
    do ducto nasolacrimal, 76
Inserção(ões)
  braquial, 368-369
  do bíceps, 368-369
Instabilidade
  atlantoaxial, 9
  do cotovelo, 370
Insuficiência
  arterial vertebrobasilar, 118
    com disfunção neurológica, 118
Intestino
  delgado, 262, 263, 266, 267, 268
    alças do, 263
    artérias do, 262, 263
      SMA, 263
    linfonodos do, 268
      cisterna do quilo e, 268
    veias do, 266, 267
  grosso, 238, 264
    artérias do, 264
    linfonodos do, 270
    vasos do, 270
Irritação
  peritoneal, 238
Isquemia
  intestinal, 262
IVC (Veia Cava Inferior), 477
  obstruída, 208
  parte supradiafragmática, 207

J

Joanete, 474
Joelho
  artérias do, 418
  articulação do, 440-445
    inferior, 440

    vista, 440-445
      anterior, 442, 443
      lateral, 444, 445
      superior, 440, 441
  instabilidade anteroposterior do, 440
    por ruptura de ligamento cruzado, 440
  luxação de, 441
  MRI do, 441, 443
    T1 coronal, 443
    T2 axial, 441
Junção
  craniovertebral, 115, 154
    anormalidades congênitas, 115
    fraturas, 115
    vias de acesso cirúrgico à, 154
  dos ductos colédoco, 252
    e pancreático, 252
    no duodeno, 252
  esofagogástrica, 214, 215
    corte coronal através da, 214
    esofagografia com bário, 215
    projeções radiográficas de, 215
  pieloureteral, 286
  torácica/lombar, 137
    hérnia na, 137
      de discos intervertebrais, 137
  ureterovesical, 286

K

Kegel
  exercícios de, 325
Klumpke
  paralisia de, 367
Klumpke-Dejerine
  paralisia de, 367

L

Labirinto
  membranoso, 88, 89
    no interior do labirinto ósseo, 88
  ósseo, 89, 94, 95
    direito, 94
      vista anterolateral do, 94
    MRI T2, 95
      ligeiramente oblíqua, 95
Labrum
  glenoidal, 342
Laceração(ões)
  da língua, 62
  do ligamento deltoide, 466
  dos *hamstrings*, 434
  dos músculos isquiotibiais, 432

Índice Remissivo

dos tendões, 344, 409
  flexor profundo dos dedos, 409
  subescapular superior, 344
  supraespinal anterior, 344
  em fraturas da pelve, 334
  da artéria glútea superior, 334
LAD (Artéria Coronária Descendente Anterior Esquerda), 477
Lâmina
  cribriforme, 45
    do osso etmoide, 45
      forames na, 45
  ilíaca, 299
    superfície externa da, 299
  orbitária, 84
    do osso frontal, 84
      removida, 84
  papirácea, 84, 85
    penetrada por sinusite infecciosa, 84
    etmoidal, 84
  pterigóidea lateral, 59
    do osso esfenoide, 59
Laparotomia
  abscesso subfrênico após, 240
Laringe, 74, 75
  esqueleto da, 74, 75
  MRI T1 axial do pescoço, 75
  músculos selecionados, 74
LCX (Artéria Circunflexa Esquerda), 194
Lesão(ões)
  ao longo da via óptica, 110
    déficits
      de campo visual por, 110
  da artéria axilar, 360
    fraturas da clavícula com, 360
    luxações do ombro com, 360
  da esclerose múltipla, 111
    na substância branca, 111
      FLAIR na detecção de, 111
  da glândula parótida, 64
    sudorese gustatória após, 64
  da vagina, 312
    obstrutivas congênitas, 312
  das veias ázigos, 216
    por trauma, 216
      hemorragia por, 216
  de *hamstring*, 432
  de inversão, 456, 470
    do pé, 470
    do tornozelo, 456
  de ligamento cruzado, 440
    anterior, 440
    posterior, 440
  do complexo, 172
    da articulação costovertebral, 172
  do nervo, 91, 113
    facial, 91
      em bebês, 91
    vestibular, 113
      vertigem por, 113
  do plexo braquial, 366, 367
    de compressão, 366
    de penetração, 366
    de tração, 366
    inferiores, 367
    superiores, 367
  iatrogênica, 334
    na incisura isquiática maior, 334
  intracraniana, 80
  isolada, 83
    por traumatismo craniano, 83
      do nervo troclear, 83
  muscular, 427
  na mucosa do estômago, 246
    úlceras gástricas, 246
  no núcleo da base, 104
    associadas, 104
      a distúrbios do movimento, 104
      a doenças, 104
        de Parkinson, 104
        Huntington, 104
      a síndrome de Tourette, 104
  por radioterapia, 338
    nos linfonodos, 338
      ilíacos, 338
      inguinais, 338
      pré-aórticos, 338
Ligamento(s)
  alares, 19
  amarelo, 138, 139
    adelgaçamento do, 138
    arco vertebral posterior, 138
      vista anterior do, 138
    coluna torácica, 139
      MR T2 sagital, 139
    espessamento do, 138
    estiramento do, 138
    pregueamento do, 138
    tecido elástico, 139
  anular, 373
  arterial, 204-205
    calcificação no, 205
  calcaneofibular, 457
    US do, 457
  carpais, 395
    palmares, 395
  colateral, 371, 377, 407, 442, 446
    lateral, 442
    medial, 371, 442
      feixe anterior do, 371
    ulnar, 371, 377, 407
      lacerações do, 407
      lateral, 371
    vista dos, 442, 446
      anterior, 442
      posterior, 446
  costoclavicular, 347
  craniovertebrais, 18, 19
    coluna cervical, 19
      CT coronal oblíqua, 19
      MR T2 axial, 19
    vista posterior dos, 18
  cruciforme, 19
  cruzados, 440, 442, 446, 447
    MRI sagital T2, 447
    ruptura de, 440
      instabilidade anteroposterior do joelho por, 440
    vista dos, 442, 446
      anterior, 442
      posterior, 446
  da mão, 406
    vista anterior dos, 406
  da pelve, 298
  de Cooper, 162, 163
  de Poupart, 223
  de Treitz, 241
  deltoide, 466-469
    entorses do, 466
    lacerações do, 466
    parte tibiotalar anterior do, 469
    US da, 469
  do cotovelo, 370
    vista anterior dos, 370
  do punho, 394-397
    dorsais, 396, 397
      artro-MR coronal, 397
    palmares, 394, 395
      MR artrograma coronal, 395
  escafossemilunar, 393
  esternoclaviculares, 347
    anterior, 347
    posterior, 347
  estiloióideo, 7
  frouxidão dos, 370
    colaterais, 370
      radial, 370
      ulnar, 370
  hepatoduodenal, 258, 259
  iliofemoral, 421
  inguinal, 223, 285, 419
  intercarpal dorsal, 397
  interclaviculares, 347
  isquiofemoral, 421
  metacarpais transversos, 407
    profundos, 407
  pubofemoral, 421
  radiocarpal dorsal, 396, 397
  radioescafocapitato, 395
  radissemilunopiramidal, 395
  redondo, 300, 336
    lipomas do, 300

vasos acompanhando o, 336
  infecções, 336
  tumores, 336
rupturas dos, 370
  colaterais, 370
  radial, 370
  ulnar, 370
  sindesmótico, 456
  tibiofibular, 456
suspensores, 162, 241
  da mama, 162
    comprometimento dos, 162
    retração dos, 162
  do duodeno, 241
talofibulares, 457, 468
  anterior, 457, 468
  posterior, 457
transverso, 19
vertebrais, 136, 137
  coluna toracolombar, 137
  MRI T2 sagital da, 137
  longitudinal, 136, 137
  anterior, 137
  posterior, 136
  na região lombar, 136
Linfedema
  do membro, 166, 338
    superior, 166
      por dissecção dos
        linfonodos axilares, 166
Linfonodo(s)
  aumentados, 206
  axilares, 164, 166
    dissecção extensa dos, 166
    linfedema do membro
      superior por, 166
    para exame histológico, 164
  broncopulmonares, 178
    no hilo do pulmão, 178
    metástase aos, 178
      do carcinoma
        broncogênico, 178
    células cancerosas nos, 164
    e estadiamento do câncer, 164
  da axila, 164-167
    CT CE do tórax, 165
    apresentação
      volumétrica, 165
    gânglios linfáticos da, 164
    malignos, 167
      estudo especial com
        CT/MRI, 167
    vasos da, 164
  derivados, 339
    estudo com MRI dos, 339
    superposto
      a dados de CT, 339
  do intestino delgado, 268
    cisterna do quilo e, 268
  do pulmão, 186

e artéria mamária interna, 174
e veia mamária interna, 174
ilíacos, 337, 338, 339
  lesões
    por radioterapia nos, 338
    tumores nos, 338
inguinais, 336-339
  adenopatia dos, 336
  aumento dos, 336
  doenças nos, 337
  lesões
    por radioterapia nos, 338
  MRI T1 coronal, 337
  profundos, 336, 337
  superficiais, 336, 337
  tumores nos, 338
mesentéricos, 270, 271
  CT CE do abdome, 271
  MIP coronal, 271
  do intestino grosso, 270
pré-aórticos, 338, 339
  lesões
    por radioterapia nos, 338
  tumores nos, 338
Língua, 39, 60-63
  corte coronal, 62, 63
    CT CE, 63
      reconstrução volumétrica, 63
    posterior ao primeiro molar, 62
  desvio em protrusão da, 114
  forame cego da, 72
  lacerações da, 62
  mordidas na, 63
    por epilepsia, 63
    por síncope, 63
  MRI T1 axial maxilofacial da, 61
  músculos da, 114
    nervo hipoglosso para
      inervar, 114
      passando pelo canal, 114
  piercing da, 61
  vista superior da, 60
Linha
  alva, 225
    fibras entrelaçadas, 225
      dos músculos
        abdominais, 225
  arqueada, 225
  de Douglas, 225
Lipoma(s)
  do ligamento redondo, 300
Líquido
  na cavidade peritoneal, 242
    excesso de, 242
  pericárdico, 219
  seroso simples, 111
  suprimido, 111
Lister
  tubérculo de, 387

Lombalgia, 159
  por artrite, 135
    na SIJ, 135
  por espasmo, 151
    no eretor da espinha, 151
Lombarização
  de S1, 129
Ludwig
  angina, 50
Luschka
  alterações de, 12
Luxação(ões)
  anteromedial, 344, 353
  do tendão
    da cabeça longa, 344
    do bíceps braquial, 344
  atlantoccipital, 18
    edema associado a, 18
    de tecido mole
      pré-vertebral, 18
    fraqueza após, 18
    bilateral, 18
    unilateral, 18
    hemorragia subaracnóidea
      associada a, 18
    craniocervical, 18
    neuropatias
      cranianas após, 18
      inferiores, 18
    tetraplegia após, 18
  da articulação, 378, 406
    MCP dorsais, 406
    radioulnar distal, 378
  de joelho, 441
  do corpo vertebral, 10
    C2, 10
  do quadril, 420
  do tendão da cabeça longa, 353
    do bíceps braquial, 353
  glenoumerais, 345
  o ombro, 360
    com lesão de artéria axilar, 360
Luz
  duodenal, 253
    opacificação negativa da, 253
  traqueal, 69

▶ M

Malignidade(s)
  da mucosa do estômago, 247
  gonodais, 338
    drenagem linfática das, 338
  pancreática, 248
    icterícia, 248
    obstrução por, 248
      do ducto colédoco, 248
Mama
  câncer da, 174
    disseminação linfática de, 174

Índice Remissivo

carcinoma de, 148
  doença metastática no, 148
  drenagem linfática da, 166, 174
  gânglios linfáticos da, 164
  hipoplasia unilateral da, 364
  pele da, 162
    covinhas na, 162
    sobre carcinoma, 162
  tumor da, 164
  vasos da, 164
  vista lateral, 162, 163
    corte sagital da, 162
    mamograma, 163
Mamografia
  de triagem, 163
    projeções padrão, 163
      CC, 163
      MLO, 163
  diagnóstica, 163
Mamograma
  vista MLO, 163
Mandíbula, 57
  processo alveolar da, 7
  reabsorção do, 7
Manguito Rotador
  músculos do, 345
    infraespinal subescapular, 345
    redondo menor, 345
    supraespinal, 345
  parte cefálica do, 355
  rupturas
    de espessura total do, 350
  tendinite do, 368
Manobra
  de Pringle, 258
Manúbrio
  concavidade óssea do, 347
  e esterno, 175
    articulações entre, 175
Mão
  articulação da, 389
    osteoartrite da, 389
  corte axial, 408, 409
    meio da palma, 408
    MRI PD, 409
  CT da, 391
    reconstrução volumétrica, 391
  em garra, 367
  estendida, 381
    queda sobre, 381
  MRI PD axial da, 409
  músculos intrínsecos da, 374
    perda de função dos, 374
  nervo ulnar na, 374
    compressão do, 374
  osso da, 404, 405
    reconstrução volumétrica, 405
    CT da, 404

vista dos, 404, 406
  anterior, 406
  dorsal, 404
parestesia da, 374
  no aspecto medial, 374
Massa
  renal, 292
  testicular, 323
  suspeita, 323
Mastigação
  dor na, 56
  estalidos na, 56
  músculos da, 3, 54, 57
    da face, 54
  pressão na, 7
  nervo mentual exposto à, 7
Mastoidite, 93
Maxila
  processo palatino da, 37
MCP (Metacarpofalangeana)
  articulações, 367, 405-407
    luxações dorsaisde, 406
    MRI T1 coronal das, 407
    vista anterior da mão, 406
      dos ossos, 406
      ligamentos da, 406
Meato
  acústico interno, 112
    nervos entrando no, 112
    esquema dos, 112
  auditivo interno, 113
    MRI FSE no, 113
    single shot T2 axial, 113
  nasal, 77
    inferior, 77
Mediastino, 184, 185
  CT CE coronal do tórax, 185
  esquerdo, 211
    CT CE sagital do, 211
  parte do, 218, 219
    pericárdio, 218, 219
      angio-CT coronariano, 219
    corte transversal do coração, 218
  posterior, 206, 207
    CT CE do tórax, 207
    corte sagital, 207
    vista lateral direita do, 206
  vasos do, 184
    principais, 184
  vista lateral, 208-211
    direita, 208, 209
      MIP oblíqua, 209
    esquerda, 210, 211
      com aneurisma, 210, 211
Medula
  gordurosa, 123
  do clivo, 123

óssea, 298
  vermelha, 298
  colheita de, 298
Medula Espinal, 125-159
  cauda equina, 144, 145
  coluna vertebral, 126, 127, 132, 133
    lombar, 132, 133
    torácica, 126, 127
  cone medular, 144, 145
  espaços liquóricos na, 109
  ligamento(s), 136-139
    amarelo, 138, 139
    vertebrais, 136, 137
  nervos, 140, 141, 146, 147
    espinais lombares, 140, 141
    intercostais posteriores, 146, 147
  plexos venosos, 148, 149
    vertebrais, 148, 149
  raízes nervosas, 142, 143
    CT mielograma, 143
      por CT cervical, 143
    reconstrução
      coronal curva, 143
    vista anterior da, 142
  região lombar, 158, 159
    corte transversal, 158, 159
  sacro, 134, 135
  semiespinal, 154, 155
    da cabeça, 154, 155
  triângulo suboccipital, 156, 157
  vasos intercostais, 146, 147
    posteriores, 146, 147
  veias da, 148
  vértebras lombares, 128, 131
    estruturas das, 130, 131
Membrana
  interóssea, 379
    articulação
      radioulnar média, 379
  tectória, 18
    remoção da, 18
Membro
  inferiores, 128, 336, 339, 415-475
    aponeurose plantar, 472, 473
    artérias do, 418, 419
    articulação do joelho, 440-445
      vista anterior, 442, 443
      vista lateral, 444, 445
      vista superior, 440, 441
    bursa iliopectínea, 424, 425
    calcâneo, 456, 457
    coxa, 438, 439
      cortes axiais, 438, 439
    dor nos, 128
    drenagem do, 339
    entorpecimento nos, 128
    fraqueza nos, 128

grupo muscular, 426, 427
  quadríceps femoral, 426, 427
 inteiro, 336
  infecções no, 336
  tumores no, 336
 ligamentos, 446, 447,
    466-469
  cruzados, 446, 447
  deltoide, 466-469
 nervo fibular, 450, 451
  comum, 450, 451
  peroneal, 450, 451
 nervo isquiático, 432-435
  região glútea, 434, 435
 osteologia do pé, 452-455
  vista lateral, 452, 453
  vista medial, 454, 455
 pé plantar, 474, 475
  músculos do, 474, 475
    segunda camada, 474, 475
 quadril, 420, 421, 430, 431
  articulação do, 420, 421
  músculos profundos do,
    430, 431
 região, 428, 429, 436, 437
  anterior profunda da coxa,
    428, 429
  glútea, 436, 437
 tendão fibular, 448, 449, 470,
   471
  calcâneo, 448, 449
  de Aquiles, 448, 449
  fibular curto, 470, 471
 tornozelo, 458, 459, 462-465
  músculos da articulação do,
    458, 459
  tendões fibulares no,
    462-465
 túnel do tarso, 460, 461
 vasculatura, 422, 423
  da cabeça femoral, 422, 423
 veias safenas, 416, 417
linfedema de, 338
superior, 341-413
 antebraço, 378, 379, 382-385
  musculatura, 382-385
   lateral, 382, 383
   medial, 384, 385
  osso do, 378, 379
 artéria axilar, 360-361
 articulação do ombro, 344,
   345, 348-353
  cavidade glenoidal, 344, 345
  músculo
   supraespinal, 348-351
   tendão do bíceps, 352, 353
   vistas, 354, 355
    anterior, 354, 355
    sagital, 354, 355

articulações, 406, 407, 410-413
 interfalangianas, 410-413
 MCP, 406, 407
cintura escapular, 342, 343
 vista anterior, 342, 343
cotovelo, 370-377
 nervo ulnar, 374, 375
 perspectiva anterior, 370, 371
 túnel ulnar, 376, 377
 vista lateral, 372, 373
espaços, 356, 357
 quadrangular, 356, 357
 triangular, 356, 357
extensor do, 365
inserções, 368, 369
 braquial, 368, 369
 do bíceps, 368, 369
mão, 408, 409
 corte axial, 408, 409
músculo subescapular, 358,
  359
ossos, 390, 391, 404, 405
 carpais, 390, 391
 da mão, 405, 405
peitoral maior, 364, 365
plexo braquial, 366, 367
punho, 386-389, 392-405
 articulação, 392, 393
 ligamentos, 394, 397
  dorsais, 396, 397
  palmares, 394, 395
 músculos do, 386-389
  extensores, 386, 387
  flexores, 388, 389
 nervo ulnar, 402, 403
 osteologia, 392, 393
 túnel do carpo, 398-401
rádio, 380, 381
região axilar, 362, 363
SCJ, 346, 347
ulna, 380, 381
Ménière
 doença de, 88
Menisco(s), 444
 lateral, 442
 medial, 442
 fixação do, 442
 vista dos, 442, 446
  anterior, 442
  posterior, 446
Mesencéfalo
 cerebelo, 109
Mesocólon, 238
 transverso, 265
Metástase(s)
 de câncer de pulmão, 186
 nos linfonodos, 186
  hilares, 186
  mediastinais, 186

do carcinoma broncogênico, 178
 aos linfonodos
  broncopulmonares, 178
  no hilo do pulmão, 178
 linfonodais, 187
Mielografia
 por CT, 143
Miloióideo
 glândula inferior ao, 50
  edema da, 50
 glândula superior ao, 50
  submandibular, 50
   edema da, 50
Miocárdio
 infartado, 196
 sofre necrose, 196
Miométrio, 308
MIP (Projeção de Intensidade
  Máxima), 477
 angio-CT CE, 263, 281
  axial, 281
   dos rins, 281
   dos vasos renais, 281
  coronal, 263, 281
   dos ramos da SMA, 263
   dos rins, 281
   dos vasos renais, 281
 coronal, 175, 267, 333, 347
  CT CE, 267, 333
   da pelve, 333
   do abdome, 267, 333
  curva, 175
   angio-CT do tórax, 175
 oblíqua, 347
  a partir de CT do tórax, 347
 corte fino sagital, 37
  dos seios paranasais, 37
 CT CE, 209, 229, 265, 267,
   271, 333
  axial oblíqua, 229, 265
   da pelve, 229
   do abdome, 229, 265
  coronal, 267, 271, 333
   da pelve, 333
   do abdome, 267, 271, 333
  do tórax, 209
   oblíqua, 209
 sagital oblíqua, 27
  da artéria subclávia direita, 27
 sem contraste, 121
  TOF, 121
   das artérias do cérebro, 121
MLO (Oblíqua Mediolateral)
 projeção, 163
  para mamografia, 163
 vista, 163
  mamograma, 163
Morison
 bolsa de, 290

Índice Remissivo

Movimento
  distúrbios do, 104
    lesões associadas a, 104
    dos núcleos da base, 104
  em linha reta, 95
    órgão que detecta o, 95
    dentro do vestíbulo, 95
  sensação anormal de, 88
MPR (Reconstrução Multiplanar), 478
MR (Ressonância Magnética)
  artrograma coronal, 395
    do punho, 395
MRI (Imagem de Ressonância Magnética), 477
  axial, 401
    do canal de Guyon, 401
    do túnel carpal, 401
  CE T1, 43, 79, 91, 97, 103, 149
    da nasofaringe, 43
    do cérebro, 97, 103
      axial, 97
      coronal, 97
      sagital, 103
    FS, 79, 91, 149
      coronal, 91
      da órbita, 79
      do plexo venoso vertebral, 149
  coronal, 45, 349, 427
    da coxa anterior, 427
    maxilofacial, 45
      T1 com FS, 45
    oblíqua do ombro, 349
    da coluna lombar, 158
  de densidade de prótons, 478
  de GRE coronais, 371
    do cotovelo, 371
  DP, 357
    oblíqua coronal, 357
    do ombro, 357
  estudo especial com, 167
    e CT, 167
    de linfonodos malignos, 167
  FSE, 81, 85, 113, 383
    da órbita, 81, 85
      T1 axial, 85
      T2 sagital, 81
    single shot T2 axial, 113
      do nervo vestibulococlear, 113
    T2 FS coronal, 383
      do cotovelo, 383
  linfonodal, 167
  maxilofacial T1 axial, 61
    cavidade oral, 61
    língua, 61
  oblíqua do pé, 471

PD, 375, 409, 445
  axial, 375, 409
    da mão, 409
    do cotovelo, 375
  sagital FS, 445
    da articulação do joelho lateral, 445
  pélvica, 308
ponderada, 111, 478
  axial do cérebro, 111
    em FLAIR, 111
    para T1, 478
    para T2, 478
  sagital, 411
    das articulações interfalangianas, 411
    e tendões associados, 411
sequências de pulsos de, 478
  de densidade de prótons, 478
  FLAIR, 478
  FSE, 478
  GRE, 478
  ponderada, 478
    para T1, 478
    para T2, 478
  SE, 478
  STIR, 478
STIR axial, 329
  do canal anal, 329
T1, 57, 75, 105, 123, 153, 159, 317, 325, 337, 359, 369, 385, 399, 403, 407, 433, 435, 437, 439, 443, 459, 461, 467, 473
  axial, 75, 105, 159, 399, 433, 435, 439
    da coxa, 439
    da região glútea, 433, 435
    da região lombar, 159
    do cérebro, 105
    do pescoço, 75
    do túnel carpal, 399
  coronal, 153, 317, 325, 337, 359, 385, 403, 407, 433, 437, 443, 467, 473
    da pelve, 325
    da região, 337, 433, 437
      glútea posterior, 433, 437
      inguinal, 337
    das articulações MCP, 407
    do cotovelo, 385
    do dorso, 153
    do joelho, 443
    do nervo ulnar, 403
    do ombro, 359
    do pé, 473
    do pênis, 317
    do quadril, 437
    do tornozelo, 467
    do cotovelo flexionado, 369

oblíqua, 461
  através do túnel tarsal, 461
  sagital, 57, 123, 459, 473
    da TMJ, 57
    do cérebro, 123
    do pé, 459, 473
      lateral, 459
  T2, 19, 51, 87, 95, 107, 109, 119, 137, 139, 141, 321, 425, 441, 447, 451, 475
    axial, 19, 51, 87, 107, 119, 441, 451
      coluna cervical, 19
      da perna superior, 451
      do cérebro, 107, 119
      do globo do olho, 87
      do joelho, 442
      soalho da boca, 51
    coronal, 95, 141, 321
      da coluna vertebral inferior, 141
      da orelha interna, 95
      da próstata, 321
    FS da pelve, 309, 425
      axial, 425
      coronais, 309, 425
    FS tangente, 475
      à superfície plantar do pé, 475
    sagital, 109, 137, 139, 447, 451
      da coluna, 137, 139
        torácica, 139
        toracolombar, 137
      da perna superior, 451
      do cérebro, 109
      do joelho, 447
Mucosa
  da nasofaringe, 43
    tumores da, 43
  do estômago, 246, 247
    corte longitudinal, 246
    lesões na, 246
      úlceras gástricas, 246
    malignidades da, 247
    SEED, 247
Müller
  músculo tarsal superior de, 78
Musculatura
  anal, 328-329
    MRI STIR axial, 329
      do canal anal, 329
  da parede, 170, 185
    abdominal, 285
    torácica, 170
      e nervo intercostal, 170
      lateral, 382-383
        antebraço, 382, 383
        vista posterior, 382

Músculo(s)
  abdominais, 223
    aponeuroses dos, 223
  adutor magno, 419, 429, 431
  braquirradial, 375
  bucinador, 55, 61
  bulboesponjoso, 307, 313, 331
  da cintura escapular, 342
    inserções dos, 342
    origens dos, 342
  da laringe, 74
  da língua, 114
    nervo hipoglosso para inervar, 114
    passando pelo canal, 114
  da mastigação, 3, 56
    TMJ e, 56
  da parede do abdome, 222, 224, 230, 232
    anterior, 222, 224
      corte transversal dos, 224
    posterior, 230, 232
  da perna anterior, 450
    dissecção profunda dos, 450
  digástrico, 53
  distensões dos, 438
    bíceps femoral, 438
    semimembranáceo, 439
    semitendíneo, 439
  do antebraço, 368, 386
    esquerdo, 386
      vista dorsal, 386
    proximal, 368
      vista anterior dos, 368
  do braço, 368
    vista anterior dos, 368
  do carpo, 374, 377, 383
    extensor radial curto, 383
    flexor ulnar do, 374, 377
  do manguito rotador, 345
    infraespinal subescapular, 345
    redondo menor, 345
    supraespinal, 345
  do ombro, 364
    anteriores, 364
  do pé plantar, 474, 475
    segunda camada, 474, 475
  do pescoço, 20-23, 154, 156
    posterior, 154, 156
      profundos, 154, 156
      superficiais, 154, 156
    vista anterior, 22, 23
      reconstrução volumétrica, 23
      superficiais, 22
    vista lateral, 20, 21
      reconstrução volumétrica, 20
      superficiais, 20
  do triângulo suboccipital, 17
  em fita, 22, 23
    esternoioídeo, 23
    esternotireoióideo, 23
    infra-hióideos, 22
    omoióideo, 23
    tireoióideo, 23
  eretor da espinha, 150, 151, 159
    componentes do, 150, 151
    longitudinais, 151
    espasmo no, 151
  escalenos, 24, 25
  esternoclidomastóideo, 20, 21
    traumatismo de parto do, 20
  extensores, 386, 387
    do punho, 386, 387
    longo do polegar, 387
  extraoculares, 79, 80
    função anormal dos, 80
  faciais, 54, 55
    CT CE maxilofacial, 55
      reconstrução volumétrica, 55
    pertinentes à mastigação, 54
  fibular longo, 449
  flexor, 374, 375, 388, 389, 467
    do antebraço, 375
    do punho, 388, 389
    longo do hálux, 467
    ulnar do carpo, 374
  gastrocnêmico, 449
  genioióideo, 51
  glúteo, 335, 437
    máximo, 335
    médio, 335, 437
    mínimo, 335, 437
  grácil, 428
    anatomia vascular do, 428
    suprimento nervoso do, 428
  hamstrings, 439
    bíceps femoral, 439
    cabeça longa, 439
    semimembranáceo, 439
    semitendíneo, 439
  hioglosso, 63
  intercostais, 171
    ações dos, 171
      na respiração, 171
    interno, 171
    íntimo, 171
  interósseos, 407
    tendões dos, 407
  isquiocavernosos, 307
  isquiotibiais, 432
    lacerações dos, 432
  levantador, 78, 79, 307, 325
    da pálpebra superior, 78, 79
    e reto superior, 79
    do ânus, 307, 325
  miloióideo, 53, 63
  oblíquo, 81, 82, 83, 223
    externo, 223
      aponeurose do, 223
    inferior, 81
      e reto superior, 81
    superior, 82, 83
      e reto inferior, 83
    órbita, 82, 83
      CT das, 83
      vista superior, 82
    paralisia do, 83
      por lesão do nervo troclear, 83
  orbicular da boca, 51
  paraespinais inferiores, 150, 151
  peitoral maior, 364
    cabeça esternocostal do, 364
    ausência unilateral da, 364
  perineal transverso, 313
    superficial, 313
  piriforme, 435
  platisma, 53
  poplíteo, 443
  pré-vertebrais, 24-25
  profundos, 152, 153, 430
    do dorso, 152, 153
      multífido, 152
      outros, 152
      rotadores, 152
    do quadril, 430
      vista anterior dos, 430
  psoas, 232, 233
    abscesso do, 232
    maior, 232, 233
  pterigóideo, 57, 58, 59
    e bucinador, 58
    lateral, 57
    reconstrução volumétrica, 59
  puborretal, 327
  quadrado do lombo, 230, 231
    CT toracolombar, 231
    reconstrução coronal curva, 231
    parede posterior, 230
    do abdome, 230
  retos posteriores, 156
  semiespinal da cabeça, 154
    inserção do, 154
  sóleo, 449
  subescapular, 358, 359, 363
    artro-MR T1 FS axial do ombro, 359
    laceração do, 358
    MRI T1 coronal do ombro, 359
    vista anterior do, 358
  supraespinal, 348-351
    articulação do ombro, 348-351
    contração do, 351
  tarsal superior de Müller, 78
  tibial posterior, 449
  tríceps braquial, 345
    cabeça longa do, 345

N

Nariz, 42-43
  nasofaringe, 43
    MRI CE T1da, 43
    vista axial do, 42
Nasofaringe
  agentes infecciosos da, 92
    disseminação de, 92
      pela tuba auditiva, 92
  invasão da, 42
    por bactérias, 42
  mucosa da, 43
    MRI CE T1 da, 43
    tumores da, 43
Necrose
  avascular, 392, 423
    da cabeça femoral, 423
    do segmento proximal, 392
    por lesão do escafoide, 392
Nervo(s)
  abducente, 100
    pressão no, 100
    VI, 100
  alveolar, 49, 67
    inferior, 67
  autonômicos, 272
    abdominais superiores, 272
      vista anterior dos, 272
  axilar, 356
    compressão do, 356
      no espaço quadrangular, 356
  corda do tímpano, 61
  cranianos, 106, 107
    cérebro, 107
      MRI T2 axial do, 107
    IX, 106-107
    tronco cerebral, 106
      bulbo, 106
      ponte, 106
    X, 106, 107
    XI, 106, 107
  da perna anterior, 450
    dissecção profunda dos, 450
  do canal pterigóideo, 41
  espinais, 135, 140-141
    divisão dos, 135
    inferiores, 140
      e neuroforames, 140
    lombares, 140-141
      L4, 141
      L5, 141
      MRI T2 coronal, 141
  esplâncnicos pélvicos, 329
  facial, 60, 90, 91
    lesão do, 91
      em bebês, 91
    no canal, 90, 91
      corte sagital do, 90
      MRI T1 FS CE coronal, 91

  paralisia de Bell do, 60, 90
  resposta inflamatória no, 90
fibular, 450, 451
  comum, 450, 451
    dissecção profunda dos
    músculos, 450
  superficial, 451
glossofaríngeo, 61
glúteos, 335
hipoglosso, 39, 114, 115
  função prejudicada do, 114
  para inervar músculos da
    língua, 114, 115
intercostais, 146-147, 170
  musculatura e, 170
    da parede torácica, 170
  posteriores, 146, 147
interósseo posterior, 386
isquiático, 140, 432-435
  coxa posterior, 432
    vista posterior da, 432
  dor ciática e, 140
  irritação do, 434
  proximidade do, 434
    ao túber isquiático, 434
  região glútea, 432, 434, 435
    MRI T1 da, 432
    axial, 433
    coronal, 433
    vista posterior da, 432
IV, 82
  paralisia do, 82
laríngeo, 32
maxilar, 37, 40, 41
  fossa pterigopalatina, 40
  ramos nasais laterais do, 41
    inferior posterior, 41
    superiores posteriores, 41
mentual, 7
  exposto à pressão, 7
  na mastigação, 7
miloióideo, 63
musculocutâneo, 353, 375
nasopalatino, 3, 37
occipital, 29
olfatórios, 44, 45
  bipolares, 45
óptico, 46
  inflamação do, 46
parassimpáticos, 329
peroneal, 450, 451
pudendo, 329
radial, 375, 386
suboccipital, 157
torácicos, 206
  tumores neurais de, 206
trigêmeo, 3, 59
  ramo mandibular do, 3

troclear, 82, 83
  lesão isolada do, 83
    por traumatismo craniano, 83
  paralisia do, 82
ulnar, 374, 375, 402, 403
  cotovelo, 374, 375
  danificado, 402
    no canal de Guyon, 402
  localização do, 375
  MRI PD, 375
    axial, 374
  na mão, 374
  no antebraço, 374
  no punho, 402, 403
    MRI T1 coronal, 403
V2, 37, 40
  ramos do, 37
V3, 3, 59, 63
  ramo de, 63
vago, 212
  ressecção do, 212
  lesão do, 32
    na endarterectomia
      carotídea, 32
vestibular, 112, 113
  lesão do, 113
    vertigem por, 113
  no meato acústico interno, 112
    neurofibroma no, 112
    neuroma no, 112
vestibulococlear, 112, 113
  entrando no meato acústico
    interno, 112
  esquema dos, 112
  MRI FSE *single shot* axial, 113
    pelo meato auditivo
      interno, 113
VI, 100
vidiano, 41
VII, 61
VIII, 112, 113
XII, 114, 115
Neurite
  óptica, 46
Neurofibroma
  acústico, 112
Neuroforame(s), 12
  nervos espinais e, 140
    inferiores, 140
    relação entre, 140
Neuroma
  acústico, 112
Neuropatia(s)
  cranianas inferiores, 18
    após luxação atlantoccipital, 18
Neurovasculatura
  do tornozelo, 460
    vista medial da, 460
Nódulo(s)
  tireóideos incidentais, 30

Nota clínica, 312
Núcleo(s)
  caudado do putame, 105
  da base, 104, 105
    corte axial, 104, 105
      planos transversos, 104
    lesões dos, 104
  lentiforme, 105
  pulposo, 130
    desidratação do, 130
    doença discal por, 130

O

Obesidade
  mórbida, 212
    tratamento cirúrgico para, 212
      vagotomia laparoscópica
        como, 212
Obstrução
  da via aérea, 50
    potencialmente fatal, 50
  de ducto, 66, 76, 248, 252, 318
    do colédoco, 248, 252
      por malignidade
        pancreática, 248
    ejaculatório, 318
      dilatação associada à, 318
        das vesículas
          seminais, 318
    nasolacrimal, 76
      congênita, 76
      por fibrose, 76
      por inflamação, 76
    pancreático, 252
    salivar, 66
Oclusão
  arterial, 118
    evidência direta de, 118
      ausência de um *Flow Void*
        como, 118
  das artérias, 116
    que suprem o cérebro, 116
      acidentes vasculares
        encefálicos por, 116
  tubária, 304
    após esterilização eletiva, 304
    infertilidade por, 304
Oddi
  esfíncter de, 252
    cálculo no, 252
O'Donoghue
  tríade de, 441
Odontoideum, 9
Olho(s)
  globo do, 86, 87
    corte axial, 86
    MRI T2 axial, 87
    US axial, 87

  via óptica dos, 110
    esquema da, 110
Ombro
  articulação do, 344, 345,
    348-351, 353
    cavidade glenoidal, 344, 345
      artro-MR T1 FS, 345
      vista lateral, 344
    corte coronal através da, 348,
      350
    músculo supraespinal, 348-351
    processo coracoide, 353
  artro-MR do, 343, 345, 355, 359
    por PD FS sagital, 355
    T1 FS, 343, 345, 359
      axial do, 343, 359
      sagitais, 345
  instabilidade do, 352
  MRI do, 349, 357, 359
    coronal oblíqua, 349, 357
      DP, 357
      T1 coronal, 359
  vista do, 354, 356, 362
    anterior, 354
    posterior, 356
    parassagital oblíqua, 362
Omento
  maior, 256
    suprimento arterial do, 256
Órbita
  corte coronal, 78, 79
    MRI da, 79
      FS, 79
      T1 CE, 79
  fratura em explosão da, 49
  músculo oblíquo superior, 82, 83
    CT, 83
    vista superior do, 82
  tendão oblíquo superior, 82, 83
    CT, 83
    vista superior do, 82
  vista lateral, 80, 81
    aspecto da, 80
    MRI FSE T2 sagital, 81
  vista superior, 84, 85
    lâmina orbitária removida, 84
      do osso frontal, 84
    MRI FSE T1 axial da, 85
Orelha
  interna, 88, 89
    afecção da, 88
    esquema da, 88
    labirinto membranoso, 88
    MRI T2 da, 95
      ligeiramente oblíqua, 95
    osso temporal, 89
      CT coronal do, 89
    sons inapropriados na, 88
  média, 42, 88, 92, 93
    infecções da cavidade da, 93

    CT coronal oblíqua, 93
    esquema da, 88
    infecções da, 42
    parede lateral, 92
      vista medial da, 92
Osborne
  banda de, 377
Osso(s)
  carpais, 381, 390, 391
    reconstrução volumétrica, 391
    vista palmar, 390
  cortical, 91
    no MRI, 91
  da mão, 404, 405
    reconstrução volumétrica, 405
    CT da, 404
    vista dos, 404, 406
      anterior, 406
      dorsal, 404
  da pelve, 298
  do antebraço, 378, 379
  do punho, 390, 404, 405
    reconstrução volumétrica, 405
    CT do, 404
    vista dos, 390, 404
      dorsal, 404
      palmar, 390
  escafoide, 393
  esfenoide, 59
    lâmina pterigóidea
      lateral do, 59
  etmoide, 45
    lâmina cribriforme do, 45
      forames na, 45
  frontal, 84
    lâmina orbitária do, 84
      removida, 84
  hioide, 6, 7, 21
    corno menor do, 7
    fraturado, 6
    e estrangulamento, 6
  maxilar, 37
  na base do crânio, 5
    erosão tumoral de, 5
  palatino, 37
    lâmina horizontal do, 37
  semilunar, 393
  sesamoides, 391, 455
    lateral, 455
    medial, 455
  temporal, 89
    CT coronal do, 89
Osteoartrite
  da articulação, 349, 389, 454
    acromioclavicular, 349
    da mão, 389
    metatarsofalangeana, 454
Osteologia
  da cabeça inferior, 6, 7
    elementos esqueléticos, 6

Índice Remissivo

reconstrução volumétrica, 7
do pé, 452-455
vista, 453-455
lateral, 452, 453
medial, 454, 455
do pescoço superior, 6, 7
elementos esqueléticos, 6
reconstrução volumétrica, 7
Otite
média, 92
Ovário(s), 300, 301
direito, 311
drenagem linfática dos, 339
posição do, 301
Oxitocina
grânulos de, 123
na neuroipófise, 123

P

Paladar
botões de, 60
disfunções do, 60
Palato
duro, 3, 37, 38, 39
anterior, 3, 37
mole, 38, 39
reforma do, 38
uvuloplastia, 38
Pálpebra
superior, 78, 79
músculo levantador da, 78, 79
e reto superior, 79
queda da, 78
síndrome de Horner
associada a, 78
Pâncreas, 248, 249, 261
corpo do, 263
vasos associados, 248
Pancreatite
hemorrágica, 230
por icterícia obstrutiva, 252
Paralisia
de bateristra, 387
de Erb, 367
de Erb-Duchenne, 367
de Klumpke, 367
de Klumpke-Dejerine, 367
do nervo, 60, 82, 90
facial, 60, 90
de Bell, 60, 90
troclear, 82
do oblíquo superior, 83
por lesão do nervo troclear, 83
Parede
abdominal, 158, 226, 227, 232, 234
anterior, 226
veias da, 226
colaterais da, 227

musculatura da, 285
posterior, 158, 232, 234
artérias da, 234
em L2, 158
músculos da, 232
superficial, 227
CT CE das veias da, 227
coronal volumétrico, 227
do abdome, 222, 224, 230
anterior, 222, 224
músculos da, 222, 224
posterior, 230
músculos da, 230, 232
do tórax, 168, 169, 174, 175, 365
anterior, 168, 169, 174-175, 365
caixa torácica, 168
CT do, 169
deformidades da, 365
lesões da, 365
faríngea posterior, 39
lateral, 92
da cavidade timpânica, 92
vista medial da, 92
medial, 36
da cavidade nasal, 36
óssea medial, 85
posterolateral, 198
do ventrículo esquerdo, 198
retalho aberto na, 198
torácica, 162, 170, 171
corte sagital da, 162
musculatura da, 170, 171
e nervo intercostal, 170
Parênquima
renal, 282
Parestesia, 12
no aspecto medial, 374
da mão, 374
no membro superior, 356
por compressão do nervo
axilar, 356
no espaço
quadrangular, 356
nos dedos, 401
anular, 401
mínimo, 401
Parkinson
doença de, 104
lesões associadas a, 104
dos núcleos da base, 104
Parotidectomia
sudorese gustatória após, 64
Parto
traumatismo de, 20
do músculo
esternoclidomastóideo, 20
com encurtamento
unilateral do, 20

PCA (Angiografia de Contraste
de Fase), 99, 477
PCL (Ligamento Cruzado
Posterior)
lacerações completas de, 447
PD (Densidade Prótons)
artro-MR FS sagital por, 355
do ombro, 355
MRI, 357, 409
axial, 409
da mão, 409
oblíqua coronal, 357
do ombro, 357
PDA (Artéria Descendente
Posterior), 194, 195
PDA (Ducto Arterial Patente)
angio-CT de, 205
imagem volumétrica, 205
Pé(s)
CT do, 453, 455
reconstruções
volumétricas, 453, 455
dissecção superficial do, 472
lateral, 459
MRI T1 sagital do, 459
ligamentos do, 466
vista medial dos, 466
MRI do, 471, 473
oblíqua, 471
T1, 473
coronal, 473
sagital, 473
osteologia do, 452-455
vista, 453-455
lateral, 452, 453
medial, 454, 455
planta do, 474
vista da, 474
plantar, 474, 475
músculos do, 474, 475
segunda camada, 474, 475
superfície plantar do, 475
MRI T2 FS tangente à, 475
Peitoral Maior
cabeça esternocostal do, 364
ausência unilateral da, 364
CT do tórax, 365
reconstrução
coronal curva, 365
músculos anteriores
do ombro, 364
Pele
alterações edematosas da, 162
peau d'orange, 162
Pelve, 297-339
artérias ilíacas comuns, 334, 335
externa, 334, 335
interna, 334, 335
corte parassagital de, 294

CT da, 299, 431
reconstrução
volumétrica, 299, 431
epidídimo, 322, 323
esfíncteres anais, 326, 327
feminina, 300, 301, 302, 303, 308, 311
ligamento redondo, 300, 301
MRI T2 sagital da, 303
ovário, 300, 301
US transabdominal da, 311
imagem transversa, 311
vísceras da, 302, 308
vista mediossagital, 308
vista sagital mediana, 302
fossa isquioanal, 324, 325
fraturas da, 334
laceração em, 334
da artéria
glútea superior, 334
ligamentos da, 298
linfonodos, 336-339
ilíacos, 338, 339
inguinais, 336-339
pré-aórticos, 338, 339
masculina, 334
dissecção lateral
esquerda da, 334
MIP da, 229, 267, 271, 333
CT CE, 229, 267, 271, 333
axial oblíqua, 229
coronal, 267, 271, 333
MRI da, 309, 325
T1 coronal, 325
T2 FS, 309
coronal, 309
musculatura anal, 328, 329
ossos da, 298
pênis, 306, 307, 316, 317
bulbo do, 306, 307
corte coronal, 306, 307
corte transversal, 316, 317
próstata, 320, 321
vista coronal, 320, 321
renal, 282, 283
testículo, 322, 323
tubas, 304, 305, 308, 309
de falópio, 304, 305
uterinas, 304, 305, 308, 309
ureteres, 332, 333
útero, 308-311
e anexos, 310, 311
vesículas seminais, 318, 319
vísceras pélvicas, 302, 303
femininas, 302, 303
vista sagital, 302, 303
Pênis, 322
anormalidade congênita do, 316
hipospadia, 316

artérias do, 317, 335
dorsal, 317, 335
profunda, 317, 335
bulbo do, 306, 307
corte coronal, 306, 307
corte transversal, 316, 317
através do corpo do, 316
MRI T1coronal, 317
distal, 307
fibrose no, 330
Pericárdio
dor a partir do, 219
parte do mediastino, 218, 219
Perilinfa
vibrações na, 89
Períneo, 297-339
feminino, 312-315
dissecção superficial do, 312
profundos, 314, 315
infecções no, 336
aumento por, 336
dos linfonodos inguinais, 336
masculino, 330, 331
MRI T1 axial da pelve, 331
vista inferior, 330
sensações do, 134
nervos espinais, 134
suprimento vascular do, 335
artéria pudenda interna, 335
tumores no, 336
aumento por, 336
dos linfonodos inguinais, 336
Peritonite
após úlcera péptica
perfurada, 240
Perna
anterior, 450
dissecção profunda da, 450
dos músculos, 450
dos nervos, 450
CT CE da, 417
reconstrução volumétrica, 417
MRI da, 449
PD axial, 449
T1 sagital, 449
superior, 451
MRI T2 da, 451
axial, 451
sagital, 451
Pescoço, 1-123
angio-CT do, 15, 17, 27
CE, 27
inferior, 27
reconstrução
volumétrica, 15, 17
artéria, 14-17, 26-29, 70, 71
atlas, 16, 17
carótida, 28, 29, 70, 71
angio-CT de, 71
e região faríngea, 70

sistema da, 28, 29
subclávia direita, 26, 27
origem, 26, 27
vertebral, 14, 15
vista lateral, 14
áxis, 8, 9
C2, 8, 9
coluna cervical, 10, 11
vista posterior, 10, 11
corte axial do, 32
em C7, 32
camadas fasciais, 32
corte sagital do, 68
mediano, 68
faringe, 68
CT CE do, 25, 33, 67
axial, 33, 67
corte fino coronal, 25
reconstrução
volumétrica, 25
espondilose cervical, 12, 13
faringe, 68-69
corte sagital mediano, 68, 69
glândula tireoide, 30-33, 72, 73
corte axial na, 32, 33
laringe, 74, 75
ligamentos
craniovertebrais, 18-19
MRI T1do, 69, 75
axial, 75
sagital, 69
músculos do, 20-23, 25
escalenos, 24, 25
longo, 25
pré-vertebrais, 24, 25
vista anterior, 22, 23
reconstrução
volumétrica, 23
superficiais, 22
vista lateral, 20, 21
reconstrução
volumétrica, 20
superficiais, 20
osteologia superior do, 6-7
elementos esqueléticos, 6
reconstrução volumétrica, 7
posterior, 154, 156
músculos do, 154, 156
profundos, 154
superficiais, 154, 156
principais vasos do, 72, 73
glândula tireoide e, 72, 73
tecidos moles do, 63, 65
reconstrução volumétrica
dos, 63, 65
CT CE de, 63, 65
coronal, 63
tumoração no, 50

Índice Remissivo

PET (Tomografia de Emissão de Prótons), 187
  para identificar doenças, 337
  nos linfonodos inguinais, 337
Peyronie
  doença de, 330
PID (Doença Inflamatória Pélvica), 310
Piloro, 245
PLA (Artéria Posterolateral), 194
Placa
  aterosclerótica, 29, 116
    na artéria carótida interna, 29
    oclusão por, 116
      acidentes vasculares encefálicos por, 116
  de crescimento, 355
    entre a epífise, 355
    e a diáfise, 355
Plexo(s)
  abdominais superiores, 272
    vista anterior dos, 272
  braquial, 25, 362, 363, 366, 367
    bloqueio regional do, 362
    cordões do, 362, 363, 367
      marco anatômico, 362
    lesões, 366, 367
      de compressão, 366
      de penetração, 366
      de tração, 366
      superiores, 367
    STIR coronal oblíqua, 367
    vista anterior do, 366
  celíaco, 272, 273
    CT CE, 273
      apresentação volumétrica, 273
    vista anterior dos, 272
  de Batson, 149
  venosos vertebrais, 148, 149
    ausência de válvulas no, 148
    externo, 149
      rodeia as vértebras, 149
    interno, 149
      no canal espinal, 149
    MIP parassagital, 149
    MRI T1 FS CE, 149
    veias, 148, 149
      da coluna vertebral, 148
      da medula espinal, 148
      sem válvulas, 149
Poland
  síndrome de, 364
Polegar
  articulação do, 389
    carpometacarpal, 389
  de guarda-caça, 407
  músculo extensor do, 387
    longo, 387

Polia(s)
  anulares, 413
  cruciformes, 413
Ponte
  cerebelo, 109
  enxerto de, 26, 27, 256
    nas artérias coronárias, 26, 27, 256
    artérias gastroepiploica como, 256
    potência do, 27
  tronco cerebral, 106
Pott
  fratura de, 466
Prega(s) Vocal(is)
  espaço entre as, 74
Presbiopia, 86
Primeiro Molar
  língua posterior ao, 62
  corte coronal da, 62
Pringle
  manobra de, 258
Processo(s)
  acrômio, 348
  alveolar da mandíbula, 7
    reabsorção do, 7
  coracoide, 353
  espinhosos, 127, 131
    superpostos, 127
  estiloide, 7, 391, 397
    alongado, 7
    do rádio, 391
    radial, 397
  mastoide, 91
    MRI T1 pelo, 91
    FS CE coronal, 91
  palatino da maxila, 37
  transversos, 15
    das vértebras cervicais, 15
    em C6, 15
  uncinado, 249
  xifoide calcificado, 169
Proctódio, 329
Próstata
  câncer de, 320
  carcinoma de, 148, 320
    doença metastática no, 148
  corte coronal, 306
  vista coronal, 320, 321
  MRI T2, 321
Prostatectomia
  radical, 321
  para câncer, 321
Protrusão
  posterior, 138
    das articulações facetarias, 138
    artríticas, 138
    do disco, 138
Pseudoaneurisma, 210

Pseudofratura
  de Jones, 470
Psoas
  abscesso do, 232
Ptérion, 4
Ptose
  da pálpebra superior, 78
  síndrome de Horner associada à, 78
  relacionada com a idade, 52
Púbis
  superfície sinfisiária do, 299
  estimar a idade, 299
Pulmão(ões), 178-183, 186, 187, 291
  ar nos, 179
  densidade muito baixa em CT do, 179
  brônquios segmentares, 182, 183
  câncer de, 186
    estadiamento do, 186
    metástase
      nos linfonodos de, 186
      hilares, 186
      mediastinais, 186
  direito, 180, 181
    lobos do, 181
    vista lateral, 180, 181
    CT CE, 181
    segmentos broncopulmonares, 180
  drenagem linfática, 186, 187
    CT do tórax, 187
    reconstrução coronal, 187
    linfonodos, 186
    e vasos do, 186
  esquerdo, 178, 179, 180
    CT CE MIP, 179
    estruturas hilares, 179
    lobos do, 180
    vista medial, 178, 179
    estruturas hilares, 178
  hilo do, 178
  linfonodos
    broncopulmonares no, 178
    metástase aos, 178
      do carcinoma broncogênico, 178
Punção
  lombar, 144
    para obter CSF, 144
  venosa subclávia, 165
    para acesso venoso central, 165
Punho, 386-389, 392-405
  articulação, 392, 393
    artro-MR T2 coronal, 393
    corte coronal, 392
    vista dorsal, 392

Índice Remissivo

CT do, 387, 389
  corte fino, 387, 389
    apresentação
      volumétrica, 387
    reconstrução
      volumétrica, 389
de golfista, 390
estruturas que cruzam o, 388
  vista palmar das, 388
ligamentos, 394-397
  dorsais, 396, 397
  palmares, 394, 395
músculos do, 386-389
  extensores, 386, 387
  flexores, 388, 389
nervo ulnar, 402, 403
  MRI T1 coronal, 403
ossos do, 390, 404, 405
  reconstrução volumétrica, 405
    CT do, 404
  vista dos, 390, 404
    dorsal, 404
    palmar, 390
osteologia, 392, 393
  artro-MR T2 coronal, 393
  corte coronal, 392
  vista dorsal, 392
queda do, 386, 409
túnel do carpo, 398-401
Putame
  núcleo caudado do, 105
PVD (Doença Vascular
  Periférica), 418

▶ Q

Quadril
  abdutores do, 437
    principais, 437
  articulação do, 420, 421
    artro-MR T1 FS
      coronal da, 421
    cápsula da, 421
      espessamento da, 421
    vista coronal do, 420
  bursite do, 436
    trocantérica maior, 436
  fraturas do, 420
  luxações do, 420
  MRI T1 coronal do, 437
  músculos profundos do, 430,
    431
    reconstrução volumétrica, 431
    vista anterior dos, 430
Quiasma
  óptico, 111, 123
    hipófise e, 123
      relação entre, 123
Quilorreia, 268
Quilotórax, 268

▶ R

Radícula(s)
  das raízes dorsais, 143
  nervosas espinais, 143
  posteriores, 143
    reconstrução ao nível das, 143
      coronal curva, 143
Radiculopatia, 12
  por espasmos, 152
    nos músculos profundos, 152
      do dorso, 152
Rádio, 380, 381
  colo do, 371
  com antebraço, 378
    em supinação, 378
  extremidades distais do, 380
  processo estiloide do, 391
  reconstrução volumétrica, 381
    CT, 381
      do antebraço, 381
      de punho, 381
  superfície articular do, 380
    fraturas no punho e, 380
  tuberosidade do, 369
Radiografia
  oblíqua posterior direita, 283
    da pelve renal, 283
Raiz(es) Nervosa(s)
  medula espinal, 142, 143
    CT mielograma, 143
      por CT cervical, 143
    reconstrução
      coronal curva, 143
    vista anterior da, 142
RCA (Artéria Coronária Direita),
  194, 195
Reabsorção
  do processo alveolar, 7
  da mandíbula, 7
Recesso
  costodiafragmático, 291
  da fossa coronóidea, 373
  epitimpânico, 93
  hepatorrenal, 290
    posição posterior do, 290
  umeral anterior, 373
    parte medial do, 373
Reconstrução(ões)
  3-D, 193, 195
    angio-CT coronariana, 195
    do coração, 195
    endoluminal, 193
      CT do arco da aorta, 193
  axial, 219, 313
    angio-CT coronariano, 219
      pericárdio, 219
    oblíqua, 313
      CT CE da pelve, 313

coronal, 77, 143, 151, 187,
  191, 223, 231
  CT CE do tórax, 191
  CT, 77, 187
    maxilofacial, 77
    tórax, 187
  curva, 143, 151, 223, 231
    ao nível das radículas
      posteriores, 143
    CT abdominal, 223
    CT da coluna lombar, 151
    CT toracolombar, 231
  do ducto nasolacrimal, 77
de CT, 115
  do canal hipoglosso, 115
    coronal, 115
    sagital, 115
do abdome, 233, 239, 253,
  259, 277, 291
  CT CE, 253, 259, 277, 291
    coronal, 253, 259, 277
    oblíqua, 253, 259
    sagital oblíqua, 291
  CT coronal, 233, 239
    curva, 233
    oblíqua, 239
multiplanar, 133
  CT lombar, 133
oblíqua, 199
  angio-CT coronariana, 199
    lado esquerdo
      do coração, 199
sagital, 39, 41, 219
  angio-CT coronariano, 219
    pericárdio, 219
  CT maxilofacial, 39, 41
    oblíqua, 41
Reconstrução(ões)
  Volumétrica(s), 477
  angio-CT, 15, 17, 29, 335, 423
    abdominal, 335
    aortofemoral, 423
    carotídea, 29
    do pescoço, 15, 17
    pélvica, 335
  CT CE de, 63, 65, 73, 147, 417
    coronal, 73
      do pescoço, 73
    da perna, 417
    do tórax, 147
      coronal curvo, 147
    dos tecidos moles do
      pescoço, 63, 65
      coronal, 63
  CT, 3, 5, 7, 11, 21, 35, 59, 83,
    127, 129, 135, 299, 379, 381,
    391, 405, 429, 453, 455
    da base do crânio, 5
    da coluna, 11, 127, 129
      cervical, 11

Índice Remissivo

lombar, 129
  vertebral torácica, 127
  da mão, 391, 405
  da pelve, 299
  das coxas, 429
    após CT CE do tórax, 429
  das órbitas, 83
    corte fino oblíquo, 83
  de punho, 381, 391, 405
  do antebraço, 379, 381
  do pé, 453, 455
  do pescoço, 21
  dos seios paranasais, 35
  lombossacral, 138
  maxilofacial, 3, 7, 59
Região(ões)
  axilar, 362, 363
    CT do tórax, 363
      reconstrução sagital oblíqua, 363
    vista parassagital oblíqua, 362
  cervical, 137
  da coxa, 428, 429
    anterior profunda, 428, 429
    artérias, 428
    músculos, 428
    nervos, 428
    reconstrução volumétrica, 429
  do abdome, 236, 237
    anatômicas, 236
    relações
      das vísceras com as, 236
  do espaço intercostal, 171
    CT axial oblíqua na, 171
    paralela às costelas, 171
  faríngea, 70
    artérias do pescoço e, 70
  glútea, 435-437
    MRI T1 axial da, 435
    nervo isquiático, 432, 434, 435
    MRI T1 da, 432
      axial, 433
      coronal, 433
    vista posterior da, 432
    posterior, 437
      MRI T1 coronal da, 437
    profunda, 436
      vista posterior da, 436
  inguinal, 228, 229
    vista anterior da, 228
  lombar, 158, 159, 137
    corte transversal, 158
    MRI T1 axial da, 159
  subementual, 53
    US axial da, 53
  torácica, 127, 137
    da coluna vertebral, 127
  umbilical, 236

Regurgitação
  da valva aórtica, 201
Ressecção
  do nervo vago, 212
  intestinal, 270
  por malignidade, 270
Retalho(s)
  aberto, 198
    na parede posterolateral, 198
    do ventrículo esquerdo, 198
  livres, 170
    de serrátil anterior, 170
Reto
  do abdome, 222, 223
    parede anterior do, 222
    músculos da, 222
    reconstrução
      coronal curva, 223
      CT abdominal, 223
Retocele, 302
RF (Radiofrequência), 478
Rim(ns), 332
  angio-CT CE dos, 281
  axial, 281
  coronal, 281
  corte sagital oblíquo, 290, 291
  e aorta abdominal, 278, 279
  e ureter, 286, 287
  e bexiga *in situ*, 286
  e vasos associados, 288
    CT CE, 289
  glândulas
    suprarrenais e, 276-278
    vasculatura associada, 276, 278
  normal, 234, 235
  relações do, 159
    posteriores, 159
      diafragma, 159
      psoas, 159
      quadrado lombar, 159
      transverso do abdome, 159
  transplantado, 234, 235
    angio-MR CE MIP
      coronal, 235
    MRI de, 234
Rima
  da glote, 74
Rinite
  crônica, 34
  aumento
    da concha inferior e, 34
Ruptura(s)
  de ligamento cruzado, 440
    instabilidade
      do joelho por, 440
      anteroposterior, 440
  do manguito rotador, 350, 352
    de espessura total, 350

do tendão, 348, 350, 353, 368, 436
  da cabeça longa, 353, 368
    do bíceps braquial, 353, 368
  glúteo, 436
    médio, 436
    mínimo, 436
  supraespinal, 348, 350
    por degeneração, 348
  dos ligamentos colaterais, 370
    radial, 370
    ulnar, 370
  labral, 421

▶ S

Sacralização
  de L5, 129
Sacro, 134, 135
  superfície auricular do, 135
  vista do, 134
    mediossagital, 134
    posterior, 134
    reconstrução volumétrica, 135
      CT lombossacral, 135
Sáculo, 95
Saída Torácica
  síndrome da, 24
Sangramento
  arterial, 260
    esplênico, 260
    hepático, 260
Santorini
  ducto de, 253
Scarpa
  fáscia de, 331
SCJ (Articulação Esternoclavicular), 346, 347
  cápsula que rodeia a, 347
  CT do tórax, 347
    MIP a partir de, 347
    coronal oblíqua, 347
  luxação da, 346
    traumática, 346
SEED (Seriografia de Esôfago, Estômago e Duodeno), 247
Segmento(s)
  broncopulmonares, 178
Seio(s)
  cavernoso, 100, 101
    aterosclerose no, 100
    da artéria carótida interna, 100
    corte coronal do, 100
    e estruturas adjacentes, 100
    MRI T1 coronal CE, 101
  cerebrais, 96
    trombose e, 96
    do seio venoso, 96

coronário, 195
do tarso, 452
  síndrome do, 452
durais, 99, 102
  cavernoso, 99
  marginal, 99
  petroso, 99
  vista sagital dos, 102
esfenoidal, 46, 47
  CT axial, 47
  vias de drenagem do, 47
  variações
    anatômicas nas, 47
  vista axial, 46
etmoidal, 85
maxilar, 48, 49, 77
  dissecção lateral do, 48
  inflamação crônica no, 48
  reconstrução coronal, 77
  CT maxilofacial, 77
paranasais, 35, 37, 42, 43, 49
  CT dos, 35, 37, 49
    coronal, 49
    reconstrução
      volumétrica, 35, 49
    vista axial dos, 42
sagital superior, 96, 97, 99
  disseminação de infecção
    para, 97
    do couro cabeludo, 97
  granulações
    aracnóideas no, 97
  MRI T1 CE, 97
  vista coronal do, 96
sigmóide, 99
transversos, 99, 154
venosos, 98, 99, 103, 149
  ausência de, 98
  cerebrais, 98, 99, 149
    angio-MR 3D phase
      contrast, 99
    durais, 98
    foice do cérebro, 98
  durais, 103
  hipoplasia de, 98
  trombosado, 98
Sepse
  intraperitoneal, 290
Septo(s)
  fibrosos, 250
    na cirrose, 250
  nasal, 34, 36-39
    componentes, 36, 37
    cavidade nasal, 36
    CT dos seios
      paranasais, 37
    MIP corte fino sagital, 37
  desvio de, 34, 36
  função respiratória e, 34
  formação do, 37

palato, 38, 39
  duro, 38, 39
  mole, 38, 39
  vista medial do, 38
Septoplastia, 36
Sialografia, 65
Sialolitíase, 67
SIJ (Articulação Sacroilíaca)
  artrite na, 135
  lombalgia por, 135
Sinal
  de Grey-Turner, 230
Sincondrose(s), 175
Síncope
  mordidas na língua por, 63
Sindactilía
  cutânea, 364
Sindesmose, 379
Síndrome
  da saída torácica, 24
  da SMA, 294
  de Eagle, 7
  de Fenton, 404
  de Frey, 64
  de Horner, 78
    e queda da pálpebra
      superior, 78
  de Poland, 364
  de Tourette, 104
    lesões associadas a, 104
    dos núcleos da base, 104
  do forame jugular, 106
  do quebra-nozes, 288
  do seio do tarso, 452
  do túnel, 376, 388, 399
    do carpo, 388, 398
    ulnar, 376
Sínfise, 175
Singulto, 176
Sinusite
  infecciosa etmoidal, 84
Sinusoide(s)
  hepáticos, 251
Siringocele, 306
Sistema
  da artéria carótida, 28, 29
  endolinfático, 94
    doenças do, 94
    vertigem e, 94
  intra-hepático, 250
    ductal, 250
    vascular, 250
  nervoso central, 94
  porta, 251
  urinário, 283
    desenvolvimento
      embriológico do, 283
    venoso cerebral, 102, 103
      MRI T1 sagital CE, 103

vista sagital, 102
  da cabeça, 102
  do cérebro, 102
SLAP (Laceração de Anterior a
  Posterior no Labrum Superior)
  em atividades
    de arremesso, 342
    acima da cabeça, 342
SMA (Artéria Mesentérica
  Superior), 241, 249, 261, 479
  luz obstruída da, 262
  ramos da, 263
    angio-CT CE MIP coronal
      dos, 263
  síndrome da, 294
SMV (Veia Mesentérica
  Superior), 249
  câncer pancreático e, 266
Soalho
  da boca, 50-53, 63
    MRI T2 axial do, 51
    região submentual, 53
    US axial da, 53
    vista do, 50, 52
      anteroinferior, 52
      superior, 50
  do túnel do carpo, 391
    curvo, 391
Soluço(s), 176
Som(ns), 89
  inapropriados na orelha, 88
Stent
  colocação de, 197
    em artéria coronária, 197
STIR (Sequência de
  Recuperação de Inversão de
  Tau Curto), 478
  axial, 329
    MRI, 329
      do canal anal, 329
  coronal oblíqua, 367
    da axila, 367
Subluxação
  transitória, 372
    da cabeça radial, 372
Substância branca, 105, 111
  e cinzenta, 105
    distinção entre, 105
  lesões da esclerose
    múltipla na, 111
  FLAIR na detecção de, 111
Sudorese Gustatória
  após lesão, 64
  da glândula parótida, 64
  após parotidectomia, 64
Sulco
  da artéria meníngea média, 4
  dorsal do escafoide, 397
  interesfinctérico, 329
  interventricular posterior, 194

nucal, 155
　massa muscular do, 155
vomerino, 37
Superfície
　da lâmina ilíaca externa, 299
　sinfisária do púbis, 299
　　estimar a idade, 299
Supinação
　antebraço com, 378
　　rádio com, 378
　　e ulna, 378
Suprarrenal
　adenoma benigno na, 274
SVC (Veia Cava Superior), 185, 479
Sylvius
　aqueduto de, 109

▶ T

Tálus
　colo do, 453
　sustentáculo do, 461
Tamponamento
　cardíaco, 219
Tarso
　túnel do, 460, 461
　　MRI T1 oblíqua, 461
　　vista medial, 460
　　　da neurovasculatura, 460
　　　dos tendões, 460
Tecido
　adiposo retroperitoneal, 275
　olfatório, 44
　　tumor de, 44
　periarticulares, 346
　　espessamento dos, 346
　　dor, 346
　　edema, 346
　testicular normal, 323
　tireóideo ectópico, 72
Tecido(s) Mole(s)
　do pescoço, 63, 65
　　reconstrução volumétrica dos, 63, 65
　　CT CE de, 63, 65
　　coronal, 63
　do útero, 308
　　MRI de, 308
　pré-vertebral, 18
　　edema de, 18
　　　associado à luxação atlantoccipital, 18
Tendão(ões)
　calcâneo, 448, 449
　　lacerado, 448
　　MRI, 449
　　　PD axial, 449
　　　T1 sagital, 449
　　roto, 448

de Aquiles, 448, 449
　MRI, 449
　　PD axial, 449
　　T1 sagital, 449
do bíceps, 342, 343, 352, 353
　braquial, 342, 343, 352
　　cabeça longa do, 342, 343, 352
do músculo adutor, 419
　magno, 419
do tornozelo, 458, 460, 464
　lateral, 458
　medial, 464
　vista medial dos, 460
extensor comum, 382
　dor crônica, 382
fibulares, 458, 462-465, 470, 471
　adjacentes ao maléolo lateral, 463
　　US coronal dos, 463
　curto, 470, 471
　　inserção do, 470
　　MRI oblíqua, 471
　do tornozelo, 462-465
　lacerações de, 458
　rupturas de, 458
glúteos, 436
　rupturas dos, 436
　médio, 436
　mínimo, 436
iliopsoas, 425
lacerações dos, 344
　subescapular superior, 344
　supraespinal anterior, 344
oblíquo superior, 82, 83
　órbita, 82, 83
　　CT das, 83
　　vista superior, 82
sóleo, 448
subescapular, 359
supraespinal, 348, 351
　degeneração do, 348
　ruptura por, 348
　distal, 351
　　US coronal oblíqua do, 351
　Impingement do, 353
Tendinite
　do manguito rotador, 368
Tendinopatia
　bicipital, 352
　do flexor longo do hálux, 467
　do manguito rotador, 352
　do tibial posterior, 467
Tendinose, 385
Tênia(s)
　cólicas, 265
Tenossinovite, 388, 462
Tenovaginite
　esclerosante digital, 408

Testículo, 322, 323
　drenagem linfática dos, 339
　US do, 323
　veias dos, 332
Tetraplegia
　após luxação atlantoccipital, 18
TFCC (Complexo de Fibrocartilagem Triangular), 393
Tíbia
　tubérculos
　　intercondilares da, 443
Timo, 188
TMJ (Articulação Temporomandibular), 56, 57
　disfunção da, 56
　dor nas, 54
　e músculos da mastigação, 54, 56
　MRI T1 sagital da, 57
TOF (Time of Light)
　MIP sem contraste, 121
　　das artérias do cérebro, 121
　sequências de pulsos com, 99
　　de ressonância magnética, 99
Tonteira, 88
Tórax, 161-219
　arco da aorta, 192, 193
　　ramos do, 192, 193
　artéria torácica interna, 174, 175
　parede anterior do, 174, 175
　articulações, 172, 173
　　costotransversárias, 172, 173
　　costovertebrais, 172, 173
　câmaras cardíacas, 190, 191
　coração, 194, 195, 198, 199
　　lado esquerdo do, 198, 199
　　vista posterior, 194, 195
　cordão umbilical, 202, 203
　CT CE do, 191, 429
　　para excluir embolia pulmonar, 429
　　reconstrução coronal, 191
　CT do, 169, 187, 347, 363, 365
　　apresentação volumétrica, 169
　　MIP coronal oblíqua a partir de, 347
　　reconstrução, 187, 363, 365
　　　coronal, 187, 365
　　　sagital oblíqua, 363
　diafragma, 176, 177
　ducto, 188, 189, 204, 205
　　arterial, 204, 205
　　torácico, 188, 189
　esôfago torácico, 212, 213
　junção esofagogástrica, 214, 215
　ligamento arterial, 204, 205
　linfonodos da axila, 164, 167
　mama, 162, 163
　　vista lateral, 162, 163

mediastino, 184, 185, 206, 211
  posterior, 206, 207
  vista lateral, 208, 211
    direita, 208, 209
    esquerda, 210, 211
      com aneurisma, 210, 211
  parede do, 168-171, 365
    anterior, 168, 169, 365
    deformidades da, 365
    lesões da, 365
    torácica, 170, 171
    musculatura da, 170, 171
  pericárdio, 218, 219
    parte do mediastino, 218, 219
  pulmão, 178-183, 186, 187
    brônquios segmentares, 182, 183
    direito, 180, 181
      vista lateral, 180, 181
    drenagem linfática, 186, 187
    esquerdo, 178, 179
      vista medial, 178, 179
  superior, 27
    angio-CT CE do, 27
  valva aórtica, 200, 201
  vasos coronários, 196, 197
    vista anterior, 196, 197
  veias, 216, 217
    ázigo, 216, 217
    hemiázigo, 216, 217
Torcicolo
  congênito, 20
Tornozelo
  articulação do, 458, 459
    músculos da, 458, 459
  entorses por inversão de, 456, 468
  lateral, 458, 462
    bainhas tendinosas no, 462
    dor crônica no, 462
    tendões do, 458, 462
  lesões de inversão do, 456
  ligamentos do, 466, 468
    vista medial dos, 466, 468
  medial, 464, 465, 467
    bainhas tendinosas no, 464
    dor no, 467
    tendões do, 464
    US do, 464, 465
    axial, 465
  MRI do, 449, 467
    PD axial, 449
    T1, 449, 467
    coronal, 467
    sagital, 449
  tendões fibulares no, 462-465
  vista medial no, 460, 466
    da neurovasculatura, 460
    do túnel tarsal, 460
    dos tendões, 460

Tourette
  síndrome de, 104
    lesões associadas à, 104
      dos núcleos da base, 104
Transplante
  renal, 235
    angio-MR CE de, 235
    MIP coronal, 235
Traqueia, 22, 188, 189
Traqueostomia
  cartilagem cricóidea, 22
  na linha mediana, 22
Trauma
  abscesso subfrênico por, 240
  que rompe víscera oca, 240
  penetrante, 216
    lesão por, 216
      das veias ázigos, 216
Traumatismo
  craniano, 83
    lesão isolada por, 83
      do nervo troclear, 83
  de parto, 20
    do músculo esternoclidomastóideo, 20
      com encurtamento unilateral do, 20
Treitz
  ligamento de, 241
Tríade
  de O'Donoghue, 441
  desafortunada, 441
  hepática, 259
Triângulo
  suboccipital, 17, 156, 157
    músculos do, 17, 157
Trombo(s)
  em veia poplítea, 429
  e femoral, 429
Trombose
  do seio venoso, 96
    por distúrbios, 96
      de coagulação, 96
    por doenças inflamatórias, 96
      sistêmicas, 96
  venosa, 102
    cerebral, 102
Tronco(s)
  braquiocefálico, 193
  celíaco, 260, 261, 279, 295
    arteriografia do, 260
      normal, 260, 261
      variante, 260, 261
  cerebral, 106, 108, 109
    bulbo, 106
    ponte, 106
    vista mediossagital, 108, 109
      MRI T2 sagital, 109
  inferior ao umbigo, 336
  infecções no, 336

tumores no, 336
  linfáticos, 337
    lombares, 337
  linguofacial, 29
  tireocervical, 27
    ramos do, 27
TRUS (Ultrassonografia
  Transretal), 479
  de próstata, 326
    distal, 327
    média, 327
    na incontinência fecal, 326
    obstrução na, 318
      de ducto seminal, 318
Tuba(s)
  auditiva, 35, 92, 93
    ação na, 93
      na deglutição, 93
      no bocejo, 93
    disseminação pela, 92
      de agentes infecciosos, 92
      da nasofaringe, 92
    posterior à concha inferior, 35
      congestão nasal e, 35
  de falópio, 304, 305
  uterinas, 304, 305, 308, 309
    extremidades
      fimbriadas das, 305
    ligadura das, 304
Tubérculo(s)
  de Lister, 387
  intercondilares da tíbia, 443
  radial dorsal, 387
  supragleinoidal, 342, 353
    da escápula, 353
Tuberculose
  fistula anal por, 328
Tuberosidade
  da ulna, 369
  do quinto metatarsal, 453
  do rádio, 369
  do úmero, 354, 355, 359
    maior, 355
    menor, 354, 359
    avulsão da, 354
Tubo
  digestório posterior, 329
  embriológico, 329
Tumor(es)
  aumento por, 336
    dos linfonodos inguinais, 336
  benigno da hipófise, 122
    produção excessiva por, 122
      do hormônio do crescimento, 122
  da mama, 164
  da mucosa da nasofaringe, 43
  de glândulas salivares, 65
  de tecido olfatório, 44
  do esôfago, 206

Índice Remissivo

mediastinais posteriores, 206
na ampola, 252
  de Vater, 252
  hepatopancreática, 252
neurais, 206
  da cadeia simpática, 206
  de nervos torácicos, 206
nos linfonodos, 338
  ilíacos, 338
  inguinais, 338
  pré-aórticos, 338
pequenos na bexiga, 228
remoção de, 228
retiniano, 81
Tumoração
no pescoço, 50
semelhante a cisto, 306
  da glândula bulbouretral, 306
  ou ductos da, 306
Túnel
do carpo, 388, 391, 398-401
  corte transversal, 398, 400
  MRI T1 axial, 399, 401
  síndrome do, 388, 398, 400
  soalho curvo do, 391
do tarso, 460, 461
  MRI T1 oblíqua, 461
  vista medial, 460
    da neurovasculatura, 460
    dos tendões, 460
tarsal, 460, 461
  MRI T1 oblíqua através do, 461
  vista medial do, 460
ulnar, 374, 376, 377
  cotovelo, 376, 377
    vista posterior, 376
  MRI T1 axial, 377
  retináculo do, 377
  síndrome do, 376

▶ **U**

Úlcera(s)
gástricas, 246
  associadas à infecção, 246
    por bactérias *Helicobacter pylori*, 246
  péptica perfurada, 240
  peritonite após, 240
Ulna, 380, 381
com antebraço, 378
  em supinação, 378
crista da, 371
  supinadora, 371
extremidades distais do, 380
reconstrução volumétrica, 381
  CT, 381
    de punho, 381
    do antebraço, 381
tuberosidade da, 369

Ultrassom
das estruturas pélvicas, 311
Umbigo
tronco inferior ao, 336
  infecções no, 336
  tumores no, 336
Úmero
cabeça do, 348
epicôndilo medial do, 384
tuberosidade do, 354, 355, 359
  maior, 355
  menor, 354, 359
  avulsão da, 354
Ureter(es), 332, 333
aspecto pélvico, 284, 285
CT CE, 333
  MIP coronal, 333
    da pelve, 333
    do abdopme, 333
lesão iatrogênica do, 284, 332
obstruído por cálculo, 282
  cólica renal por, 282
  dor grave da, 282
rins e, 286, 287
e bexiga *in situ*, 286
Uretra
esfíncter da, 331
esponjosa, 320
  porção bulbar da, 320
na hipospadia, 316
Urografia
excretora, 283
US (Ultrassonografia), 479
abdominal, 289
axial, 53, 87, 293
  da região subemental, 53
  do globo do olho, 87
  do rim direito, 293
    com Dopplerfluxometria colorida, 293
coronal, 351
  dos tendões fibulares, 463
    adjacentes ao maléolo lateral, 463
oblíqua, 351
  do tendão supraespinal distal, 351
da glândula tireoide, 30, 31
  anormalidades morfológicas, 30
  axial, 31
    istmo da, 31
da mama, 163
da parte tibiotalar anterior, 469
do ligamento deltoide, 469
do epidídimo, 323
do ligamento calcaneofibular, 457
do testículo, 323
do tornozelo medial, 464

obstétrica, 203
perineal, 314, 315
renal, 292
sagital do dedo, 413
submental, 52
transabdominal, 311
  da pelve feminina, 311
    imagem transversa, 311
transvaginal, 311
Útero
colo do, 134
  sensações do, 134
    nervos espinais, 134
e anexos, 310, 311
  estruturas associadas, 310
    vista posterior, 310
e tuba uterina, 308, 309
  MRI de, 308
inclinação do, 303
infecções no, 336
linfa do, 301
orientações do, 311
tumores no, 336
Utrículo, 95
Úvula
reforma da, 38
  uvuloplastia, 38
Uvuloplastia, 38

▶ **V**

Vagina
esfíncter da, 313
lesões obstrutivas congênitas da, 312
sensações da, 134
  nervos espinais, 134
Vagotomia
laparoscópica, 212
  como tratamento cirúrgico, 212
    para obesidade mórbida, 212
Valva
aórtica, 190, 191, 200, 201
  angio-CT axial oblíqua da, 201
  bicúspide, 201
  em diástole, 200
  estenose da, 190, 201
  estenótica, 191
    sons gerados por, 191
  regurgitação da, 201
mitral, 198
  incompetente, 198
  sons das, 201
Válvula(s)
no plexo venoso vertebral, 148
  ausência de, 148
pilórica, 245
VAN (Veia, Artéria e Nervo)
no espaço intercostal, 147
Variz(es), 416

Vasculatura
  associada, 276, 278
    rins, 276, 278
  da cabeça femoral, 422, 423
  angioCT aortofemoral, 423
  necrose avascular, 422
  do baço, 254
  renal direita, 292, 293
    fáscias renais, 292
    no hilo renal, 293
Vaso(s)
  acompanhando o ligamento
    redondo, 336
    infecções, 336
    tumores, 336
  associados, 248, 288
    duodeno e, 248
    pâncreas e, 248
    rins e, 288
  coronários, 196, 197
    vista anterior, 196, 197
  do intestino grosso, 270
  do mediastino, 184
    principais, 184
  do pulmão, 186
  epigástricos inferiores, 229
  intercostais, 146, 147, 175
    anteriores, 175
    posteriores, 146, 147
      CT CE do tórax, 147
      origem das artérias, 146
      reconstrução
        volumétrica, 147
  linfáticos, 268
    cisterna do quilo e, 268
  nasopalatinos, 37
  poplíteos, 441
  renais, 281
    angio-CT CE dos, 281
      axial, 281
      coronal, 281
Vasopressina
  grânulos de, 123
  na neuroipófise, 123
Vater
  ampola de, 252
Veia(s)
  ázigo, 216, 217
    lesão das, 216
    hemorragia por, 216
  braquiocefálicas, 73, 185
    direita, 185
  cerebrais, 103
    drenagem das, 103
  coronárias, 194
  da coluna vertebral, 148
  da medula espinal, 148
  da parede abdominal, 226, 227
    anterior, 226

    superficial, 227
      CT CE das, 227
      coronal volumétrico, 227
  da parede torácica
    posterior, 216
  do esôfago, 216
  do intestino delgado, 266, 267
  dos plexos vertebrais, 149
  dos testículos, 332
  esplênica, 266
  femoral, 417, 429
    trombos em, 429
  hemiázigo, 216, 217
  hepáticas, 251
  intervertebrais
    segmentares, 149
  jugulares, 33, 72, 73, 99
    diâmetros das, 33
      assimetria dos, 33
    interna, 72, 73, 99
      glândula tireoide e, 72
  mamária interna, 174
    canais linfáticos e, 174
    linfonodos e, 174
  no ligamento redondo do
    fígado, 227
  poplítea, 429
    trombos em, 429
  porta, 227, 259, 266
    do fígado, 259
  renal, 295
  safenas, 416, 417, 429
    CT CE da perna, 417
    reconstrução
      volumétrica, 417
    magna, 417, 429
    parva, 417
    superficiais, 416
      do membro inferior, 416
  tireóideas, 73
    média, 73
    superior, 73
  umbilical, 203
  varicosidade das, 226
    paraumbilicais, 226
    toracoepigástrica, 226
    associada à hipertensão
      portal, 226
Ventrículo
  esquerdo, 198
    cordas tendíneas rotas no, 198
    parede posterolateral do, 198
    retalho aberto na, 198
Vértebra(s)
  C1-C4 articuladas, 10
    reconstrução volumétrica, 11
    vista posterior das, 10
  cervicais, 12, 15, 117
    alterações
      degenerativas nas, 12

    forames transversos das, 117
    processos transversos das, 15
      em C6, 15
    configuração óssea das, 127
    costelas e, 172
      articulações entre, 172
    doença das, 232
    lombar, 128, 129, 130, 144, 242
      estrutura da, 130
      fundida com o sacro, 129
      primeira, 242
        corte oblíquo, 242
      superior, 144
        corte axial, 144
      vistas das, 128
        lateral, 128
        superior, 128
    sacrais fundidas, 129
    torácicas, 126
    fraturas
      de compressão de, 126
      tipo cunha anterior, 126
Vertigem, 88
  doenças e, 94
    do sistema endolinfático, 94
  por lesão, 113
    do nervo vestibular, 113
Vesícula(s)
  biliar, 244, 290
    doença da, 290
    elevada, 244
  seminais, 318, 319
    dilatação das, 318
      infertilidade por, 318
      por obstrução de ducto
        ejaculatório, 318
    ducto de, 319
      ampola do ducto
        deferente e, 319
      MRI T2coronal, 319
      vista posterior das, 318
Vestíbulo
  órgãos dentro do, 95
Via(s) Aérea(s)
  doença das, 183
  procedimentos
    para avaliar, 183
  superior, 74, 75
Via Óptica, 110, 111
  esquema da, 110
    dos olhos, 110
    aos corpos geniculados
      laterais, 110
    MRI axial do cérebro, 111
      ponderada em FLAIR, 111
    lesões ao longo da, 110
      déficits por, 110
      de campo visual, 110

Índice Remissivo

Vibração(ões)
  na janela oval, 89
  do vestíbulo, 89
Víscera(s)
  abdominais, 236, 272, 294, 295
    afecções das, 272
    corte parassagital, 294, 295
    relações das, 236
      com as regiões
        anatômicas, 236

do abdome, 240, 241
  superior, 240
    bolsa omental, 240
    estômago refletido, 240
pélvicas femininas, 302, 303
  vista sagital, 302, 303
    mediana, 302
    MRI T2, 303
  vista
    parassagital das, 300

W

Wilkie
  síndrome de, 294
Willis
  circulo de, 121
Winslow
  forma de, 243

Z

Zumbido, 88